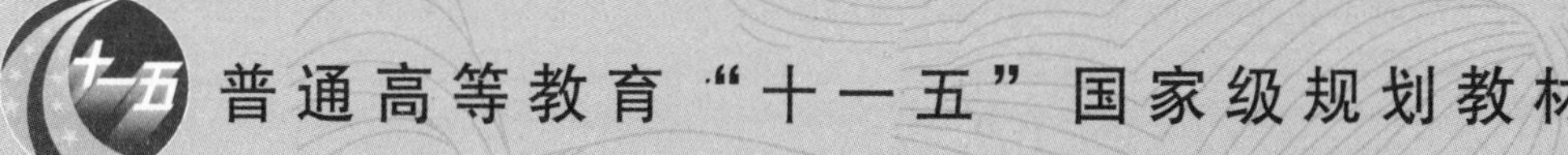

MEDICAL

复旦卓越·高等职业教育医学基础课教材

生理学

■ 主　编　朱大年

副主编　马正行　郭　瑛

编　者　（以姓氏笔画为序）

马正行　（同济大学医学院）

朱大年　（复旦大学上海医学院）

伍吉云　（井冈山大学医学院）

孙国铨　（浙江医学高等专科学校）

杜广才　（山东医学高等专科学校）

张　敏　（九江学院医学院）

张玉芹　（武汉科技大学医学院）

张世忠　（三峡大学医学院）

邵慈慧　（湖州师范学院医学院）

衷国权　（上海职工医学院）

郭　瑛　（复旦大学护理学院）

復旦大學出版社

www.fudanpress.com.cn

主编简介

朱大年，男，1949年10月生。1983年毕业于上海第一医学院，1994年在上海医科大学获医学博士学位。1996~1997年以客座研究员身份赴日本大阪大学医学部老年病医学科室进修1年。现任复旦大学上海医学院生理学教授，博士生导师。从事生理学教学和科研20余年。承担“生理学”、“正常人体形态与功能学”、“人体解剖生理学”、“高级生理学”等课程的授课任务，所负责的“生理学”课程获上海市精品课程称号，个人被评定为复旦大学教学名师。主编卫生部“十一五”规划教材《生理学》第7版，主编和参编多部生理学国家级规划教材，所编写的教材有多部获得全国和上海市一、二等优秀教材奖。科研方向是心血管活动的神经调节，主要从事中枢神经系统对心血管活动的调节、高血压和心肌缺血发病的中枢神经机制，以及针刺降压和改善心肌缺血的中枢神经机制研究。已发表科研论文60余篇于国际性和国内杂志上。获省、部级科技进步二、三等奖4项。担任全国高等医药教材建设研究会理事、中国生理学会常务理事、上海市生理科学会常务理事兼副秘书长、上海市神经科学会理事、《中国应用生理学杂志》和《生理通讯》编委等职。

前　言

由复旦大学出版社出版的医学高等职业教育教材《人体解剖生理学》自2002年10月出版以来，至今已使用6年。2006年恰逢教育部组织申报“十一五”全国规划教材，本教材有幸被纳入这一规划的行列。由于在教育部“十一五”全国规划教材目录中，《人体解剖学》和《生理学》是两本独立的教材，所以，《人体解剖生理学》经本次修订后也将分为《人体解剖学》和《生理学》两本教材。

根据广大师生在使用前版教材(生理学部分)中的意见，也根据本学科的新进展，我们对教材进行了多方面的修订。新版《生理学》教材共分12章，我们将前版中未排入章号的绪论列为第一章，其余11章保持原名不变，但章次分别顺延一个序号。绪论章中删除了关于解剖学方法和解剖学术语的内容，将机体内环境和稳态这一生理学中具有重要指导意义的内容写入其中。细胞章中，将载体和转运体，甚至包括泵蛋白在内，均可被视为同一概念的新观点写入教材，对跨膜信号转导、刺激引起动作电位原理的描述更为清晰。血液章对前版的编排顺序作了适当调整，加强了对渗透现象和渗透压、血细胞生成的基本过程的阐述。循环章中增加了动脉血压的测量等内容。尿生成章中简化了导言、肾小管和集合管的转运方式等描述，增加了尿量和尿液的理化性质等内容。神经章对神经系统的躯体感觉和运动调节功能作了较大的修改，如增加了丘脑前的感觉传入系统及其损伤后表现，简化了牵涉痛的产生原理，修正了运动传出通路受损产生痉挛性瘫痪和基底神经节受损产生帕金森病和舞蹈病的机制等。其他各章也都进行了适当的增删和修改。在把握教材修订的内容和深度上，我们牢牢把握住医学高等职业教育以培养应用型、技能型人才为目标，突出“三基”(基本理论、基本知识和基本技能)的原则，以必需和够用为度，并努力做到理论联系实际，尽可能结合临床。此外，在本教材编写过程中，我们也充分考虑到了思想性、科学性、先进性、启发性和适用性在教材中的体现。编写中我们参考了大量国内、外生理学教材和其他有关书籍(见附录三)。

为加强学生对专业英语词汇的学习，培养学生初步具备阅读英文版专业书籍的能力，本教材正文中将英文专业词汇用圆括号置于相应的中文专业名词之后，并在书后汇编成汉英索引（见附录二），以供学生查阅和复习之用。全书共收入中英文专业词汇450个左右。

考虑到便于学生自学和复习，本教材在每章开头以条文的形式列出各章的学习纲要，并明确掌握（重点内容）、熟悉（次重点内容）和了解（非重点内容）的三级要求，以便学生把握好学习的重点。当然，各校在实际教学中可将此学习纲要视作建议，可根据自己的特色进行适当的调整。此外，每章后面还附加习题，供学生练习和复习之用。全书共有习题1 000余题。题型包括单项选择题、填空题、名词解释和问答题四种类型。习题内容基本上能覆盖全教材内容，并突出重点内容；习题的知识类型有基础知识型、理论应用型和实验要求型，认知层次则包括记忆型、解释型和问题解决型。对于单项选择题和填空题给出了参考答案，集中附于书后的附录一中。本书附送光盘一张，供教学参考。

参加本书编写的编者共11人，来自湖北、山东、江西、浙江和上海等地。在编写过程中他们投入了大量精力和时间，付出了辛勤劳动。在此我谨向各位编者表示诚挚的谢意。

限于我们的水平，本版教材肯定还存在不少问题，恳切希望广大读者批评指正。

朱大年

2008年9月

目　录

第一章　绪　论

学习纲要

1. 掌握机体的内环境和稳态。
2. 掌握人体生理功能的反馈控制。
3. 熟悉人体生理功能的调节方式。
4. 了解生理学的任务,生理学研究的不同水平和研究方法。

第一节　生理学的任务和研究方法

一、生理学的任务

生理学(physiology)是生物科学的一个分支,它以生物体正常功能为研究对象,是研究生命活动规律的一门科学。人和许多高等动物的机体结构复杂,由不同的系统、器官和组织细胞组成,各系统和器官具有不同的功能,如呼吸、消化、排泄、血液循环、肌肉收缩等,而神经系统和内分泌系统则可调节各系统和器官,使之功能活动有条不紊地进行,以共同维持整个机体的生命活动。生理学的任务是阐明生物体及其各组成部分在正常情况下所表现出来的各种生命现象、活动规律及其产生机制,以及机体内、外环境变化对这些功能活动的影响和机体所进行的相应调节,并揭示各种生理功能在整体生命活动中的意义。

生理学是随人类社会的发展,特别是在医疗实践、科学研究和技术革新的过程中不断发展而形成的。如今生理学已成为医学课程体系中一门重要的基础理论课程。医护人员如果不具备生理学的基本知识就不能正确认识疾病;并且,在他们认识和处理临床实践所遇到的许多实际问题中,生理学的基本理论和基本方法也是科学的思维方式和重要的研究手段。

二、生理学的研究方法

生理学是一门实验性科学。为能全面了解正常人体的生理功能,生理学研究须在

细胞和分子水平、器官和系统水平，以及**整体水平**三个不同层次上进行。另一方面，由于生理学实验往往会对机体造成损害，甚至危及生命。因此，大部分实验只能在动物机体上进行；仅在不损害受试者健康并得到本人同意的情况下，人体实验才允许有限进行。

（一）动物实验

1. 急性动物实验　**急性动物实验**可分为离体实验和在体实验两种方法。**离体实验**是从活着的或刚处死的动物身上取出所需要的器官、组织、细胞或细胞中的某些成分，置于一个能保持其正常功能活动的人工环境中，观察某些人为干预对其功能活动的影响。例如，应用离体蛙心或血管灌流的方法研究某种药物对心肌或血管平滑肌收缩力的影响。又如，应用膜片钳技术研究细胞小片膜上单个离子通道的电流特性。**在体实验**是在动物麻醉条件下，手术暴露某些需要研究的部位，观察和记录某些功能活动在人为干预下的变化。例如，以动脉插管记录动物血压，观察某些神经或体液因素对血压的影响。急性动物实验的优点是实验条件比较简单，条件较易控制，便于进行直接的观察和细致的分析。离体实验可深入到细胞和分子水平，有助于揭示生命现象最为本质的基本规律。但实验结果可能与正常条件下完整机体的生理功能有所不同，甚至会有很大的差别。

2. 慢性动物实验　**慢性动物实验**以完整、清醒的动物为研究对象，且尽可能保持外界环境接近于自然，以便能在较长时间内观察和记录某些生理功能的改变。实验前一般需对动物作某些预处理，待手术康复后再进行观察。例如，研究唾液的分泌调节时，可预先将唾液腺导管开口移至颊部体表，观察时就能方便地从体表收集到纯净的唾液。又如，研究某种内分泌功能时，常先摘除动物某种内分泌腺，以便观察这种内分泌激素缺乏时以及人为替代后的生理功能改变，用以了解这种内分泌激素的生理作用。慢性动物实验适用于观察某一器官或组织的正常功能以及在整体功能中的地位，但不宜用于分析某一器官或组织细胞生理功能的详细机制。与急性动物实验相比，慢性动物实验的干扰因素较多，实验条件较难控制。

（二）人体实验

尽管人和动物的机体在结构和功能上有许多相似之处，但仍有很大差异。所以，动物实验资料一般不能直接应用于人体，人体实验仍属必不可少。由于受到伦理学的限制，目前人体实验主要是进行人群资料调查。例如，人体血压、心率、肺通气量、肾小球滤过率，以及血中红细胞、白细胞和血小板数量的正常值就是通过对大批人群资料采样，再进行数据的统计学处理后获得的。有些实验研究也可在人体进行，例如测试人体在高温、低温、低氧、失重和高压等一些特殊环境下某些生理活动的变化。

总之，各种实验方法各有其优缺点。因此，对某种生理功能的研究，究竟采用哪些实验方法，应根据实际情况加以选择。

第二节　机体的内环境和稳态

一、内环境的概念

人和动物体内含有大量液体，机体内的液体称为**体液**(body fluid)。正常成年人的体液量约占体重的60%，其中约2/3(体重的40%)分布于细胞内，称为**细胞内液**(intracellular fluid, ICF)；约1/3(体重的20%)分布于细胞外，称为**细胞外液**(extracellular fluid, ECF)。约3/4的细胞外液(体重的15%)分布于细胞间隙内，称为**组织液**(tissue fluid)；约1/4的细胞外液(体重的5%)则在血管中不断循环流动，称为**血浆**(plasma)。此外，体内还有少量淋巴和脑脊液等。通常，人体绝大多数细胞不与外界环境相接触，而是浸浴于细胞外液中，因此细胞外液是细胞直接接触和赖以生存的环境。生理学中的一个重要概念就是将细胞外液视为机体的**内环境**(internal environment)，以区别于整个机体所处的外环境。

人体各部分体液彼此隔开，因而各部分体液的成分有较大的差别(见第二、第三章)，但各部分体液又相互沟通(图1-1)。细胞内液与组织液之间通过细胞膜进行物质交换；而血浆与组织液之间则通过毛细血管壁进行物质交换。血浆是内环境中最为活跃的部分，是沟通各部分体液并与外环境进行物质交换的重要媒介。

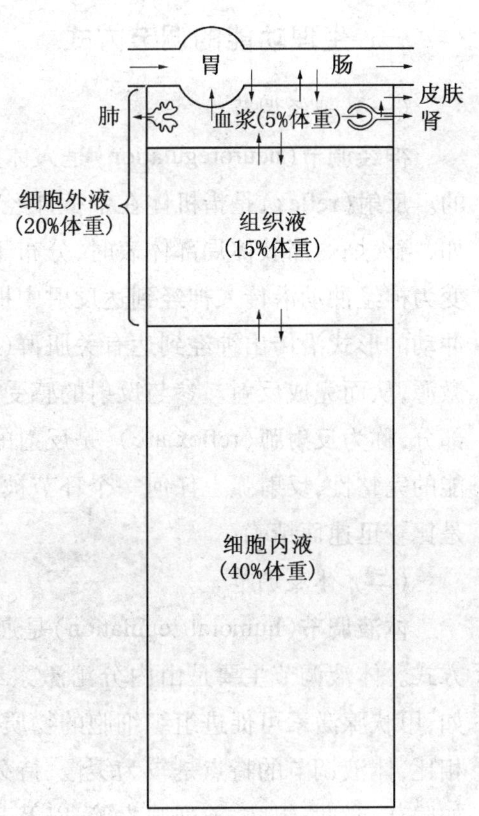

图1-1　体液的分隔和相互沟通示意图

二、稳态

正常情况下，机体内环境的理化性质能保持相对稳定，这种状态称为**稳态**(homeostasis)。稳态具有十分重要的生理意义。因为细胞的各种代谢活动都是酶促生化反应，所以，细胞外液中需要有足够的营养物质、O_2和水，以及合适的温度、离子浓度、酸碱度和渗透压等。细胞膜两侧一定的离子浓度及分布也是可兴奋细胞保持其正常兴奋性和产生生物电的重要保证(见第二章)。稳态的破坏将影响细胞生命活动的正常进行，如高热、酸中毒、低氧、离子浓度改变等都将导致细胞功能的严重紊乱，引起疾病，甚至危及生命。因此，稳态是维持机体正常生命活动的必要条件。

稳态是一种动态平衡。由于细胞的代谢将不断消耗O_2和营养物质，并不断产生CO_2

和 H^+ 等代谢产物，外界环境因素也会干扰稳态。但机体可通过多个器官和系统的活动，使遭受破坏的内环境及时得到恢复，从而维持其相对稳定。例如，呼吸系统的活动可摄入 O_2 和排出 CO_2，消化系统的活动可补充各种营养物质，而泌尿系统的活动则能将 H^+、多种代谢产物和多余的水、盐排出体外。此外，血液和循环系统参与多种物质的运输，神经和内分泌系统则通过调节各系统的活动，使稳态的调节更趋协调和完善。目前，生理学关于稳态的概念已被扩展到各细胞、组织、器官、系统乃至整个机体生理功能保持相对稳定的状态。

第三节　人体生理功能的调节

人体是一个有序的整体，体内各系统、器官、组织和细胞都按一定的形式组成。在生命活动过程中，虽然机体内环境的理化特性可因组织代谢而发生改变，同时机体还将受到各种外环境因素的影响，但机体可通过体内的多种调节机制对各种内、外环境变化作出适时的反应和进行有效的调节，以维持生命活动的正常进行。

一、生理功能的调节方式

（一）神经调节

神经调节（neuroregulation）是人体生理功能最主要的调节方式。它是通过反射而实现的。**反射**（reflex）是指机体在中枢神经系统参与下对内、外环境刺激所作的规律性应答。例如，当火焰灼痛肢体局部体表时，分布于皮肤的痛觉感受器受到刺激，感受器将刺激信息转变为神经冲动沿传入神经到达反射中枢，中枢将传入信息分析处理后转变为指令，再以神经冲动的形式沿传出神经到达有关肌群（即效应器）引起肌肉收缩，使受刺激肢体撤离火焰刺激源，从而完成反射。参与反射的感受器、传入神经、反射中枢、传出神经和效应器五个组成部分，称为**反射弧**（reflex arc），是反射的结构基础。反射的正常进行有赖于反射弧结构和功能的完整性，反射弧上任何一个环节被阻断，反射将不能完成。一般而言，神经调节的特点是比较迅速而精确。

（二）体液调节

体液调节（humoral regulation）是通过体液中某些化学物质而影响生理功能的一种调节方式。体液调节主要是由内分泌激素经血液运输到达全身各处靶细胞所进行的调节。例如，甲状腺激素可促进组织细胞的物质代谢与能量代谢，促进机体的生长发育。与神经调节相比，体液调节的特点是较为缓慢、持久而弥散。此外，某些细胞产生的一些生物活性物质，如腺苷、激肽、组胺、前列腺素等，以及某些代谢产物，如 CO_2、H^+ 等，可经组织液扩散而作用于邻旁细胞，这种调节称为**局部体液调节**。例如，心肌细胞代谢活动增强时，冠状动脉血管周围组织产生的腺苷能使冠状动脉舒张，血流量增加，以适应心肌代谢活动的增强。

人体内多数内分泌腺或内分泌细胞直接或间接受神经系统的调节，在这种情况下，体液调节成为神经调节反射弧的传出部分,这种调节称为**神经-体液调节**。如肾上腺髓质受交感神经节前纤维支配,交感神经兴奋时,可促使肾上腺髓质释放肾上腺素和去甲肾上腺素,从而使神经与体液因素共同参与机体的调节活动。

(三) 自身调节

自身调节(autoregulation)是指组织及细胞不依赖于神经或体液因素,自身对环境刺激发生的一种适应性反应。例如,肾动脉灌注压在 80 ~ 180 mmHg(1 mmHg = 0.133 kPa)范围内变动时,肾血流量基本上保持不变,从而能保证肾泌尿活动在一定范围内不受动脉血压变动的影响。自身调节的特点是调节幅度和范围都较小,但仍有一定意义。

二、生理功能的反馈控制

无论是神经调节、体液调节或是自身调节,人体内许多调节具有自动控制能力。这种自动控制能力主要通过反馈控制系统而实现。在反馈控制系统中,受控部分不断有反馈信息反过来影响控制部分的活动,称为**反馈控制**(图 1-2)。反馈控制有负反馈和正反馈两种形式。

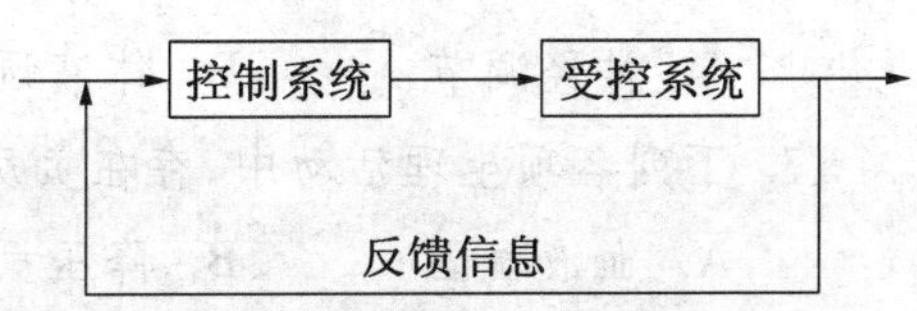

图 1-2　生理功能的反馈控制示意图

受控部分发出的反馈信息调整控制部分的活动,最终使受控部分的活动朝着与它原先活动相反的方向改变,称为**负反馈**(negative feedback);而受控部分发出的反馈信息促进与加强控制部分的活动,最终使受控部分的活动朝着与它原先活动相同的方向改变,则称为**正反馈**(positive feedback)。在人体内,负反馈极为多见,且极其重要,其意义在于维持机体生理功能的相对稳定。例如,当动脉血压升高时,可通过一定的调节途径抑制心血管中枢的活动,使血压下降;而当动脉血压降低时,又可通过一定的调节途径增强心血管中枢的活动,使血压升高,从而维持血压的相对稳定。正反馈远不如负反馈多见,其意义在于产生“滚雪球”效应,或促使某一生理活动过程很快达到高潮并发挥最大效应。如在排尿反射过程中,当排尿中枢(控制部分)发动排尿后,由于尿液刺激了后尿道(受控部分)的感受器,受控部分不断发出反馈信息,进一步加强控制部分的活动,使排尿反射一再加强,直至尿液排完为止。在病理情况下出现的恶性循环也是一种正反馈。当发生心力衰竭时,由于心脏射血无力,心室搏出量减少,射血后残留在心室内的血量增多,结果导致心室扩大和心肌耗氧量增多,心脏因负担加重而射血能力进一步减弱。如此反复,最终将导致死亡。

习　题　一

(一) 单项选择题

1. 下列对生理学任务的描述,**错误**的是

A. 研究生物体的正常形态结构和细胞类型

B. 研究生物体的各种生命现象及其产生机制

C. 研究环境变化对机体功能活动的影响

D. 研究机体对环境变化所作的相应调节

2. 体重为60 kg的健康成年人，其体液量约为

A. 24 L　　B. 30 L　　C. 36 L　　D. 42 L

3. 下列对机体内环境稳态的描述，**错误**的是

A. 是不断被破坏和恢复的动态平衡　　B. 是维持正常生命活动的必要条件

C. 是机体各系统自我调节的结果　　D. 不受机体外部环境因素的影响

4. 肢体被火焰灼痛时立即撤离刺激源，这一调节方式属于

A. 神经调节　　B. 体液调节　　C. 神经-体液调节　　D. 自身调节

5. 甲状腺激素经血液途径影响细胞的代谢活动，这一调节方式属于

A. 神经调节　　B. 体液调节　　C. 神经-体液调节　　D. 自身调节

6. 肾动脉血压在一定范围内变动时，肾血流量保持不变，这一调节方式属于

A. 神经调节　　B. 体液调节　　C. 神经-体液调节　　D. 自身调节

7. 下列各项生理活动中，存在负反馈控制的是

A. 血液凝固　　B. 降压反射　　C. 排尿反射　　D. 分娩

8. 下列各项生理活动中，存在正反馈控制的是

A. 排尿反射　　B. 排便反射　　C. 胃液分泌　　D. 肾小球滤过

(二) 填空题

1. 生理学以生物体的________为研究对象，它是研究________的一门科学。

2. 生理学研究应在________水平、________水平，以及________水平三个不同层次上进行。

3. 机体的内环境是指________，其中最活跃的部分是________。

4. 神经调节是通过________的方式实现的。其结构基础包括多个结构，合称为________。

5. 一般认为，神经调节的特点是________，而体液调节的特点则为________。

6. 负反馈的生理意义是________，而正反馈的生理意义则为________。

(三) 名词解释

1. 内环境　　2. 稳态　　3. 反射　　4. 负反馈　　5. 正反馈

(四) 问答题

1. 维持内环境相对稳定有何生理意义？为什么？

2. 试举例说明负反馈和正反馈控制的过程及其生理意义。

(朱大年)

第二章　细胞的基本功能

学习纲要

1. 掌握物质的跨膜转运方式及其基本原理。
2. 掌握静息电位和动作电位及其产生机制。
3. 掌握骨骼肌神经-肌接头处的兴奋传递过程和影响因素。
4. 熟悉跨膜信号转导的概念和基本途径。
5. 熟悉刺激引起动作电位的基本原理,动作电位在同一细胞上的传导。
6. 熟悉骨骼肌的兴奋-收缩耦联,肌细胞收缩的分子机制。
7. 了解细胞膜的基本结构。
8. 了解骨骼肌收缩的形式和主要影响因素。

细胞是人体内基本的结构和功能单位。机体一切生理活动都是以细胞活动为基础的。因此要认识各器官、系统的生理功能,首先应了解细胞的生理功能。本章主要介绍细胞膜的物质转运和信号转导功能,细胞的生物电现象及其产生机制以及骨骼肌细胞的收缩功能。

第一节　细胞膜的物质转运和信号转导功能

细胞膜也称质膜,是将细胞内容物与细胞周围环境分隔开的屏障,也是细胞内、外进行物质交换和信息沟通的重要部位。细胞的新陈代谢需要摄入 O_2 和营养物质,并排出 CO_2 和代谢产物;细胞周围环境中多种理化性质的改变,体内产生的激素、神经递质以及进入体内的药物等要发挥作用,须首先作用于细胞膜或通过膜进入细胞,然后影响细胞的代谢和功能。

一、细胞膜结构概述

细胞膜结构可用目前公认的**液态镶嵌模型**来描述,即细胞膜以液态的脂质双分子层为基架,其中镶嵌着许多具有不同结构和功能的蛋白质,也有些蛋白质附着于脂质膜的内、外表面,有些脂质分子和膜蛋白还结合有不同功能的糖链(图 2-1)。

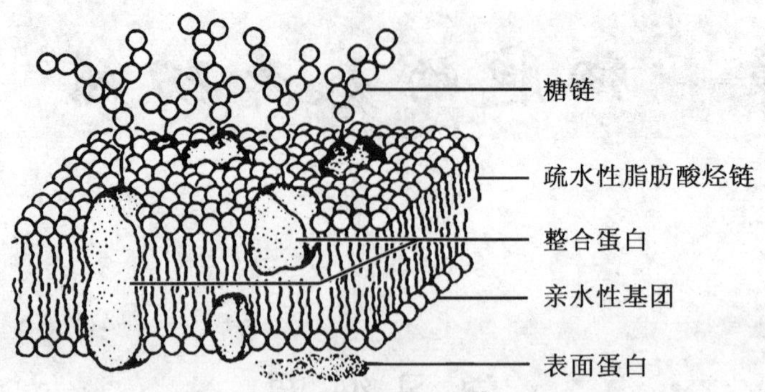

图 2-1 细胞膜的液态镶嵌模型示意图

（一）脂质双分子层

膜脂质主要由磷脂和胆固醇组成，其中磷脂约占总量的70%，胆固醇不超过30%，此外，还有少量鞘脂。磷脂、胆固醇和鞘脂都是双嗜性分子。磷脂分子中磷酸和碱基，胆固醇分子中的羟基以及鞘脂分子中的醇或糖链形成亲水性基团，朝向膜两侧（细胞外液和胞质）；而它们分子中的疏水脂肪酸烃链则两两相对，构成膜内部的疏水区，从而形成细胞膜脂质双分子层的基本骨架。

（二）细胞膜的蛋白

膜蛋白与细胞膜的功能密切相关。根据其功能的不同，可分为酶蛋白、转运蛋白和受体蛋白等。根据其在膜上存在形式的不同，则可分为表面蛋白和整合蛋白。表面蛋白通过静电引力与脂质的极性基团相吸引，或通过离子键与膜中的整合蛋白相结合，附着于膜的内表面或外表面。整合蛋白则通过其肽链一次或反复多次穿越细胞膜的脂质双分子层。与物质跨膜转运有关的功能蛋白，如载体、通道和离子泵等，都属于整合蛋白。

（三）细胞膜的糖类

细胞膜中的糖类主要是一些寡糖和多糖链，它们以共价键的形式在细胞膜的外侧与膜蛋白或膜脂质结合，形成糖蛋白或糖脂，是膜受体和抗原的重要组分。

二、物质的跨膜转运

细胞在进行新陈代谢和完成多种生理功能活动中需要不断与周围环境交换物质。不同物质的跨膜转运可有不同的方式。比如，脂溶性物质可通过物理性扩散自由跨越细胞膜；水溶性物质须借助于某些特殊的膜蛋白才能进出细胞；大分子溶质或团块物质则通过细胞膜的整装转运进出细胞。以下介绍几种常见的物质跨膜转运方式。

（一）单纯扩散

单纯扩散（simple diffusion）是指脂溶性物质通过细胞膜，由高浓度侧向低浓度侧移动的过程。这是一种简单的物理扩散（图 2-2A），扩散的动力来自于细胞膜两侧溶质的浓度差。体内以单纯扩散方式转运的脂溶性小分子物质主要有 O_2、CO_2、N_2、NO、乙醇、尿素和类固醇类激素等。物质通过单纯扩散的转运量主要取决于：①细胞膜两侧该物质的浓度差；

②该物质通过细胞膜的难易程度，即膜对该物质的通透性。浓度差越大，通透性越高，转运量越多；反之，浓度差越小，通透性越低，则转运量越少。

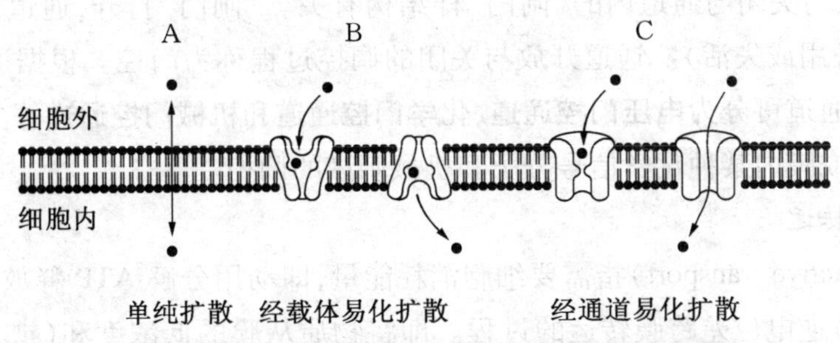

图 2－2　单纯扩散、经载体和经通道易化扩散示意图

A. 单纯扩散；B. 经载体易化扩散，左侧示被转运物在膜外侧与载体结合位点结合，右侧示载体构象改变后被转运物在膜内侧与载体分离；C. 经通道易化扩散，左侧示通道关闭时离子不能通透，右侧示通道开放时允许离子通透

（二）易化扩散

易化扩散（facilitated diffusion）是指非脂溶性或脂溶性很小的物质，在细胞膜特殊蛋白质的帮助下，从膜的高浓度侧向低浓度侧移动的过程。由于易化扩散与单纯扩散都是顺浓度差进行的，无需细胞消耗能量，即不动用分解 ATP 释放的能量，因此两者均属于**被动转运**。介导易化扩散的膜蛋白质包括载体蛋白（简称载体）和通道蛋白（简称通道）。

1. 经载体易化扩散　这是指在细胞膜**载体**（carrier）介导下完成的易化扩散。载体是一类贯穿脂质双层的整合蛋白。它在溶质浓度较高的膜一侧能与某种溶质结合，并引起自身构象改变。这种构象改变使之能在溶质浓度较低的另一侧与溶质解离（图 2－2B），从而完成物质的跨膜转运。在经载体易化扩散中，载体并不消耗能量，且可反复使用。经载体易化扩散具有以下特性：①特异性，即某种载体只选择性地与某种物质结合而进行转运。②饱和性，是指当被转运物浓度增大到一定程度时，再增加其浓度不能使转运量增加的现象，即载体对转运物的负载已达到饱和状态，这与质膜上载体数量有限有关。③竞争性抑制，是指一种载体可同时转运两种化学结构相似的物质，当其中一种物质浓度增加时，另一种物质的转运将受到抑制，这是两种物质竞争结合数量有限的同一种载体的结果。葡萄糖、氨基酸、核苷酸等的跨细胞膜转运都属于经载体易化扩散。

2. 经通道易化扩散　这是指在细胞膜**通道**（channel）介导下完成的易化扩散。通道蛋白也贯穿于细胞膜，其中央带有水相孔道。当通道开放时，离子可经通道的水相孔道从其高浓度一侧进入低浓度一侧；当通道关闭时，离子即使在膜两侧存在浓度差，也不能通过细胞膜（图 2－2C）。膜内外的 Na^{+}、K^{+}、Ca^{2+}、Cl^{-} 等带电离子均可借助于膜上的相应通道顺浓度差或电位差跨膜转运。

离子通道的特征主要有：①选择性，是指每种离子通道都对一种或几种离子有较大的通透性，而对其他离子则不通透或通透性很小。例如，钾通道对 K^+ 和 Na^+ 的通透性之比约为100∶1；乙酰胆碱受体阳离子通道对 Na^+、K^+ 都高度通透，但 Cl^- 则不能通透。②门控特性，是指通道的开放与关闭与通道内的“闸门”样结构有关。“闸门”打开，通道开放（激活）；反之，通道关闭（备用或失活）。通道开放与关闭的调控过程称为门控。根据通道对不同刺激的敏感性，离子通道可分为**电压门控通道**、**化学门控通道**和**机械门控通道**等。它们分别受膜电位变化、膜外或膜内某种化学信号分子和机械刺激的调控。

（三）主动转运

主动转运（active transport）指需要细胞消耗能量，即动用分解 ATP 释放的能量，将物质逆浓度差和（或）逆电位差跨膜转运的过程。即将物质从膜的低浓度和（或）低电势一侧向高浓度和（或）高电势的另一侧转运的过程。主动转运可分为原发性主动转运和继发性主动转运两种形式。

1. 原发性主动转运　**原发性主动转运**是指细胞直接利用分解 ATP 释放的能量，将物质逆浓度差和（或）电位差跨膜转运的过程。介导这一过程的膜蛋白称为**离子泵**。离子泵具有载体和 ATP 酶的双重活性，可将细胞内的 ATP 水解为 ADP 和磷酸，并利用 ATP 分解时高能磷酸键断裂所释放的能量来完成离子的跨膜转运。

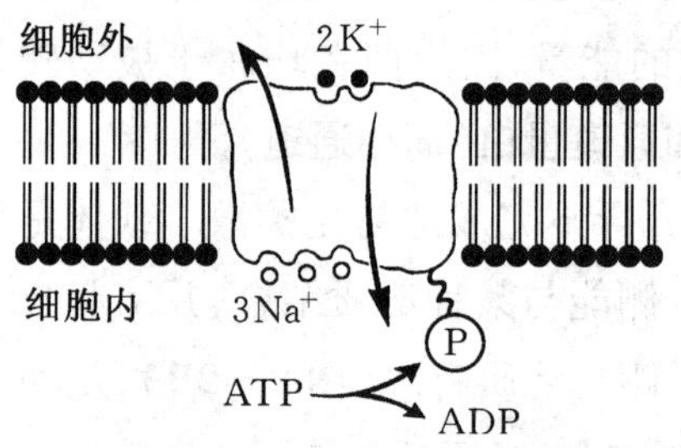

图 2－3　钠泵主动转运示意图

钠泵分解 ATP 获能，逆浓度和（或）电位差将 3 个 Na^+ 转运出细胞外，将 2 个 K^+ 转运入细胞内

生物体内最重要的离子泵是**钠-钾泵**（sodium－potassium pump），简称**钠泵**，也称 **Na^+－K^+－ATP 酶**。它普遍存在于哺乳动物的细胞膜上。一般情况下，钠泵每分解 1 分子 ATP，可将 3 个 Na^+ 移出胞外，同时将 2 个 K^+ 移入胞内（图 2－3）。由于钠泵的活动，使细胞内 K^+ 浓度为细胞外液中的30 倍，而细胞外 Na^+ 的浓度为细胞内液中的 12 倍，造成细胞内、外离子分布的不均衡。当细胞内 Na^+ 浓度升高或细胞外 K^+ 浓度升高时，都可使钠泵活动增强，以维持细胞内、外的 Na^+、K^+ 浓度差。

钠泵的活动对维持细胞的正常功能具有重要作用。钠泵主动转运所造成的细胞内、外离子分布的不均衡状态为细胞建立起一种势能储备，使 Na^+ 具有从细胞外向细胞内扩散的趋势，而 K^+ 则有从细胞内向细胞外扩散的趋势；这种势能储备是细胞产生生物电的基础（见第二节）和继发性主动转运（见下文）的能量来源；此外，钠泵活动引起的细胞内高 K^+ 是许多细胞代谢活动的必要条件；而细胞内低 Na^+ 则可阻止细胞外水分大量进入细胞，对维持细胞一定的形态和功能具有重要意义。毒毛花苷（哇巴因）可抑制钠泵的活动。临床上可使用小剂量毒毛花苷类药物抑制心肌细胞膜上的钠泵，通过降低膜两侧 Na^+ 浓度差，使 Na^+－Ca^{2+} 交换减少，胞质内 Ca^{2+} 浓度升高，从而产生强心效应。

除钠泵外，生物体内还有许多具有重要生理功能的离子泵。例如，在细胞膜与肌质网膜上有转运 Ca^{2+} 的**钙泵**，前者可将 Ca^{2+} 由肌质转运至胞外，后者可将 Ca^{2+} 从肌质转运至肌质网内,它们的活动对肌细胞收缩和舒张具有重要作用。在胃黏膜壁细胞膜上和肾小管上皮细胞管腔膜上存在转运 H^+ 的**质子泵**,分别在胃酸形成和维持体内酸碱平衡中具有重要作用。

2. 继发性主动转运　许多物质在进行逆浓度差或逆电位差的跨膜转运时,所需的能量并不直接来自 ATP 的分解,而是利用钠泵活动所建立的细胞内低 Na^+ 来进行转运。这种间接利用 ATP 能量的主动转运方式称为**继发性主动转运**。实际上,继发性主动转运是一种经载体易化扩散和原发性主动转运相耦联的主动转运形式。如图 2-4 所示,肠上皮细胞基底侧膜上钠泵的活动,可造成细胞内低 Na^+,并在管腔膜内、外形成 Na^+ 浓度差。管腔膜上的 Na^+-葡萄糖同向转运体(即载体)则利用膜两侧 Na^+ 浓度差,将肠腔中的 Na^+ 和葡萄糖分子一起转运至上皮细胞内。

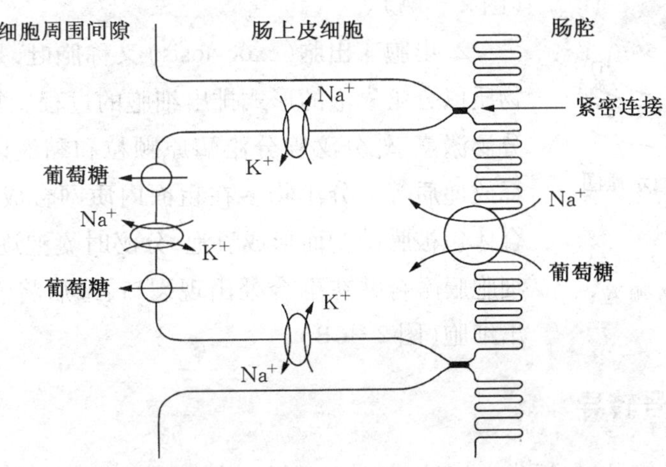

图 2-4　肠上皮细胞继发性主动转运葡萄糖的示意图

目前认为,载体和转运体是同一概念。有的转运体仅能将一种物质从膜的一侧转运到另一侧,这种转运称为**单(物质)转运**;有的转运体可同时转运两种或两种以上物质,则称为**联合转运**。在联合转运中,如果被转运的离子或分子都向同一方向运动,称为**同向转运**,如上述的 Na^+-葡萄糖同向转运;如果被转运的离子或分子彼此向相反方向运动,则称为**逆向转运**或**交换**,如细胞上普遍存在的 Na^+-H^+ 和 Na^+-Ca^{2+} 交换(图 2-5)。另一方面,有些转运体还具有 ATP 酶活性,介导主动转运的离子泵就可归入这类转运体中;而那些不具有 ATP 酶活性的转运体,只能介导易化扩散和继发性主动转运,Na^+-葡萄糖同向转运体就属于此类转运体。可见,在膜蛋白介导的跨膜转运中,除了经通道易化扩散以外,其他所有的跨膜转运方式都可归入载体转运或转运体转运的范畴。

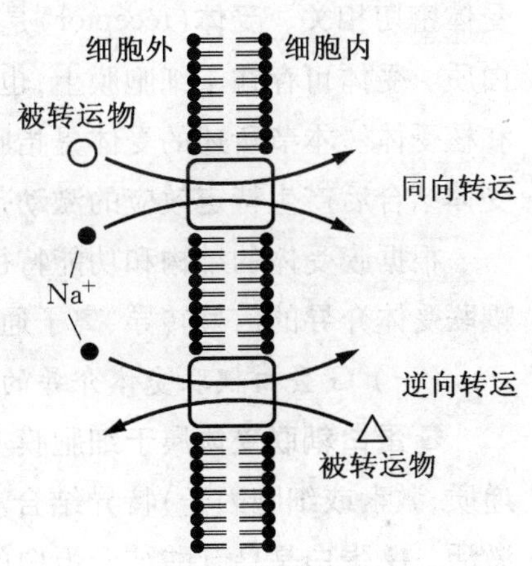

图 2-5　同向转运和逆向转运示意图

图中示 Na^+ 分别与被转运物○、△进行同向或逆向转运,但实际上也可为别的离子

（四）入胞与出胞

入胞与出胞是一些大分子溶质或团块物质进出细胞的转运方式。

1. 入胞　**入胞**(endocytosis)又称**胞吞**,是指大分子溶质或团块物质进入细胞的过程。如果进入细胞的物质呈固态,如细菌、组织碎片等,称为**吞噬**;如果进入细胞的物质呈液态,则称为**吞饮**。吞噬和吞饮的过程大体相同。被吞噬物质先与细胞膜接触而被识别,接触处的细胞膜向内凹陷并伸出伪足将该物质包裹,包裹处的细胞膜融合、断裂,最终使被吞噬物连同将其包裹的那部分细胞膜一起被摄入细胞,形成吞噬体(图2－6A)。

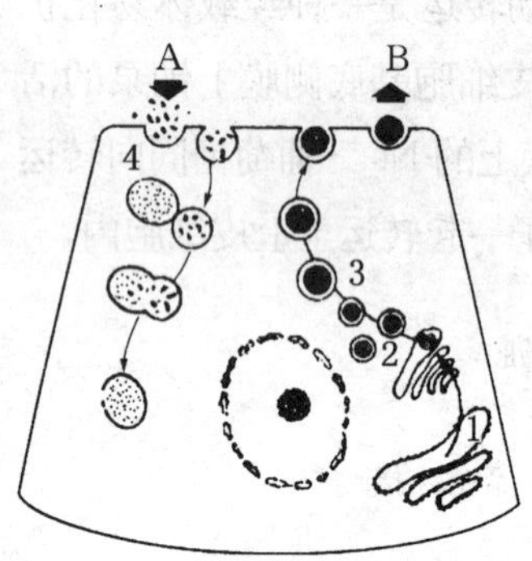

图2－6　入胞与出胞示意图

A. 入胞;B. 出胞
1. 粗面内质网;2. 高尔基复合体;3. 分泌颗粒;4. 溶酶体

2. 出胞　**出胞**(exocytosis)又称**胞吐**,是指细胞内大分子物质以分泌囊泡的形式排出细胞的过程。常见于内分泌细胞分泌激素、外分泌腺分泌酶原颗粒和黏液以及神经轴突末梢释放递质等。分泌物多在粗面内质网合成,然后在高尔基复合体包被膜结构而形成囊泡,分泌时囊泡逐渐移向细胞膜,与细胞膜融合并在融合处出现裂口,最后将囊泡内的分泌物排出细胞(图2－6B)。

三、跨膜信号转导

体内各种刺激信号,包括化学信号(如神经递质、激素和细胞因子等)、电信号和机械刺激信号等,绝大部分可通过细胞膜的**跨膜信号转导**(transmembrane signal transduction)对细胞的增殖、分化和代谢等多种功能进行调节。由化学信号介导的细胞跨膜信号转导功能与受体密切相关。**受体**(receptor)是指能与某种化学物质特异结合并产生生物效应的特异蛋白质。受体可存在于细胞膜上,也可存在于细胞质与细胞核内,分别称为膜受体、胞质受体和核受体。本节所述的受体是指膜受体。能与受体特异结合的化学物质称为**配体**,包括与受体结合后产生特定效应的**激动剂**和起阻断作用的**拮抗剂**。

根据膜受体的结构和功能特征,目前所知的跨膜信号转导路径主要有以下三类:G蛋白耦联受体介导的信号转导、离子通道介导的信号转导和酶联型受体介导的信号转导。

（一）G蛋白耦联受体介导的信号转导

G蛋白耦联受体属于细胞膜上的整合蛋白,其分子的膜外侧部分能与配体(某些神经递质、激素或细胞因子)特异结合。受体与配体结合后,受体的构象发生改变,使G蛋白被激活。**G蛋白**是鸟苷酸结合蛋白的简称。G蛋白存在于细胞膜的胞质面,通常由α、β、γ三个亚单位组成。G蛋白在失活时,其α亚单位与二磷酸鸟苷(GDP)结合;当G蛋白被激活时,其α亚单位与三磷酸鸟苷(GTP)结合,同时与β－γ亚单位分离,并进一步激活靠近膜内侧的G蛋白效应器,从而把信号转导至细胞内部。α亚单位具有GTP酶活性,可将与之结合的 GTP 水解成 GDP,并与 GDP 和 β-γ 亚单位结合而回到失活状态。**G 蛋白效应器**主要是指催化生成或分解第二信使的酶,如腺苷酸环化酶、磷脂酶 C、磷脂酶 A_2、鸟苷酸环化酶和磷酸二酯酶等。第二信使是相对第一信使而言的。第一信使是指神经递质、激素和细胞因子等细胞外信号分子;**第二信使**(second messenger)则是指第一信使作用于细胞膜后产生的细胞内信号分子。重要的第二信使有**环一磷酸腺苷**(cAMP)、**三磷酸肌醇**(IP_3)、**二酰甘油**(DG)、**环一磷酸鸟苷**(cGMP)和 Ca^{2+} 等。第二信使可进一步激活蛋白激酶或离子通道等靶蛋白,产生以靶蛋白构象改变为基础的级联反应和细胞功能改变。

(二) 离子通道介导的信号转导

细胞膜上的离子通道不仅与物质转运有关,还与跨膜信号转导有关。当某种离子通道开放时,一些离子可经通道跨膜流动而形成离子电流,使膜两侧电位发生改变,继而引发细胞功能的一系列变化,从而完成信号的跨膜转导。例如,骨骼肌神经-肌接头处终板膜上的化学门控通道以乙酰胆碱为配体,当乙酰胆碱与之结合后,通道开放,引起以 Na^+ 内流为主的跨膜流动,使膜电位发生改变(见后文)。神经细胞膜上的电压门控钠通道在膜去极化达一定程度时开放(见后文)。此外,机械门控通道的开放则由某种机械刺激而引发,如耳蜗毛细胞可在听毛受力弯曲时产生感受器电位。

(三) 酶联型受体介导的信号转导

酶联型受体与 G 蛋白耦联受体的分子结构和功能特性有很大区别。这类受体膜外侧有与化学信号物质特异结合的位点,膜内侧之胞内段自身具有酶活性。当胞外信号物质与胞外段结合后可激活其胞内段上具有酶活性的结构域,使受体和细胞内靶蛋白磷酸化,从而完成跨膜信号转导。这一信号转导过程不需要 G 蛋白的参与。目前已知通过这种方式进行的跨膜信号转导主要有两类受体,即**酪氨酸激酶受体**(TKR)和**鸟苷酸环化酶受体**。前者与信号物质结合可激活胞内段酪氨酸激酶结构域,并通过一系列细胞内信号分子的相互作用,最终导致细胞核内基因转录过程的改变;后者与信号物质结合则可激活其胞内段鸟苷酸环化酶结构域,催化并生成 cGMP,后者可激活依赖 cGMP 的蛋白激酶,通过对底物蛋白的磷酸化而实现信号转导。

第二节 细胞的生物电现象及其产生机制

生物活体及其组成部分具有电活动的现象,称为**生物电现象**。临床上常用的心电图、肌电图、脑电图就是用特殊的仪器将心脏、骨骼肌、大脑皮层的电活动加以引导和处理后获得的图形。整体和器官水平的生物电现象都是以细胞的电活动为基础的。细胞水平的生物电现象有两种表现形式,即在安静状态下的静息电位和兴奋状态下的动作电位。

一、静息电位及其产生机制

（一）静息电位的概念和特点

静息电位(resting potential)是指细胞未受刺激时存在于膜内外两侧的电位差。应用微电极技术可记录到静息电位。如图2－7所示，a、b为两个记录电极，通过放大器与示波器相连。当a、b两个电极均置于膜外时(图2－7A)，示波器荧光屏上的光点在零电位水平作横向扫描而无上下位移，说明a、b两电极之间没有电位差。如果电极a仍置于膜外，而将b电极插入细胞内，在微电极b插入细胞的瞬间(图2－7B)，示波器荧光屏上的光点突然下降一定幅度，然后在此新的水平上作横向扫描。可见，细胞在安静状态下，其膜内外存在电位差。

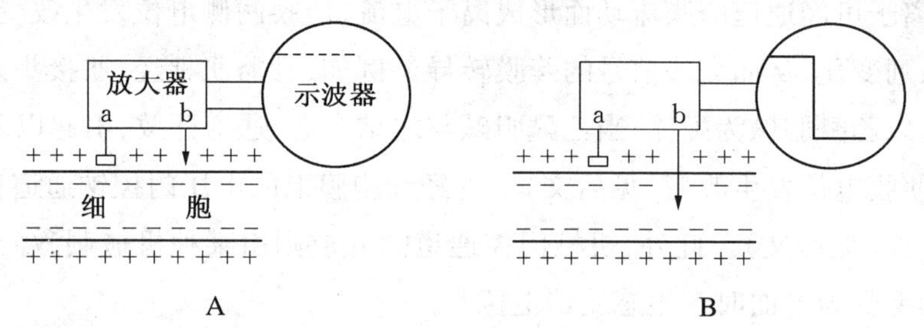

图2－7　静息电位的记录示意图

A. a、b两电极都置于细胞外时，示波器荧光屏上的光点在零电位水平作横向扫描；B. a电极仍置于细胞外，在b电极刺入细胞的瞬间，荧光屏上的光点立即下移一定幅度，并在此新水平上作横向扫描

静息电位有以下特点：①电位差存在于细胞膜两侧，是一种跨膜电位；②膜外电位高于膜内电位，即表现为外正内负的电位差；③静息电位在大多数情况下为相对恒定的直流电位(具有自律性的心肌细胞和平滑肌细胞除外)。实验中如果将细胞外接地，使膜外电位为零，细胞内的电位则为负值。通常以细胞内的电位数值来表示静息电位数值，大多数细胞的静息电位在－10～－100 mV之间。例如，哺乳动物的神经和骨骼肌细胞为－70～－90 mV，平滑肌为－50～－60 mV，红细胞为－6～－10 mV。

在生理学中，常将细胞处于静息电位时膜内外两侧所保持的外正内负状态称为**极化**(polarization)。膜电位由原来静息电位时向零电位方向变化的过程(使静息电位绝对值减小)称为**去极化**(depolarization)；膜电位由原来静息电位向更负的方向变化的过程(使静息电位绝对值增大)称为**超极化**(hyperpolarization)；而细胞膜去极化后再向静息电位方向恢复的过程称为**复极化**(repolarization)。

（二）静息电位的产生机制

静息电位的产生一般用膜离子流学说加以解释。该学说的主要论点和依据是：①由于钠泵的活动，细胞膜内外各种离子呈不均衡分布(表2－1)；②在不同的状态下细胞膜对各种离子的通透性不同。一方面，由于细胞外 Na^+ 和 Cl^- 浓度高于细胞内，因此 Na^+ 和 Cl^- 有向细胞内扩散的趋势；而细胞内 K^+ 浓度高于细胞外，所以 K^+ 有向细胞外扩散的趋势。另一方面，在安静状态下细胞膜对 K^+ 通透性比对其他离子大，为 Na^+ 的 50～100 倍，对 Cl^- 的通透性也很小，而对细胞内的蛋白质负离子（A^-）则几乎不通透。因此，在安静状态下细胞膜主要对 K^+ 通透。由于 K^+ 带正电荷，随着 K^+ 经钾通道向膜外的易化扩散，细胞内的正电荷逐渐减少，而细胞外的正电荷逐渐增多，从而产生外正内负的电位差。但 K^+ 的这种扩散不会无限制地进行下去，因为 K^+ 外流造成的外正内负的电场力将阻止 K^+ 的进一步外流，且细胞膜不允许膜内蛋白负离子随 K^+ 向外扩散，因此，蛋白负离子聚集于膜的内侧，而 K^+ 聚集于膜的外侧。当促使 K^+ 外流的浓度差驱动力与阻止 K^+ 外流的电场力达到平衡时，K^+ 的跨膜净移动等于零，此时，膜两侧的电位差将稳定于某一数值，这一数值称为 **K^+ 平衡电位**。K^+ 平衡电位是静息电位产生的基本原因。

表 2－1　哺乳动物神经和肌细胞内外离子浓度（mmol/L）

离子	细胞内	细胞外	细胞内外浓度比
Na^+	12	145	1:12
K^+	155	4	39:1
Cl^-	4	120	1:30

此外，静息电位的产生还与其他离子的跨膜流动有关。如前述，尽管 Na^+ 在安静状态下的膜通透性很小，但也能对静息电位的产生有所影响。由于细胞外 Na^+ 浓度大于细胞内，因而少量 Na^+ 内流可使静息电位绝对值有所减小。所以，实验测出的静息电位绝对值略小于 K^+ 平衡电位绝对值。

细胞的静息电位受膜内外 K^+ 浓度的影响。当膜外 K^+ 浓度增高时，膜内外 K^+ 浓度差就减小，向外扩散的驱动力减小，K^+ 外流量减少，静息电位也随之减小；反之，当膜外 K^+ 浓度降低时，则静息电位增大。

二、动作电位及其产生机制

（一）动作电位的概念和特点

动作电位（action potential）是可兴奋细胞在静息电位的基础上，受到一个适当刺激后产生的可向远处传播的电位变化过程。**可兴奋细胞**包括神经细胞、肌细胞和部分腺细胞。本节以神经细胞为例讨论动作电位的波形及其特点。如图 2－8 所示，神经纤维在安静状态下受到一次足够强的刺激时，膜电位

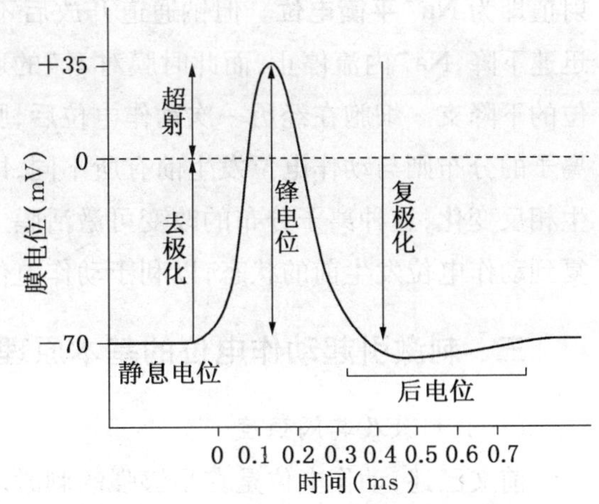

图 2－8　神经细胞动作电位的模式图

迅速减小，由 -70 mV 向 0 mV 方向变化，即发生去极化；当膜电位去极化到 0 mV 后继续上升至 +35 mV。由于膜电位由原来的外正内负状态转变为内正外负状态，所以 0 mV 以上部分的电位变化称为**反极化**或**超射**(overshoot)。膜电位由静息时的负值上升到零再到正值的整个过程，称为动作电位的**去极相**，构成动作电位的上升支。上升支到达顶点后，膜电位迅速向静息电位的方向恢复，即发生复极化。膜电位由超射所达到的最高值恢复到静息电位的整个过程，称为动作电位的**复极相**，构成动作电位的下降支。神经纤维的动作电位历时较短，一般持续 0.5 ~ 2.0 ms，因此动作电位的波形呈尖锋状，故称为**锋电位**(spike)。动作电位的下降支在恢复到静息电位水平之前，膜电位还要经历一些微小而缓慢的波动，称为**后电位**。不同细胞的动作电位形态不完全相同，例如，心室肌细胞动作电位复极化过程十分缓慢，可达几百毫秒(见第四章)。

动作电位有三个重要特点：①**"全或无"现象**("all or none" phenomenon)。这是指动作电位需在足够强的刺激下才产生，一旦产生，其幅度不随刺激强度的增大而增大，即动作电位要么不产生(无)，一旦产生就达到最大(全)。②不衰减性传导。这是指动作电位一旦在细胞膜的某一部位产生，即可向整个细胞膜传播，且其幅度不会因为传播距离的增大而减小。③脉冲式。这是指动作电位不会发生融合叠加，总是表现为一个个分离的脉冲式电位波动，这是由于细胞兴奋后存在不应期(见后文)的缘故。

(二) 动作电位的产生机制

动作电位的产生同样可用膜离子流学说来解释。当足够强的刺激作用于细胞时，膜上的电压门控钠通道迅速开放，膜对 Na^+ 的通透性迅速增大，并超过对 K^+ 的通透性。由于膜外 Na^+ 浓度高于膜内，因此 Na^+ 迅速内流，带正电荷的 Na^+ 进入细胞可使膜内电位迅速升高，于是，膜去极化并超射，形成动作电位的上升支。超射所形成的膜内正电位可阻止 Na^+ 继续内流，当促使 Na^+ 内流的驱动力(浓度差)与阻止 Na^+ 内流的驱动力(电位差)达到平衡时，Na^+ 的跨膜净移动为零，此时动作电位的上升支达到顶点，膜内正电位达到最大值，该超射值即为 **Na^+ 平衡电位**。但钠通道开放后不久很快失活而关闭，于是，膜对 Na^+ 的通透性迅速下降，Na^+ 内流停止；而此时膜对 K^+ 的通透性却增高，K^+ 外流使膜复极化，形成动作电位的下降支。细胞在经历一次动作电位后，膜电位虽已恢复到静息电位水平，但此时膜内外离子的分布则与动作电位发生前有所不同，即膜内 Na^+ 有所增多，K^+ 有所减少，而膜外则发生相反变化，这种离子分布的改变可激活膜上的钠泵，使之活动加强，使膜内外离子分布恢复到动作电位发生前的状态，以利于动作电位的再次爆发。

三、刺激引起动作电位的基本原理

(一) 刺激及其阈强度

前文已述，动作电位是在足够强的刺激下产生的。生理学中所说的**刺激**(stimulus)是指生物体或组织细胞所处环境的变化。任何能量形式的理化因素改变都可能对生物体或组织细胞构成刺激。但刺激要能引起可兴奋细胞产生动作电位,须达到一定的刺激量。刺激量通常包括三个参数,即一定的刺激强度、一定的刺激持续时间和一定的刺激强度-时间变化率。这三个参数相互影响,其中任何一个参数发生变化,另两个参数也将发生相应变化。如果固定刺激持续时间和刺激强度-时间变化率,只改变刺激强度,即可找到刚能引起可兴奋细胞产生动作电位的最小刺激强度,这个刺激强度称为**阈强度**(threshold intensity)或**强度阈值**。就刺激而言,等于阈强度的刺激称为**阈刺激**;小于阈强度的刺激称为**阈下刺激**;而大于阈强度的刺激则称为**阈上刺激**。在正常情况下,一次刺激要引发动作电位,必须是阈刺激或阈上刺激,即刺激要有足够的强度,而一次阈下刺激则不能引发动作电位。

（二）组织细胞的兴奋性及其周期性变化

1. 组织细胞的兴奋性　刺激引起细胞产生动作电位,除上述外界刺激因素外,还与生物体或组织细胞的兴奋性有关。**兴奋性**(excitability)可泛指生物体或组织细胞受刺激后发生兴奋的能力;对可兴奋细胞来说,兴奋性即为其在受刺激后产生动作电位的能力。在生理学中,动作电位和**兴奋**(excitation)被看作是同义语。兴奋是一种状态或表现形式,而兴奋性则是一种内在能力或特性。刺激和细胞的兴奋性对刺激引起兴奋来说都很重要,两者缺一不可。兴奋性有高低之分,通常以阈强度的大小来衡量。刺激引起兴奋所需的阈强度小,则兴奋性高;刺激引起兴奋所需的阈强度大,则兴奋性低。两者呈反变关系。

2. 兴奋性的周期性变化　可兴奋细胞发生兴奋后,其兴奋性将经历一系列有规则的变化。在兴奋后最初的一段时间内,无论施加多强的刺激,细胞都不会产生新的兴奋,这段时期称为**绝对不应期**(absolute refractory period);绝对不应期后的一段时期内,细胞的兴奋性有所恢复,但仍低于正常,此时需给予阈上刺激才能引起兴奋,这段时期称为**相对不应期**(relative refractory period)。有些细胞在相对不应期后,还要经历一个兴奋性轻度增高和轻度降低的时期,分别称为**超常期**与**低常期**。在超常期,给予阈下刺激即可引起兴奋;而在低常期,则又需阈上刺激才能引起兴奋。

图2-9表示细胞兴奋性变化各时期与动作电位时程的对应关系。由图可见,绝对不应期相当于整个锋电位时期。如果连续给予一串有效电刺激,由于落在绝对不应期内的刺激不能引起细胞兴奋,因此,后一个有效刺激引起的动作电位总是出现在前一有效刺激引起的锋电位之后。可见,动作电位不会发生融合叠加。因此,绝对不应期的长短可决定细胞发生兴奋的最大频率。按理论计算,细胞发生兴奋的最大频率是其绝对不应期的倒数。假如某细胞的

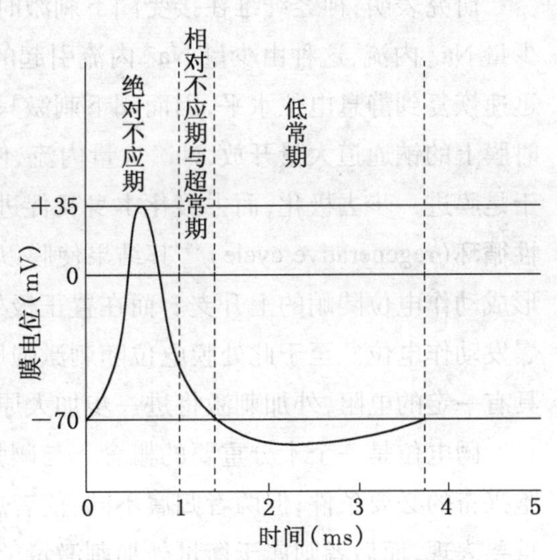

图2-9　细胞兴奋性变化各时期与动作电位时程的对应关系

绝对不应期为 1 ms，则该细胞发生兴奋的最大频率为 1 000 Hz，但实际上远低于此值。

（三）阈电位与再生性循环

实验中用直流电刺激神经纤维，当刺激强度低于阈强度时，在放置刺激电极正、负两极处的细胞膜上分别引起一定程度的超极化和去极化，这称为**局部反应**。局部反应随刺激强度的增大而增大。当刺激强度达到或超过阈强度时，在置负极处的膜去极化达到某一临界值水平而爆发动作电位。膜去极化达到的可引发动作电位的膜电位临界值，称为**阈电位**（threshold potential）。阈电位的绝对值通常比正常静息电位的绝对值小 10 ~ 20 mV。相反，在置正极处的膜超极化程度则随刺激强度增大而继续增大，超极化使膜电位远离阈电位水平而不能爆发动作电位（图 2 – 10）。

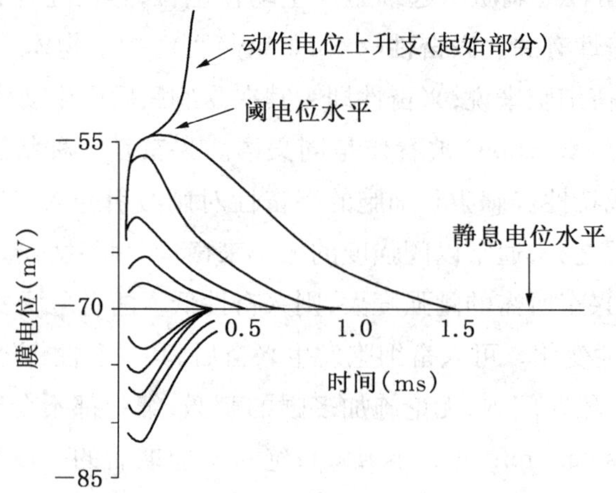

图 2 – 10　动作电位产生的必要条件（膜去极化达到阈电位）示意图

研究表明，神经纤维在接受阈下刺激时，在置负极处的细胞膜上仅有少量钠通道开放和少量 Na^+ 内流，这种由少量 Na^+ 内流引起的去极化很快被强大的 K^+ 外流所抵消，使膜电位迅速恢复到静息电位水平，因而阈下刺激只能引起局部反应。而当膜去极化达阈电位时，此时膜上的钠通道大量开放，Na^+ 大量内流，使 K^+ 外流不足以抵消 Na^+ 内流所造成的去极化，于是膜进一步去极化，而去极化本身又促进更多的钠通道开放。这个正反馈过程称为**再生性循环**（regenerative cycle）。其结果使膜以极大的速度去极化和超射而达到 Na^+ 平衡电位，形成动作电位陡峭的上升支。而在置正极处的细胞膜上，钠通道处于关闭状态，因而不可能爆发动作电位。至于此处膜电位随刺激强度增大而出现更大超极化的原因，是由于细胞膜具有一定的电阻，外加刺激将进一步加大原有静息电位外正内负的状态所致。

阈电位是一个十分重要的概念。与阈强度（强度阈值）相比，尽管两者都是引起组织细胞兴奋的必要条件；但两者归属不同，前者属于细胞本身的内在特性，是细胞具有兴奋性的重要表现，而后者则属于衡量外加刺激量的参数之一。阈强度的作用是使细胞膜由静息电位去极化到阈电位；而当膜电位去极化达到阈电位水平后，膜本身将依其自身的特性和速度进一步去极化，此时的去极化不再依赖于原先所给刺激强度的大小，也不管刺激是否继续存在。这可用以解释为什么动作电位一旦产生，其幅度就达到最大，其时程和波形都非常恒定。这是由膜本身的生理特性所决定的，而与刺激的强度无关。

（四）局部兴奋及其总和

局部反应的概念已在前文提出，而**局部兴奋**（local excitation）仅指其中的去极化部分，即由阈下刺激引起的局部细胞膜的微小去极化，由于单个局部兴奋达不到阈电位水平，因而不能引发动作电位。局部兴奋具有以下特点：①等级性电位，即其电位幅度可随刺激强度的增减而增减，不表现为“全或无”的特征；②衰减性传导，又称**电紧张传播**（electrotonic propagation），局部兴奋可进行极短距离的传导，但其幅度随传导距离的增加而减小，并很快消失；③总和效应，两个以上的局部兴奋可因在时间上或空间上互相接近而融合叠加，这种现象称为**总和**（summation），前者称为**时间总和**，后者则称为**空间总和**。总和的结果可使膜去极化程度增大，若去极化达到阈电位时，也可爆发动作电位（图2－11）。

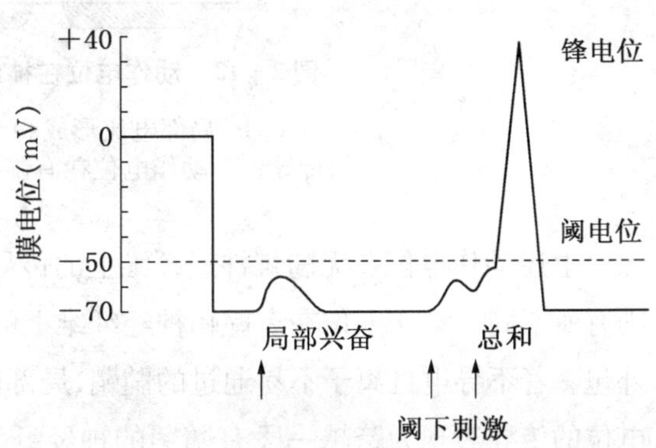

图2－11　局部兴奋及其总和示意图

综上所述，膜去极化达到阈电位是细胞产生动作电位的必要条件，而要使膜电位去极化达到阈电位，可通过给予一次阈刺激或阈上刺激而实现，也可通过给予两次以上阈下刺激，使局部兴奋发生总和而达到。

四、动作电位在同一细胞上的传导

如前所述，动作电位可沿细胞膜不衰减地传导，直至传遍整个细胞，这是动作电位的一个重要特点。图2－12表示动作电位在神经纤维上传导（也称为冲动传导）的机制。在无髓鞘神经纤维，当某一局部受刺激而产生动作电位时，此处细胞膜出现反极化，即表现为外负内正的电位变化，在动作电位发生部位，膜内电位高于邻旁静息部位，而膜外电位则低于邻旁静息部位。由于存在这种电位差，在动作电位发生部位与邻旁静息部位之间便可产生微小的电流。电流方向在膜外由静息部位流向动作电位发生部位，而在膜内则由动作电位发生部位流向静息部位（图2－12A），这种电流称为**局部电流**（local current）。局部电流的产生使邻旁静息部位膜内电位升高而膜外电位降低，即发生一定程度的去极化，当去极化达到阈电位水平时，就能触发该处产生新的动作电位。于是，在新产生动作电位的部位又会与其下游相邻的静息部位之间产生局部电流（图2－12B），如此不断向前推进，动作电位便很快传遍整个细胞。可见，动作电位的传导是局部电流作用的结果，其实质是沿着细胞膜不断产生新的动作电位，因此，只要膜两侧有关离子浓度不变，动作电位就能不衰减地进行传导。

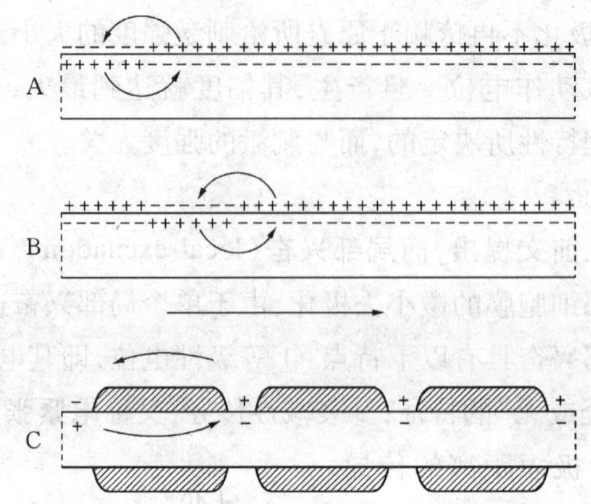

图 2-12　动作电位在神经纤维上传导的机制示意图

A、B. 局部电流形成和动作电位在无髓鞘神经纤维上的传导；C. 动作电位在有髓鞘神经纤维上的跳跃式传导

上述动作电位在无髓鞘神经纤维上的传导机制同样适用于肌细胞，但在有髓鞘神经纤维则有所不同。动作电位在有髓鞘神经纤维上的传导如图 2-12C 所示。由于有髓鞘神经纤维外包裹着不导电且离子不易通过的髓鞘，局部电流只能在无髓鞘的朗飞结之间发生，因此动作电位的传导表现为跨越一段有髓鞘的神经纤维的**跳跃式传导**；另外，由于有髓鞘神经纤维较粗，内电阻较小，所以这种传导方式的速度要比无髓鞘神经纤维快得多。例如，人的粗大有髓鞘神经纤维的传导速度超过 100 m/s，而一些纤细的无髓鞘神经纤维传导速度则不到 1 m/s。

第三节　骨骼肌细胞的收缩功能

人体的肌细胞有骨骼肌细胞、平滑肌细胞和心肌细胞三种。三种肌细胞的基本功能是收缩，其收缩原理也基本相同，不同的肌细胞具有不同的生理特性，承担不同的生理功能。骨骼肌与骨和关节共同构成人体的运动系统，在神经系统的支配下，完成各种躯体运动。运动神经纤维兴奋引起骨骼肌收缩的全过程主要包括以下三个程序：①神经-肌接头处的兴奋传递；②兴奋-收缩耦联；③肌细胞收缩。本节仅介绍骨骼肌细胞的收缩功能，心肌细胞和平滑肌细胞的生理特性将分别在第四章和第六章中介绍。

一、骨骼肌神经-肌接头处的兴奋传递

（一）骨骼肌神经-肌接头处的结构

如图 2-13 所示，骨骼肌神经-肌接头由接头前膜、接头后膜和接头间隙三部分组成。接头前膜是运动神经末梢的一部分，运动神经末梢在接近肌细胞处失去髓鞘，以裸露的末梢嵌入肌细胞膜的凹陷中。末梢内存在许多囊泡，囊泡内含有大量**乙酰胆碱**（acetylcholine，

ACh)。接头后膜又称为终板膜,是与接头前膜相对应的肌细胞膜,它有规则地向细胞内陷入,形成许多皱褶,以增加其表面积。终板膜上分布有很多 **N_2 型乙酰胆碱受体阳离子通道**,另外,在终板膜表面,还分布有**乙酰胆碱酯酶**。接头前膜与接头后膜之间无原生质相连,而是形成一个宽 20 ~ 30 nm 的间隙,即接头间隙,间隙内充满细胞外液。

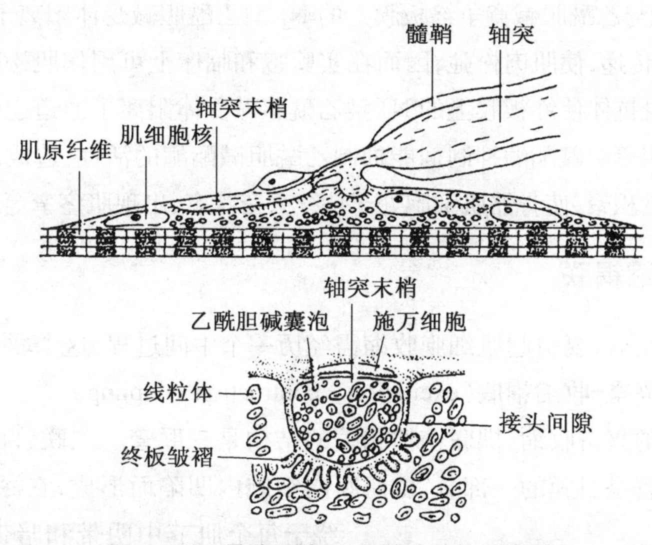

图 2-13　骨骼肌神经-肌接头结构示意图

（二）骨骼肌神经-肌接头处的兴奋传递过程

当动作电位到达运动神经末梢时,接头前膜去极化,膜上的电压门控钙通道开放,Ca^{2+}由胞外进入轴突末梢。内流的 Ca^{2+} 使轴突末梢内乙酰胆碱囊泡向接头前膜移动,并与接头前膜融合,通过出胞的方式,将囊泡中的乙酰胆碱释放到接头间隙。接头前膜释放乙酰胆碱是以囊泡为单位进行的,这种"倾囊"释放的方式称为**量子式释放**。据测算,运动神经纤维一次下传的兴奋可引起 200 ~ 300 个囊泡释放,约有 10^7 个乙酰胆碱分子被释出。

当乙酰胆碱通过接头间隙到达接头后膜(终板膜)时,立即与接头后膜上 N_2 型乙酰胆碱受体阳离子通道膜外侧的受体结合,通过蛋白构象的改变使通道开放。该通道开放时允许 Na^+ 和 K^+ 通过,但以 Na^+ 内流为主,引起终板膜去极化,这一电位变化称为**终板电位**(endplate potential)。终板电位具有局部兴奋的性质,可经过电紧张传播使邻近的一般肌膜去极化。运动神经纤维一次下传冲动所引起的终板电位具有足够的强度,足以使相邻肌膜从静息电位水平去极化达阈电位而爆发动作电位,即能安全可靠地引起肌细胞的兴奋。当乙酰胆碱完成兴奋传递后,可被分布于终板膜表面的乙酰胆碱酯酶迅速水解而失活,从而保证运动神经纤维一次下传冲动只引起骨骼肌细胞一次兴奋,表现为一对一的关系。否则,释放的乙酰胆碱在接头间隙中积聚起来,将使骨骼肌细胞持续兴奋收缩而发生痉挛。

（三）影响骨骼肌神经-肌接头处兴奋传递的因素

由于接头间隙与细胞外液相沟通,因此,细胞外液理化性质的改变和药物等均可影响神经-肌接头处的兴奋传递。例如，当细胞外液中 Ca^{2+} 浓度增高或 Mg^{2+} 的浓度降低时，乙酰胆碱释放量将增多；反之，乙酰胆碱释放量将减少，因而可影响神经-肌接头处的兴奋传递。肉毒梭菌和破伤风毒素能选择性地阻碍神经末梢释放乙酰胆碱；而黑寡妇蜘蛛毒素则能促进其释放，使末梢内的乙酰胆碱耗竭。两者都可引起接头传递阻滞。加拉碘铵（三碘季铵酚）、美洲箭毒和 α-银环蛇毒能与乙酰胆碱竞争终板膜上的 N_2 型乙酰胆碱受体阳离子通道，也能阻断神经-肌接头处的兴奋传递，使肌肉松弛，因而在实验室和临床上可用作肌松药。重症肌无力病人的发病是由于自身抗体使终板膜上的 N_2 型乙酰胆碱受体阳离子通道遭受破坏而引起。有机磷农药和新斯的明等胆碱酯酶抑制剂能抑制乙酰胆碱酯酶的活性，造成乙酰胆碱在接头间隙和其他部位的大量积聚，使骨骼肌细胞处于持续兴奋状态，出现肌痉挛等一系列中毒症状。

二、兴奋-收缩耦联

骨骼肌细胞兴奋后，要引起肌细胞收缩需经历一个中间过程，这个联系肌细胞兴奋与收缩的中间过程称为**兴奋-收缩耦联**（excitation - contraction coupling）。

与骨骼肌细胞的兴奋收缩-耦联密切相关的结构是**三联管**。三联管由一条横管及其两侧的终池组成。**横管**是肌膜的一部分，由肌膜向细胞内凹陷而形成，它深入到细胞内部，环绕于每个肌节中明带和暗带的交界处。横管借助于肌膜凹陷处的小孔与细胞外液相沟通。**终池**是细胞内纵向走行的肌质网在横管旁的膨大部分。终池中存有大量 Ca^{2+}。Ca^{2+} 是兴奋-收缩耦联的**耦联因子**。横管和终池之间并不相通，但由横管传来的电信号可通过一定的联系方式使终池释放 Ca^{2+}。

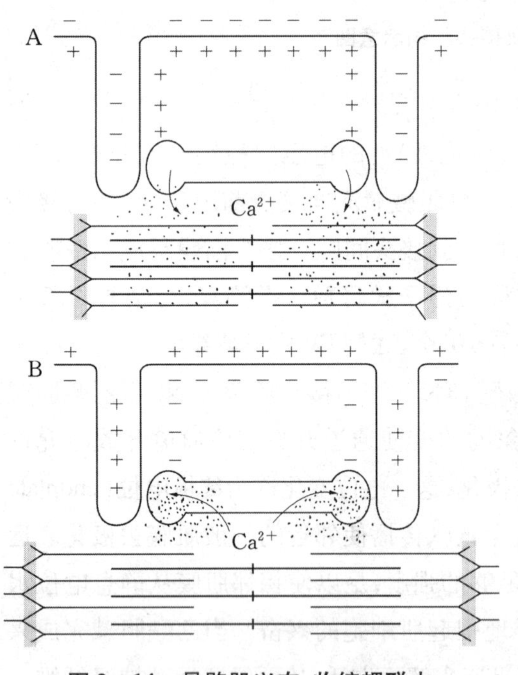

图 2-14 骨骼肌兴奋-收缩耦联中 Ca^{2+} 的释放与回收示意图

A. 兴奋沿肌细胞膜传向横管深处膜，Ca^{2+} 从终池释放到胞质中，引起肌肉收缩；B. 兴奋结束后，横管膜复极化，Ca^{2+} 在钙泵作用下从胞质被转运入终池，肌肉舒张

动作电位在沿肌细胞膜传遍整个细胞时，也传到细胞深处的横管，激活横管膜上的 L 型钙通道，激活的 L 型钙通道通过变构作用激活与之相对的肌质网膜上的一种**钙释放通道**，这种通道的激活使终池中的 Ca^{2+} 释放入胞质，使胞质内的 Ca^{2+} 浓度由静息时的 10^{-7} mol/L 升高至 10^{-5} mol/L，升高约 100 倍。胞质内 Ca^{2+} 浓度的升高可触发肌细胞的收缩。肌肉收缩后的舒张则依靠肌质网上存在的钙泵。当肌质中 Ca^{2+} 浓度增高时，钙泵被激活，胞质中 Ca^{2+} 逆浓度差被重新转运入肌质网和终池内，使肌质中 Ca^{2+} 浓度降低，从而出现肌肉舒张（图 2-14）。

兴奋-收缩耦联的基本过程可概括为:①肌膜上的动作电位沿横管深入到细胞深部的终池近旁;②三联管结构处的信息传递;③终池对 Ca^{2+} 的释放和再聚集。

三、肌细胞收缩的分子机制

骨骼肌细胞中含有大量肌原纤维,肌原纤维则由许多肌节连接而成。肌节是肌细胞收缩的基本结构与功能单位。每个肌节的中间为暗带,两侧各有1/2明带,并与相邻肌节的1/2明带组成一个完成的明带。肌节内含有肌丝结构,肌丝可分为粗肌丝与细肌丝两种成分。

(一) 肌丝的分子结构与功能

1. 粗肌丝的分子结构及功能　粗肌丝由**肌球蛋白**(又称肌凝蛋白)组成。肌球蛋白分头和杆两部分,形如豆芽(图2-15A)。在肌节中,粗肌丝位于肌节中间而构成暗带。肌球蛋白在M线两侧对称排列,其杆部朝向M线并聚集成束,形成粗肌丝的主干,而头部朝向粗肌丝的两端,并有规律地裸露在粗肌丝主干的表面(图2-15B, C)。粗肌丝的头部也称**横桥**,具有ATP酶活性,在与细肌丝结合后可分解ATP并利用所获得的能量使横桥向M线方向摆动。

2. 细肌丝的分子结构和功能　细肌丝一端附着于Z线,另一端伸至粗肌丝之间,与粗肌丝平行,且部分重叠,末端游离。细肌丝靠近Z线一侧未与粗肌丝重叠的部分构成1/2明带,而游离末端未能达到肌节中央的部分称为H带,H带仅有粗肌丝(图2-15C)。细肌丝由**肌动蛋白**(又称肌纤蛋白)、**原肌球蛋白**(又称原肌凝蛋白)和**肌钙蛋白**组成(图2-15D)。肌动蛋白单体呈球形,它们聚合成双螺旋链状结构,成为细肌丝的主干。肌动蛋白上存在与肌球蛋白横桥结合的位点。由于肌动蛋白与肌球蛋白直接参与肌细胞的收缩,故称为**收缩蛋白**。原肌球蛋白呈较细的双螺旋结构,在肌肉静息时走行于肌动蛋白双链的浅沟内,掩盖着肌动蛋白上的横桥结合位点,阻止肌球蛋白横桥与肌动蛋白的结合。肌钙蛋白以一定的间距出现在原肌球蛋白的双螺旋结构上,它由T、I和C三个亚单位组成,T亚单位和I亚单位分别与原肌球蛋白和肌动蛋白紧密

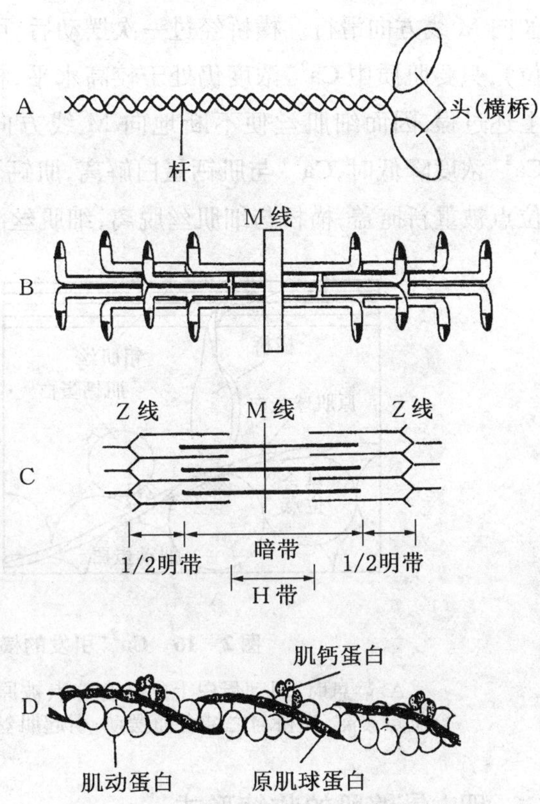

图2-15　肌丝分子结构及肌丝在肌节中的排列位置示意图

A. 肌球蛋白分子结构;B. 粗肌丝中肌球蛋白分子排列;C. 肌节中粗细肌丝的相对排列位置;D. 细肌丝分子结构

相连结，将肌动蛋白与原肌球蛋白保持在掩盖肌动蛋白上结合位点的位置，C 亚单位则可结合肌质中的 Ca^{2+}。原肌球蛋白与肌钙蛋白不直接参与肌细胞的收缩，但可影响和控制收缩蛋白之间的相互作用，故称为**调节蛋白**。

（二）肌细胞收缩的分子机制——滑行理论

骨骼肌细胞的收缩机制通常用肌丝**滑行理论**（sliding theory）来说明。该理论认为，肌肉收缩时肌原纤维的缩短并不是由于肌丝本身的缩短或卷曲，而是细肌丝在粗肌丝之间的滑行，造成每个肌节的缩短，从而表现为肌细胞乃至整块肌肉的缩短。这一理论最直接的证据是，肌肉收缩时暗带长度不变，只有明带缩短，同时 H 带相应变窄。

图 2－16 表示肌丝滑行的过程。当肌细胞静息时，粗肌丝的横桥与细肌丝处于分离状态，肌肉处于舒张状态。当肌细胞兴奋时，终池释放 Ca^{2+}，肌质中 Ca^{2+} 浓度升高，肌钙蛋白 C 亚单位与 Ca^{2+} 结合而引起肌钙蛋白构象改变，使肌钙蛋白 I 亚单位与肌动蛋白的结合减弱，原肌球蛋白向肌动蛋白双螺旋沟槽的深部移动，暴露出肌动蛋白上原来被原肌球蛋白遮盖的结合位点，横桥立即与结合位点结合，并通过分解 ATP 而获得能量，横桥摆动牵引细肌丝向 M 线方向滑行。横桥经过一次摆动后，可与肌动蛋白解离并恢复其摆动前的状态（复位），只要肌质中 Ca^{2+} 浓度仍处于较高水平，横桥便会与肌动蛋白的下一个位点结合，重复上述过程，因而细肌丝便不断地向 M 线方向滑行，导致肌节缩短，肌肉收缩。当肌质中 Ca^{2+} 浓度降低时，Ca^{2+} 与肌钙蛋白解离，肌钙蛋白与原肌球蛋白又恢复其原来的构象，结合位点被重新掩盖，横桥与细肌丝脱离，细肌丝滑回原位，肌节恢复原有长度，肌肉舒张。

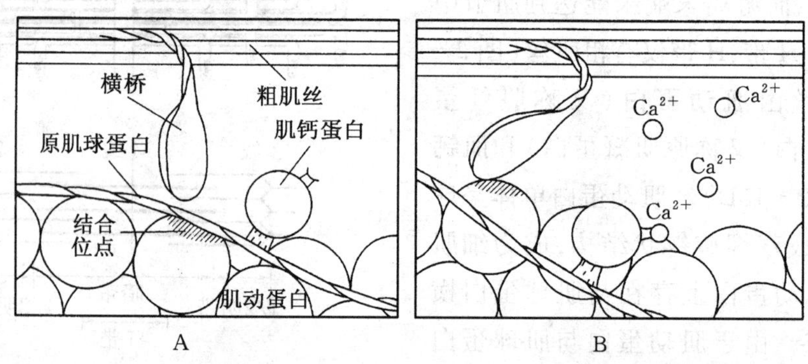

图 2－16　Ca^{2+} 引发的横桥摆动和肌丝滑行示意图

A. 静息时，肌动蛋白上的结合位点被原肌球蛋白遮盖；B. 兴奋时，肌动蛋白上的结合位点暴露，横桥与之结合而摆动，引起肌丝滑行

四、骨骼肌的收缩形式

（一）等长收缩与等张收缩

根据骨骼肌收缩时肌肉长度是否缩短或收缩张力是否增加可区分为等长收缩和等张收缩两种形式。**等长收缩**（isometric contraction）是指肌肉的张力增加而长度不变的收缩形

式。由于肌肉长度没有缩短，所以未对外界物体做功，但对维持人体的姿势有重要作用。**等张收缩**（isotonic contraction）是指肌肉的长度缩短而张力不变的收缩形式。肌肉进行等张收缩时，由于肌肉长度缩短，所以可对外界物体做功。

人体骨骼肌收缩时，其收缩形式常为这两种收缩形式的复合。当肌肉开始收缩时，总是首先表现为肌肉张力的增加而长度不变，当肌肉张力增加到等于或稍大于负荷时，才出现肌肉长度的缩短，而此时肌肉张力则不再增加。

（二）单收缩与强直收缩

根据所受连续刺激的不同频率，骨骼肌的收缩可表现为单收缩、不完全强直收缩和完全强直收缩等形式。**单收缩**（single twitch）是指肌肉接受一次刺激后所引起的一次收缩。实验记录的单收缩曲线可分为潜伏期、收缩期与舒张期三个时期（图 2－17）。不同的肌肉完成一次单收缩的持续时间不同，如眼外肌的一次单收缩的持续时间不超过 10 ms，而腓肠肌则可达 100 ms 以上。一般来说，单收缩的收缩期略短于舒张期。肌肉单收缩张力的大小与刺激的强度有关。这是因为整块肌肉由很多肌纤维组成，而各肌纤维的兴奋性有所不同。随着刺激强度的增大，参与单收缩的肌纤维数增多，表现为单收缩张力随刺激强度的增大而增大，当刺激强度增大到能使整块肌肉的所有肌纤维都参与收缩时，单收缩张力便达到最大。

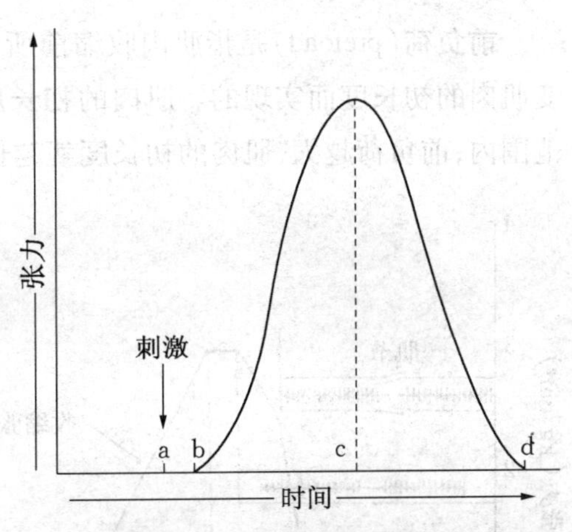

图 2－17　骨骼肌单收缩曲线

图中 a、b、c、d 分别表示给予刺激、收缩开始、收缩转为舒张和舒张结束的时刻

在体内，骨骼肌受运动神经支配，而运动神经纤维下传的动作电位总是连续成串的。骨骼肌在连续成串的刺激下可出现单收缩的复合。由于动作电位总是先于收缩，且在骨骼肌完成一次动作电位所需的时间总比完成一次单收缩所需的时间短。因此，在第一次动作电位过了不应期后紧接着发生第二次动作电位，则第二次动作电位引起的收缩有可能出现在前一次动作电位引起的收缩尚未结束之前，于是第二次收缩与第一次收缩便可能叠加在一起。如图 2－18 所示，当动作电位频率不太高时，第二次收缩可叠加在第一次收缩的舒张期，此时出现的是锯齿状的收缩曲线，这种收缩形式称为**不完全强直收缩**（incomplete tetanus）；当动作电位频率增加到一定程度时，第二次收缩可叠加在第一次收缩的收缩期，此时将出现光滑的收缩曲线，这种收缩形式称为**完全强直收缩**（complete tetanus）。完全强直收缩所产生的最大张力可达到单收缩的 3～4 倍。如果动作电位频率很低，则第二次收缩可出现在第一次收缩完全结束后，此时只能引起多个独立的单收缩。由于运动神经纤维的动作电位频率很高，所以骨骼肌在体内的收缩形式均属于完全强直收缩，完全强直收缩可产生强大的张力，有利于肌肉对外做功。

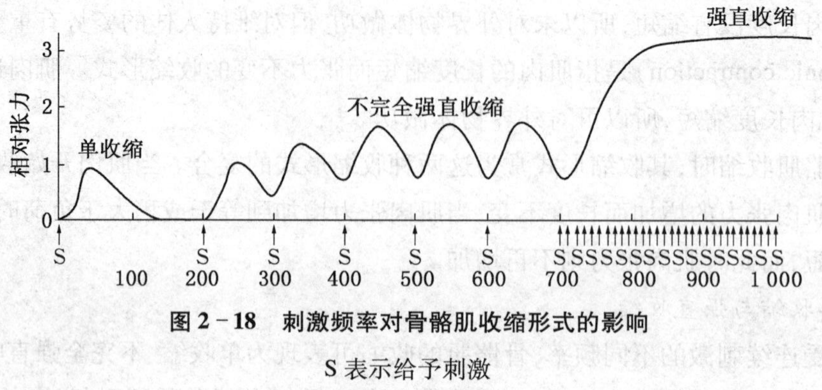

图 2-18　刺激频率对骨骼肌收缩形式的影响

S 表示给予刺激

五、影响骨骼肌收缩的主要因素

(一) 前负荷

前负荷(preload)是指肌肉收缩前所承受的负荷。前负荷对肌肉收缩的影响是通过改变肌肉的初长度而实现的。肌肉的**初长度**(initial length)是指肌肉收缩前的长度。在一定范围内,前负荷越大,肌肉的初长度就越长,因此可用肌肉的初长度来表示前负荷。

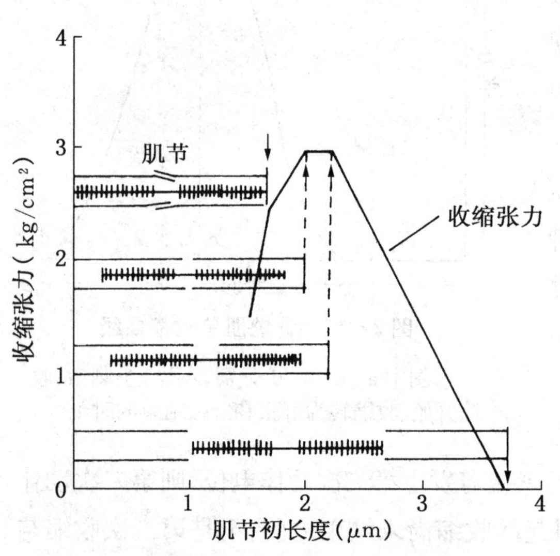

图 2-19　肌节长度与肌肉收缩张力的关系曲线

前负荷对肌肉收缩张力的影响可从肌节水平进行探讨。图 2-19 表示肌节在不同的初长度情况下肌肉收缩张力的变化曲线。图中横坐标为肌节初长度,纵坐标为收缩张力。在一定范围内,随肌节初长度的增加,肌肉收缩张力也增大,当肌节初长度增大到一定长度时,肌肉受刺激后产生的张力达到最大。此后,如果继续增加肌节的初长度,肌肉收缩张力将趋于减小。肌肉收缩张力达到最大时的肌肉初长度称为**最适初长度**,对应于最适初长度的前负荷称为**最适前负荷**。

肌肉收缩是由于粗肌丝横桥摆动,牵引细肌丝向 M 线滑行,从而使肌节缩短。因此,肌肉收缩产生的张力与参与活动的横桥数量直接相关。参与的横桥数量越多,肌肉收缩张力就越大;反之,参与的横桥数量越少,则收缩张力越小。在肌丝滑行时参与活动的横桥数量主要取决于肌节粗细肌丝的重叠状态。在最适前负荷下,肌节长度恰好使粗细肌丝处于最佳重叠状态,肌丝滑行时参与活动的横桥数量最多,所以肌肉收缩张力最大;小于或大于最适前负荷,都将使肌节过短或过长,粗细肌丝将不能达到最佳重叠状态,因此肌肉收缩张力将减小。

（二）后负荷

后负荷(afterload)是指肌肉开始收缩后遇到的负荷。后负荷不能改变肌肉的初长度，但能影响肌肉的收缩张力、缩短的长度和速度。图2-20为骨骼肌收缩的张力-速度曲线，表示在前负荷与其他因素不变的条件下，后负荷对肌肉收缩张力与缩短速度的影响。如图所示，随着后负荷的增大，肌肉收缩张力随之增大，而肌肉缩短速度却随之减小，当后负荷增大到一定程度（图中 P_0 点）时，肌肉收缩张力达到最大，而肌肉缩短速度却为零。从理论上讲，假如后负荷减小到零，此时肌肉收缩张力将为零，而缩短速度却达到最大（V_{max}）。曲线上除 V_{max} 和 P_0 点外的其余各点表示肌肉缩短的速度与后负荷（或收缩张力）呈反变关系。肌肉在不同的后负荷下收缩，可产生一定的收缩张力，并有一定长度的缩短，因而能输出一定的功率。据估算，当后负荷相当于最大收缩张力的30%时，肌肉收缩的输出功率最大。

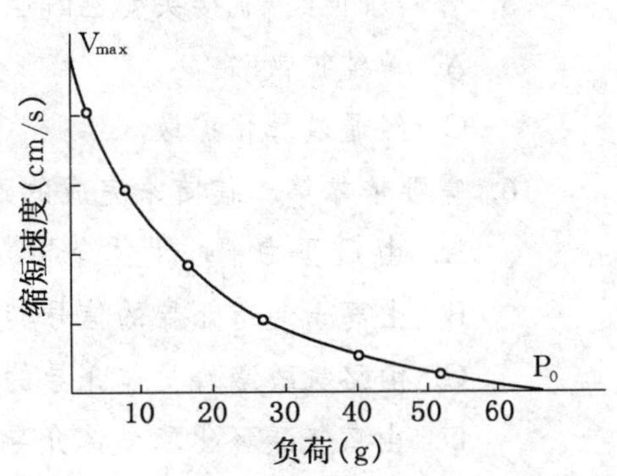

图2-20　骨骼肌收缩的张力-速度关系曲线

（三）肌肉收缩能力

肌肉收缩能力(contractility)是指与前、后负荷均无关的肌肉自身的功能状态和内在能力。肌肉收缩能力可受体内多种因素的影响，例如，缺氧、酸中毒、低 Ca^{2+}、能源物质缺乏、横桥ATP酶活性减弱等均可降低肌肉的收缩能力；而肾上腺素则可通过调节肌质中 Ca^{2+} 浓度来提高肌肉的收缩能力。此外，体育锻炼能够增强肌肉收缩能力。

习　题　二

（一）单项选择题

1. O_2 和 CO_2 进出细胞膜的方式是

A. 单纯扩散　　B. 易化扩散

C. 继发性主动转运　　D. 出胞和入胞

2. 参与生物电形成的跨膜离子转运方式属于

A. 单纯扩散　　B. 经载体易化扩散

C. 经通道易化扩散　　D. 入胞和出胞

3. 钠泵的活动可将

A. Na^+ 转运入细胞，K^+ 转运出细胞　　B. Na^+ 转运出细胞，K^+ 转运入细胞

C. Na^+ 和 K^+ 都转运入细胞　　D. Na^+ 和 K^+ 都转运出细胞

4. 肠上皮细胞和肾小管上皮细胞吸收葡萄糖的方式属于

A. 单纯扩散　　B. 经载体易化扩散

C. 原发性主动转运　　D. 继发性主动转运

5. 骨骼肌神经-肌接头处乙酰胆碱释放的方式属于

A. 单纯扩散　　B. 经载体易化扩散

C. 经通道易化扩散　　D. 出胞

6. 需要依靠第二信使来完成的跨膜信号转导方式是

A. 由G蛋白耦联受体介导的信号转导

B. 由离子通道介导的信号转导

C. 由酪氨酸激酶受体介导的信号转导

D. 由鸟苷酸环化酶受体介导的信号转导

7. 骨骼肌终板膜上介导神经-肌接头跨膜信号转导的膜蛋白是

A. G蛋白耦联受体　　B. 化学门控通道

C. 电压门控通道　　D. 酶联型受体

8. 下列关于细胞静息电位的叙述,正确的是

A. 仅存在于可兴奋细胞的质膜两侧　　B. 细胞外为负电位,细胞内为正电位

C. 细胞在静息时处于极化状态　　D. 所有细胞的静息电位值都恒定不变

9. 下列各项中,能使静息电位向零电位靠近的是

A. 去极化　　B. 反极化　　C. 复极化　　D. 超极化

10. 安静状态下细胞膜通透性最大的离子是

A. Na^+　　B. K^+　　C. Ca^{2+}　　D. Cl^-

11. 下列关于动作电位的叙述,**错误**的是

A. 仅发生在可兴奋细胞　　B. 具有"全或无"的特性

C. 可进行不衰减的传导　　D. 多个动作电位的幅度可发生叠加

12. 神经纤维动作电位的上升支是由

A. Na^+内流形成　　B. K^+内流形成　　C. Cl^-外流形成　　D. Ca^{2+}内流形成

13. 衡量组织兴奋性高低的指标是

A. 阈强度的大小　　B. 刺激的频率　　C. 阈电位的高低　　D. 动作电位的幅度

14. 在现代生理学中,兴奋是指

A. 细胞处于极化状态　　B. 可兴奋细胞产生动作电位

C. 细胞膜电位去极化　　D. 细胞膜电位超极化

15. 理论上单位时间内神经纤维产生动作电位的最大数量取决于

A. 刺激的频率　　B. 刺激的强度　　C. 组织的兴奋性　　D. 绝对不应期的长短

16. 可兴奋细胞受到一次阈刺激或阈上刺激可产生

A. 锋电位　　B. 阈电位　　C. 局部兴奋　　D. 后电位

17. 单个阈下刺激能使可兴奋细胞产生

A. 达不到阈电位的微小去极化　B. 幅度较小的动作电位

C. 去极相缓慢的动作电位　D. 全或无式的动作电位

18. 下列关于局部兴奋的叙述，正确的是

A. 由 K^+ 内流形成　B. 不衰减传导

C. 为超极化电位变化　D. 可发生总和

19. 刺激引起兴奋的必要条件是使膜电位

A. 去极化达到锋电位　B. 去极化达到阈电位

C. 超极化到一定程度　D. 复极化到后电位

20. 下列关于有髓鞘神经纤维动作电位传导的叙述，**错误**的是

A. 传导速度比无髓鞘神经纤维快　B. 局部电流在朗飞结之间发生

C. 传导不衰减　D. 消耗能量较多

21. 运动神经纤维上动作电位到达末梢时可引起末梢处的

A. Na^+ 内流　B. K^+ 外流　C. Ca^{2+} 内流　D. Cl^- 内流

22. 终板电位的性质属于

A. 静息电位　B. 锋电位　C. 局部兴奋　D. Na^+ 平衡电位

23. 有机磷农药中毒时

A. 接头前膜 ACh 释放增加　B. 终板膜 ACh 受体亲和力增加

C. 终板膜 ACh 受体数量增多　D. 胆碱酯酶活性降低

24. 重症肌无力患者骨骼肌活动障碍是由于神经-肌接头处的

A. 递质释放量减少　B. 胆碱酯酶活性增强

C. 终板膜上受体功能障碍　D. 骨骼肌营养不良

25. 骨骼肌兴奋-收缩耦联的耦联因子是

A. Mg^{2+}　B. Ca^{2+}　C. Cl^-　D. K^+

26. 骨骼肌收缩滑行理论的直接证据是

A. 暗带缩短，明带长度不变　B. 明带和暗带均缩短

C. 明带缩短，暗带和 H 带长度均不变　D. 暗带长度不变，明带和 H 带均缩短

27. 给予骨骼肌一串阈上刺激，如果后一个收缩波落在前一个收缩波的舒张期内，骨骼肌收缩将产生

A. 若干相互分离的单个收缩波　B. 呈锯齿状的收缩波

C. 呈光滑曲线状的收缩波，幅度不变　D. 呈光滑曲线状的收缩波，幅度明显增大

28. 下列关于前负荷影响骨骼肌收缩的描述，**错误**的是

A. 可改变肌肉收缩前的长度

B. 可改变粗肌丝和细肌丝的重叠状态

C. 可改变肌肉收缩时发挥作用的横桥数量

D. 收缩张力始终随前负荷增大而增大

29. 在肌肉收缩的张力-速度曲线中，P_0 点代表

A. 肌肉收缩张力达到最大，缩短速度为零

B. 肌肉收缩张力为零，速度达到最大

C. 肌肉收缩张力和缩短速度均为零

D. 肌肉收缩张力和缩短速度均达到最大

30. 肌肉收缩能力的大小

A. 取决于前负荷　　B. 取决于后负荷

C. 受肌肉功能状态的影响　　D. 取决于刺激的强度

（二）填空题

1. 物质跨膜转运的主要方式有________、________、________和________。

2. 经载体易化扩散的物质跨膜转运特点有________、________和________。

3. 离子通道根据其开放的门控特性可分为________门控通道、________门控通道和________门控通道。

4. 钠泵依靠分解________获得能量，将________个 Na^+ 转运出细胞，同时将________个 K^+ 转运入细胞。

5. 介导跨膜信号转导的膜蛋白主要有________、________和________三类。

6. 目前已知，重要的第二信使物质有________、________、________、________和________。

7. 实际测得的静息电位值小于 K^+ 平衡电位，主要原因是膜在静息状态下除对 K^+ 通透外，还对________有一定的通透性。

8. 骨骼肌细胞动作电位上升支称为________相，由________内流而形成；下降支称为________相，由________外流而形成。

9. 引起可兴奋组织兴奋的刺激包括________、________和________三个要素。

10. 可兴奋组织在一次兴奋后，其兴奋性将依次经历________期、________期、________期和________期的变化过程。

11. 由阈下刺激引起的局部细胞膜的微小去极化，称为________兴奋，它具有________、________和________的特性。

12. 动作电位产生的必要条件是膜电位发生________极化，且须达到________电位水平。

13. 动作电位在神经纤维上的传导是通过在兴奋部位和未兴奋部位之间形成________来进行的。

14. 骨骼肌神经-肌接头处的兴奋传递可引起接头后膜上________通道开放，主要允许

________内流，使后膜产生________电位。

15. 与骨骼肌兴奋-收缩耦联密切相关的结构是________。

16. 骨骼肌收缩时，胞质内 Ca^{2+} 浓度升高是由________释放的；舒张时胞质内 Ca^{2+} 浓度降低则是由于________的活动的结果。

17. 按刺激频率的不同，骨骼肌的收缩形式可分为________收缩、________收缩和________收缩。

18. 肌肉收缩前所承受的负荷称为________，收缩时所遇到的负荷称为________。

19. 肌肉在________前负荷下收缩产生的张力最大，此时肌肉收缩时能发挥作用的________数目最多。

20. 肌肉收缩能力增加时，骨骼肌收缩张力-速度曲线将向________移动。

（三）名词解释

1. 易化扩散　　2. 主动转运　　3. 钠-钾泵　　4. 受体
5. 静息电位　　6. 动作电位　　7. 阈强度　　8. 兴奋性
9. 阈电位　　10. 局部兴奋　　11. 终板电位　　12. 兴奋-收缩耦联
13. 收缩蛋白　　14. 等长收缩　　15. 等张收缩

（四）问答题

1. 举例说明物质跨细胞膜转运的方式。
2. 试比较单纯扩散与易化扩散的相同点与不同点。
3. 细胞膜上钠泵的活动有何生理意义？
4. 何谓跨膜信号转导？目前已知的跨膜信号转导主要通过哪几种方式进行？
5. 试述静息电位的特点和产生机制。
6. 试述动作电位的特点和产生机制。
7. 刺激是怎样引起动作电位的？
8. 兴奋与兴奋性有何联系与区别？
9. 可兴奋细胞发生兴奋后，其兴奋性有何变化？
10. 阈强度与阈电位有何相同与不同之处？两者又有何联系？
11. 局部兴奋有哪些特点？与动作电位有何区别？
12. 兴奋在同一神经纤维上是如何传导的？
13. 骨骼肌神经-肌接头处的兴奋传递是如何进行的？受哪些因素的影响？
14. 试用“滑行理论”说明骨骼肌细胞收缩的分子机制。
15. 骨骼肌的收缩有哪些表现形式？
16. 骨骼肌的收缩受哪些因素的影响？

（张世忠）

第三章　血　液

学习纲要

1. 掌握血液的组成和血细胞比容的概念。

2. 掌握血浆晶体渗透压和胶体渗透压及其作用。

3. 掌握血细胞的分类、各类血细胞的正常值与功能。

4. 掌握ABO血型系统和Rh血型系统，血量的正常值，交叉配血试验和输血原则。

5. 熟悉血浆蛋白的分类和功能，血液的一般理化特性，血液的功能。

6. 熟悉红细胞的生理特性和生成调节。

7. 熟悉血小板的生理特性和功能。

8. 熟悉生理性止血的基本过程，血液凝固的过程、控制和影响因素，纤维蛋白溶解的过程和意义。

9. 了解血细胞生成的基本过程。白细胞和血小板生成的调节。

血液(blood)是在心血管系统内不停流动的液体组织。通过血液流动可使人体内、外环境相互沟通。当血液的性质、成分或容量发生改变并超过一定范围时，将引起组织、器官的代谢异常，进而导致其功能损害。反之，组织、器官的代谢障碍也可引起血液的性质和成分等发生改变。因此，检验血液的理化性质和各种成分的变化，在临床上具有重要意义。

第一节　血液的组成和理化特性

一、血液的组成

血液由血浆和血细胞两部分组成。取一定量的血液，经抗凝处理后，置于刻度管内，以每分钟3 000转的速度离心30 min，血液将分成上、下两层。上层是淡黄色的液体，称为血浆；下层是下沉并被压紧的血细胞，其中主要是红细胞，约占血细胞总数的99%，在红细胞上方有一薄层呈灰白色的沉淀物是白细胞和血小板(图3-1)。血细胞在全血中所占的容积百分比，称为**血细胞比容**(hematocrit)。血细胞比容的正常值在男性为40%~50%，女性为37%～48%，新生儿平均约55%。由于血液中的白细胞和血小板仅占总容积的0.15%～1%，故血细胞比容主要反映红细胞在血液中的相对浓度。贫血患者血细胞比容降低；而严重脱水患者则血细胞比容增高。

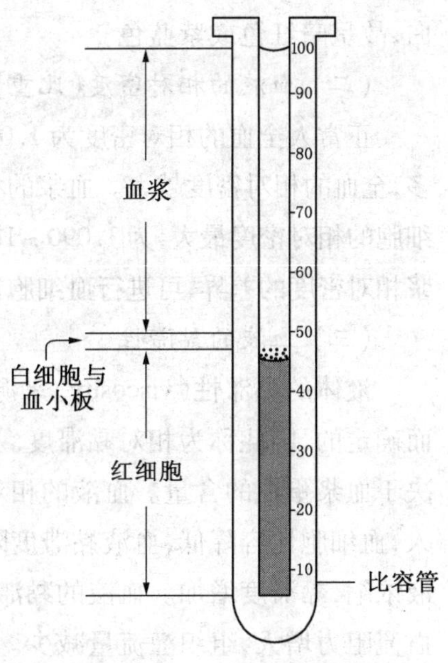

图3－1　血细胞比容示意图

血浆是机体内环境的重要组成部分，是含有多种物质的溶液，其中水占91%～92%，溶质占8%～9%。溶解于血浆中的主要成分有血浆蛋白、多种电解质、小分子有机化合物以及O_2和CO_2等。**血浆蛋白**是血浆中多种蛋白质的总称。用盐析法可将血浆蛋白分为白蛋白、球蛋白和纤维蛋白原三类，用电泳法可将球蛋白进一步分为α_1、α_2、β、γ球蛋白等。正常人血浆蛋白的浓度为65～85 g/L，其中白蛋白为40～48 g/L，球蛋白为15～30 g/L。白蛋白/球蛋白比值为1.5～2.5。白蛋白和大多数球蛋白主要在肝内合成，肝功能受损时，常引起血浆蛋白总量减少，白蛋白/球蛋白比值降低，甚至倒置。

血浆蛋白具有多种生理功能。白蛋白的主要功能有：形成血浆胶体渗透压、修复组织、作为载体运输激素、离子、代谢产物、某些异物（包括药物）等小分子物质；球蛋白主要是抵御病原微生物和毒物，参与免疫反应和物质运输；纤维蛋白原主要参与血液凝固、生理性止血及纤维蛋白溶解等过程。血液的组成如图3－2所示。

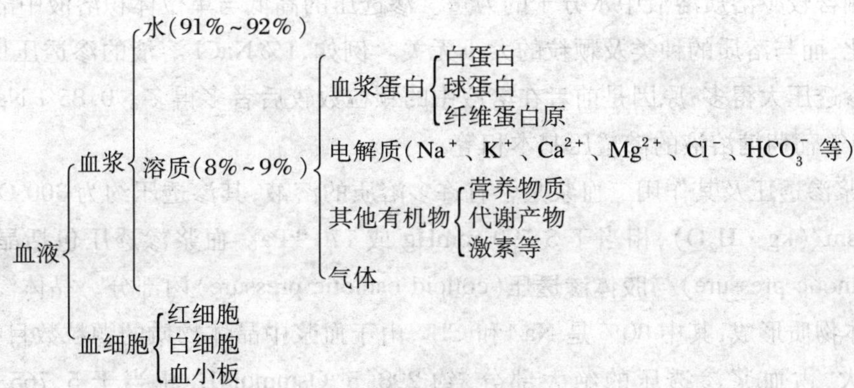

图3－2　血液的组成示意图

二、血液的理化特性

（一）血液的颜色

血液的颜色主要决定于红细胞内的血红蛋白。动脉血中红细胞所含的血红蛋白大部分为氧合血红蛋白，因而呈鲜红色；而静脉血中红细胞所含的血红蛋白约有1/3是还原血红蛋白,故呈暗红色或紫蓝色。

(二) 血液的相对密度(比重)

正常人全血的相对密度为1.050~1.060,主要取决于血液中红细胞的数量,红细胞数量越多,全血的相对密度越大。血浆的相对密度为1.025~1.030,主要取决于血浆蛋白的含量。红细胞的相对密度最大,为1.090~1.092,与红细胞内血红蛋白含量呈正相关。利用红细胞与血浆相对密度的差异,可进行血细胞比容和红细胞沉降率的测定,以及红细胞与血浆的分离。

(三) 血液的黏滞性

液体的**黏滞性**(viscosity)来源于液体内部分子或颗粒之间的摩擦,其大小是与水相比而确定的,因此称为相对黏滞度。在37 ℃时,血浆的相对黏滞度为1.60~2.40,这主要取决于血浆蛋白的含量。血液的相对黏滞度为4~5,主要取决于血细胞比容。严重贫血的病人,血细胞比容降低,血液黏滞度降低;大面积烧伤的病人,由于血浆中的水分大量渗出,血液浓缩,黏滞度增加。血液的黏滞度是形成血流阻力的重要因素之一,血液黏滞度升高时,血流阻力增大,组织灌流量减少。

(四) 血浆渗透压

1. 渗透现象和渗透压　若用一半透膜将纯水和某种溶液隔开,由于半透膜只允许水分子通透而不允许溶质分子通透,水分子即从纯水侧透过半透膜向溶液侧扩散;如果半透膜两侧为相同溶质但不同浓度的溶液,水分子则从低浓度一侧向高浓度一侧扩散,这种现象称为**渗透现象**。产生渗透现象的动力是**渗透压**(osmotic pressure),它是指促使水分子从含水较多的液体透过半透膜向含水较少的液体移动的力量,或是指含较多溶质分子的溶液吸引半透膜另一侧含较少溶质溶液中水分子的力量。渗透压的高低与单位体积溶液中溶质颗粒的数目成正比,而与溶质的种类及颗粒的大小无关。例如,1% NaCl溶液的渗透压比1%葡萄糖溶液的渗透压大得多,原因是前者在溶液中的颗粒数较后者多得多。0.85% NaCl溶液的渗透压与5%葡萄糖溶液的渗透压基本相等。

2. 血浆渗透压及其作用　血浆是含有许多溶质的溶液,其渗透压约为300 Osmmol/L,即300 mOsm/(kg·H_2O),相当于5 790 mmHg或770 kPa。血浆渗透压包括**晶体渗透压**(crystal osmotic pressure)与**胶体渗透压**(colloid osmotic pressure)两部分。晶体渗透压由血浆中的晶体物质形成,其中80%是Na^+和Cl^-,由于血浆中晶体物质的颗粒数目极多,因而其数值很大,占血浆渗透压的绝大部分,约298.5 Osmmol/L,相当于5 765 mmHg或766.7 kPa。胶体渗透压由血浆蛋白形成,75%~80%来自白蛋白,胶体渗透压的数值很小,仅约1.3 Osmmol/L,相当于25 mmHg或3.3 kPa。渗透压与血浆渗透压相等或相近的溶液称为**等渗溶液**,如0.85% NaCl溶液(又称生理盐水),渗透压低于血浆渗透压的溶液称为**低渗溶液**,渗透压高于血浆渗透压的溶液的则称为**高渗溶液**。

由于细胞膜允许水分子通过,但不允许蛋白质分子通过,也不允许无机离子如Na^+、Cl^-、Ca^{2+}、Mg^{2+}等自由通过,因此这些晶体物质在细胞外形成稳定的晶体渗透压。一旦细胞内、外产生渗透压差，就会引起渗透现象。因此，血浆晶体渗透压的作用是维持细胞内、外水平衡和细胞形态。正常情况下，细胞内、外的渗透压是相等的，故血细胞在血浆内可保持其正常形态。若血浆晶体渗透压降低，则进入红细胞内的水分增多，可导致红细胞膨胀，甚至破裂。红细胞一旦破裂，血红蛋白将逸出，这种现象称为溶血。

由于毛细血管壁允许水分子和晶体物质自由通过，但不允许血浆蛋白分子通过，所以，血浆胶体渗透压高于组织液胶体渗透压，成为组织液中水分子进入毛细血管的主要力量。可见，血浆胶体渗透压的作用是维持血管内、外水平衡和血容量的相对稳定。营养不良，某些肝、肾疾病患者，由于血浆蛋白减少，血浆胶体渗透压降低，有较多水分从血管内渗入组织间隙，因而可引起组织水肿。

（五）血浆的酸碱度

在正常情况下，血浆 pH 为 7.35～7.45。若低于 7.35，称为酸中毒；而高于 7.45，则称为碱中毒。血浆 pH 的高低，主要取决于血浆中 $NaHCO_3/H_2CO_3$ 的比值，只要其比值保持在20，血浆 pH 就能维持在 7.4。血浆中还有其他缓冲对，如蛋白质钠盐/蛋白质、Na_2HPO_4/NaH_2PO_4 等。在红细胞内还有血红蛋白钾盐/血红蛋白、氧合血红蛋白钾盐/氧合血红蛋白、K_2HPO_4/KH_2PO_4、$KHCO_3/H_2CO_3$ 等缓冲对，它们共同构成血液内有效的缓冲系统。一般酸性或碱性物质进入血液时，由于缓冲系统的作用，血浆 pH 变化很小。另外，肾与肺等器官不断排出机体过多的酸、碱物质，在维持血浆 pH 的相对恒定中起非常重要的作用。

三、血液的功能

血液对实现机体各器官系统的生理功能、维持正常生命活动极为重要。血液的功能主要有以下几方面。

（一）运输功能

通过血液运输的物质种类很多，主要有各种营养物质、代谢产物、O_2、CO_2、水、无机盐、调节物质（如激素、免疫物质）、热量等。血液可将营养物质、O_2、调节物质等运送到全身各处，同时将组织细胞的代谢产物运送到排泄器官排出体外，并将深部组织代谢产生的热量运送到体表而散发。血液的运输功能为机体各种组织细胞进行正常新陈代谢提供了必需的条件。血液运输功能一旦停止，组织细胞的新陈代谢也将停止。

（二）调节酸碱平衡

血浆和红细胞内有多种缓冲物质，可调节酸碱平衡，有助于维持内环境的稳态（见前文）。

（三）防御和保护功能

各类白细胞均有防御和保护功能，它们能抵抗细菌、病毒等微生物引起的感染，参与各种免疫反应（见后文）。

（四）参与生理性止血

当血管受到损伤时，血液中的血小板和各种凝血因子可通过一系列的活动，形成止血栓和凝血块,起到止血的作用(见后文)。

第二节 血细胞生理

一、血细胞生成的基本过程

血细胞的生成过程称为**造血**(hemopoiesis)。成人各类血细胞均起源于骨髓的造血干细胞;但在胚胎期,造血中心不在骨髓,并随个体发育过程发生一系列迁移。胚胎发育早期,先由卵黄囊造血;从胚胎第二个月起,由肝、脾造血;胚胎发育到第四个月后,肝、脾造血活动逐渐减少,骨髓造血能力逐渐增强;到婴儿出生时,几乎完全依靠骨髓造血。成人造血主要发生在轴心骨骼(椎骨)、肋骨、胸骨、髂骨和四肢近端骨的红骨髓。造血中心的迁移依赖于造血组织中造血微环境的形成。**造血微环境**(hemopoietic microenvironment)是指造血干细胞定居、存活、增殖、分化和各类血细胞成熟(T 淋巴细胞在胸腺成熟)的环境,包括造血组织中的基质细胞、基质细胞分泌的细胞外基质、多种造血调节因子以及进入造血器官的神经和血管。造血微环境在血细胞成熟的全过程中起调控、诱导和支持的作用。造血微环境的改变可导致机体造血功能异常。造血过程一般分为三个阶段,即干细胞阶段、定向祖细胞阶段和前体细胞阶段(图 3-3)。成熟的血细胞形成后,进入血液循环。干细胞是指具有自我

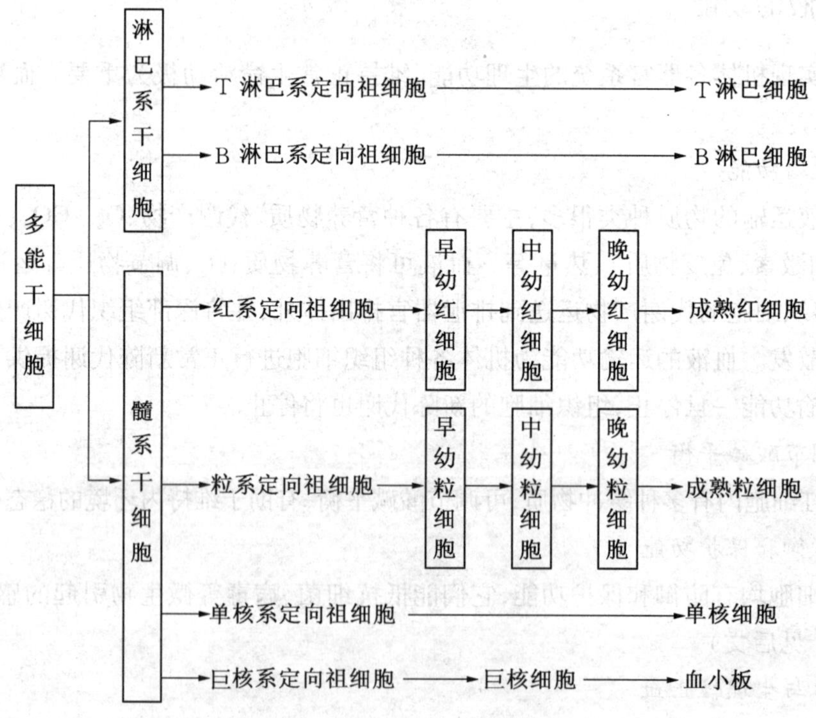

图 3-3 血细胞生成的基本过程示意图

复制和多向分化能力的细胞，它们通过自我复制保持细胞数量的相对稳定，通过多向分化形成各个系列的定向祖细胞。定向祖细胞阶段是指限定了细胞分化方向的发育阶段，如红系祖细胞、粒系祖细胞、单核系祖细胞、巨核系祖细胞和淋巴系祖细胞。在前体细胞阶段，造血细胞已经发育成在形态学可辨认的各系列的幼稚细胞，进一步发育则成为具有各自功能的各类血细胞进入血液循环。总之，造血过程是一个连续而又分阶段的复杂过程。

二、红细胞生理

(一) 红细胞的形态、数量和功能

循环血液中的红细胞除少量网织红细胞外，绝大多数为成熟的红细胞。成熟红细胞呈双凹圆盘形，直径 7～8 μm，无细胞核，也无线粒体，细胞内充满血红蛋白，故呈红色。

我国成年男性红细胞的数量为(4.0～5.5)×10^{12}/L，平均 5.0×10^{12}/L；成年女性为(3.5～5.0)×10^{12}/L，平均 4.2×10^{12}/L。**血红蛋白**(hemoglobin, Hb)的正常值在成年男性为 120～160 g/L，成年女性为 110～150 g/L。正常人红细胞数量和血红蛋白含量可因性别、年龄、生活环境和机体功能状态的不同而有变动。新生儿红细胞数可达(6.0～7.0)×10^{12}/L，出生后数周内逐渐下降，在儿童期一直保持在较低水平，且无明显性别差异，青春期后才逐渐接近成人水平。

红细胞的主要功能是运输 O_2 和 CO_2。红细胞运输 O_2 的功能是靠红细胞内的血红蛋白实现的。一旦红细胞破裂，血红蛋白逸出，便失去运输 O_2 的能力。血红蛋白运输 O_2 时，O_2 是结合在血红蛋白的 Fe^{2+} 上的，若 Fe^{2+} 被氧化成 Fe^{3+}，也将失去运输 O_2 的功能。另外，CO 与血红蛋白的亲和力远大于 O_2 与血红蛋白的亲和力。CO 中毒时，极易形成 HbCO，明显降低血红蛋白携带 O_2 的能力，因此，CO 中毒的本质是缺 O_2。

血液中的 CO_2 主要以 HCO_3^- 和氨基甲酰血红蛋白的形式运输。前一种运输形式依赖于红细胞内的碳酸酐酶，后一种运输形式则由血红蛋白直接参与，详见第五章。

(二) 红细胞的生理特性

1. 悬浮稳定性　虽然红细胞的密度大于血浆，但在正常情况下，红细胞下沉的速度很慢，能相对稳定地悬浮于血浆中，红细胞的这一特性称为**悬浮稳定性**(suspension stability)。将经抗凝处理的血液放入一沉降玻璃管(分血计)中垂直静置，测定第一小时末红细胞下沉的距离以示红细胞沉降速度，称为**红细胞沉降率**(erythrocyte sedimentation rate, ESR)，简称**血沉**。用魏氏法测定，男性血沉正常值为 0～15 mm/h，女性为 0～20 mm/h。血沉越快，表示红细胞悬浮稳定性越小。在某些疾病，如活动性肺结核、风湿热和某些肿瘤等，血沉可加快。血沉加快的直接原因是红细胞叠连。**红细胞叠连**是指多个红细胞彼此以凹面相贴，重叠成串的现象。红细胞叠连后，红细胞团块的总表面积与体积之比降低，红细胞与血浆之间的摩擦力减小，从而使血沉加快。若将血沉加快病人的红细胞置于正常人的血浆中，血沉并不加快；而把正常人的红细胞置于血沉加快病人的血浆中，则血沉加快。这表明红细胞悬浮

稳定性的大小与红细胞本身无关，而与血浆成分的改变有关。研究发现，当血浆中球蛋白、纤维蛋白原及胆固醇含量增加时，红细胞容易叠连，导致血沉加快。而当血浆中白蛋白、卵磷脂含量增多时，则红细胞不易叠连，因而血沉减慢。临床上测定血沉可作为辅助诊断某些疾病的指标。

2. 渗透脆性　红细胞的**渗透脆性**(osmotic fragility)是指红细胞在低渗盐溶液中发生膨胀、破裂的特性。该特性可用来表示红细胞膜对低渗盐溶液的抵抗力。渗透脆性大，表示红细胞膜对低渗盐溶液的抵抗力小，容易破裂；渗透脆性小，则表示红细胞膜对低渗盐溶液的抵抗力大，不容易破裂。将红细胞放入低渗溶液中，水渗透到红细胞内，红细胞发生膨胀；当溶液的浓度过低时，水大量渗透到红细胞内，导致溶血，这种溶血称为渗透性溶血。正常人的红细胞在0.42%~0.46% NaCl溶液中开始有部分破裂，当浓度降低到0.34%~0.32%时，则全部红细胞破裂，发生完全溶血。生理情况下，衰老红细胞的渗透脆性将变大；某些疾病如遗传性球形红细胞增多症患者的红细胞渗透脆性也增大，故检查红细胞渗透脆性，对某些血液病的诊断有辅助作用。

3. 可塑变形性　当红细胞通过狭小的毛细血管或血窦孔隙时，可发生变形以利于通过，然后又恢复到原来的形状，这种特性称为红细胞的**可塑变形性**。可塑变形性与多种原因有关，其中最主要的是红细胞的双凹圆盘形，红细胞的这种几何形状使之与同容积球形体相比，有较大的表面积，这有利于它们通过狭小处变形而不至于被挤破。

(三) 红细胞的生成及其调节

1. 红细胞的生成过程　成人的红细胞在红骨髓中生成，经历干细胞阶段、祖细胞阶段和前体细胞阶段的发育过程。在干细胞阶段，由髓系造血干细胞分化为红系定向祖细胞。在前体细胞阶段的发育过程中，经原红细胞、早幼红细胞、中幼红细胞、晚幼红细胞、网织红细胞，最后成为成熟红细胞释放到血液中。

2. 红细胞生成必需的物质　在红细胞的发育和成熟过程中，细胞核的脱氧核糖核酸(DNA)对细胞分裂和血红蛋白合成起重要作用。叶酸和维生素B_{12}是DNA合成的重要辅酶。叶酸在体内须转化成四氢叶酸后才能参与DNA合成，叶酸的转化需要维生素B_{12}参与。若缺乏这两种物质，红细胞的发育、成熟将出现障碍，幼红细胞的分裂能力降低，体积增大，出现巨幼红细胞性贫血。蛋白质和铁是合成血红蛋白的基本原料，若供应不足，也将导致贫血。成人每天需要20~30 mg铁用于红细胞的生成，其中5%(约1 mg)从食物中获得，而95%则来自体内铁的再利用。体内再利用的铁主要来自被破坏的红细胞。此外，红细胞的生成还需要氨基酸、多种维生素(B_2、B_6、C、E)和微量元素(铜、锰、钴、锌)等。

3. 红细胞生成的调节　正常情况下，红细胞的生成与破坏处于动态平衡状态，故红细胞的数量是相对恒定的。红细胞生成主要受体液因素的调节。红系祖细胞的增殖以及向红系前体细胞的分化是红细胞生成的关键环节。在体外实验发现，红系祖细胞的发育可分为早期红系祖细胞和晚期红系祖细胞两个亚群，早期红系祖细胞的增殖依赖于爆式促进活性的刺激作用,爆式促进活性的物质基础目前尚未完全确定。晚期红系祖细胞的增殖以及向前体细胞的分化主要靠**促红细胞生成素**(erythropoietin, EPO)的调节。EPO是一种由165个氨基酸残基组成、分子量为34 000的糖蛋白,是促进红细胞生成的主要因子。人的EPO与其受体均已被克隆,重组的人EPO已成功用于临床。EPO在血浆中正常浓度约为10 pmol/L。成人EPO主要由肾皮质的管周细胞产生,占85%~90%。肝也能产生少量EPO,占总量的10%~15%。调节EPO生成的关键因素是组织中的氧分压。当组织中的氧分压降低时,EPO生成增加;当组织中的氧分压恢复到正常水平时,EPO也回落到正常水平。EPO的主要作用是促进红系祖细胞的增殖、向前体细胞分化和红细胞的成熟。当红细胞数量减少时,组织氧分压下降,刺激肾产生EPO增加,作用于红骨髓,促进红细胞生成,使红细胞数量得以恢复。在双肾严重实质性病变患者,由于EPO生成减少,常伴有难以纠正的贫血。此外,雄激素、甲状腺激素、生长激素也可增强EPO的作用,从而促进红细胞的生成。

4. 红细胞的破坏　正常人红细胞的平均寿命约120天,即每天约有0.8%衰老的红细胞被破坏。红细胞衰老后,可塑变形性降低,脆性增加,容易被巨噬细胞吞噬。红细胞的破坏有血管内破坏和血管外破坏两条途径。血管外破坏是指衰老的红细胞在脾和骨髓内被巨噬细胞吞噬,是红细胞破坏的主要途径。血管内破坏是指衰老的红细胞经过末梢循环时,受到血流的冲击和血管壁的碰撞而破裂。红细胞遭破坏后释出的血红蛋白立即与血浆α_2-球蛋白(触珠蛋白)结合,经肝摄取和处理,血红蛋白中的铁被释放出来,脱铁血红素则转变成胆色素经胆汁排出。当血管内红细胞大量破坏,血浆中血红蛋白浓度过高而超过触珠蛋白的结合能力时,未与触珠蛋白结合的血红蛋白将经肾排出,出现血红蛋白尿。

三、白细胞生理

(一) 白细胞的分类和正常值

白细胞是有核的血细胞,一般呈球形。根据其胞内有无特殊嗜色颗粒,可将白细胞分为粒细胞和无粒细胞两大类。根据颗粒的不同嗜色特性,粒细胞可再分为中性粒细胞、嗜酸性粒细胞和嗜碱性粒细胞三类。无粒细胞则分为单核细胞和淋巴细胞两类。正常人白细胞总数、分类和各类白细胞的正常值列于表3-1中。白细胞总数在不同年龄、不同时间和不同状态下有所变动。白细胞数在新生儿较成人高;在一日中,下午较清晨高;剧烈运动时可增加;女性在妊娠期和月经期也可增多。白细胞总数若超过10×10^9/L,称为白细胞增多。体内有炎症时白细胞可增多。白细胞总数若少于4×10^9/L,则称为白细胞减少。粒细胞的核一般可分成3~5叶。叶数的多少与粒细胞的发育阶段有关,在发育后期,叶数增多,可达4~5叶。血液中具有不同叶数粒细胞的数量可反映骨髓造血功能状态。若血液中出现大量分叶少的粒细胞,常表示造血功能旺盛;而出现大量分叶多的粒细胞,则表示造血功能减弱。

表3-1 我国人白细胞总数和分类的正常值

白细胞分类及总数	正常范围($\times10^9$/L)	百分比(%)
粒细胞		
中性粒细胞	2.0～7.0	50～70
嗜酸性粒细胞	0.02～0.50	0.5～5
嗜碱性粒细胞	0.0～0.10	0～1
无粒细胞		
淋巴细胞	0.80～4.0	20～40
单核细胞	0.12～0.8	3～8
总　数	4.0～10.0	

(二) 白细胞的功能

1. 中性粒细胞　中性粒细胞是白细胞中数量最多的细胞,在人体的非特异性免疫中,它们总是处于抵抗病原微生物(特别是急性化脓性细菌)入侵的第一线。中性粒细胞是血液中主要的吞噬细胞,它们具有很强的变形运动、趋化性和吞噬细菌的能力。通过变形运动,它们可透过血管壁向有炎症的部位迁移,这种定向迁移称为**趋化性**(chemotaxis)。这是由于炎症部位一些化学物质,如细菌及其毒素、抗原-抗体复合物、人体细胞的降解产物等,对中性粒细胞具有"吸引"作用。中性粒细胞游走到细菌或异物附近后,先伸出伪足将细菌或异物包围并吞入胞内形成吞噬体,此过程称为**吞噬**(phagocytosis)。吞噬体与胞内溶酶体结合,溶酶体所释放的蛋白水解酶、过氧化物酶和酸性水解酶等可将细菌或异物分解、消化。在组织炎症反应过程中,吞噬微生物而死亡的中性粒细胞称为脓细胞,它们与溶解的组织碎片及细菌一起形成脓液。机体有炎症时,血液中的中性粒细胞百分比显著增加。中性粒细胞减少将使机体的抗感染能力降低,发生感染的可能性增加。

2. 嗜酸性粒细胞　嗜酸性粒细胞中含有较大的嗜酸性颗粒,颗粒内含有过氧化物酶和主要碱性蛋白。嗜酸性粒细胞的主要功能是限制嗜碱性粒细胞在速发型过敏反应中的作用,从而减轻嗜碱性粒细胞引起的过敏反应症状。另外,还参与机体对蠕虫的免疫反应。血液中嗜酸性粒细胞的数量具有明显的昼夜周期性波动,清晨数量减少,午夜数量增多,这可能与血液中糖皮质激素浓度有关。当糖皮质激素浓度升高时,嗜酸性粒细胞数量减少;而糖皮质激素浓度降低时,则嗜酸性粒细胞数量增加。

3. 嗜碱性粒细胞　嗜碱性粒细胞的胞质中含有嗜碱性颗粒,颗粒内含有组胺、过敏性慢反应物质(白三烯)、嗜酸性粒细胞趋化因子A和肝素等。组胺和过敏性慢反应物质释放后,可引起支气管平滑肌收缩,小血管扩张,毛细血管和微静脉通透性增加,从而发生哮喘、荨麻疹等过敏反应。嗜酸性粒细胞趋化因子A能吸引嗜酸性粒细胞聚集于炎症部位,以限制嗜碱性粒细胞在过敏反应中的作用。肝素有很强的抗凝血作用,另外,它可作为酯酶的辅基,加快脂肪分解为游离脂肪酸的过程。

4. 单核细胞　单核细胞体积较大,直径约15 μm,在血液中的吞噬能力较弱;但当渗出血管外进入组织（肝、脾、肺及淋巴结等部位）分化成巨噬细胞时，则吞噬能力大大增强。巨噬细胞的主要作用有：①吞噬并杀灭外来病原微生物，对病毒感染细胞和肿瘤细胞具有强大的杀伤能力，并能清除变性的血浆蛋白、衰老损伤的红细胞和血小板等；②具有抗原呈递作用，参与特异性免疫应答的诱导和调节；③可合成、释放多种细胞因子，参与其他细胞生长和活动的调控。

5. 淋巴细胞　淋巴细胞为特异性免疫细胞。根据其生成、形态与功能的不同，可将淋巴细胞分成T淋巴细胞与B淋巴细胞两类。T淋巴细胞由骨髓生成，在胸腺激素作用下发育成熟，占血液中淋巴细胞总数的70%～80%，其功能是执行细胞免疫，如破坏肿瘤细胞及移植的异体细胞等。B淋巴细胞在骨髓和肠道淋巴组织中发育成熟，经特异性抗原的刺激后，可变为具有抗原特异性的B淋巴母细胞，再转化为浆细胞，产生免疫抗体，执行体液免疫功能。

（三）白细胞的生成及其调节

白细胞与红细胞、血小板一样，也由骨髓造血干细胞分化而来。在发育过程中，同样经历干细胞、定向祖细胞和前体细胞三个阶段，最后成为具有各种功能的成熟白细胞。在干细胞阶段，从多潜能干细胞分化成淋巴系干细胞与髓系干细胞两大类。淋巴系干细胞分化为B淋巴系和T淋巴系定向祖细胞。髓系干细胞则分化为粒系、单核系和巨核系定向祖细胞并进一步发育为各类成熟的白细胞。白细胞的寿命很难确定。因为粒细胞和单核细胞主要在组织中发挥作用；淋巴细胞往返于血液、组织液、淋巴之间，且可增殖、分化。一般来说，中性粒细胞在循环血液中只停留8 h左右即进入组织，一般在3～4 d后衰老死亡。因为有新生白细胞不断补充，故血液中白细胞总数能维持在正常范围内。

粒细胞的生成主要受一组**集落刺激因子**（colony - stimulating factor, CSF）的调节。它们都是糖蛋白，具有广泛的作用，能刺激白细胞发育各阶段的增殖与分化。目前用基因工程方法已获得重组的CSF。此外，另有一类因子，如乳铁蛋白和转化生长因子β等，可抑制白细胞的生成，它们与促进白细胞生成的刺激因子共同维持白细胞的正常生成过程。目前，对淋巴细胞生成的调节还了解不多。

四、血小板生理

（一）血小板的形态和数量

血小板呈两面微凸的圆盘状，表面光滑，直径仅2～4 μm，平均容积约8 μm^3。血小板内含有多种不同功能的活性物质。血小板的寿命一般为7～14 d。正常成人血小板数量为（100～300）×10^9/L。当血小板数量少于50×10^9/L时，称为血小板减少。血小板减少患者有出血倾向，轻微损伤皮肤或挤压皮肤就会引起皮下出血，这种疾病称为血小板减少性紫癜。

（二）血小板的生理特性

血小板具有黏附、聚集、释放、吸附和收缩等生理特性。这些特性在生理性止血和血液凝固等过程中起重要的作用。

1. 黏附　血小板与非血小板黏着在一起的现象，称为**黏附**。当血管内膜受损时，暴露出胶原纤维，血小板伸出伪足黏附其上，这是血小板发挥止血作用的第一步。

2. 聚集　血小板与血小板之间相互黏着的现象，称为**血小板聚集**。血小板聚集有两个时相：第一时相发生迅速，聚集后可解聚，为可逆性聚集。第二时相发生缓慢，一旦发生，不再解聚，故称不可逆聚集。可逆性聚集主要由受损处血管释放的ADP引起。不可逆性聚集则主要由血小板自身释放的ADP引起，可能是血小板自身释放的ADP浓度较高的缘故。已知有多种物质可引起血小板聚集，这些物质称为致聚剂。生理性致聚剂主要有ADP、肾上腺素、5-羟色胺、胶原、凝血酶、**血栓烷A_2**（thromboxane A_2，TXA_2）等；病理性致聚剂主要有细菌、病毒、免疫复合物、药物等。

3. 释放　血小板激活后将储存在致密体、α-颗粒或溶酶体内物质排出的现象，称为**血小板释放**。血小板可释放多种生物活性物质，如ADP、ATP、5-羟色胺、Ca^{2+}、组胺、TXA_2（但在血小板内并无TXA_2储存，它是临时合成和即时释放的）等。血小板释放的ADP可使血小板聚集，形成血小板栓子，从而堵塞破损的血管创口。血小板释放的5-羟色胺等可使小动脉收缩，这些都有利于止血。

4. 吸附　血小板表面可吸附血浆中的多种凝血因子。如果血管内皮受损，血小板就会黏附、聚集于受损血管处，吸附凝血因子，使局部凝血因子浓度升高，有利于血液凝固和生理性止血。

5. 收缩　血小板内含有类似肌动蛋白与肌球蛋白的物质，可在Ca^{2+}的作用下发生收缩。血小板收缩时可使血凝块回缩，有助于止血。若血小板过少，凝血块回缩将延缓，这不利于止血。故在手术前应测定凝血块回缩时间以了解患者止血功能。

（三）血小板的功能

1. 参与生理性止血　小血管损伤后血液流出，经过一段时间出血自然停止的现象，称为**生理性止血**（physiological hemostasis）。生理性止血是由血管、血小板和凝血因子协同作用而实现的，是机体重要的防护机制之一。由于血小板具有黏附、聚集、释放、吸附和收缩等生理特性，因此，血小板参与生理性止血的全过程。生理性止血包括以下三个过程：①受损处血管收缩。血小板释放的血管活性物质，如5-羟色胺、TXA_2等可引起血管平滑肌收缩，可使血流缓慢，若血管破损较小，则使破口封闭，因而有利于出血停止。②血小板止血栓形成。血小板与受损血管的胶原组织接触，发生黏附、聚集，形成松软的血小板栓子堵塞血管破损处，可起暂时性止血作用。③血液凝固。血小板参与血液凝固过程，在伤口处形成凝血块；凝血块回缩，局部纤维组织增生，深入凝血块，可牢固地封住血管破口，起永久性止血作用。临床测定出血时间可了解患者生理止血功能是否正常。**出血时间**（bleeding time）是指用消毒针刺破耳垂或指尖，从血液流出到出血自然停止的时间。正常出血时间为1～3 min。若血小板数量过少或功能异常，出血时间将延长。

2. 促进凝血 血小板内含有许多促进血液凝固的因子,称为血小板因子(PF),如血小板因子3(PF_3),PF_3 可为多种凝血因子激活和发挥作用提供磷脂表面,PF_3 还能结合、吸附许多凝血因子,增加局部凝血因子的浓度,从而加速血液凝固过程。慢性肾炎患者的血小板释放特性发生障碍,不易释放 PF_3,可影响止血栓形成,故有出血倾向。

3. 维持毛细血管壁的完整性 用放射性核素标记的血小板进行实验,在电镜下发现,标记的血小板融入毛细血管内皮细胞,对毛细血管起支持作用,以保证毛细血管壁的完整性。当内皮细胞脱落时,血小板及时进行填补,使毛细血管壁得以修复。若血小板数量减少到 $50 \times 10^9/L$ 以下时,毛细血管脆性增加,容易受损出血,在皮下形成紫癜或瘀斑。

(四) 血小板的生成及其调节

血小板是骨髓中成熟巨核细胞的胞质脱落形成的具有代谢能力的小块细胞质。造血干细胞首先分化为巨核系祖细胞,再分化为原始巨核细胞,并经巨幼核细胞而发育为成熟巨核细胞。血小板由骨髓释放到血液后,大部分在血液中流动,小部分(约1/3)储存在脾中,这两部分的血小板可相互交换。血小板的生成与破坏经常保持动态平衡。目前认为,血小板生成主要受**血小板生成素**(thrombopoietin, TPO)的调节,它是一种糖蛋白,能促进造血干细胞向巨核系祖细胞分化,并特异地促进巨核祖细胞增殖与分化、巨核细胞的成熟以及血小板的生成。

第三节 血液凝固与纤维蛋白溶解

一、血液凝固

血液从流动的溶胶状态转变成不流动的凝胶状态的过程,称为**血液凝固**(blood coagulation)。从血液流出至发生凝固所需的时间称为**凝血时间**。用玻片法测定凝血时间的正常值为 2 ~8 min。血液凝固的本质是一系列复杂的酶促生化反应,最终使血浆中可溶性的纤维蛋白原转变成不溶性的纤维蛋白,纤维蛋白交织成网,将血细胞和血液的其他成分网罗在其中,形成血凝块。血液凝固后 1 ~2 h,血块回缩并析出淡黄色的液体,称为**血清**(serum)。血清与血浆不同,血清中缺乏一些凝血因子,如纤维蛋白原,但增加了在血液凝固过程中由血管内皮细胞和血小板释放的某些化学物质。血液凝固需多种凝血因子的参与。

(一) 凝血因子

直接参与血液凝固的物质,统称为**凝血因子**(clotting factor)。其中已按国际命名法编号的有12种,即因子Ⅰ~因子ⅩⅢ(简称FⅠ~FⅩⅢ),其中FⅥ是血清中活化的FⅤ,不是独立的凝血因子(表3-2)。除以上12种凝血因子外,还有前激肽释放酶(PK)、高分子激肽原(HK)和血小板磷脂等也直接参与血液凝固过程。除FⅣ(为 Ca^{2+})和血小板磷脂外,已知的凝血因子都是蛋白质,而且,FⅡ、FⅦ、FⅨ、FⅩ、FⅪ、FⅫ、FⅩⅢ和PK都是内切酶,只能对特定肽链进行有限水解。一般情况下，它们都以无活性的酶原形式存在。在特定酶的作用下，形成活性中心后才能成为有活性的酶，这一过程称为凝血因子的激活。被激活的凝血因子在编号右下角加“a”表示。FⅢ、Ca^{2+}、FⅤ、FⅧ和HK在凝血过程中起辅因子作用。在12种凝血因子中，除FⅢ外，其他凝血因子均存在于血浆中。绝大多数凝血因子在肝内合成，其中FⅡ、FⅦ、FⅨ、FⅩ的合成需有维生素K参与，这些因子的分子中均含有γ-羧基谷氨酸残基，后者与Ca^{2+}结合后才能发挥作用。当肝脏病变或缺乏维生素K时，可引起血液凝固障碍。

表3-2 按国际命名法编号的凝血因子

因子编号	同义名	因子编号	同义名
Ⅰ	纤维蛋白原	Ⅷ	抗血友病因子
Ⅱ	凝血酶原	Ⅸ	血浆凝血活酶
Ⅲ	组织因子	Ⅹ	Stuart-Prower因子
Ⅳ	Ca^{2+}	Ⅺ	血浆凝血活酶前质
Ⅴ	前加速素易变因子	Ⅻ	接触因子或Hageman因子
Ⅶ	前转变素稳定因子	XIII	纤维蛋白稳定因子

（二）血液凝固的过程

血液凝固过程是凝血因子按一定顺序激活，形成一“瀑布”样的反应链，最终使纤维蛋白原转变成纤维蛋白。血液凝固的基本过程大体可分为三个阶段（图3-4），即凝血酶原酶复合物（又称为凝血酶原激活物）的形成、凝血酶的形成和纤维蛋白的形成。

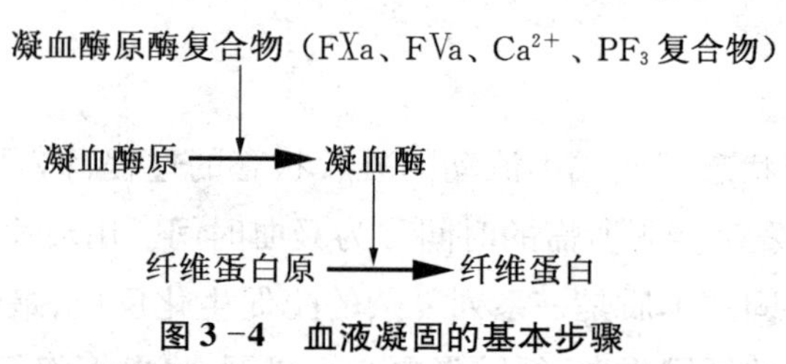

图3-4 血液凝固的基本步骤

图中粗线箭头表示变化方向，细线箭头表示催化作用

1. 凝血酶原酶复合物形成 凝血酶原酶复合物是指FⅩa、FⅤa、Ca^{2+}、PF_3一起形成的复合物。凝血酶原酶复合物的形成是血液凝固过程中最复杂的环节。根据血液凝固的始动因子不同以及是否有血液以外的凝血因子参与，分为内源性和外源性凝血两条途径。

（1）内源性凝血途径：**内源性凝血途径**（intrinsic pathway of blood coagulation）是指参与血液凝固的所有凝血因子均来自血液，由血液接触带负电荷的异物表面（如玻璃、白陶土、硫酸酯、胶原等），FⅫ首先被激活，进而有序地激活一系列凝血因子的途径。当小血管内皮受损时，血管内膜下组织（特别是胶原纤维）暴露，激活血液中的FⅫ成为FⅫa，少量的FⅫa可激活血浆中的前激肽释放酶形成激肽释放酶，后者又能使FⅫ激活成为FⅫa，形成FⅫ激活的正反馈过程。FⅫa 的主要作用是激活 FⅪ形成 FⅪa。由 FⅫ结合于异物表面到 FⅪa 形成的过程称为表面激活。在 FⅪa 的作用下，FⅨ被激活形成 FⅨa，这一步需 Ca^{2+} 和 PF_3 参与。PF_3 的主要作用是提供磷脂吸附表面，FⅨa 可使 FⅩ通过 Ca^{2+} 连接于磷脂表面，这样，FⅨa 即可使 FⅩ激活形成 FⅩa。FⅩa 与 FⅤa 被 Ca^{2+} 连接在血小板磷脂表面而形成凝血酶原酶复合物。这一过程中，FⅧa 作为一种辅因子，它本身不能激活 FⅩ，但能使 FⅨa 激活 FⅩ的速度加快 20 万倍。甲、乙、丙型血友病病人分别缺乏 FⅧ、FⅨ、FⅪ，由于凝血酶原酶复合物形成障碍，凝血过程十分缓慢，甚至微小创伤也出血不止。

(2) 外源性凝血途径：**外源性凝血途径**(extrinsic pathway of blood coagulation)是指由组织细胞释放的组织因子(FⅢ)与血液接触而启动的凝血途径。FⅢ存在于大多数组织细胞中，组织损伤时释放出来，与血液中的 FⅦ结合，FⅦ被激活形成 FⅦa，FⅢ-FⅦa 复合物在磷脂和 Ca^{2+} 存在的情况下，迅速激活 FⅩ生成 FⅩa，继而形成凝血酶原酶复合物。以后的凝血过程则与内源性凝血途径完全相同。

2. 凝血酶形成　在凝血酶原酶复合物的作用下，凝血酶原(FⅡ)被激活，生成凝血酶(FⅡa)。凝血酶原酶复合物中的 FⅤa 可使 FⅩa 激活凝血酶原的速度加快 1 万倍。凝血酶生成后，便脱离血小板磷脂表面。

3. 纤维蛋白形成　在凝血酶的作用下，纤维蛋白原水解，使每一纤维蛋白原(四聚体)从 N 端脱去 4 段小分子肽，即 2 个 A 肽和 2 个 B 肽，余下部分是纤维蛋白单体。凝血酶也能激活 FⅩⅢ为 FⅩⅢa，纤维蛋白单体在 FⅩⅢa 和 Ca^{2+} 的作用下，相互聚合形成不溶于水的纤维蛋白多聚体，并将血细胞网罗其中，形成血凝块，从而完成血液凝固。内源性与外源性途径的凝血过程如图 3-5 所示。

此外，凝血酶还能激活 FⅤ、FⅧ、FⅪ，形成凝血过程中的正反馈机制；凝血酶也能使血小板活化，为凝血因子发挥作用提供有效的磷脂表面；凝血酶还可直接或间接激活蛋白质 C，从而制约凝血过程的扩大。

生理性止血过程中的血液凝固，既有内源性凝血途径的激活，也有外源性凝血途径的激活。这是因为组织损伤时，既有血管内皮损伤，暴露出内皮下胶原纤维启动内源性凝血途径，同时又有组织细胞损伤，后者释放 FⅢ启动外源性凝血途径。但现代凝血学说认为，体内凝血过程主要由外源性途径(又称组织因子途径)启动。因为先天性缺乏 FⅫ和前激肽释放酶或高分子激肽原的患者几乎没有出血症状，表明这些凝血因子在启动凝血过程中不起重要作用，但在某些特殊情况下(如人工心瓣膜、体外循环血液接触血泵异物面等)，内源性凝血途径的启动也具有重要意义。

(三) 血液凝固的控制

正常人血液在心血管内畅流不息，虽然也有血管受损激活少量凝血因子，但循环中的血液并不凝固。当组织损伤发生生理性止血时，止血栓也只是局限于受损部位，并不蔓延，表明体内生理性凝血过程在时间和空间上都受到严格控制。

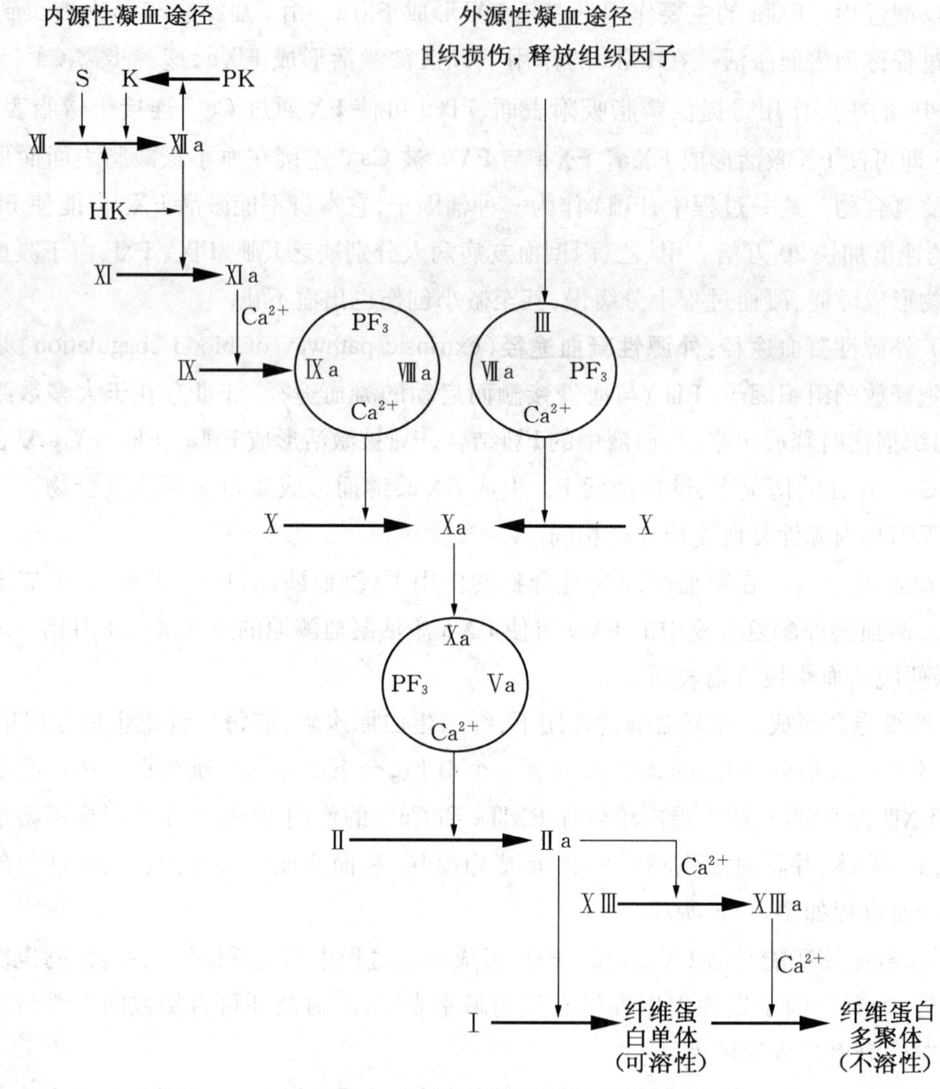

图 3-5 血液凝固过程示意图

S:血管内皮下组织;PF_3:血小板因子 3; PK:前激肽释放酶;K:激肽释放酶;
HK:高分子激肽原;粗线箭头表示变化方向,细线箭头表示催化作用

1. 血管内皮的抗凝血作用　正常完整的血管内皮细胞具有天然屏障作用,可防止凝血因子、血小板与内皮下组织接触,因而不会激活 FⅫ而触发凝血过程。另外,血管内皮细胞可合成、释放前列环素(PGI_2)和一氧化氮(NO)等,抑制血小板聚集,从而抑制血液凝固。

2. 血液的稀释、纤维蛋白吸附及单核-巨噬细胞的吞噬作用　局部血管内即使有少量凝血因子被激活,很快就被血流冲走而稀释,不能发挥作用。纤维蛋白与凝血酶有高度的亲和力,在凝血过程中所形成的凝血酶绝大部分可被纤维蛋白吸附,这不仅有助于加速局部凝血反应的进行,也可避免凝血酶向周围扩散。即使有些凝血因子被激活,当它们流经肝和肺时,单核-巨噬细胞系统也会将其清除。所以长期卧床患者,由于血流缓慢,易发生血栓。

3. 血液中的抗凝血物质　血液中存在一些天然的**抗凝血物质**(anticoagulant),重要的有抗凝血酶、蛋白质C、组织因子途径抑制物和肝素等。

(1) 抗凝血酶:**抗凝血酶**由肝和血管内皮细胞合成并分泌到血液中,能与FⅡa、FⅨa、FⅩa、FⅫa等活性中心的丝氨酸残基结合,“封闭”其活性中心,使其灭活。

(2) 蛋白质C:**蛋白质C**是一类具有抗凝血作用的血浆蛋白。由肝合成,并依赖维生素K的参与。蛋白质C以酶原的形式存在于血浆中。激活后的蛋白质C具有多方面抗凝血作用,包括灭活FⅤa和FⅧa,抑制FⅩ及FⅡ的激活和促进纤维蛋白的溶解等。

(3) 组织因子途径抑制物:**组织因子途径抑制物**是体内主要的生理性抗凝血物质,主要由血管内皮细胞合成,能特异性地与Ⅲ-Ⅶ-Ⅹa结合,从而抑制外源性凝血途径。

(4) 肝素:**肝素**是一种酸性黏多糖,主要由肥大细胞和嗜碱性粒细胞产生。肝素在体外和体内都具有很强的抗凝血作用。肝素的抗凝血机制主要是通过增强抗凝血酶的活性,间接发挥其抗凝血作用的。当肝素与抗凝血酶结合时,可使抗凝血酶的抗凝血作用大大增加。肝素还能抑制凝血酶原的激活,阻止血小板的黏附、聚集和释放。肝素也可作用于血管内皮细胞,使其释放组织因子途径抑制物和纤溶酶原激活物,从而抑制血液凝固,促进纤维蛋白溶解。肝素是一种很强的抗凝血物质,因而广泛用于体内、外抗凝。

此外,纤维蛋白溶解系统激活后,可使血液凝固过程中形成的纤维蛋白溶解,保证在完成止血任务后血管再通。

(四) 影响血液凝固的因素

有许多因素能影响血液凝固,如改变温度和接触面,或使用Ca^{2+}络合剂等。在临床工作中,常利用这些手段来达到抗凝或加速、延缓血液凝固的目的。

1. 温度　在一定范围内,温度升高可加速血液凝固;而温度降低则可延缓血液凝固。这是因为许多凝血因子均为酶蛋白,当温度在一定范围内升高时,酶活性增强,反应速度加快,因而凝血时间缩短;反之,酶活性降低,反应速度减慢,凝血时间将延长。

2. 接触面　当血液与具有粗糙表面的物体接触时,可促使血小板发生黏附、聚集和释放反应。同时,粗糙表面也能激活FⅫ,从而加速血液凝固。外科手术中常用浸有温热生理盐水的纱布压迫止血,就是这个道理。相反,当血液与具有光滑表面的物体接触时,则可延缓血液凝固,故输血时常用内面光滑的硅胶管。

3. 使用Ca^{2+}络合剂　在凝血反应过程中,有多个环节需Ca^{2+}的参与,如果设法除去血浆中的游离Ca^{2+},可达到抗凝的目的。草酸铵和草酸钾能与Ca^{2+}结合形成不溶性的草酸钙,因而可防止血液凝固。由于草酸钙为不溶性的沉淀物,故不能用于体内抗凝,只能用于体外抗凝。枸橼酸钠可与血浆中Ca^{2+}结合形成不易电离的可溶性络合物,因而可防止血液凝固。枸橼酸钠与Ca^{2+}结合形成的络合物对人体无害,故可用于输血。

4. 其他　很多凝血因子,如FⅡ、FⅦ、FⅨ、FⅩ,在肝内合成,且其合成依赖维生素K

的参与。若增加维生素 K 的供应,上述凝血因子合成增加。手术前给病人补充适量的维生素 K,也有助于增强手术创伤过程中的止血功能;而肝疾患或脂溶性维生素吸收不良时,则容易造成出血现象。

二、纤维蛋白溶解

纤维蛋白溶解(fibrinolysis)简称**纤溶**,是指纤维蛋白或纤维蛋白原分解液化的过程。纤溶系统主要包括纤维蛋白溶解酶原(简称纤溶酶原)、纤维蛋白溶解酶(简称纤溶酶,又称血浆素)、纤溶酶原激活物和纤溶抑制物。纤溶的基本过程可分为纤溶酶原的激活与纤维蛋白的降解两个阶段(图 3-6)。

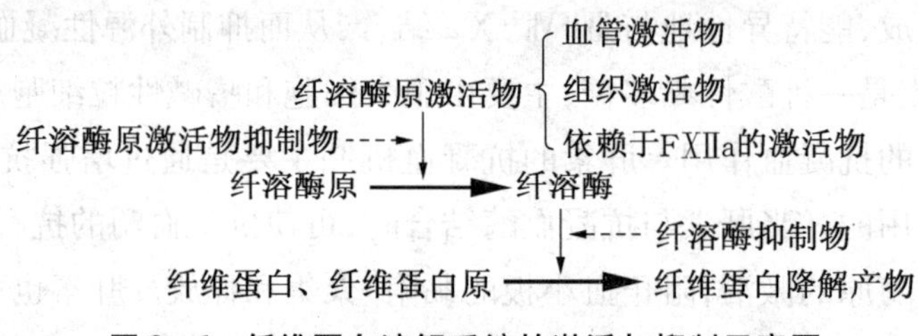

图 3-6 纤维蛋白溶解系统的激活与抑制示意图

图中粗线箭头表示变化方向,细线箭头表示催化作用,虚线箭头表示抑制作用

(一) 纤溶酶原的激活

血浆中的纤溶酶原是没有活性的,需在纤溶酶原激活物的作用下转变为纤溶酶才能使纤维蛋白或纤维蛋白原降解。根据分布部位的不同,纤溶酶原激活物主要有以下三类:①血管激活物,由小血管内皮细胞合成并释入血液中,以维持血浆中激活物浓度的基础水平。当血管内发生血液凝固形成纤维蛋白时,血管内皮细胞释放大量激活物,大部分吸附于血凝块的纤维蛋白上。肝素也可作用于血管内皮细胞,使其释放纤溶酶原激活物。②组织激活物,存在于许多组织中,如在子宫、卵巢、肺、前列腺和甲状腺中含量较高。月经血液一般不发生凝固,就是由于子宫内膜组织释放组织激活物较多的缘故。肾合成并分泌的尿激酶也属于此类激活物,其活性很强,有助于防止肾小管纤维蛋白沉着。尿激酶已被临床用作溶栓剂。③依赖于 FⅫa 的激活物,内源性凝血途径中 FⅫ被激活后,使前激肽释放酶激活成为激肽释放酶,后者即可激活纤溶酶原。因此,当血液与血管内皮细胞以外的异物表面接触激活 FⅫ时,一方面启动内源性凝血途径,另一方面可通过激肽释放酶激活纤溶系统,使血液凝固与纤维蛋白溶解相互配合并保持动态平衡。

(二) 纤维蛋白与纤维蛋白原的降解

纤溶酶是血浆中活性最强的蛋白酶,但其特异性不高,可使纤维蛋白和纤维蛋白原分解成许多可溶性小肽片段,总称为纤维蛋白降解产物。纤溶酶还可水解 FⅡ、FⅤ、FⅧ、FⅩ、FⅫ等凝血因子,并能促使血小板聚集和释放 5-羟色胺、ADP 等。

（三）纤溶抑制物及其作用

能抑制纤维蛋白溶解的物质称为纤溶抑制物。血液中存在的纤溶抑制物主要有抗纤溶酶和激活物的抑制物。在正常情况下，血液中纤溶抑制物浓度很高，纤溶酶不易发挥作用。当血管内血栓形成时，血凝块的纤维蛋白能吸附纤溶酶原及其激活物，而不吸附抑制物，因此血凝块中有大量纤溶酶形成，从而使纤维蛋白降解。

（四）纤维蛋白溶解的生理意义

在生理止血过程中形成的血凝块可堵塞受损的一段血管；但当完成止血任务后，通过纤溶系统的活动可使已形成的纤维蛋白及时溶解液化。因此，纤溶对于限制血液凝固过程的发展、保证血管的畅通和血液的流动具有十分重要的意义。在生理状态下，有少量纤维蛋白形成并覆盖于血管内膜上，参与维持血管正常的通透性，同时纤溶系统又将其水解，使机体既不发生出血，又无血栓形成。如果纤溶系统活动过弱，可能出现血栓和纤维蛋白沉积过多；而若纤溶系统活动过强，则可引起生理性止血和凝血功能障碍，发生出血和渗血现象。此外，纤维蛋白降解产物也具有抗凝血作用。因纤溶活动过强而引起的出血可用纤溶酶原激活物抑制剂（如6-氨基己酸）进行治疗。

第四节　血型、血量与输血原则

一、血型

血型（blood group）是指血细胞膜上特异性抗原的类型。抗原（又称凝集原）的特异性是人体免疫系统识别“自我”和“异己”的标志。红细胞、白细胞和血小板均有血型，但通常所说的血型仅指红细胞膜上特异性抗原的类型，即红细胞血型。

根据红细胞血型抗原的不同，已发现多种不同的血型系统，如 ABO、Rh、MNSs、lewis 等血型系统。与临床输血关系最为密切的是 ABO 血型系统和 Rh 血型系统，若输入 ABO 或 Rh 血型系统不相容的血液，可使受血者发生严重的输血反应。其他血型系统的抗原性较弱，在输血中一般不产生特别明显的反应。

（一）ABO 血型系统

1. ABO 血型系统的抗原和 ABO 血型分型　ABO 血型系统的抗原一般都是存在于红细胞膜上的糖蛋白或糖脂。这些糖蛋白或糖脂中的糖链都是由少数糖基所组成的寡糖链。这些寡糖链暴露于红细胞表面，寡糖链的组成与连接顺序决定了血型抗原的特异性。根据红细胞膜上存在的 A 抗原（即 A 凝集原）与 B 抗原（即 B 凝集原）的不同，ABO 血型系统可分为 A 型、B 型、AB 型和 O 型四种血型。凡红细胞膜上只含有 A 抗原者为 A 型；只含 B 抗原者为 B 型；含 A、B 两种抗原者为 AB 型；既不含 A 抗原也不含 B 抗原者为 O 型（表 3-3）。

表3-3 ABO血型系统中的抗原与抗体

血型	红细胞膜上的抗原	血清中的抗体
A型	A	抗B
B型	B	抗A
AB型	A和B	无
O型	无	抗A和抗B

2. ABO血型系统的抗体　不同血型的人血清中含有不同的抗体(即凝集素),但不含抗自身红细胞抗原的抗体。A型血的血清中含抗B抗体;B型血的血清中含抗A抗体;AB型血的血清中不含抗A抗体和抗B抗体;O型血的血清中含抗A抗体和抗B抗体。ABO血型系统的各型抗原和抗体见表3-3。

3. ABO血型的鉴定　ABO血型抗体于出生后2~8个月开始产生,8~10岁时达高峰。ABO血型抗体属天然抗体,天然抗体多属于IgM,分子量大,不能透过胎盘。当与红细胞膜上相应的抗原发生免疫反应时,可使多个红细胞聚集成簇。临床上可用标准血清(已知抗体)鉴定未知的抗原。分别将受检者的红细胞悬液与抗A、抗B、抗AB标准血清相混,数分钟以后,根据是否发生凝集判断受检者的血型(图3-7)。当一种凝集原与相应的凝集素相遇(如A凝集原与抗A凝集素相遇)时,红细胞聚集成簇,这种现象称为凝集。红细胞凝集的本质是抗原-抗体反应。红细胞凝集时,有时还伴有溶血。当输入血型不相合的血液时,凝集成簇的红细胞可堵塞毛细血管,溶血将损害肾小管,同时还伴有过敏反应,严重时可危及生命。

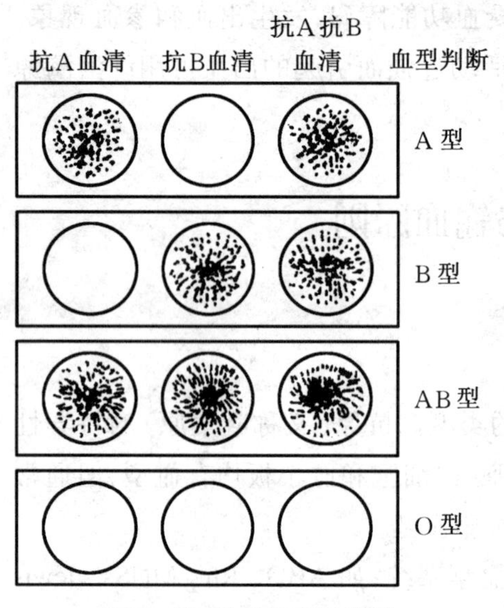

图3-7 血型鉴定示意图

(二) Rh血型系统

1. Rh血型系统的抗原和抗体　Rh抗原是人类红细胞膜上存在的另一类凝集原,因最早发现于恒河猴(Rhesus monkey)的红细胞而得名。已发现有40多种Rh抗原,与临床关系密切的有D、E、C、c、e五种,其中D抗原的抗原性最强。通常将红细胞膜上含有D抗原者称为Rh阳性,红细胞膜上缺乏D抗原者称为Rh阴性。在我国汉族和其他大部分民族人群中,Rh阳性者约占99%,Rh阴性者仅占1%左右。但在某些少数民族人群中,Rh阴性者较多,如苗族阴性者约占12.3%,塔塔尔族约占15.8%。Rh血型系统中没有天然抗体,只有当Rh阴性的人在接受Rh抗原刺激后才能产生抗Rh抗体,这种抗体属于IgG,分子量小,能通过胎盘。

2. Rh血型系统的临床意义　从理论上讲,Rh阴性者第一次接受Rh阳性的血液后并不产生免疫反应，因为其体内不含抗Rh抗体；但在接受Rh抗原刺激后可产生抗Rh抗体。当第二次接受Rh阳性血液时，输入的红细胞上Rh抗原就会被血液中的抗Rh抗体所凝集，引起抗原-抗体反应而发生溶血。因此，临床上给病人重复输血时，即使是输入同一供血者的血液，也要作交叉配血试验。另外，在Rh阴性的母亲孕育Rh阳性的胎儿后，虽然胎儿红细胞Rh抗原一般不会通过胎盘进入母体，但在某些特殊情况下，如分娩时，可能有一定量的红细胞（或红细胞碎片）进入母体，就可刺激母体产生抗Rh抗体。当母亲再次孕育Rh阳性胎儿时，抗Rh抗体可通过胎盘进入胎儿体内，发生凝集反应，使胎儿红细胞大量被破坏，导致溶血性贫血，严重时可引起流产或死胎。

二、血量

血量（blood volume）是指人体内血液的总量。正常成人血量相当于自身体重的7%～8%，即每千克体重有70～80 ml血液，60 kg体重的人血量为4.2～4.8 L。体内大部分血液在心血管中快速流动，称为循环血量。小部分滞留在肝、肺、腹腔静脉和皮下静脉丛内，流动很慢，称为储存血量。在失血、剧烈运动等情况下，这些储存的血液可释放出来，补充循环血量的相对不足。

正常人体内的血量是相对恒定的，这对于维持正常血压和组织器官灌流量非常重要。血量不足将导致血压下降、灌流量减少，影响组织细胞的新陈代谢，最终导致器官的功能障碍。如果一次少量失血（占总血量10%以下），可通过神经和体液调节使心脏活动加强，血管收缩和储血库中血液释放等代偿作用，不会出现血压下降、四肢厥冷等异常表现。中等失血（占总血量的20%左右）可引起血压下降和明显器官缺血现象，通过代偿难以维持血压。当失血量达总血量的30%以上时，血压迅速下降，如不及时补充循环血量，可危及生命。健康成人一次献血200～300 ml，通过机体调节，血量将很快恢复，一般不影响血压。对急性大出血患者，应立即输血、输液，补充循环血量。

三、输血原则

在大失血、休克和严重贫血等情况下，输血是一种有效的抢救和治疗措施，但输血必须坚持安全、有效和节约的原则。为了保证输血的安全，首先，在输血前必须进行血型鉴定，确保供血者与受血者血型相同。其次，即使供血者与受血者的ABO血型相同，在输血前也必须进行**交叉配血试验**（cross - match test），以确保配血相合才能输血。这是由于ABO血型系统中还有一些少见的亚型，以及为避免其他血型系统的严重不相容。交叉配血试验的方法是将供血者的红细胞与受血者的血清混合，检查有无凝集反应，这称为交叉配血试验主侧；再将受血者的红细胞与供血者血清混合，检查有无凝集反应，这称为交叉配血试验次侧（图3－8）。如果主侧和次侧均不发生凝集反应，称为配血相合，可以进行输血。如果主侧发生凝集反应，称为配血不合，绝对不能输血。如果主侧未发生凝集反应，次侧发生凝集反

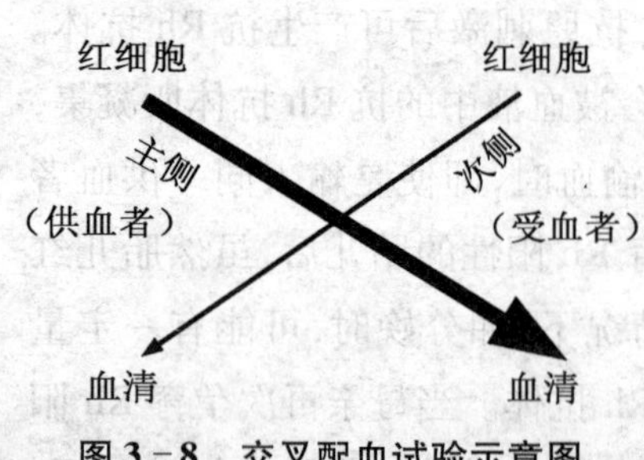

图 3－8 交叉配血试验示意图

应，称为配血基本相合，可见于 O 型血与其他血型之间的交叉配血试验。配血基本相合的情况一般也不考虑输血，只有在危急情况下，又无同型血可供时，才考虑输血。例如，将 O 型血输给其他血型的人，但输血量要小，输血速度要慢，并密切观察有无输血反应。因为 O 型血人的红细胞上虽无 A 和 B 抗原，不会被受血者的血清抗体所凝集，但 O 型人血中的抗 A 和抗 B 抗体能与其他异型受血者的红细胞发生凝集反应。当输入血量较大，供血者血浆中的凝集素未被受血者的血浆足够稀释或供血者血清抗体效价较高时，都可能使受血者红细胞发生凝集反应。因此，把 O 型血的人看作是“万能供血者”是错误的。

事实上，临床上并非所有需要输血的人都必须输全血，例如，严重贫血的人主要是红细胞数量不足，而大面积烧伤患者则主要是血浆大量丢失。为提高输血疗效和厉行节约，应根据患者的需要进行输血。目前，输血疗法已经从原来的输全血发展到成分输血。**成分输血**是把血液中的各种成分通过一定的技术分离开，制成高纯度或高浓度的制品，如红细胞、粒细胞、血小板和血浆。针对不同的情况输给所需要的患者。成分输血不仅可以增加疗效，减少不良反应，还可节约血源。

习 题 三

（一）单项选择题

1. 血细胞比容是指

A. 血细胞与血浆容积之比　B. 血细胞在全血中所占的容积百分比

C. 血细胞与白细胞容积之比　D. 血细胞与血管容积之比

2. 0.85% NaCl 溶液和 10% 葡萄糖溶液对人的血浆来说

A. 两者都是等渗溶液　B. 两者都是高渗溶液

C. 前者是低渗溶液，后者是高渗溶液　D. 前者是等渗溶液，后者是高渗溶液

3. 形成血浆晶体渗透压的主要物质是

A. KCl　B. NaCl　C. 葡萄糖　D. $NaHCO_3$

4. 形成血浆胶体渗透压的主要物质是

A. 白蛋白　B. 纤维蛋白原　C. 球蛋白　D. 载脂蛋白

5. 用溶血标本测定血清中的离子浓度，可导致

A. K^+浓度偏高　B. Ca^{2+}浓度偏高　C. Cl^-浓度偏高　D. Na^+浓度偏高

6. 在维持正常血浆 pH 中起主要作用的缓冲对是

A. $KHCO_3/H_2CO_3$　B. K_2HPO_4/KH_2PO_4

C. $NaHCO_3/H_2CO_3$ D. Na_2HPO_4/NaH_2PO_4

7. 对红细胞来说,血沉加快表示

A. 膜通透性增大 B. 对低渗溶液的抵抗力增大

C. 悬浮稳定性小 D. 可塑变形性小

8. 发生巨幼红细胞性贫血是由于机体缺乏

A. 铁 B. 铁和蛋白质

C. 维生素 B_{12} 和叶酸 D. 促红细胞生成素

9. 促红细胞生成素主要产生于

A. 脾 B. 肝 C. 肾 D. 骨髓

10. 促红细胞生成素的作用是

A. 促进铁的吸收 B. 促进维生素 B_{12} 的吸收

C. 促进雄激素的释放 D. 促进骨髓红细胞增殖

11. 血管外破坏红细胞的主要场所在

A. 肺和脾 B. 胸腺和肝 C. 脾和骨髓 D. 肝和肾

12. 具有很强吞噬功能的白细胞是

A. 中性粒细胞 B. 嗜酸性粒细胞 C. 嗜碱性粒细胞 D. 淋巴细胞

13. 下列各项中,属于白细胞特性的是

A. 趋化性 B. 可塑变形性 C. 悬浮稳定性 D. 渗透脆性

14. 下列物质中,能引起血小板聚集的是

A. ADP B. 阿司匹林 C. 一氧化氮 D. 前列环素

15. PF_3 的本质是血小板中的

A. 磷脂 B. α-颗粒 C. 致密体 D. 蛋白质

16. 不属于蛋白质的凝血因子是

A. 因子Ⅰ B. 因子Ⅱ C. 因子Ⅳ D. 因子Ⅹ

17. 不存在于血浆中的凝血因子是

A. 因子Ⅱ B. 因子Ⅲ C. 因子Ⅹ D. 因子Ⅻ

18. 肝硬化病人容易发生凝血障碍和出血现象,主要由于

A. 肝脏合成的凝血因子减少 B. 血小板减少

C. 肝脏合成的组织激活物增加 D. 维生素 K 缺乏

19. 血液凝固的基本过程大体可分为三个阶段,其先后顺序为

A. 凝血酶原形成,凝血酶形成,纤维蛋白原形成

B. 凝血酶原形成,凝血酶形成,纤维蛋白形成

C. 凝血酶原酶复合物形成,凝血酶形成,纤维蛋白形成

D. 凝血酶原形成,凝血酶原酶复合物形成,纤维蛋白形成

20. 内源性凝血与外源性凝血的区别之一是

A. 前者发生在体内,后者发生在体外

B. 前者发生在血管内,后者发生在血管外

C. 前者由Ⅻ因子启动,后者由Ⅲ因子启动

D. 前者血液凝固快,后者血液凝固慢

21. 下列各项中,属于血浆中抗凝物质的是

A. 凝血酶原酶复合物　　B. 组织激活物

C. 组织因子途径抑制物　　D. 纤溶酶原的抑制物

22. 肝素抗凝的主要作用机制是

A. 抑制Ⅱ因子的激活　　B. 抑制Ⅹ因子的激活

C. 络合血浆中的 Ca^{2+}　　D. 增强抗凝血酶的活性

23. 枸橼酸钠的抗凝机制是

A. 加强血浆抗凝血酶的作用

B. 与血浆中的 Ca^{2+} 形成不易解离的络合物

C. 抑制凝血酶活性

D. 抑制凝血酶原酶复合物的活性

24. 甲状腺手术后小血管容易渗血,其原因是甲状腺组织中含有较多的

A. 血管激活物　　B. 组织激活物

C. 纤溶酶抑制物　　D. 抗凝血酶

25. 能使纤维蛋白和纤维蛋白原分解成降解产物的物质是

A. 凝血酶　　B. 纤溶酶　　C. 肝素　　D. 抗凝血酶

26. 纤维蛋白溶解系统除了纤溶酶原、纤溶酶、激活物以外,还包括

A. 纤维蛋白原　　B. 抑制物　　C. 抗凝血酶　　D. 肝素

27. ABO 血型血浆中的凝集素多为

A. IgA　　B. IgD　　C. IgG　　D. IgM

28. 某人的红细胞与 B 型血的血清凝集,而其血清与 B 型血的红细胞不凝集,此人的血型是

A. A 型　　B. B 型　　C. AB 型　　D. O 型

29. 输血时,最**不易**找到合适供血者的血型是

A. A 型,Rh 阴性　　B. B 型,Rh 阳性

C. AB 型,Rh 阴性　　D. O 型,Rh 阳性

30. 输血时主要考虑

A. 受血者的红细胞不被供血者的血清凝集

B. 供血者的红细胞不被受血者的血清凝集

C. 受血者的红细胞不被供血者的白细胞吞噬

D. 供血者的红细胞不被受血者的白细胞吞噬

(二) 填空题

1. 用盐析法可将血浆蛋白分为________、________和________三类。
2. 正常人血浆白蛋白与球蛋白的比值是________。
3. ________%NaCl 溶液和________%葡萄糖溶液都属于等渗溶液。
4. 对维持血管内外水平衡起重要作用的是血浆________渗透压，对维持细胞内外水平衡起重要作用的是血浆________渗透压。
5. 血浆 pH 的正常范围为________。
6. 正常情况下，$NaHCO_3/H_2CO_3$ 的比值是________。
7. 红细胞膜对低渗盐溶液的抵抗力越小，表示红细胞的渗透脆性越________。
8. 红细胞生成的基本原料是________和________。
9. 促进红细胞成熟的物质有________和________。
10. 组织氧分压下降时，肾产生的促红细胞生成素将________。
11. 正常情况下，中性粒细胞占白细胞总数的________%～________%。
12. 具有细胞免疫功能的血细胞是________，具有体液免疫功能的血细胞是________。
13. 血小板与血小板之间相互黏着的现象称为血小板________。
14. 血小板第一时相的聚集是可逆性聚集，第二时相的聚集是________聚集。
15. 生理性止血包括三个过程，即________、________和________。
16. 体内维生素 K 缺乏时，将引起肝脏合成凝血因子________。
17. 能特异性地与Ⅲ-Ⅶ-Ⅹa 结合，从而抑制外源性凝血途径的物质是________。
18. 纤溶系统包括四种成分，即纤溶酶原、纤溶酶、________和________。
19. 纤溶酶原的激活物有三类：即血管激活物、________激活物和依赖于 FⅫa 的激活物。
20. 60 kg 体重的人，其血量为________～________。

(三) 名词解释

1. 血细胞比容
2. 血浆晶体渗透压
3. 等渗溶液
4. 红细胞悬浮稳定性
5. 红细胞沉降率
6. 红细胞渗透脆性
7. 生理性止血
8. 血液凝固
9. 内源性凝血
10. 凝集原
11. 凝集反应

(四) 问答题

1. 简述血浆蛋白的种类与功能。
2. 血浆晶体渗透压和血浆胶体渗透压有何生理意义？
3. 简述血液的功能。

4. 运用血液生理的有关知识，简述常见贫血的类型、原因和特点。
5. 机体如何维持红细胞数量的相对恒定？
6. 简述各类白细胞的功能。
7. 简述生理性止血的过程。阐述血小板在生理性止血中所起的作用。
8. 试述内源性凝血途径与外源性凝血途径的主要区别。
9. 在正常情况下，血管内血液不发生凝固的主要原因有哪些？
10. 哪些方法可用以加速和延缓血液凝固？为什么？
11. 简述ABO血型鉴定的方法与原理。
12. 为什么不能将O型血大量、快速输给其他ABO血型血的人？
13. Rh阴性的妇女孕育Rh阳性的胎儿，产后需要输血时为何不能接受Rh阳性的血液？
14. 何谓交叉配血试验？有何意义？
15. 阐述输血的基本原则。

（张玉芹）

第四章 血液循环

学习纲要

1. 掌握心动周期的概念,心脏的泵血过程和机制。
2. 掌握心脏泵血功能的评定和影响心输出量的因素。
3. 掌握动脉血压的正常值、形成原理和影响动脉血压的因素。
4. 掌握组织液生成与回流的原理和影响因素。
5. 掌握颈动脉窦和主动脉弓压力感受性反射的过程、特点和意义。
6. 掌握肾上腺素和去甲肾上腺素、肾素-血管紧张素对心血管活动的调节。
7. 熟悉心脏泵血功能的储备。
8. 熟悉心室肌和窦房结P细胞的跨膜电位及其形成机制。
9. 熟悉心肌的兴奋性、自律性、传导性和收缩性等生理特性。
10. 熟悉心音及其成因,心电图各波和间期及其意义。
11. 熟悉中心静脉压和影响静脉回心血量的因素。
12. 熟悉微循环的组成、血流通路和血流量的调节。
13. 熟悉心交感神经、心迷走神经和交感缩血管神经对心血管活动的调节。
14. 熟悉冠脉循环的特点和调节。
15. 了解各类血管的功能特点,血流量、血流阻力和血压,动脉脉搏的概念。
16. 了解心血管中枢的概念,心肺感受器反射、化学感受性反射对心血管活动的调节。
17. 了解血管升压素和其他体液因素的作用,局部血流调节和动脉血压的长期调节。
18. 了解肺循环和脑循环的特点和调节。

血液循环系统由心脏和血管组成。血液在心脏和血管内按一定的方向流动,周而复始,称为**血液循环**(blood circulation)。血液循环的主要功能是完成体内的物质运输。通过血液循环,O_2 和营养物质被输送到全身组织细胞,而 CO_2 和代谢产物则被运抵排泄器官,以保证组织细胞新陈代谢和各器官功能活动的正常进行,并有助于维持机体内环境理化特性的相对稳定。此外,内分泌激素和其他体液调节因子,以及免疫细胞和细胞因子也通过血液运输实现机体的体液调节和防卫功能。血液循环的正常运行是高等动物维持生命的重要保证，循环功能一旦发生障碍，机体的重要器官将受到严重损害，甚至危及生命。

第一节 心脏生理

一、心脏的泵血功能

心脏是一个由心肌组织构成并具有瓣膜结构的空腔器官，是血液循环的动力装置。人和动物在整个生命过程中，心脏不断进行收缩和舒张交替的活动。心脏舒张时容纳由静脉返回的血液，收缩时将心脏内的血液射入动脉。心脏通过这种节律性的舒缩活动和瓣膜的适时启闭，推动血液沿单一方向循环流动。

（一）心动周期

心脏一次收缩和舒张，构成一个机械活动周期，称为**心动周期**（cardiac cycle）。心房与心室均有各自的心动周期。由于心室在心脏泵血活动中起主要作用，故心动周期通常是指心室的活动周期，也常将心室的收缩期和舒张期分别称为**心缩期**（systole）和**心舒期**（diastole）。正常心脏的活动由一连串心动周期组成，故心动周期是分析心脏机械活动的基本单元。

心动周期是心率的倒数。正常成人的心率平均每分钟75次左右，因而每个心动周期约持续0.8 s。在心房活动周期中，首先两心房收缩，持续0.1 s，而后心房舒张，持续0.7 s。当心房收缩时，心室处于舒张期，心房进入舒张期后不久，心室开始收缩，持续0.3 s，随后进入舒张期，占时0.5 s，在心室舒张的最后0.1 s内，心房进入下一周期的收缩期。心室舒张的前0.4 s内，心房也处于舒张期，这一时期称为**全心舒张期**（图4－1）。无论是心房或心室，收缩期均短于舒张期。如果心率加快，心动周期将缩短，收缩期和舒张期均缩短，但舒张期缩短的程度更大，这对心脏的持久活动是不利的。

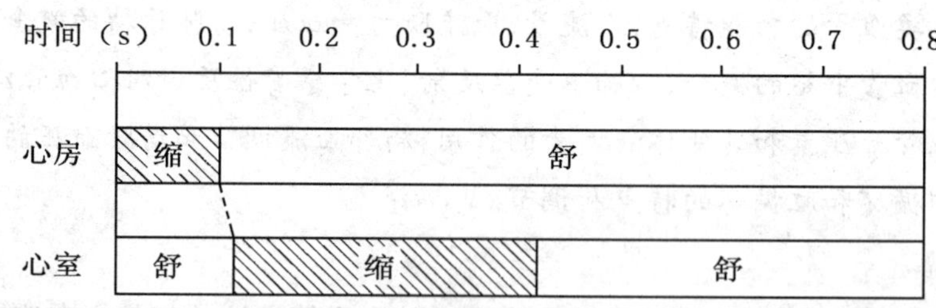

图4－1 心动周期中心房和心室活动的顺序和时间关系

（二）心脏泵血的过程和机制

在心脏泵血活动中，心室起主导作用。左、右心室的射血和充盈过程极为相似，且几乎同时进行，心输出量也大致相等。现以左心室为例，说明在一个心动周期中心室射血和充盈的过程（图4－2），以便了解心脏泵血的机制。

1. 心室射血和充盈的过程

(1) 心室收缩期:此期包括等容收缩期和射血期,后者可再分为快速射血期和减慢射血期。

1) 等容收缩期:心室开始收缩后,室内压迅速升高,当超过房内压时,心室内血液反流推动房室瓣,使之关闭,因而血液不会倒流入心房。此时,室内压尚低于主动脉压,主动脉瓣仍处于关闭状态,心室成为一个封闭腔,而心室肌的强烈收缩可使室内压急剧升高,当室内压超过主动脉压时,主动脉瓣开启。从房室瓣关闭到主动脉瓣开启前的这个时期,室内容积不变,故称为**等容收缩期**(period of isovolumic contraction)。这一时期约持续0.05 s,其特点是室内压大幅度升高,且升高速率很快。

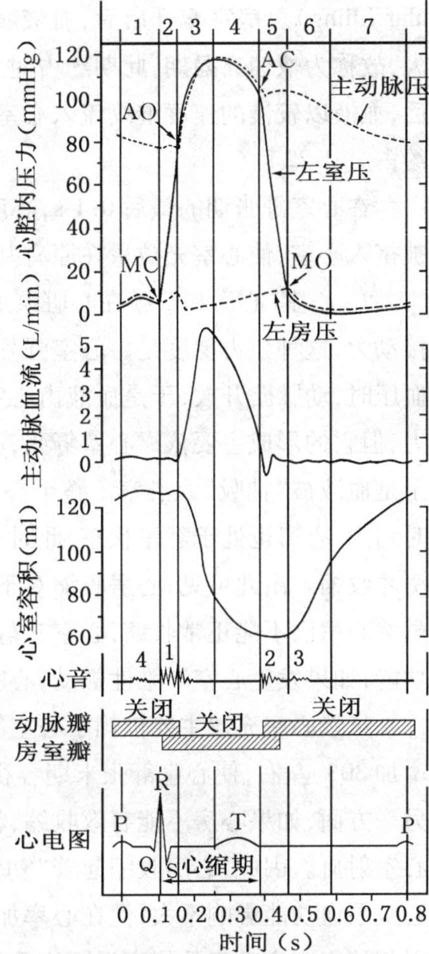

图4-2 心动周期各期中,心腔内压力、容积、瓣膜、心音与心电图的变化

1. 心房收缩期;2. 等容收缩期;3. 快速射血期;4. 减慢射血期;5. 等容舒张期;6. 快速充盈期;7. 减慢充盈期

AO和AC:分别为主动脉瓣开放和关闭;MO和MC:分别为二尖瓣开放和关闭

2) 射血期:主动脉瓣开启标志着等容收缩期结束,进入**射血期**(period of ejection)。射血期的前0.1 s内,心室肌强烈收缩,由心室射入主动脉的血液量很大,约占总射血量的2/3,流速也很快,这段时期称为**快速射血期**。此期心室容积明显缩小,且容积下降速率也很快,而室内压在快速射血期末上升达峰值。由于此期大量血液进入主动脉,主动脉压相应增高。随后,由于心室内血液减少,心室肌收缩强度减弱,心室容积的缩小也减缓,心室内压和主动脉压都由峰值逐步下降,射血速度逐渐减慢,这段时期称为**减慢射血期**,约历时0.15 s。在快速射血的中期或稍后,心室内压已经低于主动脉压,但血液仍依其惯性由心室流入主动脉。

(2) 心室舒张期:此期包括等容舒张期和心室充盈期,后者可再分为快速充盈期和减慢充盈期。

1) 等容舒张期:心室肌开始舒张后,室内压急剧下降,主动脉内血液向心室方向反流,推动主动脉瓣使之关闭;这时室内压仍明显高于房内压,房室瓣仍然处于关闭状态,心室再次成为一个封闭腔。此期室内压以极快的速度大幅度下降,当室内压下降到低于心房压时,房室瓣开启。从主动脉瓣关闭到房室瓣开启前的这个时期,室内容积不变,故称为**等容舒张期**(period of isovolumic relaxation),这一时期持续0.06~0.08 s。

2) 心室充盈期:房室瓣开启标志着等容舒张期结束,进入**心室充盈期**(period of ventric-

ular filling)。房室瓣开启后,血液顺房-室压力梯度由心房快速进入心室,心室容积迅速增大,故称为**快速充盈期**,此期约占时 0.11 s;其间进入心室的血液约为总充盈量的 2/3。随后,血液以较慢的速度继续流入心室,心室容积进一步增大,因而称为**减慢充盈期**,这一时期约占时 0.22 s。

在心室舒张期的最后 0.1 s,心房开始收缩,使房内压升高,心房容积缩小,心房内血液被挤入心室,使心室充盈量在原有基础上增加 30% 左右。

2. 心室、心房和瓣膜在心脏泵血中的作用　心室-动脉压力梯度是引起心室射血的直接动力,这种压力梯度是由心室强烈收缩形成的,心室强烈收缩使室内压升高,当超过动脉血压时,动脉瓣开放,于是血液由心室射入动脉。同样,房-室压力梯度是心室充盈的直接动力,但它的形成主要依靠心室舒张,心室舒张使室内压下降,当低于房内压时,房室瓣开放,于是血液被"抽吸"入心室。整个心室充盈期内,房-室压力梯度始终存在;充盈期的前 4/5 时间内,心房也处于舒张状态,此时心房仅为血液流入心室的一条通道,只有后 1/5 期间心房才收缩。由此可见,心房收缩对于心室充盈不起主要作用。故当发生心房纤维性颤动时,虽然心房已不能正常收缩,心室充盈量有所减少,但一般不至于严重影响心室的充盈和射血功能;如果发生心室纤维性颤动,心脏泵血活动将立即停止,后果十分严重。

虽然心室充盈主要依赖于心室舒张所致的"抽吸"作用,但心房收缩可使心室充盈量再增加 30% 左右,使心室舒张末期容积和压力都有一定程度增加,这对于心室射血是有利的。另一方面,如果心房不能有效收缩,将导致房内压增加,不利于静脉血液回流,从而间接影响心室射血。因此,心房收缩起着"初级泵"的作用。心房初级泵作用的缺失,对静息状态下心脏泵血功能影响不大;但在心率加快、心室顺应性降低而影响心室被动充盈时,心房收缩引起的心室主动充盈将变得更为重要。

血液的单方向流动和室内压的急剧变化均依赖于瓣膜活动的配合。如果没有瓣膜的配合,血液将发生反流,等容收缩期和等容舒张期室内压的大幅度升降也将不可能出现。当瓣膜关闭不全时,心脏泵血功能将受影响。

(三) 心音及其成因

在心动周期中,由心脏舒缩、瓣膜闭启、血流速度改变和形成湍流等因素引起心壁和大动脉壁的振动,通过周围组织的传导,在胸壁表面用听诊器可听到的声音,称为**心音**(cardiac sound)。通过换能器将声音转换成电信号记录下来,即为**心音图**。

1. 第一心音　**第一心音**发生在心缩期,标志着心室收缩期的开始。第一心音在第 5 肋间隙左锁骨中线内侧听得最清楚,其特点是音调较低而持续时间较长(约 0.12 s)。第一心音的产生与心室收缩、房室瓣关闭、心室射血时血流冲击主动脉根部、大血管扩张以及产生湍流等原因引起的振动有关。心室收缩力愈强,第一心音愈响。

2. 第二心音　**第二心音**发生在心舒期,标志着心室舒张的开始。第二心音在第 2 肋间胸骨左、右缘听得最清楚,其特点是音调较高而持续时间较短(约 0.08 s)。第二心音主要由动脉瓣关闭引起的振动而产生,还与心室舒张引起的室壁振动和血流冲击大动脉根部引起的振动有关。第二心音的强弱可反映主动脉压和肺动脉压的高低。

3. 第三心音 第三心音发生在快速充盈期末,特点是低频、低幅、持续时间短(约0.06 s)。可在某些健康青年人和儿童听到。

4. 第四心音 第四心音发生在心室收缩期前,故又称心房音。特点为低频、持续时间短,一般听不到,仅在部分老年人和心室舒张末压升高的病人可听到。

一般情况下,用听诊器可听到第一和第二心音。当瓣膜发生病变时,如瓣膜狭窄或关闭不全,则可听到异常心音,即杂音。因此,心音和心音图在临床诊察心脏瓣膜功能方面有重要意义。

(四) 心脏泵血功能的评定

心脏泵血功能的正常与否是医疗实践和实验研究中经常遇到的问题。因此,用什么样的方法和指标来测量和评定心脏功能,在理论和实践上都具有十分重要的意义。

1. 每搏输出量和每分输出量 一侧心室在一次心搏中射出的血液量,称为**每搏输出量**(stroke volume),简称**搏出量**。一侧心室每分钟射出的血液量,称为**每分输出量**,简称**心输出量**(cardiac output),等于心率与搏出量的乘积。左、右两心室的心输出量基本相等。

心输出量与机体的新陈代谢水平相适应,可因性别、年龄和其他生理状况的不同而有变动。健康成年男性静息状态下,心率平均每分钟75次,搏出量约为70 ml(60~80 ml),心输出量则为5 L/min(4.5~6.0 L/min)。女性的心输出量比同体重男性低10%左右,青年人的心输出量较老年人高。心输出量在剧烈运动时可高达25~35 L/min,而在麻醉情况下则可降低到2.5 L/min。

2. 射血分数 正常成人在静息状态下,心室舒张末期容积约125 ml,左心室收缩末期容积通常为55 ml,搏出量为70 ml。可见,每一次心搏并未将心室内血液全部射出。搏出量占心室舒张末期容积的百分比,称为**射血分数**(ejection fraction)。健康成人的射血分数为55%~65%。

正常情况下,搏出量始终与心室舒张末期容积相适应,即当心室舒张末期容积增大时,搏出量也相应增加,射血分数基本不变。但在心室异常扩大、心室功能减退的情况下,搏出量可能与正常人没有明显差别,但与已增大的舒张末期容积不相适应,此时射血分数已明显下降。若单纯依据搏出量来评定心脏泵血功能,则可能做出错误判断。

3. 心指数 身材矮小和身材高大的人,由于他们的新陈代谢水平不同,心输出量也不相等,因此,若用心输出量作为评价指标比较不同个体的心功能是不全面的。调查资料表明,人的心输出量并不与体重成正比,而与体表面积成正比。以单位体表面积(m^2)计算的心输出量,称为**心指数**(cardiac index);中等身材的成人体表面积为1.6~1.7 m^2,安静和空腹情况下的心输出量为5~6 L/min,故心指数为3.0~3.5 L/(min·m^2)。安静和空腹情况下的心指数,称为静息心指数,是分析比较不同个体心功能时常用的评定指标。

心指数可随年龄不同而有变动。年龄在10岁左右时,静息心指数最大,可达4 L/(min·

m^2)以上,以后随年龄增长而逐渐下降,到80岁时,静息心指数接近于2 L/(min·m^2)。

4. 心脏做功量　血液在心血管内流动过程中所消耗的能量,是由心脏做功所供给的,即心脏做功所释放的能量转化为压强能和血流的动能,血液才能循环流动。

心室一次收缩所做的功,称为**每搏功**,简称**搏功**。搏功乘以心率即为**每分功**,简称**分功**。一个血压正常的人,如果他的搏出量为70 ml,平均动脉压为92 mmHg,平均左房压为6 mmHg,心率为每分钟75次,则可求得其左心室搏功约为0.85 J;分功约为64 J/min。

右心室搏出量与左心室相等,但肺动脉平均压仅为主动脉平均压的1/6左右,故右心室做功量也只有左心室的1/6。

用做功量来评定心脏泵血功能,其意义是显而易见的,因为心脏收缩不仅仅是排出一定量的血液,而且这部分血液具有很高的压强能(以及很快的流速)。在动脉血压增高的情况下,心脏要射出与原先同等量的血液就必须加强收缩,如果此时心肌收缩的强度不变,那么,搏出量将会减少。实验资料表明,心肌的耗氧量与心肌的做功量是相平行的,其中,心输出量的变动不如心室射血期压力和动脉血压的变动对心肌耗氧量的影响大。这就是说,心肌收缩释放的能量主要用于维持动脉血压。由此可见,作为评定心脏泵血功能的指标,心脏做功量要比单纯的心输出量更为全面。在对动脉血压不等的不同个体之间,以及对同一个体在动脉血压发生改变前后的心脏泵血功能进行分析比较时,则更显其优越性。

(五) 影响心输出量的因素

心输出量的多少取决于心率和搏出量,而搏出量的多少又受前负荷、后负荷及心肌收缩能力的影响。

1. 前负荷　对中空球形的心脏来说,心室肌的前负荷就是其舒张末期的充盈量。心室舒张末期充盈量的多少决定了心室肌收缩前的初长度。和骨骼肌一样,初长度在一定范围内增加可增强心肌的收缩力。在完整心脏,前负荷常以心室舒张末期容积或压力来表示。心室舒张末期容积或压力在一定范围内增加,可使心肌收缩力增强,搏出量增多;而心室舒张末期容积或压力减小,则心肌收缩力减弱,搏出量减少。与骨骼肌不同的是心肌不易过度被延伸,一般情况下,心肌不会超过最适初长度,心肌收缩力和搏出量也不会出现下降趋势。这是因为心肌细胞外间质内含有大量胶原纤维,当心肌处于最适初长度时,产生的静息张力已很大,而可扩张性已变得很小,从而阻止心肌细胞继续被拉长。

在整体内,心室充盈量是静脉回心血量和心室射血后剩余血量的总和。静脉回心血量又受以下两个因素的影响:①心室舒张充盈持续时间。心率加快时,心室舒张期缩短,充盈不完全,因而静脉回心血量减少。②静脉回流速度。静脉回流速度取决于外周静脉压与房内压、室内压之差,压差大,可促进静脉回流,故静脉回心血量增多。至于心室剩余血量,则与心肌收缩力有关,心肌收缩力强,射血分数大,心室射血后剩余血量就少。此外,心房收缩也能增加心舒末期的充盈量,从而增强心室收缩力。

2. 后负荷　对心室收缩来说,大动脉血压起着后负荷的作用。在心率、前负荷和心肌收缩能力不变的情况下，当大动脉血压升高时，等容收缩期室内压峰值须增高才能射血，因而等容收缩期延长而射血期缩短，射血期心肌纤维缩短速度和缩短程度均减小，搏出量减少。但搏出量减少可使心室剩余血量增加，心肌初长度增加，而心肌初长度增加可使心肌收缩力量增强，从而使搏出量又恢复到原先水平。如果动脉血压长期持续升高，可通过增加心肌收缩能力来维持适当的心输出量。但由于心室肌的收缩活动长期加强，可导致心肌肥厚等病理性改变，最终引起心脏泵血功能减退。

相反，当大动脉血压降低时，若其他条件不变，则心输出量增加。临床上用扩血管药物降低后负荷以提高心输出量，就是这个道理。

3．心肌收缩能力　人们在运动或强体力劳动时，搏出量可成倍增加，但心室舒张末期容积不一定增大，甚至可能减小。此时，心脏收缩强度和速度的变化与前、后负荷的改变无明显依赖关系，而主要是通过改变心肌收缩能力来实现的。心肌收缩能力是指心肌不依赖于前、后负荷而能改变其收缩活动的一种内在特性。

心肌收缩能力受兴奋-收缩耦联和肌丝滑行过程中各个环节的影响。例如，心肌兴奋时胞质内 Ca^{2+} 浓度的升高程度，肌钙蛋白对 Ca^{2+} 亲和力，粗、细肌丝两者结合形成横桥的数目，以及肌球蛋白头部 ATP 酶的活性等均可影响心肌的收缩能力。

儿茶酚胺能激活 β 肾上腺素能受体，通过兴奋性 G 蛋白激活腺苷酸环化酶，使细胞内 cAMP 增多。cAMP 再通过激活蛋白激酶使细胞内蛋白质磷酸化，引起心肌膜上钙通道开放，Ca^{2+} 内流增加，进入胞质的 Ca^{2+} 可触发肌质网中 Ca^{2+} 的释放，再加肌球蛋白头部 ATP 酶活性的增高，结果使心肌收缩力加强。

4．心率　心脏每分钟搏动的次数，称为**心率**（heart rate）。正常成年人在安静状态下，心率为 60 ~ 100 次/分钟，平均约为 75 次/分钟。心率可因年龄、性别和生理条件的不同而有变动。

在一定范围内，心率加快可使心输出量增加。但若心率过快，当超过 170 ~ 180 次/分钟时，心室充盈时间将明显缩短，充盈量明显减少，搏出量也明显减少，结果使心输出量减少。如果心率过慢，当低于 40 次/分钟时，由于心室充盈早已接近最大限度，心舒期的进一步延长不可能使心室充盈量和搏出量进一步增加，因而心输出量也将减少。

正常心率主要取决于窦房结活动的节律性，而窦房结的节律又受神经、体液、血液温度、代谢和环境等多种因素的影响。

（六）心脏泵血功能的储备

健康成人在静息状态下的心输出量约 5 L/min，而强体力劳动时可达 25 ~ 30 L/min，为静息时的 5 ~ 6 倍，表明健康人心脏泵血功能有相当大的储备能力。心输出量随机体代谢需要而增加的能力称为**心泵功能储备**或**心力储备**（cardiac reserve）。

心泵功能储备可分**心率储备**和**搏出量储备**两部分。在健康成年人，心率的最大变化一般为静息时的 2 倍多，充分动用心率储备，可使心输出量增加 2 ~ 2.5 倍。搏出量储备的变化又可分**舒张期储备**和**收缩期储备**两部分。相比之下，舒张期储备要比收缩期储备小得多。静息状态下，舒张末期容积约为125 ml，由于心肌的伸展性较小，心室不能过分扩大，舒张末期容积一般只能达到140 ml左右，故舒张期储备仅约15 ml。左心室收缩末期容积通常为55 ml，当心肌收缩能力增强时，能射出更多的血，心室收缩末期容积可减小到15～20 ml，故收缩期储备可达35～40 ml。当进行强体力活动时，由于交感-肾上腺髓质系统活动增强，主要通过动用心率储备和收缩期储备，使心输出量增加。坚持体育锻炼可使心肌纤维变粗，心肌收缩能力增强，因而收缩期储备增加；同时，由于心室收缩和舒张的速度都明显加快，因此心率储备也增加。

二、心肌细胞的生物电现象

心房和心室能不停地进行有序的、协调的、舒缩交替的活动，实现其泵血功能，这与心肌细胞的电活动是分不开的。根据组织学和电生理学的特点，可将心肌细胞分为两类。一类是普通的心肌细胞，包括心房肌和心室肌，它们具有稳定的静息电位，胞内含有丰富的肌原纤维，主要执行收缩功能，故又称**工作细胞**。另一类是特殊分化的心肌细胞，主要包括窦房结P细胞和浦肯野细胞，它们组成心脏的特殊传导系统，其中大多数细胞没有稳定的静息电位，具有自动产生节律性兴奋的能力，故称为**自律细胞**。自律细胞含肌原纤维甚少或完全缺乏，已丧失其收缩功能。各类心肌细胞的跨膜电位存在较大差异（图4-3）。

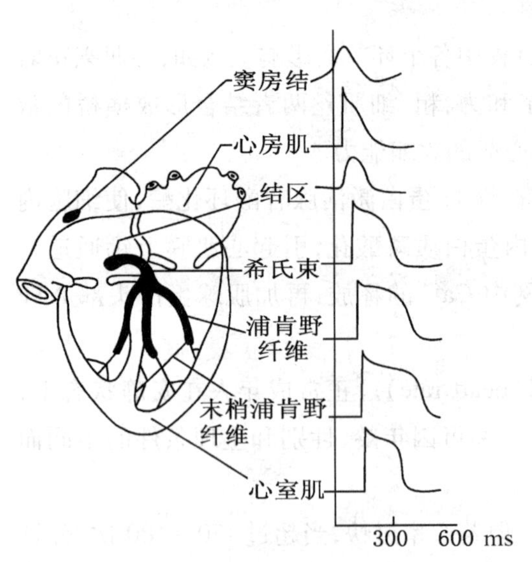

图4-3　心脏各部分心肌细胞的跨膜电位示意图

（一）工作细胞的跨膜电位及其形成机制

同属工作细胞的心房肌和心室肌细胞具有相似的跨膜电位，形成机制也基本相同，所以以下着重介绍心室肌细胞的跨膜电位及其形成机制。

1．静息电位　和骨骼肌细胞一样，人和哺乳动物心室肌细胞的静息电位约为-90 mV，其形成机制也主要与K^+外流引起的K^+平衡电位有关。

2．动作电位　人和哺乳动物心室肌细胞的动作电位明显不同于骨骼肌细胞的动作电位，其降支与升支很不对称，主要在于复极化过程比较复杂，持续时间很长。心室肌细胞动作电位可分为0、1、2、3、4五个时期（图4-4）。

（1）去极化过程：即0期。心室肌细胞在接受起搏点下传的兴奋后，或在适宜的外来刺激作用下，膜电位由静息时的-90 mV迅速上升到+30 mV左右，构成动作电位的上升支。

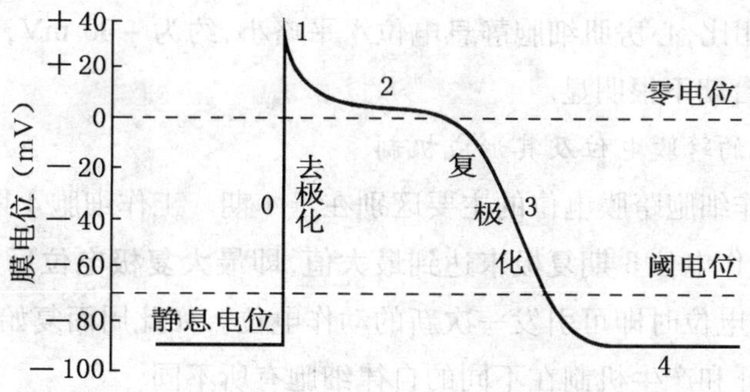

图 4－4 心室肌细胞跨膜电位模式图

和骨骼肌细胞一样，0 期去极化由膜上钠通道开放，Na^+ 快速内流引起。开始时，少量钠通道开放，引起少量 Na^+ 内流，造成膜的部分去极化，当去极化达到阈电位水平时，钠通道大量开放，Na^+ 大量内流并发生再生性循环，使膜电位迅速上升到 Na^+ 平衡电位。0 期去极化过程十分短暂，仅 1～2 ms，而去极化幅度却很大，约为 120 mV，去极化速率可达 800～1 000 V/s，故心室肌细胞归属于**快反应细胞**。

（2）复极化过程：包括 1、2、3 期。在 0 期去极化达到峰值后，立即开始复极化，但整个复极化过程比较缓慢。

1）1 期：又称快速复极初期。膜电位由 +30 mV 迅速下降到 0 mV 左右，历时约 10 ms，在记录的动作电位图形上呈尖峰状，故将 0 期和 1 期合称为锋电位。此期快钠通道已失活，同时激活一种一过性外向电流，由 K^+ 外流形成。

2）2 期：1 期完成后，复极过程变得非常缓慢，膜电位停滞于 0 mV 左右达 100～150 ms，在记录的动作电位图形上比较平坦，所以 2 期又称**平台期**。平台期是心室肌细胞动作电位持续时间较长的主要原因，也是区别于骨骼肌和神经纤维动作电位的主要特征。平台期的形成是由于同时存在 Ca^{2+} 内流和 K^+ 外流。早期，由 Ca^{2+} 内流和 K^+ 外流所引起的两种相反方向的离子电流处于平衡状态，因而膜电位稳定于 1 期复极所达到的电位水平；随后，Ca^{2+} 内流逐渐减弱，而 K^+ 外流逐渐增强，膜电位由 0 mV 水平逐渐下滑，延续为 3 期。

3）3 期：又称快速复极末期，膜电位由 0 mV 左右快速复极化到 －90 mV。3 期历时 100～150ms。此期钙通道已失活，K^+ 外流是促使膜电位向负电性转化的主要原因，膜电位越负，K^+ 外流越快，这种正反馈过程可使复极化过程越来越快，直至复极完毕。从 0 期去极化开始到 3 期复极化结束的时间，称为**动作电位时程**（action potential duration）。心室肌细胞的动作电位时程为 200～300 ms。

（3）静息期：即 4 期。此期膜电位已恢复到静息电位水平，但离子跨膜转运仍在活跃进行。因为，动作电位期间有 Na^+ 和 Ca^{2+} 进入细胞，K^+ 流出细胞，因此，细胞将排出 Na^+ 和 Ca^{2+}，并摄回 K^+，才能恢复离子在细胞内、外的正常分布，保持心肌细胞的正常兴奋性。这种离子转运是逆浓度差进行的主动转运过程。

与心室肌细胞相比，心房肌细胞静息电位水平略小，约为 -80 mV，动作电位时程较短，仅 150～200 ms，平台期不很明显。

（二）自律细胞的跨膜电位及其形成机制

自律细胞与工作细胞跨膜电位的主要区别在于 4 期。工作细胞 4 期的膜电位是基本稳定的；而自律细胞动作电位 3 期复极末达到最大值，即**最大复极电位**后，立即开始自动去极化，当去极化达到阈电位时即可引发一次新的动作电位。如此周而复始，动作电位便不断产生。动作电位的特征和产生机制在不同的自律细胞有所不同。

1. 窦房结 P 细胞　与心室肌细胞的静息电位和动作电位相比，窦房结 P 细胞的跨膜电位具有许多不同特征：①最大复极电位（-70 mV）和阈电位（-40 mV）均较小；②0 期去极化幅度（70 mV）较小，去极化结束时，膜电位为 0 mV 左右，不出现明显的超射；③0 期去极化速度（约 10 V/s）较慢，时程（约 7 ms）则较长；0 期去极化由 Ca^{2+} 内流引起，所以窦房结 P 细胞归属于**慢反应细胞**；④没有明显的复极 1 期和平台期，直接过渡为复极 3 期，3 期由 K^+ 外流引起；⑤4 期自动去极化速度（约 0.1 V/s）较快。图 4-5 示心室肌快反应细胞与窦房结 P 细胞跨膜电位的差别。

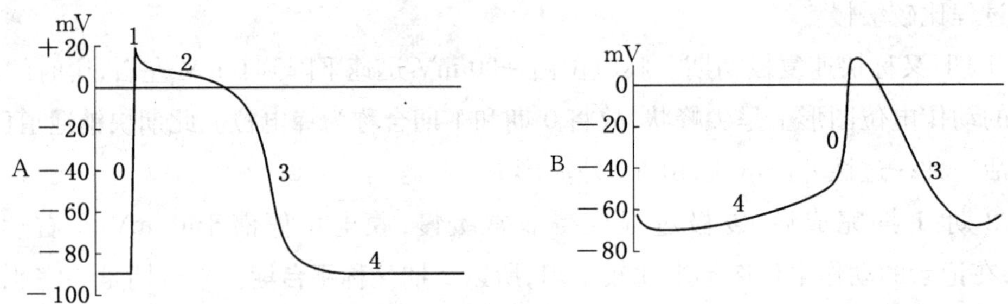

图 4-5　心室肌细胞（A）和窦房结 P 细胞（B）跨膜电位的比较

窦房结 P 细胞 4 期自动去极化的形成机制比较复杂，有多种离子流活动改变参与，包括 K^+ 外流的进行性衰减和 Na^+、Ca^{2+} 两种内向离子流的增强。

2. 浦肯野细胞　与窦房结 P 细胞不同，浦肯野细胞属于快反应自律细胞，其动作电位形态与心室肌细胞相似，形成机制也基本相同。不同的是 4 期能发生自动去极化，自动去极化主要是由一种以 Na^+ 内流为主的起搏电流所引起，这种电流与 0 期去极化过程中的 Na^+ 内流完全不同，它不能被河豚毒阻断，但可被铯（Cs）阻断。

三、心肌的生理特性

心肌具有兴奋性、自律性、传导性和收缩性。心肌的收缩性以胞内收缩蛋白的功能活动为基础，是心肌的一种机械特性。心肌的兴奋性、自律性和传导性则以肌膜的生物电活动为基础，故属于心肌的电生理特性。

（一）兴奋性

所有心肌细胞都具有兴奋性，即具有在受到刺激时产生兴奋的能力。衡量心肌兴奋性的高低，常以刺激的阈强度（强度阈值）为指标，强度阈值大表示兴奋性低，强度阈值小则表示兴奋性高。

1. 兴奋性的周期性变化　心肌细胞每发生一次兴奋，其膜电位就发生一系列有规律的变化，由此引起膜通道经历激活、失活和复活等过程，心肌的兴奋性也随之发生相应的周期性改变（图4-6）。

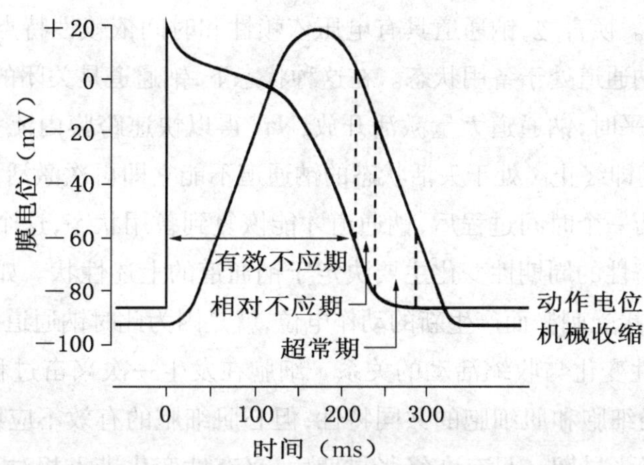

图4-6　心室肌细胞的动作电位时程、兴奋性的周期性变化与机械收缩的时间关系

（1）有效不应期：心肌细胞发生一次兴奋后，由动作电位0期去极化开始到3期复极-55 mV这一段时间内，如果受到刺激，则不论刺激有多强，心肌细胞都不会发生任何程度的去极化；膜电位由-55 mV继续复极到-60 mV这一段时间内，如果给予足够强的刺激，心肌细胞可发生局部兴奋，但不能引起动作电位。由0期去极化开始到3期复极到-60 mV这段不能产生动作电位的时期，称为**有效不应期**（effective refractory period）。其原因是这段时间内膜电位绝对值过低，钠通道完全失活（从0期去极化开始到3期复极-55 mV）或刚开始复活（由-55 mV继续复极到-60 mV），远未恢复到可被激活的备用状态。

（2）相对不应期：从3期复极-60 mV到-80 mV的这段期间，称为**相对不应期**。这一时期内，给予心肌细胞阈刺激不足以产生新的动作电位，但给予阈上刺激则可引起新的动作电位。其原因是此时相当数量的钠通道已复活，但其开放能力尚未恢复正常；引起动作电位所需的刺激强度高于正常，所产生的动作电位0期去极化幅度和速度都小于正常，传导速度也较慢。

（3）超常期：3期复极由-80 mV到-90 mV这一段时间内，由于膜电位已基本恢复，且与阈电位水平的差距较小，给予阈下刺激即能引起新的动作电位，表明此时心肌的兴奋性高于正常，故称为**超常期**。尽管此时钠通道已基本恢复到可被激活的备用状态，但其开放能力仍未恢复正常，新产生的动作电位0期去极的幅度和速度以及传导速度仍低于正常。

2. 影响兴奋性的因素　兴奋（即动作电位）的产生包括从静息电位去极化到阈电位水

平以及钠通道(以快反应细胞为例)大量激活两个环节;凡能影响这两个环节的因素均可改变心肌的兴奋性。

(1) 静息电位与阈电位之间的差距:静息电位或最大复极电位的绝对值增大或阈电位水平上移,两者间的差距增大,引起兴奋所需的刺激强度增大,兴奋性降低。反之,静息电位或最大复极电位的绝对值减小或阈电位水平下移,则兴奋性升高。

(2) 与0期去极化有关的通道性状:以快反应细胞为例,0期去极化是由钠通道激活而引起。钠通道有备用、激活和失活三种功能状态。钠通道处于何种状态取决于当时的膜电位水平和有关的时间进程。换言之,钠通道具有电压依赖性和时间依赖性特点。当膜电位处于正常静息电位水平时,钠通道处于备用状态。在这种状态下,钠通道是关闭的,但可被激活;当膜去极化达到阈电位水平时,钠通道大量激活开放,Na^+得以快速跨膜内流。此后,钠通道迅速失活关闭,Na^+内流随即终止。处于失活状态的钠通道不能立即再次激活;只有当膜电位恢复到一定水平时,且经历一个时间过程后,钠通道才能恢复到备用状态,这个过程称为复活。事实上,快反应细胞兴奋性的周期性变化主要决定于钠通道的上述性状。如心室肌细胞在有效不应期内之所以不能接受刺激而产生新的动作电位,就是因为此时钠通道处于失活关闭状态。

3. 兴奋性周期性变化与收缩活动的关系　细胞在发生一次兴奋过程中,兴奋性发生周期性变化是所有神经细胞和肌细胞的共同特性;但心肌细胞的有效不应期特别长,一直延续到整个机械反应的舒张早期。只有在舒张早期后,兴奋性变化进入相对不应期,才有可能在受到强刺激时产生兴奋和收缩。因此,心肌不会像骨骼肌那样产生完全强直收缩,而是始终进行收缩射血和舒张充盈相交替的活动,从而保证心脏实现其泵血功能。

正常情况下,整个心脏按照窦房结的节律发生兴奋。但在某些情况下,如果心室在有效不应期之后受到人工的或窦房结以外的病理性刺激,则可产生一次**期前兴奋**,引起一次**期前收缩**(或称额外收缩、过早搏动)。期前兴奋也有其自身的有效不应期,这样,当紧接在期前兴奋之后的一次窦房结兴奋传到心室肌时,常正好落在期前兴奋的有效不应期内,因而不能引起心室兴奋和收缩,形成一次"脱失",须等再下一次窦房结下传的兴奋到来时才能引起心室收缩。于是,在一次期前收缩之后往往会出现一段较长的心室舒张期,称为**代偿性间歇**。但当心率较慢时,窦房结下传的兴奋可在期前兴奋的有效不应期结束后才传到心室,这种情况下,代偿性间歇可不出现。

(二) 自动节律性

在无外来刺激的情况下,组织、细胞能自动发生节律性兴奋的特性,称为**自动节律性**(autorhythmicity),简称**自律性**。自动节律性是以组织、细胞在单位时间(每分钟)内自动发生兴奋的次数,即自动兴奋的频率来衡量的。

1. 心脏的起搏点　心脏特殊传导系统各部分(结区除外)的心肌细胞都具有自律性,但其自律性高低存在较大差异;其中窦房结P细胞的自律性最高,自动兴奋频率约每分钟100次;末梢浦肯野纤维网自律性最低,约每分钟25次;而房室交界和房室束的自律性居中,分别为每分钟50次和40次左右。正常情况下，整个心脏的活动总是按照当时自律性最高的组织所发出的节律性兴奋来进行，窦房结的自律性最高，它自动产生的兴奋向外扩布，依次激动心房肌、房室交界、房室束、心室内传导组织和心室肌，引起整个心脏兴奋和收缩。可见，窦房结是引导整个心脏兴奋和搏动的正常部位，故称为**正常起搏点**（normal pacemaker）。其他部位的自律组织并不表现出它们自身的自动节律性，只是起兴奋传导的作用，故称为**潜在起搏点**。在某些异常情况下，窦房结的兴奋因传导阻滞而不能控制其他自律组织，或者窦房结以外的自律组织的自律性增高，心房或心室即按当时节律性最高的部位的兴奋节律而搏动，这些异常的起搏部位称为**异位起搏点**。

2．影响自律性的因素　自律细胞的自动兴奋是4期膜自动去极化使膜电位从最大复极电位达到阈电位水平而引起的。因此，自律性的高低取决于4期自动去极化的速度，也受最大复极电位与阈电位之间差距的影响（图4－7）。

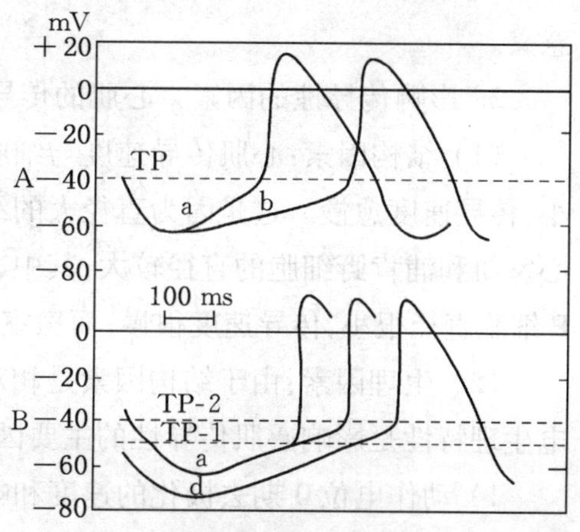

图4－7　影响心肌自律性的因素

A．4期自动去极化速率由a减小到b时，自律性降低；B．最大复极电位由a超极化到d，或阈电位由TP－1升高到TP－2时，自律性降低（TP：阈电位）

（1）4期自动去极化速度：4期自动去极化速度是影响心肌自律性最重要的因素。若去极化速度增快，达到阈电位水平所需的时间就缩短，单位时间内发生兴奋的次数就增多，亦即自律性增高；反之，则自律性降低。儿茶酚胺可加速自律细胞4期去极化速度，所以能提高其自律性；乙酰胆碱则可减慢自律细胞4期去极化速度，因而可降低其自律性。

（2）最大复极电位与阈电位之间的差距：最大复极电位的绝对值减小和（或）阈电位水平下移，可使两者之间的差距缩小，自动去极化达到阈电位水平所需的时间缩短，自律性增高；反之则自律性降低。心迷走神经兴奋可使窦房结P细胞最大复极电位的绝对值增大，自律性降低，心率减慢。

（三）传导性

心肌细胞任何部位产生的兴奋可沿细胞膜传遍整个细胞，并可通过闰盘上的缝隙连接从一个心肌细胞传给另一个心肌细胞，引起整个心房或整个心室的兴奋和收缩。因此，整个心房、整个心室可被看作两个功能上的合胞体。

1．心脏内兴奋传播的途径和特点　正常情况下，窦房结发出的兴奋通过心房肌传到整个右心房和左心房，并沿着由整齐排列的心房肌所组成的“优势传导通路”迅速传到房室交界区，再经房室束和左、右束支传到浦肯野纤维网，引起心室肌兴奋。位于内膜侧的心室肌先兴奋，然后向外膜侧心室肌扩布，引起整个心室兴奋。由于各类心肌细胞的形态和功能不同，兴奋在心脏各部分的传导速度也不相等。一般心房肌的传导速度较慢，约0.4 m/s，而

“优势传导通路”的传导速度较快，为 1.0 ~ 1.2 m/s，窦房结的兴奋可沿此通路很快传到房室交界区。心室肌的传导速度约 1 m/s，而心室内传导组织的传导速度则快得多，末梢浦肯野纤维的传导速度可达 4 m/s，且这些纤维呈网状分布于整个心室壁，这样，由房室交界传入心室的兴奋可沿浦肯野纤维网迅速而广泛地传到左、右两心室，这对两心室的同步收缩十分重要。房室交界区细胞的传导速度很慢，以结区传导速度为最慢，仅 0.02 m/s，而且房室交界是兴奋由心房进入心室的唯一通路，因此兴奋在通过交界区时需耽搁一段时间，这一现象称为**房-室延搁**(atrioventricular delay)。房-室延搁使心室收缩必定在心房收缩完毕后才开始，所以心房和心室不会同时收缩，这对保证心室的正常充盈和射血具有十分重要的生理意义。

2. 影响传导性的因素　心肌的传导性与心肌细胞的某些结构特点和电生理特性有关。

(1) 结构因素：心肌传导速度与细胞直径有关，直径愈大，传导速度愈快；反之，直径愈小，传导速度愈慢。这是因为直径大的细胞内电阻小，而直径小的细胞内电阻大。心房肌、心室肌和浦肯野细胞的直径较大，其中，末梢浦肯野纤维的直径最大，传导速度最快；窦房结 P 细胞直径很小，传导速度很慢；而房室交界结区细胞的直径更小，传导速度最慢。

(2) 生理因素：由于结构因素是相对固定的，而生理因素的变动性较大，故心肌细胞的电生理特性是影响心肌传导性的主要因素。

1) 动作电位 0 期去极化的速度和幅度：这是影响心肌传导速度最重要的因素。0 期去极化速度愈快，局部电流形成愈快，促使邻近未兴奋部位膜去极化达到阈电位的速度愈快，故兴奋传导愈快；0 期去极化幅度愈大，兴奋和未兴奋部位之间的电位差愈大，形成的局部电流愈强，局部电流传播的距离愈远，故兴奋传导愈快。

2) 邻旁未兴奋部位膜的兴奋性：兴奋的传导是细胞膜依次兴奋的过程，因此，邻旁未兴奋部位膜的兴奋性必将影响兴奋的传导。当邻旁未兴奋部位膜的静息电位(或最大复极电位)与阈电位的差距加大时，膜的兴奋性就降低，膜去极化达阈电位所需的时间延长，因而传导速度减慢。如果邻旁未兴奋部位膜上决定 0 期去极化的离子通道处于失活状态，即处在兴奋性周期的有效不应期内，故不能引起兴奋，结果引起传导阻滞；若邻旁未兴奋部位膜上有关离子通道处于部分失活状态，即处于兴奋性周期的相对不应期或超常期内，则可引起 0 期去极化速度和幅度都较小的动作电位，兴奋传导也将减慢。

(四) 收缩性

和骨骼肌细胞一样，心肌细胞的收缩也是由动作电位触发，通过兴奋-收缩耦联，使肌丝滑行而引起的。

1. 心肌细胞收缩的特点　与骨骼肌细胞相比，心肌细胞的收缩具有以下特点。

(1) 同步收缩：如前所述，心室肌细胞的兴奋传导较快，且整个心室可看作是一个功能上的合胞体，因此，兴奋几乎同时到达所有的心室肌细胞，引起心室肌细胞的同步兴奋和**同步收缩**。心房肌的情况也一样，因此，心房肌细胞的收缩也是同步的。只有当心肌细胞同步收缩时，心脏才能有效地泵血。心肌细胞的同步收缩也称为**“全或无”式收缩**。

(2) 不发生强直收缩：心肌细胞产生一次兴奋后，其有效不应期特别长，相当于整个收缩期和舒张早期。在有效不应期内，无论多么强大的刺激都不会使心肌细胞再次兴奋而产生收缩。因此，心脏不会发生强直收缩，而是始终保持收缩与舒张交替进行的节律活动。这对于保证心脏正常射血与充盈的交替，维持心脏正常的泵血功能具有重要意义。

(3) 对细胞外 Ca^{2+} 的依赖性：与骨骼肌细胞相比，心肌细胞的终池不很发达，Ca^{2+} 储备量较少，因此，心肌收缩依赖于细胞外 Ca^{2+} 的内流。细胞外 Ca^{2+} 的内流不仅使胞质中 Ca^{2+} 浓度增加，而且能触发终池释放大量的 Ca^{2+}，从而引起心肌细胞的收缩。这种由细胞外少量 Ca^{2+} 内流引起心肌细胞内 Ca^{2+} 库 Ca^{2+} 大量释放的过程，称为**钙触发钙释放**。细胞外液中 Ca^{2+} 浓度在一定范围内增加，可增强心肌收缩力；反之，细胞外液中 Ca^{2+} 浓度降低，则心肌收缩力减弱。当细胞外液中的 Ca^{2+} 浓度很低，甚至无 Ca^{2+} 时，虽然心肌细胞仍能产生动作电位，却不能引起收缩，这一现象称为**兴奋-收缩脱耦联**。

2. 影响心肌收缩的因素　前文在影响心输出量的因素中已述及，如前负荷（主要通过影响心肌细胞初长度而起作用）、后负荷（主要指大动脉血压）和心肌收缩能力等，以及细胞外液中的 Ca^{2+} 浓度，都能影响心肌的收缩性。

四、体表心电图

在正常人体，由窦房结发出的一次兴奋按一定的途径和时程依次传向心房和心室，引起整个心脏的兴奋。心脏各部分在兴奋过程中出现的生物电变化可通过心脏周围的导电组织和体液传到体表。若将引导电极安置在体表的特定部位，借助于心电图机就能记录到心脏电活动的波形，即**心电图**(electrocardiogram, ECG)。需要指出的是，心电图是整个心脏的心肌从兴奋的产生、传导到恢复过程的综合电变化，与机械的收缩舒张活动无直接关系。

心电图记录纸上印有长和宽各为 1 mm 小方格。记录纸上的纵坐标代表电压，每一小格相当于 0.1 mV；横坐标表示时间，每一小格相当于 0.04 s(图 4－8)。记录心电图时，首先调节仪器放大倍数，使 1 mV 标准电压信号在纵向上产生 10 mm 偏移，并选择每秒 25 mm 的走纸速度。这样，就能达到上述标准，并可在记录纸上测出心电图各波的电压和经历时间。心电图有多种引导方法，即导联。临床上检查心电图时，通常记录 12 个导联，包括Ⅰ、Ⅱ、Ⅲ三个标准导联，aVL、aVR、aVF 三个加压单极肢体导联和 V_1 ~ V_6 六个单极胸导联。不同导联上的心电图

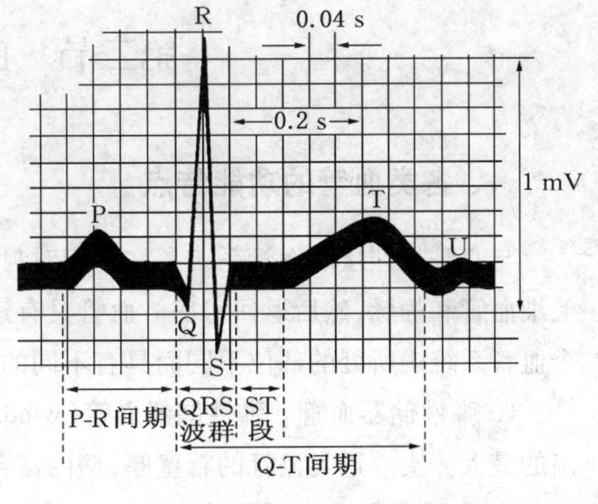

图 4－8　正常人体心电模式图

波形可不完全相同。但不管何种导联，心电图一般都具有P波、QRS波群和T波等基本波形，有时在T波后可出现U波。图4-8所示的心电图是以Ⅱ导联的波形为基础的模式图，以下就以Ⅱ导联心电图为例介绍心电图各波和间期及其意义。

1. P波　P波是一个小而圆钝的小波，历时0.08～0.11 s，波幅不超过0.25 mV，它代表左、右两心房的去极化过程。

2. QRS波群　QRS波群代表左、右两心室的去极化过程。典型的QRS波群包括三个紧挨着的电位波动，第一个为向下的Q波，接着是向上高而陡峭的R波，最后是向下的S波。在不同的心电图导联中，这三个波不一定都出现，其大小和方向也不相同。正常QRS波群的时程为0.06～0.10 s，代表兴奋在心室内传播所需的时间。

3. T波　T波的方向与QRS波群的主波方向相向，波幅一般为0.1～0.8 mV，历时0.05～0.25 s。T波反映心室的复极化过程。若出现T波低平、双向或倒置，主要反映心肌缺血。

4. U波　U波是T波后0.02～0.04 s可能出现的一个低而宽的波，方向一般与T波一致，波幅多在0.05 mV以下。U波的成因和意义尚不十分清楚。

5. P-R间期(或P-Q间期)　是指从P波起点到QRS波起点之间的时程，一般为0.12～0.20 s。P-R间期代表由窦房结产生的兴奋经心房、房室交界和房室束传到心室，并引起心室开始兴奋所需要的时间，故也称房室传导时间。房室传导阻滞时，P-R间期延长。

6. Q-T间期　是指从QRS波起点到T波终点的时程，它代表心室开始兴奋去极化到完全复极化至静息状态所经历的时间。Q-T间期的长短与心率成反变关系，心率愈快，Q-T间期愈短。

7. ST段　是指从QRS波群终点到T波起点之间的线段，正常时与基线平齐。它代表心室各部分心肌细胞均处于去极化状态，各部分之间的电位差很小。ST段异常压低或抬高常表示心肌缺血或损伤。

第二节　血 管 生 理

一、各类血管的功能特点

与心脏相连接的血管系统是一个相对封闭的管道系统。由心室射出的血液流经动脉、毛细血管和静脉，然后返回心房。血管具有运送血液和交换物质的作用。各类血管因在整个血管系统中所处的部位不同而具有不同的结构和功能特点。

1. 弹性储器血管　**弹性储器血管**(windkessel vessel)是指主动脉和肺动脉主干及其发出的最大分支。这类血管的管壁厚，壁内富含弹性纤维，有明显的可扩张性和弹性。心室收缩射血时，主动脉和大动脉被动扩张，容积增大，可暂时储存一部分血液；心室舒张时，射血停止，被扩张的血管依其弹性回缩，驱使储存的血液向外周流动。主动脉和大动脉的这种功能称为弹性储器作用。

2. 分配血管　**分配血管**（distributing vessel）是指从大动脉至小动脉之间的动脉管道，相当于中动脉。这类血管的管壁中平滑肌较多，收缩性较强，其收缩和舒张可调节分配到身体各组织器官的血流量。

3. 阻力血管　**阻力血管**（resistance vessel）是指小动脉和微动脉。这类血管的口径小，血流阻力大，管壁富含平滑肌。平滑肌的收缩和舒张可使血管口径发生明显变化，从而改变血流阻力以及供应各组织器官的血流量。

4. 交换血管　**交换血管**（exchange vessel）是指真毛细血管。这类血管数量多，管壁薄，仅有一层内皮细胞，外面包裹一薄层基膜，因此通透性很高，是血液和组织进行物质交换的场所。

5. 容量血管　**容量血管**（capacitance vessel）是指静脉血管。它和相应的动脉比较，口径大、管壁薄、易扩张、容量大。安静状态下，有60%～70%的循环血量容纳在静脉内，因此静脉在血管系统中起着血液储存库的作用。

6. 短路血管　**短路血管**（shunt vessel）是指微动脉和微静脉之间的吻合支。主要分布于手指、足趾、耳郭等处的皮肤中。这类血管开放时，微动脉内的血液直接经此短路流入微静脉，可参与体温调节。

二、血流动力学特点

血流动力学是流体力学的一个分支，是指血液在心血管系统中流动的力学，主要研究血流量、血流阻力和血压以及它们之间的相互关系。由于血液是含有血细胞及胶体物质等多种成分的液体，而不是理想液体；血管系统是具有弹性和可扩张性的复杂管道系统，而不是刚性管道。因此，血流动力学有其自身的特点。

（一）血流量

1. 血流量和血流速度　单位时间内流过血管某一截面的血液量，称为**血流量**（blood flow），也称**容积速度**，其单位常以 ml/min 或 L/min 表示。按照流体力学的一般原理，在一段管道中，单位时间的液体流量与该段管道两端的压力差呈正比，与管道内的阻力呈反比。这一关系也适用于血流量、血压与血流阻力之间的关系，即血流量（Q）与血管两端的压力差（ΔP）呈正比，与血流阻力（R）呈反比。即

$$Q = \frac{\Delta P}{R}$$

因为心血管系统是一个相对封闭的管道系统，各个截面的流量相等。因此，就整个体循环而言，动脉、毛细血管和静脉各段血管的总血流量也相等，都等于心输出量。因此公式中的 Q 即为心输出量，ΔP 是主动脉和右心房之间的压力差，R 为体循环总的血流阻力。

血流速度(velocity of blood flow)是指血液中的一个质点在血管内流动的线速度,单位为cm/s。血液在血管内流动时,血流速度与血流量呈正比,与血管的横截面积呈反比。由于体内主动脉的截面积最小,毛细血管总截面积最大,因此主动脉的血流速度最快,而毛细血管的血流速度最慢。

2. 层流和湍流　血管内血流的方式可分为层流和湍流两类(图4-9)。**层流**是液体每个质点的流动方向一致且与血管的长轴平行的血流方式。但各质点的流速不同,以血管轴心处最快,越靠近管壁越慢。**湍流**是血流速度加快到一定程度后,血液中各个质点的流动方向不再一致的血流方式。人体血管内血液的流动在正常情况下属于层流方式,在血流速度快、血管口径大、血液黏滞度低的情况下,易产生湍流。生理情况下,心室内存在湍流,可使来自肺不同部分的含氧量不同的血液充分混合,使左心室射出的血液含氧量变得十分均匀。病理情况下,如房室瓣、主动脉瓣狭窄时易形成湍流而产生杂音,后者可用于临床心血管异常的诊断。

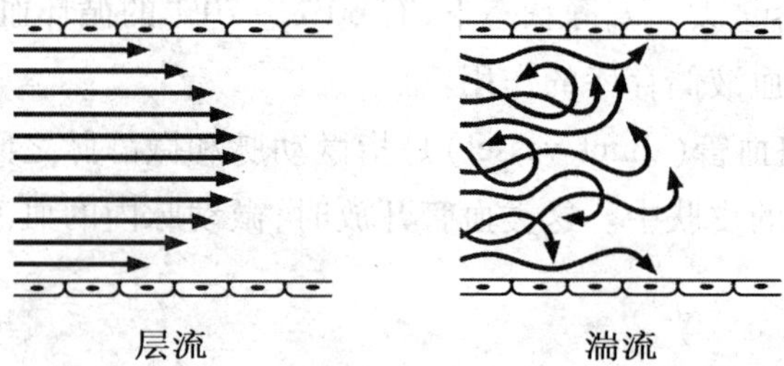

图4-9　层流和湍流情况下的血流状态示意图

(二) 血流阻力

血流阻力(resistance of blood flow)是指血液在血管内流动时所遇到的阻力,主要来源于血液成分之间的摩擦力以及血液与管壁之间的摩擦力。血流阻力一般不能直接测量,但可通过以下公式计算得出

$$R = \frac{8\eta L}{\pi r^4}$$

这一公式表明,血流阻力(R)与血管的长度(L)和血液的黏滞度(η)呈正比,而与血管半径(r)的4次方呈反比。将上式代入

$$Q = \frac{\Delta P}{R}$$

可得公式

$$Q = \frac{\Delta P \pi r^4}{8\eta L}$$

这一公式称为**泊肃叶定律**。这个定律仅适用于层流。当发生湍流时，由于摩擦阻力加大，血流阻力将明显增大。

在生理条件下，血管长度和血液黏滞度的变化很小，所以血流阻力主要取决于血管口径。如果血管口径减小一半，血流阻力将增至原来的16倍。机体对各器官血流量分配的调节主要是通过调节各器官阻力血管的口径进行的。正常时小动脉、微动脉口径很小，产生的血流阻力很大，约占体循环总血流阻力的57%，因而被认为是产生阻力的主要部位。由于心脏、大血管常被视作循环系统的中心部位，因此把小动脉、微动脉的血流阻力称为**外周阻力**（peripheral resistance）。

（三）血压

血压（blood pressure）是指血管内流动的血液对单位面积血管壁的侧压力，即压强。压强的国际标准计量单位是帕（Pa）或千帕（kPa），但习惯上常以mmHg为单位（1 mmHg = 0.133 kPa，1 kPa = 7.5 mmHg）。血压是与大气压比较而言的，是以高过大气压的数值来表示的。如果测得动脉血压为100 mmHg，即表示动脉内血压比大气压高100 mmHg。

体内所有血管中都存在血压，分别称为动脉血压、毛细血管血压和静脉血压。在体循环中，血流从主动脉流向右心房，由于不断克服血流阻力而造成能量的消耗，各段血管中血压逐渐下降（图4-10）。各段血管血压降落的幅度与该段血管的血流阻力呈正比。在主动脉和大动脉段，血压降落较小；微动脉段的血流阻力最大，血压降落也最明显；当血液由大静脉回到右心房时，压力已接近零。由于大静脉的压力较低，故常以 cmH_2O 为单位（1 cmH_2O = 0.098 kPa）。

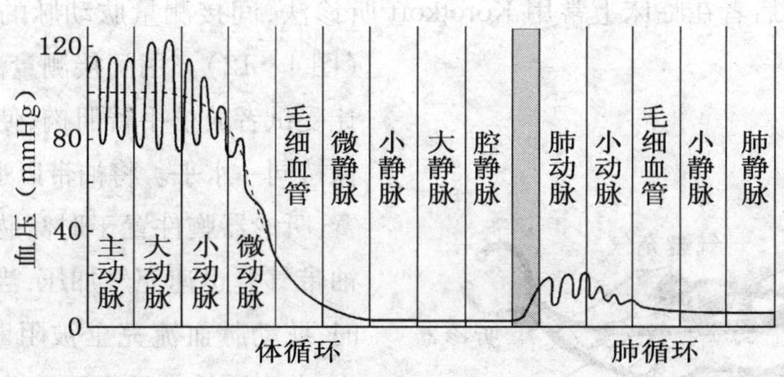

图4-10　正常人体（平卧时）不同部位的血压示意图

三、动脉血压与动脉脉搏

（一）动脉血压的正常值

动脉血压一般是指主动脉压。由于大动脉中血压降落很小，故通常将测得的肱动脉血压代替主动脉压。在心动周期中，动脉血压随心脏的收缩和舒张而发生规律性波动。心室收缩射血时，主动脉压上升所达到的最高值称为**收缩压**（systolic pressure）。心室舒张时，心室停止射血，主动脉压下降所达到的最低值称为**舒张压**（diastolic pressure）。收缩压与舒张压之间的差值称为**脉搏压**（pulse pressure），简称**脉压**。心动周期中每一瞬时动脉血压的平均值称为**平均动脉压**（mean arterial pressure），约等于舒张压加 1/3 脉压（图 4－11）。

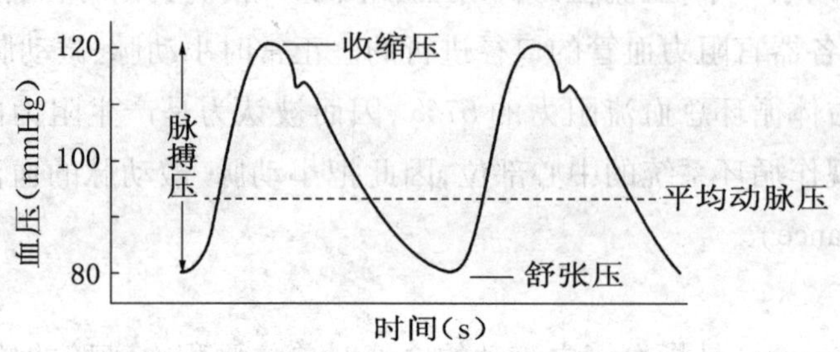

图 4－11　动脉血压示意图

1．动脉血压的正常值及其生理变异　我国健康青年人在安静状态时的收缩压为 100～120 mmHg，舒张压为 60～80 mmHg，脉压为 30～40 mmHg。临床上的习惯写法是：收缩压/舒张压（mmHg）。健康人在安静状态时动脉血压比较稳定，但存在性别、年龄和个体差异。一般是同龄男性略高于女性，更年期后女性动脉血压较高；不论男女，动脉血压均随年龄增长而逐渐升高，收缩压比舒张压升高更为显著。此外，血压还受到体重、能量代谢、情绪等诸多因素的影响。肥胖者动脉血压略高于中等体型者，肌肉运动或情绪激动时，动脉血压暂时升高，睡眠时动脉血压可降低。

2．动脉血压的测量　动脉血压的测量方法可分为直接测量法和间接测量法。前者一般用于动物实验，后者在临床上常用 Korotkoff 听诊法，间接测量肱动脉的收缩压和舒张压（图 4－12）。用间接测量法测量血压时，应让受试者放松手臂肌肉，使测量部位与心脏保持同一水平。将袖带以适当松紧度缠绕上臂，听诊器胸件置于肘窝肱动脉搏动处。给袖带气囊迅速充气加压，当压力高于收缩压时，肱动脉血流完全被阻断，肱动脉搏动消失，此时听诊器听不到声音。继续充气使血压计读数再上升 20～30 mmHg，然后以 2～3 mmHg/s 的速度缓慢放气。当袖带内压力低于收缩压的一瞬间，血液冲过肱动脉的压迫区形成湍流而产生声音，在听到第一个声音时血压计上水银柱所达到的压力读数即为收缩压。当袖带压力继续降至舒张压以下时，血流完全恢复畅通，声音突然变小并最后消失。在声音由强突然变弱的一瞬间，血压计上水银柱的压力读数为舒张压。通常情况下，两臂血压的测量值之差不超过 10 mmHg，以左臂血压高于右臂较为多见。

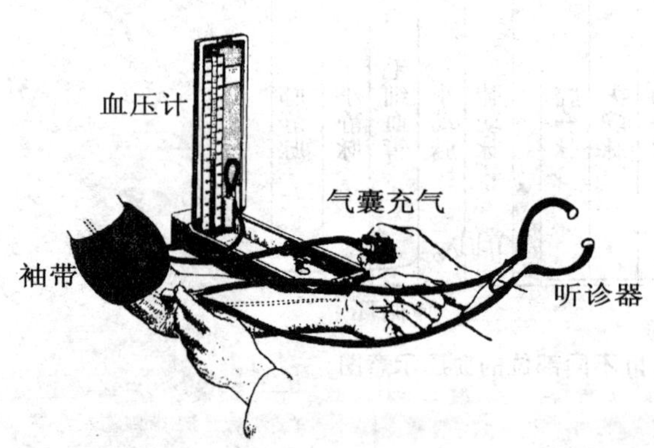

图 4－12　动脉血压间接测量法示意图

（二）动脉血压的形成

动脉血压的形成是多种因素相互作用的结果。

1. 循环系统内的血液充盈　心血管系统是一个相对封闭的管道系统，循环系统内有足够的血液充盈是产生血压的前提。实验中若用电刺激造成动物心脏暂停射血，血流停止，此时循环系统各处测得的压力都相等，约 7 mmHg，这一压力反映血管的充盈度，称为**循环系统平均充盈压**（mean circulatory filling pressure）。循环系统平均充盈压的高低取决于循环血量与循环系统容量之间的相对关系，当循环血量增加或血管容量减小时，充盈压升高；反之，则充盈压降低。

2. 心室收缩射血　心脏射血是形成动脉血压的能量来源。心室肌收缩所释放的能量可分为两部分：一部分转化为推动血液流动的动能；另一部分则形成对血管壁的侧压力，使血管扩张，以势能的形式暂时储存于主动脉和大动脉管壁中。心室舒张时，被扩张的大血管依其弹性回缩，将部分势能又转化为推动血流的动能，使血液继续向前流动。

3. 外周阻力　心室每次收缩将一定量的血液射入主动脉，由于外周阻力的存在，通常只有 1/3 的血液在心缩期流向外周，其余 2/3 暂时储存在主动脉和大动脉内，使动脉血压升高。若仅有心脏射血而无外周阻力，则心室收缩所释放的能量全部成为推动血流的动能，射入大动脉的血液将全部流到外周，因而就不可能增加对血管壁的侧压力，心舒期血管内血流也将中断。

4. 主动脉和大动脉的弹性储器作用　心室收缩射血时，主动脉和大动脉被动扩张，可容纳更多的血液，使心室收缩期的动脉血压虽有升高但不致过高；心室舒张停止射血时，已扩张的主动脉和大动脉弹性回缩，将暂时储存的血液继续推向外周，并使心室舒张期动脉血压维持一定高度，不会降得太低（图 4－13）。可见，大动脉的弹性储器作用有两方面的意义：一是缓冲动脉血压的波动，使心动周期中动脉血压的波动幅度远小于心室内压的波动幅度；二是使心室的间断射血变为动脉内持续的血流。

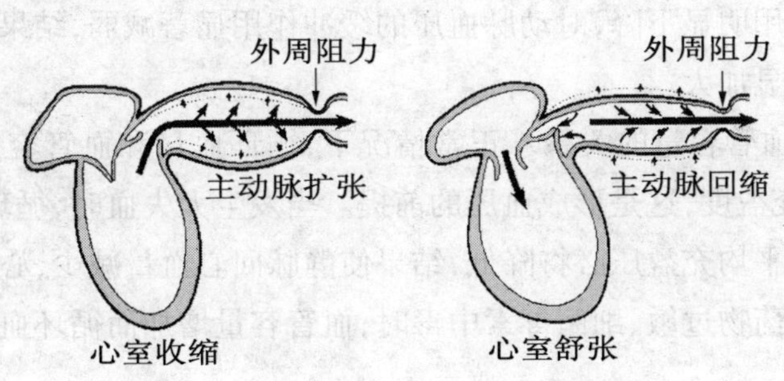

图 4－13　主动脉的弹性储器作用示意图

（三）影响动脉血压的因素

凡与动脉血压形成有关的因素发生改变，都可影响动脉血压。以下就单个因素变化对动脉血压可能产生的影响加以分析。

1. 每搏输出量　每搏输出量增加时，心缩期射入主动脉的血量增加，血管壁所受的侧压力增大，可引起收缩压明显升高。但由于动脉血压升高，血流速度随之加快，流向外周的血量增多，在心舒期末，大动脉内存留的血量增多不明显，舒张压虽有升高，但幅度较小，因此脉压增大。相反，当每搏输出量减少时，则主要表现为收缩压明显降低，舒张压降低不多，故脉压减小。一般情况下，收缩压的高低主要反映每搏输出量的多少。在心肌炎、心肌梗死时，由于心肌收缩力减弱，可导致搏出量减少，收缩压降低。

2. 心率　心率加快时，心舒期缩短比心缩期缩短更明显，心舒期内从大动脉流向外周的血液量减少，因此心舒期末存留在大动脉内的血量增加，使舒张压明显升高。由于动脉血压升高使血流速度加快，使心缩期内有较多血液流向外周，收缩压虽有升高，但不如舒张压升高明显，故脉压减小。如果心率过快，则心舒期过短，使心室充盈不足，导致心输出量减少，动脉血压反而下降。相反，当心率减慢时，舒张压降低比收缩压降低更明显，因而脉压加大。

3. 外周阻力　外周阻力增加时，血液从大动脉流向外周的速度减慢，心舒期末存留在大动脉内的血量增多，舒张压明显升高。由于动脉血压升高使血流速度加快，心缩期内较多的血液流向外周，留在大动脉内的血量增加不多，收缩压虽有升高，但不如舒张压升高明显，故脉压减小。相反，外周阻力减小时，舒张压降低比收缩压降低更大，故脉压加大。一般情况下，舒张压的高低主要反映外周阻力的大小。

外周阻力的大小与阻力血管口径有密切关系。原发性高血压的发生往往是由于阻力血管口径变小，外周阻力增加所致，因而常以舒张压升高为主。很多治疗高血压的药物，就是通过增加血管口径来达到降压目的的。此外，血液黏滞度增大也可增加外周阻力，使舒张压升高。红细胞增多症患者由于血液黏滞度增大，也可能伴有高血压症状。

4. 主动脉和大动脉的弹性储器作用　如前所述，主动脉和大动脉的弹性储器作用可缓冲动脉血压波动，减小脉压。但在老年人，由于大动脉硬化，管壁弹性纤维减少而胶原纤维增多，其弹性储器作用明显下降，对动脉血压的缓冲作用显著减弱，结果导致收缩压升高，舒张压降低，故脉压明显加大。

5. 循环血量与血管容量的关系　正常情况下，循环血量和血管容量相适应，因而循环系统内保持一定的充盈度，这是形成血压的前提。当发生大失血时，循环血量减少而血管容量不变，则循环系统平均充盈压必将降低，结果使静脉回心血量减少，心输出量减少，引起动脉血压下降；在发生药物过敏、细菌毒素中毒时，血管容量增加而循环血量不变，动脉血压也会急剧下降。

以上都是在假定其他因素不变的情况下，对单个影响因素所作的分析。在完整机体，动脉血压常同时受多种因素的影响，因此，分析动脉血压的影响因素，应根据不同情况进行综合考虑。

（四）动脉脉搏

在每个心动周期中，随着心脏的舒缩活动，动脉内压力和容积发生周期性变化而导致动脉管壁的周期性搏动，称为**动脉脉搏**（arterial pulse）。搏动首先发生于主动脉起始部，以一定速度沿动脉管壁向外周传播，因此用手指可在某些浅表部位触摸到动脉脉搏。动脉脉搏的传导速度比血流速度快得多，传导速度快慢与动脉管壁的弹性有关。动脉管壁弹性愈好，传导速度愈慢；老年人因动脉硬化，弹性减退，可使脉搏传导速度加快。

用脉搏描记仪可记录到浅表动脉的脉搏波形图。典型的脉搏图由上升支和下降支组成。上升支的形成与心室射血、动脉血压升高和血管壁扩张有关。下降支的前段是由于心室减慢射血，进入动脉的血量减少，动脉管壁回缩，血压降低而形成；随后心室舒张，动脉血压进一步下降，构成下降支的后段。在下降支的中间，因为主动脉瓣关闭，血液向心室方向反流时受到阻挡，因而构成一个短暂向上的小波。

脉搏图的波形与心输出量、主动脉瓣状况、动脉的可扩张性和外周阻力等因素密切相关，故可反映心血管系统功能活动的改变。

四、静脉血压与静脉血流

静脉不仅是将来自毛细血管的血液汇集起来并将血液返回心脏的通路，而且具有容量大、易扩张、能收缩等特点。安静时体循环中60%～70%的血液容纳在静脉内，故静脉又有容量血管之称，起着储血库的作用。静脉的舒缩活动还可有效调节静脉回心血量，使循环功能适应机体在各种生理状态下的需要。

（一）静脉血压

静脉血压远低于动脉血压。在体循环中，当血液通过毛细血管汇集到微静脉时，血压已降至15～20 mmHg，血液最后流入右心房时，血压已接近零。

1．外周静脉压和中心静脉压　通常将各器官的静脉血压称为**外周静脉压**（peripheral venous pressure），其特点是血压低，血流阻力小，易受重力和体位的影响。而右心房和胸腔内大静脉的血压则称为**中心静脉压**（central venous pressure，CVP），其正常值为4～12 cmH_2O。中心静脉压的高低取决于心脏射血能力和静脉回心血量之间的相互关系。若心脏射血能力较强，能及时将回心的血液射入动脉，中心静脉压就较低；反之，心脏射血能力减弱（如右心衰竭），右心房和腔静脉淤血，中心静脉压便升高。另一方面，若静脉回流增加，回流速度加快，中心静脉压也将升高。反之，若静脉回流减少，回流速度减慢，则中心静脉压将偏低。由于测定中心静脉压可反映静脉回心血量和心脏的功能状态，因此临床上可以中心静脉压的变化作为控制输液速度和输液量的重要指标。如果中心静脉压偏低或有下降趋势，常提示输液量不足；如果中心静脉压偏高并有进行性升高趋势，则表明输液过快或心脏射血功能不全；当中心静脉压超过16 cmH_2O时，输液要慎重或暂停。

2．重力对静脉血压的影响　血管内血液由于重力作用而产生一定的静水压，静脉管壁

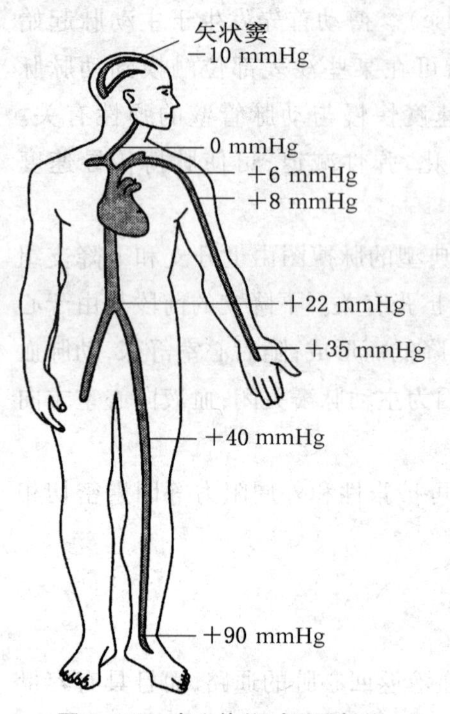

图 4-14 直立体位对不同部位静脉血压的影响

较相同直径的动脉管壁薄而柔软,血管内外压力差较小,因此易受重力的影响。人体平卧时,各部位血管的位置大致与心脏在同一水平,静水压也大致相同。但在直立时,由于重力作用使足部静脉血压升高,其增高部分相当于从足部至心脏的高度所形成的静水压,约90 mmHg(图 4-14)。而高于心脏水平的部位,血管内的压力却较平卧位时低,如脑膜矢状窦内的压力可降至-10 mmHg 左右。

（二）静脉血流

1. 静脉对血流的阻力 正常情况下,微静脉与右心房之间的压差仅约 15 mmHg,可见静脉对血流的阻力很小,约占整个体循环总阻力的 15%。微静脉在功能上属于毛细血管后阻力血管,可调节毛细血管血压。如果毛细血管前阻力不变,微静脉收缩可引起毛细血管后阻力增大,于是毛细血管血压升高,使组织液的生成增多。反之,当微静脉舒张时,则有利于组织液进入毛细血管。因此,机体可通过调节微静脉的收缩状态来调控毛细血管内外(即血液和组织液之间)液体移动的方向和量,从而间接调节循环血量。

2. 影响静脉回心血量的因素 单位时间内**静脉回心血量**(venous return)的多少取决于外周静脉压与中心静脉压之差,以及静脉对血流的阻力。凡能影响外周静脉压、中心静脉压和静脉血流阻力的因素都可影响静脉回心血量。

(1) 循环系统平均充盈压:血管内血液的充盈程度对静脉回心血量有直接影响。循环系统平均充盈压是反映血管系统充盈程度的指标。当循环血量增加或容量血管收缩时,循环系统平均充盈压升高,静脉回心血量增加;反之,静脉回心血量减少。

(2) 心脏收缩力:心脏收缩力是静脉回流的原动力。若心脏收缩力强,射血时心室排空较完全,心舒期室内压就较低,对心房和大静脉内血液的抽吸力较大,回心血量将增多。反之,心脏收缩力减弱,回心血量就减少。例如右心衰竭时,心舒期右心室内压较高,血液淤积在右心房和大静脉内,静脉回心血量明显减少,患者可出现颈静脉怒张,肝充血肿大,下肢水肿等静脉淤血的症状;左心衰竭时,左心房和肺静脉压升高,不利于肺循环中的血液回流,可出现肺淤血和肺水肿。

(3) 体位改变:静脉血管的可扩张性大,当体位发生变化时,重力作用对静脉回流有较大的影响。当人体从卧位变为立位时,心脏水平以下的静脉扩张可多容纳约 500 ml 血液,因此回心血量减少。正常人有时从蹲位突然起立,出现眼前发黑甚至晕倒的现象,就是由于体位的影响，导致回心血量减少，心输出量减少和血压暂时性下降所致。长期卧床的患者，静脉管壁的紧张度较低，可扩张性较大，而且腹壁和下肢肌肉的收缩力减弱，对静脉的挤压作用减小。所以，突然下床站立时，可因大量血液淤滞于下肢，动脉血压下降，脑部缺血，引起头晕甚至昏厥。

(4) 骨骼肌的挤压作用：管径大于 2 mm 的静脉血管内常有静脉瓣膜，静脉瓣膜可使静脉血只能流向心脏而不能逆流。肌肉收缩时，位于肌肉内或肌肉间的静脉受到挤压，静脉内血液向心脏回流加速；肌肉舒张时，静脉瓣膜撑开，可阻止血液倒流（图 4－15）；当肌肉再次收缩时，又可促使血液向心脏流动。因此，骨骼肌交替节律性舒缩与静脉瓣配合，对静脉回流起到“泵”的作用。这种作用对于立位时降低下肢静脉压和减少血液在下肢静脉内潴留有重要意义。例如步行时，下肢肌肉泵的作用可加速静脉回流。如果久立不动，则可使下肢静脉回流受阻，静脉过度扩张，导致下肢静脉曲张和水肿。

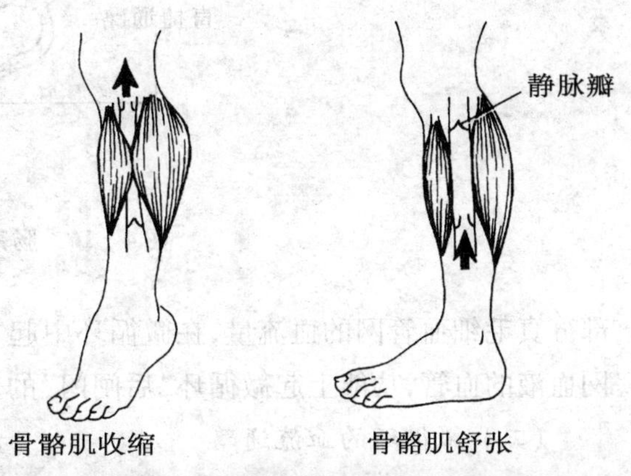

图 4－15　骨骼肌舒缩对静脉回流的影响

(5) 呼吸运动：呼吸运动对静脉回流也起“泵”的作用。由于胸膜腔内压为负压（见第五章），胸腔内大静脉经常处于扩张状态。吸气时，胸腔容积增大，胸膜腔负压进一步增大，使胸腔内大静脉和右心房更加扩张，中心静脉压降低，回流至右心房的血量增多。呼气时静脉回心血量减少。然而，呼吸运动对左心和右心的回心血量影响有所不同。吸气时，随着肺的扩张，肺部血管被牵拉扩张，容积增大，能存留较多的血液，因而由肺静脉回流至左心房的血量减少；呼气时情况相反。

五、微循环

微循环（microcirculation）是指微动脉和微静脉之间的血液循环，其基本功能是实现血液和组织之间的物质交换。

（一）微循环的组成

由于各组织器官的形态与功能不同，微循环的组成也有所不同。人手指甲皱皮肤微循环的结构较简单，微动脉和微静脉之间仅有呈袢状的毛细血管相连，骨骼肌和肠系膜微循环的形态则较复杂。典型的微循环由微动脉、后微动脉、毛细血管前括约肌、真毛细血管、通血毛细血管、动-静脉吻合支和微静脉等部分组成（图 4－16）。

微动脉是小动脉的终末部分，管壁有环行的平滑肌，其收缩或舒张可使管径缩小或扩大，起控制微循环血流“总闸门”的作用；后微动脉是微动脉的分支，管壁只有单层平滑肌细胞，毛细血管前括约肌是真毛细血管起始端包绕管壁的平滑肌，它们的舒缩活动可控制所属

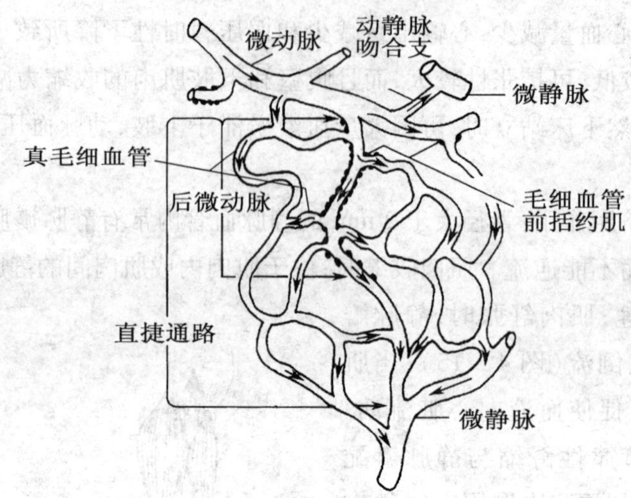

图 4－16　肠系膜微循环模式图

部分真毛细血管网的血流量，在微循环中起“分闸门”的作用；微静脉是收集来自毛细血管网血液的血管，功能上起微循环“后闸门”的作用。

（二）微循环的血流通路

微循环的血液可通过以下三条通路从微动脉流向微静脉。

1. 直捷通路　**直捷通路**（thoroughfare channel）是指血液从微动脉经后微动脉、通血毛细血管进入微静脉的血流通路。通血毛细血管是后微动脉的直接延伸，其管壁平滑肌逐渐稀少以至消失。直捷通路多见于骨骼肌的微循环，且经常处于开放状态。其特点是短而直，血流阻力小，流速快，因此很少进行物质交换。主要功能是使一部分血液迅速回心，保持血流量的相对稳定。

2. 迂回通路　**迂回通路**（circuitous channel）是指血液从微动脉经后微动脉、毛细血管前括约肌、真毛细血管网后汇集到微静脉的血流通路。真毛细血管管壁薄、通透性大，行径迂回曲折，穿行于细胞间隙，且互相连通成网，血流缓慢。迂回通路是血液与组织细胞进行物质交换的主要场所，故又称营养通路。

3. 动-静脉短路　**动-静脉短路**（arteriovenous shunt）是指血液从微动脉经动-静脉吻合支直接回流到微静脉的血流通路。该通路多见于皮肤微循环，尤其是手指、足趾、耳郭等处。动-静脉吻合支有完整的平滑肌，管壁厚，血流速度快，所以没有物质交换功能，主要参与体温调节。当气温升高时，动-静脉短路开放增多，皮肤血流量增加，皮肤温度升高，有利于散热；反之动-静脉短路关闭，有利保存体热。但动-静脉短路开放会相对减少组织对氧的摄取。临床上感染性和中毒性休克时，动-静脉短路大量开放，可加重组织缺氧状态。

（三）微循环血流量的调节

微循环对血流量的调节取决于血管平滑肌的舒缩活动。交感神经支配微动脉和微静脉，以影响微动脉为主。交感神经兴奋时，微循环的"总闸门"和"后闸门"趋于关闭，微循环的血液灌注量和流出量均减少，尤以前者为甚，故毛细血管血压降低。微动脉与微静脉也受体液因素的调节。全身性体液因素如肾上腺素、去甲肾上腺素、血管紧张素Ⅱ等均可引起它们收缩，而局部代谢产物如 CO_2、乳酸、腺苷、H^+ 等则可使之舒张。后微动脉和毛细血管前括约肌主要受局部代谢产物的调节。

在安静状态下，真毛细血管是轮流交替开放的。当组织代谢水平低，局部代谢产物积聚较少时，真毛细血管网关闭；一段时间后，局部代谢产物增多，引起后微动脉和毛细血管前括约肌舒张，真毛细血管网开放，血流通畅，将局部代谢产物运走，后微动脉和毛细血管前括约肌又复收缩，真毛细血管网再次关闭。如此周而复始，使真毛细血管轮流交替开放，这是一种自身调节过程。后微动脉和毛细血管前括约肌这种收缩和舒张的交替活动每分钟 5～10 次，并保持约 20% 的真毛细血管处于开放状态。当组织代谢活动增强时，将有更多后微动脉和毛细血管前括约肌舒张，真毛细血管可大量开放，以适应代谢的需要。

（四）微循环的物质交换功能

血液与组织细胞之间的物质交换是通过组织液这个中间环节进行的，而毛细血管壁具有良好的通透性，这是血液和组织液之间物质交换的重要保证。物质交换主要通过以下方式进行。

1. 扩散　**扩散**是血液与组织液之间进行物质交换最主要的方式。扩散的动力是该物质在血管壁两侧的浓度差。如血液中的营养物质较多、O_2 分压较高，可扩散入组织液；而组织液中代谢产物较多、CO_2 分压较高，可向血液扩散。扩散的速度与该物质的浓度差、毛细血管壁通透性、有效扩散面积成正比，与毛细血管壁厚度（扩散距离）成反比。

2. 滤过和重吸收　由于毛细血管壁两侧静水压和胶体渗透压的差异，引起的液体（包括小分子溶质）从毛细血管内向血管外的移动称为**滤过**，而将液体向相反方向的移动则称为**重吸收**。血液和组织液之间以滤过和重吸收的方式进行物质交换仅占交换总量中的一小部分，但在组织液的生成中起重要作用。

3. 吞饮　血浆蛋白等大分子物质跨毛细血管壁移动常以吞饮的方式进行。在毛细血管内皮细胞一侧的液态物质可被细胞膜包围，形成吞饮小泡，然后被运至细胞的另一侧，并排出细胞外，从而实现物质跨血管内皮细胞的转运。

六、组织液的生成与淋巴循环

组织液存在于组织细胞的间隙中，绝大部分呈胶冻状，不能自由流动。组织液中各种离子成分与血浆相同，但蛋白质浓度明显低于血浆。

（一）组织液生成的原理

组织液由血浆经毛细血管壁滤过而形成。液体通过毛细血管壁移动的方向取决于毛细血管内、外的四个因素，其中毛细血管血压和组织液胶体渗透压是促使液体由毛细血管内向血管外滤过的力量，血浆胶体渗透压和组织液静水压则是促使液体重吸收回毛细血管内的力量。滤过与重吸收的力量之差称为**有效滤过压**(effective filtration pressure)，可用下式表示

有效滤过压 =（毛细血管血压 + 组织液胶体渗透压）-（血浆胶体渗透压 + 组织液静水压）

若有效滤过压为正值，表示有液体自毛细血管滤出至组织间隙，即有组织液生成；若有效滤过压为负值，则说明有液体自组织间隙被重吸收回毛细血管，即有组织液回流。

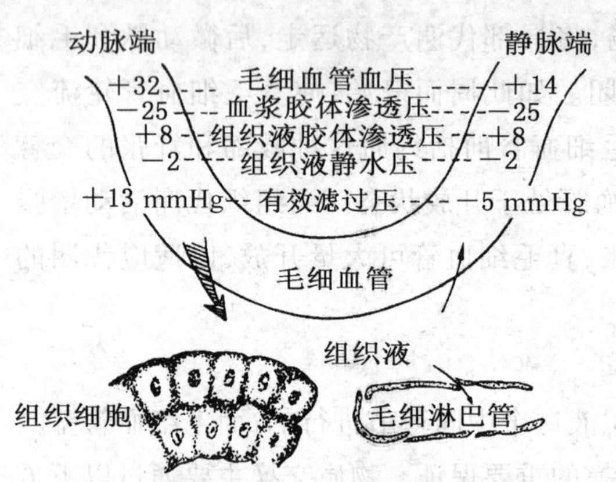

图 4-17 组织液生成与回流示意图

图中数字前的 + 表示使液体滤出毛细血管的力量；- 表示重吸收回毛细血管的力量

正常情况下，血液由毛细血管动脉端流向静脉端时，血压逐渐降低。动脉端毛细血管血压约 32 mmHg，至静脉端约降至 14 mmHg，而血浆胶体渗透压、组织液胶体渗透压和组织液静水压一般变化不大，分别为 25、8 和 2 mmHg 左右。按此计算，毛细血管动脉端的有效滤过压为正值，约 13 mmHg，故有组织液生成；而毛细血管静脉端的有效滤过压为负值，约 -5 mmHg，因而有组织液回流（图 4-17）。总的说来，毛细血管中液体的滤过和重吸收之间是一个逐渐移行的过程。流经毛细血管的血浆，有 0.5%～2% 以滤过的方式进入组织间隙，其中约 90% 在静脉端被重吸收回血液，其余约 10% 进入毛细淋巴管，成为淋巴，再由淋巴系统回流入血。

（二）影响组织液生成的因素

正常情况下，组织液的生成与回流是平衡的。一旦平衡遭受破坏，有过多的液体潴留于组织间隙，将引起组织水肿。凡能影响有效滤过压、毛细血管壁通透性和淋巴回流的因素均可影响组织液的生成与回流。

1. 毛细血管血压　发生炎症时，局部微动脉扩张，可使毛细血管血压升高，有效滤过压升高，组织液生成多于回流，引起局部水肿。当发生右心衰竭时，静脉回流受阻，也可使毛细血管血压升高，有效滤过压升高，组织液生成多于回流而引起全身性水肿。

2. 血浆胶体渗透压　当肝功能受损、严重营养不良或大量蛋白尿时，由于血浆蛋白合成减少或大量丢失，可使血浆胶体渗透压下降，有效滤过压升高，组织液回流少于生成而出现全身性水肿。

3. 毛细血管壁通透性　局部烧伤或发生过敏反应时，毛细血管壁通透性显著增加，部分血浆蛋白渗出，可使血浆胶体渗透压下降而组织液胶体渗透压升高，造成组织液生成增多而回流减少，故可出现局部水肿。

4. 淋巴回流　正常时约10%组织液经淋巴回流入血,保持组织液生成和回流平衡。若患丝虫病或肿瘤以及手术、感染等致使淋巴管阻塞,淋巴回流受阻,组织液积聚于组织间隙中,也可导致局部水肿。

(三) 淋巴循环

淋巴系统是血液循环的一个重要辅助系统。全身的淋巴通过淋巴管收集,最后经右淋巴导管和胸导管流入静脉。毛细淋巴管的盲端始于组织间隙,管壁由单层内皮细胞构成,管壁外无基膜,故通透性极高。相邻的内皮细胞边缘呈叠瓦状互相覆盖,形成只向管腔内开放的单向活瓣。组织液和悬浮于其中的微粒可自由进入毛细淋巴管但不能倒流。此外,毛细淋巴管的内皮细胞还具有吞饮功能。淋巴循环具有回收组织液中的蛋白质,运输从肠道吸收的脂肪和胆固醇等营养物质,调节血浆和组织液之间的液体平衡,以及清除组织中的红细胞、细菌及其他异物等功能。

第三节　心血管活动的调节

人体在不同的生理状态下,各器官组织的代谢水平不同,对血液供应的需求也会发生改变。机体主要通过神经和体液调节来改变心输出量和外周阻力,使各器官组织的血流量能满足当时的代谢需求。

一、神经调节

(一) 心脏和血管的神经支配

1. 支配心脏的神经　心脏受**心交感神经**(cardiac sympathetic nerve)和**心迷走神经**(cardiac vagus nerve)的双重支配,前者加强心脏的活动,后者对心脏活动则起抑制作用,两者相互拮抗、又相互协调,共同调节心脏的泵血功能活动。

(1) 心交感神经及其作用:心交感神经节前纤维起自脊髓胸段第1~5节段灰质侧角的神经元,在星状神经节或颈神经节内交换神经元(简称换元),节后纤维支配窦房结、房室交界、房室束、心房肌和心室肌。两侧心交感神经对心脏的支配并不对称,右侧主要支配窦房结,影响心率;而左侧主要支配房室交界,影响房室传导和心肌收缩力。心交感神经兴奋时,节后纤维末梢释放去甲肾上腺素,后者与心肌膜上 β_1 受体结合,引起心率加快,心肌收缩力增强,房室交界传导加速等效应,结果使心输出量增加。普萘洛尔(心得安)等 β 受体拮抗剂可阻断心交感神经对心脏的兴奋作用。

(2) 心迷走神经及其作用:心迷走神经节前纤维始于延髓的迷走神经背核和疑核,在心内神经节换元,节后纤维支配心脏的窦房结、心房肌、房室交界、房室束及其分支,也有少数纤维支配心室肌。两侧心迷走神经对心脏的支配也有差别,右侧主要支配窦房结,而左侧对房室交界作用占优势,但差别不如心交感神经显著。心迷走神经兴奋时,节后纤维末梢释放乙酰胆碱，后者与心肌膜上M受体结合，引起心率减慢，心房肌收缩力减弱，房室交界传导减慢等效应，结果使心输出量减少。M受体拮抗剂阿托品可阻断心迷走神经对心脏的抑制作用。

2. 支配血管的神经　血管运动依靠血管平滑肌的舒缩活动而实现，后者受自主神经的支配。支配血管的神经分为缩血管神经和舒血管神经两类。与对心脏的双重支配不同，绝大多数血管受交感缩血管神经的单一支配，仅有小部分血管兼有缩血管和舒血管神经支配。

（1）交感缩血管神经及其作用：**交感缩血管神经**（sympathetic vasoconstrictor nerve）节前纤维始于脊髓胸段和腰段灰质侧角的神经元，在椎旁或椎前神经节换元，节后纤维支配几乎所有血管平滑肌。但是，在不同器官组织的血管中，缩血管纤维的分布密度不同，其中以皮肤血管的分布密度为最高，骨骼肌和内脏血管次之，密度最低的是冠状动脉和脑血管。同一器官中，在动脉的分布密度高于静脉，而动脉中又以微动脉的分布密度为最高，毛细血管前括约肌中分布很少。交感缩血管神经节后纤维释放去甲肾上腺素。血管平滑肌膜上有α和β两类肾上腺素能受体。α受体兴奋时，血管平滑肌收缩，而β_2受体兴奋时，则血管平滑肌舒张，但去甲肾上腺素主要与血管平滑肌膜上α受体结合，产生缩血管效应。α受体拮抗剂酚妥拉明可阻断此效应。

在安静状态下，交感缩血管神经持续发放低频冲动（1～3次/秒），称为**交感缩血管紧张**（sympathetic vasoconstrictor tone）。这种紧张性活动使受其单一支配的血管处于一定程度的收缩状态。当交感缩血管紧张增强时，血管进一步收缩；交感缩血管紧张减弱时，则血管舒张。在不同生理状况下，交感缩血管神经的发放频率在低于1次/秒至8～10次/秒范围内变动，这一变动范围足以使血管口径发生很大变化，从而调节不同器官的血流阻力和血流量。

（2）舒血管神经：与缩血管神经不同的是，舒血管神经的分布较局限，体内仅部分器官组织的血管受其支配。这类神经主要有以下两类：①交感舒血管神经。这类神经主要分布于骨骼肌血管，平时无紧张性活动。只有在情绪激动和发生防御反应时才发放冲动，其末梢释放乙酰胆碱，后者与血管平滑肌膜上M受体结合，使血管舒张，血流量增加。这与肌肉活动增强的需要是相适应的。②副交感舒血管神经。此类神经仅分布于脑膜、肝脏、唾液腺和外生殖器等少数器官的血管。其纤维末梢也以乙酰胆碱为递质，也通过作用于M受体使血管舒张，增加该器官的血流量。这类神经的活动仅对所支配的器官组织局部血流量起调节作用，而对循环系统的总外周阻力影响不大。

（二）心血管中枢

中枢神经系统内，与心血管活动调节有关的神经元集中的部位称为**心血管中枢**（cardiovascular center）。心血管中枢的神经元广泛分布于自脊髓至大脑皮层的各级水平。它们各有不同功能，又互相联系，使心血管系统的活动协调一致，并与整个机体的活动相配合。

调节心血管活动最基本的中枢位于延髓。许多基本的心血管反射在延髓即能完成；高位中枢的作用也是通过延髓心血管中枢下传到脊髓交感节前神经元的。目前认为，延髓腹外侧区是交感缩血管中枢和心交感中枢的所在部位，而心迷走中枢则可能位于疑核和迷走背核。这些中枢部位的传出冲动分别经交感缩血管神经、心交感神经和心迷走神经到达血管和心脏，发挥其调节作用。

心血管中枢的神经元经常处于一定程度的兴奋状态，并通过有关传出纤维发放一定频率的冲动，即具有紧张性活动。交感缩血管中枢、心交感中枢和心迷走中枢平时都有紧张性活动。心交感中枢紧张和心迷走中枢紧张具有交互抑制作用。正常成人在安静状态下，心迷走中枢紧张较强，而心交感中枢紧张相对较弱，故心率保持在较低水平。在肌肉活动、情绪激动等情况下，心交感中枢紧张加强，心迷走中枢紧张减弱，结果使心率加快。

延髓以上的脑干、下丘脑、大脑和小脑中都存在与心血管活动有关的神经元。高位中枢的调节功能较复杂，往往不是单纯调节心血管活动，而将其整合于对其他活动的调节之中，使心血管活动适合于当时整体功能活动的需要。例如，边缘系统、下丘脑具有调节内脏活动、本能行为和情绪等功能，而在这些功能活动中都伴随出现相应的心血管活动的改变；而小脑则参与姿势、运动调节中心血管活动的控制。

（三）心血管反射

心血管活动的神经调节是以反射的方式进行的。机体通过各种心血管反射，能使心输出量和血管舒缩状况发生相应改变，以适应机体当时所处的状态或内、外环境的变化。

1. 颈动脉窦和主动脉弓压力感受性反射

（1）反射弧：**压力感受性反射**（baroreceptor reflex）的感受装置主要有颈动脉窦和主动脉弓压力感受器，它们是位于这些血管外膜下的感觉神经末梢。压力感受器并不直接感受血压的变化，而是感受血管壁被牵张的程度。当动脉血压升高时，动脉管壁被牵张的程度增加，感受器发放的传入冲动增多。颈动脉窦压力感受器的传入神经是窦神经，窦神经在上行时加入舌咽神经；主动脉弓压力感受器的传入神经走行于迷走神经内。进入延髓后，它们都首先到达孤束核，然后再投射到心迷走中枢、心交感中枢和交感缩血管中枢。传出神经分别为心迷走神经、心交感神经和交感缩血管神经，效应器则为心脏和血管。

（2）反射效应：当动脉血压升高时，压力感受器受牵张刺激增强，传入神经将冲动传向延髓心血管中枢，使心迷走中枢紧张加强，心交感中枢和交感缩血管中枢紧张减弱，再通过相应的传出神经，使心率减慢、心肌收缩力减弱、血管舒张，引起心输出量减少，外周阻力降低，因而动脉血压下降。这一反射又称**降压反射**。压力感受性反射具有双向调节作用，当动脉血压降低时，感受器受牵张刺激减弱，传入冲动减少，则发生相反的效应，于是心率加快，心肌收缩力增强，心输出量增加，血管收缩，外周阻力增大，血压回升（图4－18）。

（3）反射特点：压力感受性反射有以下特点：①典型的负反馈调节机制，且具有双向调节能力。②反射在正常血压范围内变动时最敏感，具有最大缓冲作用。压力感受性反射功能曲线表明（图4－19），当颈动脉窦内压在平均动脉压水平（约100 mmHg）上下波动时，微小的窦内压变动即可引起动脉血压的明显改变,说明此时反射十分灵敏,对血压波动的缓冲作用很强;当窦内压过高(>150 mmHg)或过低(<70 mmHg)时,压力感受性反射的缓冲作用明显减弱。③反射主要对快速波动的血压变化敏感,对缓慢发生的血压变化则不敏感。④反射可发生重调定。在血压持续升高的情况下,如高血压病患者,压力感受性反射的调定点可上移,使动脉血压在较高水平仍受该反射的调节而维持相对稳定。

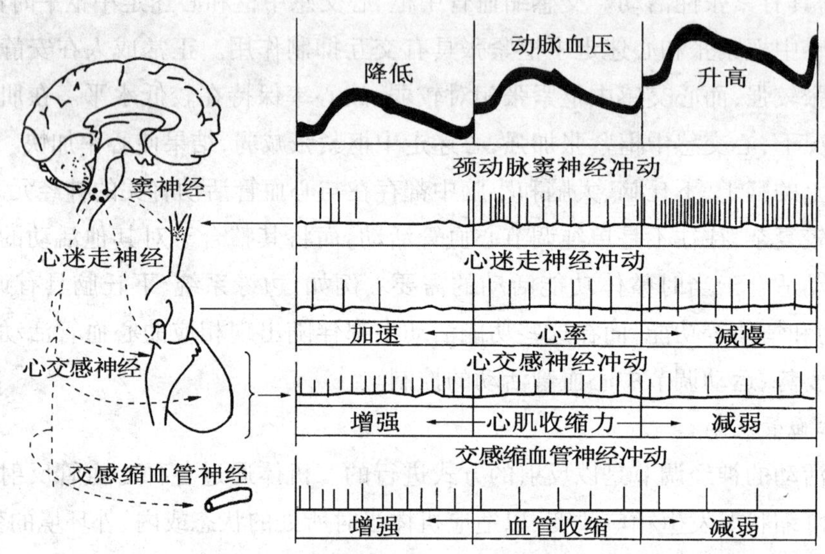

图 4-18　颈动脉窦压力感受性反射示意图

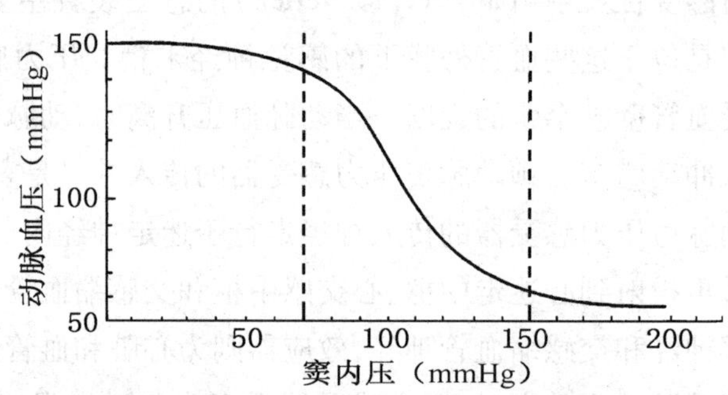

图 4-19　压力感受性反射功能曲线

(4) 生理意义:压力感受性反射在心输出量、外周阻力、循环血量等发生突然变化时,可对血压变化进行快速调节,使动脉血压维持相对稳定。这一反射对于日常生活至关重要,在快速起立、起跑或躺下时,全身血压将不至于发生大幅度波动。如果压力感受性反射敏感性降低,则从平卧位快速转为直立位时将发生直立性低血压,严重时可发生晕厥。因此,在生理学中将动脉压力感受器的传入神经称为缓冲神经。但是,压力感受性反射在动脉血压的长期调节中并不起重要作用。

2. 心肺感受器引起的心血管反射　**心肺感受器**(cardiopulmonary receptor)存在于心

房、心室或肺循环的大血管壁内,其传入纤维走行于迷走神经内。心肺感受器的适宜刺激有两类:①血管壁的牵张刺激,如心房、心室或肺循环大血管中的压力升高或血容量增多,使心脏或血管壁受到牵拉,感受器发生兴奋。在生理情况下,心房壁的牵张主要由血容量增多而引起,故心房壁的牵张感受器又称**容量感受器**(volume receptor)。②化学物质,如前列腺素、缓激肽等可使心肺感受器兴奋。大多数心肺感受器受刺激时引起的反射效应是心交感和交感缩血管紧张减弱,心迷走紧张增强,导致心率减慢、心输出量减少、外周阻力降低,故血压降低。另外,心肺感受器传入冲动可引起肾交感神经活动减弱,肾素释放和血管升压素生成减少,使肾血流量增加,尿量增多。反之,当循环血量减少时,心肺感受器受刺激减弱,则发生相反效应,从而对维持循环血量的稳定起重要作用。

3. 颈动脉体和主动脉体化学感受性反射　在颈总动脉分叉处和主动脉弓区域,存在一些能感受血液中化学成分变化的感受器,称为颈动脉体和主动脉体**化学感受器**。当动脉血中 CO_2 分压升高、O_2 分压降低、H^+ 浓度增高时,感受器兴奋,通过窦神经和迷走神经传入延髓呼吸中枢,主要产生呼吸加深加快的效应(见第五章)。在保持自然呼吸情况下,化学感受器兴奋可间接引起心率加快,心输出量增加,外周阻力增大,因而血压升高。一般认为,化学感受性反射只在低氧、窒息、失血、动脉血压过低和酸中毒等情况下才明显调节心血管活动,其主要意义在于重新分配血流量,优先保证心、脑等重要器官的血液供应。但有资料表明,不能排除化学感受性传入冲动对维持交感缩血管中枢紧张的作用,可能在防止睡眠时血压下降和脑缺血过程中具有重要意义。

二、体液调节

调节心血管活动的体液因素,有的经血液循环运送至全身,广泛作用于心血管系统,此属于全身性体液调节;有的则在局部作用于血管平滑肌,调节局部组织的血流量,这属于局部性体液调节。

(一) 肾上腺素和去甲肾上腺素

血液中的**肾上腺素**(adrenaline, A; epinephrine, E)和**去甲肾上腺素**(noradrenaline, NA; norepinephrine, NE)主要来自肾上腺髓质,属于儿茶酚胺类激素。由肾上腺素能神经末梢释放的去甲肾上腺素主要在局部起作用,仅有少量进入血液。肾上腺素和去甲肾上腺素对心血管的作用基本相同,但也有一定的差异。

肾上腺素和去甲肾上腺素对心血管的作用取决于它们与 α、β 受体不同的结合能力和这两类受体的不同分布。肾上腺素能激活 α 受体和 β 受体。对心脏,肾上腺素可兴奋心肌膜上 $β_1$ 受体,使心率加快、心肌收缩力增强、心输出量增加;对血管则因受体分布不同而异,肾上腺素可引起 $β_2$ 受体占优势的骨骼肌血管和肝脏血管舒张,而使 α 受体占优势的皮肤、肾、胃肠等处的血管收缩,故对组织器官的血流量有重新分配的作用,尤其在运动时能优先保证骨骼肌的供血。小剂量的肾上腺素以兴奋 $β_2$ 受体为主,引起血管舒张;而大剂量的肾

上腺素则对 α 受体的作用明显加强，引起血管收缩。去甲肾上腺素主要激活 α 受体，也可激活 β_1 受体，但对 β_2 受体的作用较弱。静脉注射去甲肾上腺素，由于多数血管平滑肌都富含 α 受体，因此使血管发生强烈收缩，外周阻力增大，血压明显升高。去甲肾上腺素也可兴奋心肌膜上 β_1 受体，但由于血压升高而引起的压力感受性反射可明显抑制心脏的活动，这一间接的抑制效应往往超过它对心脏的直接兴奋作用，故可出现继发性心率减慢。所以，临床上常将肾上腺素用作强心药，而将去甲肾上腺素用作升压药。

（二）肾素-血管紧张素系统

肾素是由肾球旁细胞分泌的一种蛋白水解酶，分泌后经肾静脉进入血液循环，将血浆中的**血管紧张素原**水解为**血管紧张素**Ⅰ。血管紧张素Ⅰ在血浆和组织中，特别是在肺循环血管内皮表面，受**血管紧张素转换酶**的作用而转变成为**血管紧张素Ⅱ**。血管紧张素Ⅱ可在血浆和组织中氨基肽酶的作用下，转变成**血管紧张素Ⅲ**。血管紧张素Ⅱ和血管紧张素Ⅲ可作用于血管平滑肌和肾上腺皮质等细胞的血管紧张素受体。

血管紧张素Ⅱ是具有强烈缩血管作用的肽类物质。它对心血管活动的调节作用包括：①直接使全身微动脉收缩，外周阻力增高；也使静脉收缩，回心血量增加，心输出量增多。②作用于中枢神经系统的某些部位，加强交感缩血管中枢的紧张性活动。③刺激肾上腺皮质球状带释放**醛固酮**，后者可促进肾小管、集合管对 Na^+ 和水的重吸收，使血容量增加。④作用于交感神经末梢，促进其释放去甲肾上腺素。总之，血管紧张素Ⅱ的效应与血压升高有关。血管紧张素Ⅲ的缩血管效应仅为血管紧张素Ⅱ的 10% ~20%，而其刺激肾上腺皮质球状带合成和释放醛固酮的作用却较强。

在某些情况下，如失血、脱水时，通过**肾素-血管紧张素系统**（renin - angiotensin system）活动的增强，可对循环系统功能起重要的调节作用。有些心血管疾病如高血压、冠心病等的发生，与肾素-血管紧张素系统的活动异常有关。临床上使用血管紧张素转换酶抑制剂或血管紧张素受体拮抗剂，可预防和治疗这类疾病。

（三）血管升压素

血管升压素（vasopressin）由下丘脑视上核和室旁核的神经元合成，经下丘脑-垂体束运输到神经垂体储存，并由此释放入血。血管升压素可作用于肾远曲小管和集合管的相应受体，促进水重吸收，故又称**抗利尿激素**（antidiuretic hormone）。血管升压素也可作用于血管平滑肌的相应受体，引起血管收缩，血压升高。正常情况下，血管升压素浓度升高时首先出现抗利尿效应，只有当其血浆浓度明显加大时，才引起血压升高。在禁水、脱水、失血等情况下，血管升压素释放增加，这对保持细胞外液量和动脉血压的相对稳态起重要作用。

（四）其他体液因素

近年来发现，血管内皮细胞能合成和释放多种血管活性物质，对血管平滑肌的舒缩活动起调节作用。例如，**内皮素**是已知最强烈的缩血管物质之一；**一氧化氮**（NO）则可使血管舒张。**激肽**也是一类具有血管活性的多肽，由激肽原在激肽释放酶的作用下生成，最常见的激肽有**缓激肽**和**血管舒张素**两种，它们是已知最强烈的舒血管物质，并能增加毛细血管壁的通透性，参与对血压和部分器官局部血流量的调节。在皮肤、肺和肠黏膜的肥大细胞中含有丰富的组胺。**组胺**具有强烈的舒血管作用，也可增加毛细血管壁的通透性。当组织受损、发生炎症和过敏反应时，组胺释放出来，可致局部水肿。此外，**心房钠尿肽**、**前列腺素**（如 PGE_2、PGI_2）、**阿片肽**也能舒张血管。

三、局部血流调节

机体内各器官血流量的调节一般都通过改变该器官阻力血管的口径而实现。除上述神经调节和体液调节外，还能通过局部血管自身的舒缩活动而得到适当调节。这种调节机制存在于器官组织或血管本身，故称为自身调节。

一般认为，血管活动的自身调节主要有两种机制。①肌源性自身调节机制：血管平滑肌自身能经常保持一定的紧张性收缩，称为**肌源性活动**。当供应某一器官血管的灌注压突然升高时，血管平滑肌因受牵张刺激而使肌源性活动加强，该器官血流阻力增大，因此器官血流量不致因灌注压升高而增多；当器官的灌注压突然降低时，则发生相反变化，使器官血流量保持相对稳定。这种调节在肾血流量调节中尤为明显，在脑、心、肝、肠系膜及骨骼肌血管也存在。②代谢性自身调节机制：器官血流量主要依靠局部组织中代谢物质的浓度进行自身调节，具体机制已在本章“微循环血流量的调节”中叙述，此处不再重复。

四、动脉血压的长期调节

动脉血压在短时间（数秒至数分钟）内发生的变化主要通过神经反射的即刻调节作用将其恢复正常水平，其中最重要的是压力感受性反射，其机制已如前述。当动脉血压在较长时间（数小时、数天、数月或更长）内发生变化时，单靠神经反射常不足以将血压调节到正常水平，此时起重要作用的是肾脏。肾脏通过对细胞外液量的调节来调控血压，这种机制称为**肾-体液控制机制**（renal - body fluid mechanism）。当某种原因使细胞外液量增多时，血量增多，动脉血压升高，可直接引起肾排水和排钠增加，排出过多的体液，从而使动脉血压恢复原来水平。当体内细胞外液量或血量减少时，则发生相反的变化。肾-体液控制机制主要受血管升压素和肾素-血管紧张素-醛固酮系统的影响。

第四节 器官循环

体内各器官的血流量一般与该器官的动、静脉压力差成正比，与该器官的血流阻力成反比。由于不同器官的结构、功能各异，其内部的血管分布也各有特点，因此血流量的调节也各具特色。本节主要讨论心、肺、脑的血液循环特点和调节。

一、冠脉循环

(一) 解剖特点

冠脉循环(coronary circulation)是营养心脏的血液循环。左、右冠状动脉(简称冠脉)直接开口于主动脉根部,其主干走行于心脏表面,其小分支常以垂直于心脏表面的方向穿入心肌,并在心内膜下层分支成网,这种分支方式使冠脉血管在心肌收缩时易受压迫。心肌的毛细血管网极为丰富,毛细血管数与心肌纤维数的比例为1:1,有利于心肌与冠脉血液之间进行物质交换。当心肌纤维因负荷过大而发生代偿性肥厚时,毛细血管数量不能相应增加,因此肥大的心肌容易发生相对缺血。冠脉之间有侧支互相吻合,但较细小,血流量很少。当冠脉突然阻塞时,不易很快建立侧支循环,常可导致心肌梗死。如果阻塞是缓慢形成的,侧支可逐渐扩张,从而建立新的侧支循环,起到代偿作用。

(二) 生理特点

1. 血压高、血流快　由于冠脉开口于血压很高的主动脉,且循环途径短,故其血压高,血流快,血液流经全部冠脉循环回到右心房仅需几秒钟。

2. 血流量大　安静时,人冠脉血流量约225 ml/min,占心输出量的4% ~5%,而心脏的重量仅占体重的0.5%。当心肌活动加强,冠脉达到最大舒张状态时,冠脉血流量可增加4 ~5 倍,即每100 g 心肌血流量将从安静时的60 ~80 ml/min 增加到300 ~400 ml/min。

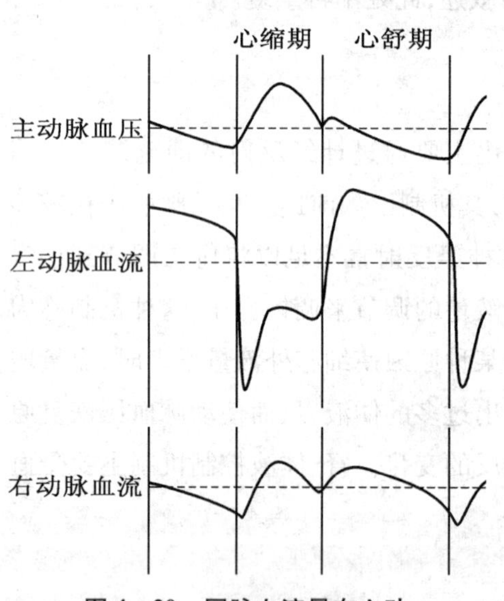

图4-20　冠脉血流量在心动周期中的变化示意图

3. 冠脉血流呈周期性变化　由于冠脉的大部分分支深埋于心肌内,因此心肌的节律性收缩对冠脉血流量有很大的影响,尤其是对左冠脉血流量的影响更为显著(图4-20)。

在左心室等容收缩期,由于心肌强烈收缩,挤压心肌纤维之间的小血管,血流阻力增大,左冠脉血流量急剧减少,甚至倒流;射血期开始时,主动脉压升高,冠脉血流量随之增多;到减慢射血期,冠脉血流量又复减少。进入等容舒张期后,由于心肌对冠脉血管的挤压作用解除,血流阻力下降,血流量迅速增加,在舒张早期达到最大值,随后逐渐回降。一般说来,收缩期左心室的冠脉血流量仅为舒张期血流量的20% ~30%。可见,主动脉舒张压的高低和心舒期的长短是决定冠脉血流量的重要因素。当主动脉舒张压升高时,冠脉血流量增加;心率加快时,由于心舒期明显缩短,冠脉血流量减少。

(三) 冠脉血流量的调节

1. 心肌代谢水平　心肌收缩的能量来源几乎完全依靠有氧代谢,心肌因连续不断地进行舒缩活动，故耗氧量较大。即使在安静状态下，血液流经心脏后，其中65%～75%的氧被心肌摄取，心肌再从血液中提高摄取氧的潜力就很小。因此，在肌肉运动、精神紧张等情况下，心肌代谢活动增强，耗氧量随之增加，须增加冠脉血流量才能满足心肌对氧的需求。实验证明，冠脉血流量与心肌代谢水平成正比关系。目前认为心肌代谢增强引起冠脉舒张与某些心肌代谢产物的增加有关，如腺苷、H^+、CO_2、乳酸等，但腺苷的舒血管作用最强。

2．神经调节　冠脉受交感和迷走神经的支配。交感神经兴奋时，末梢释放去甲肾上腺素，后者主要与血管平滑肌上的α肾上腺素能受体结合，使冠脉收缩；但同时心率加快，心肌收缩力加强，耗氧量增加，由于代谢增强，代谢产物增多而使冠脉舒张，血流量增加。当迷走神经兴奋时，其直接作用是使冠脉舒张，但又因心率减慢，心肌代谢减弱而抵消其直接的舒张冠脉作用。可见，在整体条件下，交感和迷走神经对冠脉血流量的直接影响在短时内即可被心肌代谢变化所引起的间接效应所掩盖。

二、肺循环

肺循环(pulmonary circulation)是指血液由右心室射出，经肺动脉及其分支、肺毛细血管、肺静脉回到左心房的血液循环，其功能是使血液在流经肺泡时与肺泡气之间进行气体交换。呼吸性小支气管以上的呼吸道由体循环的支气管动脉供血，肺循环与支气管动脉末梢之间有吻合支沟通，一部分支气管静脉血可经吻合支直接进入肺静脉和左心房，使动脉血中混入1%～2%的静脉血。

（一）生理特点

1．阻力小、血压低　肺循环途径短，血管口径大、管壁薄，易于扩张，总横截面积大，且全部血管均位于较大气压低的胸膜腔包围之中，因此血流阻力很小。

由于肺循环血流阻力很小，右心室收缩力较弱，所以肺循环的血压很低，仅为体循环的1/6～1/5。正常人肺动脉的收缩压和舒张压约22 mmHg和8 mmHg，平均动脉压约13 mmHg，肺毛细血管平均血压约7 mmHg，肺静脉和左心房内压为1～4 mmHg。

由于肺毛细血管血压远低于血浆胶体渗透压(25 mmHg)，故正常时有效滤过压为负值。这一负值使肺泡膜和毛细血管壁紧密相贴，有利于肺泡和血液之间的气体交换；且可吸收肺泡内的液体，保持肺泡内干燥无积液。如果发生左心衰竭，可逆行性引起肺静脉和肺毛细血管血压升高，当肺毛细血管血压超过血浆胶体渗透压时，有效滤过压将变为正值，可致液体积聚在肺泡组织间隙并进入肺泡，形成肺水肿。

2．肺血容量大且变化大　肺循环可容纳血液450 ml，占全身血量的9%。由于肺组织和肺血管的可扩张性大，因此肺血容量的变动范围也大。用力呼气末，肺血容量可减少到200 ml，而深吸气末则可增至1 000 ml，因此肺循环具有“贮血库”的作用。当机体失血时，肺血容量中的一部分血液可转移到体循环中，补充循环血量的不足，起代偿作用。肺循环血容量可随呼吸运动而产生周期性的变化，并使左心室输出量和动脉血压也出现一定波动。

（二）血流量调节

如前述，由于肺血管口径大、管壁薄、易扩张，因而其口径变化在多数情况下是被动的，但肺循环的血流量仍在一定程度上受神经和体液因素的影响。

1. 肺泡气的氧分压　肺泡气的氧分压可显著影响肺血管的舒缩活动。当部分肺泡因通气不足使氧分压降低时，肺泡周围的微动脉收缩，局部血流阻力增加，血流量减少，有利于较多的血液流入通气充足的肺泡周围的血管，进行有效的气体交换。此外，当肺泡气 CO_2 分压升高时，低氧引起的肺血管收缩更加显著。

2. 神经和体液因素　肺循环血管受交感神经和迷走神经支配。刺激交感神经对肺血管的直接作用是使其收缩，血流阻力增加。但在整体情况下，交感神经兴奋可使体循环血管收缩，将一部分血液挤入肺循环，使肺血容量增加。刺激迷走神经可使肺血管舒张。血液中的肾上腺素、去甲肾上腺素、血管紧张素Ⅱ、血栓烷 A_2、组胺、5－羟色胺、前列腺素等能使肺循环的微动脉收缩；而缓激肽、乙酰胆碱等可引起肺血管舒张。

三、脑循环

（一）脑循环特点

1. 血流量大　安静时人脑的血流量约 750 ml/min，占心输出量的 15%，而脑的重量仅占体重的 2% 左右，可见脑血流量远大于其他器官。脑组织代谢水平高，耗氧量也很大，安静时整个脑的耗氧量占全身耗氧量的 20%。而且，脑组织对缺氧的耐受力很低，中断脑血供 5 ~ 10 s 会引起意识丧失，停止 5 min 以上，会引起永久性脑损伤。

2. 血流量变化小　脑位于骨性的颅腔内，颅腔容积是固定的，脑组织又是不可压缩的，脑血管的舒缩程度受到很大限制，因此脑血流量变化范围很小。

3. 存在血－脑屏障与血－脑脊液屏障　在血液和脑组织之间存在特殊的屏障，称为**血－脑屏障**（blood－brain barrier），其结构基础是毛细血管内皮、内皮下基膜和星形胶质细胞的血管周足。血－脑屏障可限制某些物质在血液和脑组织之间的自由交换。脂溶性小分子物质（如 O_2、CO_2）、某些麻醉药物及乙醇、葡萄糖和氨基酸等容易通过血－脑屏障，而甘露醇、蔗糖和许多离子则不易通过。此外，血液和脑脊液之间也存在限制某些物质自由扩散的屏障，称为**血－脑脊液屏障**（blood－cerebrospinal fluid barrier），无孔的毛细血管壁和脉络丛细胞中运输各种物质的特殊载体系统构成该屏障的结构基础。这两种屏障对保持脑组织内环境的相对稳定，防止血液中有害物质的侵入，保证脑细胞的正常活动具有重要意义。临床用药时，应考虑这些屏障的存在，如不易通过血－脑屏障的药物可直接注入脑脊液，使之能较快地进入脑组织。

（二）脑血流量调节

脑血流量主要通过自身调节机制和局部体液因素进行调节，神经因素对脑血管活动调节作用很小。

1. 自身调节　当平均动脉压在60～140 mmHg范围内变动时,脑血管能通过自身调节机制,改变脑血流阻力,使脑血流量保持相对稳定;当血压低于60 mmHg时,脑血流量将显著减少,可引起脑功能障碍;当血压超过140 mmHg时,则脑血流量明显增加,严重时可引起脑水肿。

2. 局部体液因素的影响　血液中CO_2分压升高或氧分压降低时,脑血管舒张,脑血流量增多;当过度通气时,动脉血CO_2分压过低,脑血流量减少,可引起头晕等症状。脑的血流量与脑组织的代谢程度有关,当脑的局部代谢活动加强时,代谢产物如H^+、K^+和腺苷等增多,可导致该部位脑血管舒张,血流量增多。此外,脑的代谢产物可通过一些神经元释放NO而引起脑血管舒张。

习　题　四

(一)单项选择题

1. 在心动周期中,左心室内压最高的时刻是

A. 心房收缩期末　　B. 等容收缩期末

C. 快速射血期末　　D. 减慢射血期末

2. 在心动周期中,主动脉压最低的时刻是

A. 心房收缩期末　　B. 等容收缩期末

C. 等容舒张期末　　D. 减慢充盈期末

3. 在心动周期中,心室血液充盈主要是由于

A. 心房收缩的挤压作用　　B. 心室舒张的抽吸作用

C. 血液依赖地心引力而回流　　D. 胸内负压促进静脉回流

4. 心房收缩期由心房收缩挤入心室的血液量约占心室总充盈量的

A. 10%　　B. 20%　　C. 30%　　D. 40%

5. 第一心音的特点是

A. 声调较低,持续时间较长　　B. 声调较低,持续时间较短

C. 声调较高,持续时间较长　　D. 声调较高,持续时间较短

6. 产生第二心音的主要原因是

A. 心室收缩时,血液冲击动脉瓣引起的振动

B. 心室舒张时,动脉瓣迅速关闭引起的振动

C. 心室收缩时,动脉瓣突然开放时的振动

D. 心室舒张时,动脉管壁弹性回缩引起的振动

7. 射血分数是指

A. 每搏输出量/静脉回心血量　　B. 每搏输出量/心输出量

C. 每搏输出量/心室等容舒张期容积　D. 每搏输出量/心室舒张末期容积

8. 心指数等于

A. 每搏输出量 ÷ 体表面积　B. 每搏输出量 × 体表面积

C. 心输出量 ÷ 体表面积　D. 心输出量 × 体表面积

9. 左心室搏功明显大于右心室的主要原因是

A. 左、右心室的每搏输出量不同　B. 左、右心室的血流速度不同

C. 体循环和肺循环的血流速度不同　D. 体循环和肺循环的动脉血压不同

10. 在加大前负荷时，心肌收缩力和搏出量一般不出现下降趋势的原因是

A. 心肌在最适初长度时的静息张力较小

B. 心肌内含大量肌原纤维，且纤维走势一致

C. 间质内含大量胶原纤维，其延伸性较小

D. 心肌细胞内能力储备较多

11. 在整体内，心脏收缩的前负荷主要取决于

A. 心室腔的容积　B. 前次收缩末心腔内剩余血量

C. 静脉回心血量　D. 心房收缩挤入心室的血量

12. 当心室收缩的后负荷持续升高并能代偿时，显著发生改变的是

A. 搏出量　B. 心输出量　C. 心指数　D. 心脏做功量

13. 下列各项中，能通过改变心脏收缩能力而增加心输出量的是

A. 进入心肌胞质中的 Ca^{2+} 增加　B. 大动脉血压降低

C. 心率加快　D. 静脉回心血量增加

14. 心率过快时，心输出量减少的主要原因是

A. 等容收缩期缩短　B. 射血期缩短

C. 等容舒张期缩短　D. 充盈期缩短

15. 人在进行强体力活动时心输出量显著增加，此时主要被动员的心力储备是

A. 心率储备和收缩期储备　B. 心率储备和舒张期储备

C. 收缩期储备和舒张期储备　D. 心率储备、收缩期储备和舒张期储备

16. 下列关于心肌快反应细胞的描述，**错误**的是

A. 包括心房肌、心室肌和浦肯野细胞　B. 0 期去极化由钠通道介导

C. 0 期去极化速度快、幅度大　D. 2 期总有较长的平台期

17. 形成心室肌细胞动作电位平台期的离子基础是

A. Na^{+} 内流和 Cl^{-} 外流同时存在　B. Ca^{2+} 内流和 K^{+} 外流同时存在

C. K^{+} 内流和 Ca^{2+} 外流同时存在　D. Na^{+} 内流和 K^{+} 外流同时存在

18. 下列关于心肌慢反应细胞的描述，**错误**的是

A. 包括窦房结 P 细胞和房室交界细胞　B. 0 期去极化由钙通道介导

C. 0期去极化速度慢、幅度小　　D. 4期总会发生自动去极化

19. 窦房结P细胞4期自动去极化的机制中，**不包括**

A. K^+外流进行性衰减　　B. Cl^-内流进行性衰减

C. Na^+内流进行性增强　　D. Ca^{2+}内流进行性增强

20. 属于快反应自律细胞的心肌细胞是

A. 窦房结P细胞　　B. 心房肌细胞

C. 房室交界细胞　　D. 浦肯野细胞

21. 心室肌有效不应期的长短主要取决于

A. 动作电位0期去极化的速度　　B. 阈电位水平的高低

C. 动作电位2期的长短　　D. 动作电位复极末期的长短

22. 心肌不会发生完全强直收缩的原因是

A. 心肌是功能上的合胞体　　B. 心肌的有效不应期特别长

C. 心肌呈"全或无"收缩　　D. 心肌肌质网不发达，Ca^{2+}储量少

23. 室性期前收缩之后出现代偿性间歇的原因是

A. 窦房结的节律兴奋落在期前收缩的有效不应期内

B. 窦房结的节律性兴奋少发放一次

C. 窦房结的节律性兴奋传出速度大大减慢

D. 室性期前收缩的有效不应期特别长

24. 窦房结为心脏正常起搏点的根本原因是

A. 静息电位仅为 −70 mV　　B. 阈电位为 −40 mV

C. 0期去极速度快　　D. 4期自动去极化速率快

25. 下列心脏各结构中，属于潜在起搏点的是

A. 窦房结　　B. 心房肌　　C. 房室结的结区　　D. 浦肯野纤维

26. 影响心肌自律性高低最主要的因素是

A. 动作电位幅值　　B. 动作电位时程

C. 最大复极电位水平　　D. 4期自动去极化速率

27. 房-室延搁的生理意义是

A. 使心房与心室不会同时收缩　　B. 增强心肌收缩力

C. 使心室肌有效不应期延长　　D. 使心室肌不会产生完全强直收缩

28. 影响心肌传导性最主要的因素是

A. 0期去极化速度和幅度　　B. 有效不应期的长短

C. 静息电位水平　　D. 阈电位水平

29. 有助于心肌细胞同步收缩的结构和功能基础是

A. 窦房结P细胞的自发兴奋频率达100次/分

B. 心房内存在优势传导通路

C. 闰盘处存在丰富的缝隙连接

D. 末梢浦肯野纤维网传导速度达 4 m/s

30. 人体表心电图的 P 波代表

A. 两心房去极化过程　　B. 两心房复极化过程

C. 两心室去极化过程　　D. 两心室复极化过程

31. 阻力血管主要是指

A. 大、中动脉　B. 小、微动脉　C. 毛细血管　D. 微静脉

32. 下列关于毛细血管特点的描述,**错误**的是

A. 血流速度慢　　B. 血流阻力大

C. 总横截面积大　　D. 管壁通透性高

33. 容量血管是指

A. 大动脉　B. 小、微动脉　C. 毛细血管　D. 静脉

34. 根据血流动力学原理,影响血流阻力最主要的因素是

A. 血管口径　B. 血流形式　C. 血液黏滞度　D. 血管长度

35. 在体循环中,血压降幅最显著的部位是

A. 主动脉　B. 微动脉　C. 毛细血管　D. 静脉

36. 在下列各血管中,血压波动幅度最大的是

A. 大动脉　B. 小动脉　C. 毛细血管　D. 微静脉

37. 下列各项中,与动脉血压的形成**无关**的是

A. 心脏射血　　B. 大动脉弹性

C. 外周阻力　　D. 毛细血管壁通透性

38. 我国健康青年人在安静时的动脉收缩压为

A. 60 ~ 80 mmHg　　B. 80 ~ 120 mmHg

C. 100 ~ 120 mmHg　　D. 90 ~ 140 mmHg

39. 舒张压主要反映

A. 每搏输出量多少　　B. 外周阻力大小

C. 大动脉弹性储器作用　　D. 循环血量与血管容量关系

40. 如果其他因素不变,大动脉硬化可使

A. 收缩压与舒张压均升高,脉压不变　　B. 收缩压与舒张压均降低,脉压不变

C. 收缩压升高,舒张压降低,脉压加大　　D. 收缩压降低,舒张压升高,脉压减小

41. 下列关于中心静脉压的描述,正确的是

A. 指左心房和肺静脉的血压

B. 正常值为 4 ~ 12 mmHg

C. 心功能不全时，中心静脉压降低

D. 卧位转为直立时，中心静脉压降低

42. 中心静脉压的正常变动范围是

A. 4～12 cmH_2O　B. 0～20 cmH_2O　C. 4～12 mmHg　D. 0～20 mmHg

43. 下列各种情况下，可引起中心静脉压升高的是

A. 心脏射血功能减弱　B. 毛细血管大量开放

C. 静脉回心血量减少　D. 由卧位转为直立位

44. 站立过久出现下肢水肿的主要原因是

A. 下肢静脉扩张　B. 下肢血流量增大

C. 下肢淋巴回流受阻　D. 毛细血管血压升高

45. 可使静脉回心血量减少的因素是

A. 循环系统平均充盈压升高　B. 心脏收缩力量加强

C. 由卧位转为立位时　D. 有节律的慢跑

46. 从下蹲位突然站立而发生晕厥的原因是

A. 静脉回心血量减少　B. 血液发生倒流

C. 贫血　D. 心率突然减慢

47. 下列微循环结构中，为物质交换主要场所的是

A. 微动脉　B. 后微动脉　C. 通血毛细血管　D. 真毛细血管

48. 控制微循环血流的总闸门是

A. 微动脉　B. 后微动脉

C. 毛细血管前括约肌　D. 微静脉

49. 主要受局部代谢产物调节的微循环结构是

A. 微动脉　B. 毛细血管前括约肌

C. 动-静脉吻合支　D. 微静脉

50. 影响毛细血管前括约肌舒缩的主要因素是

A. 乙酰胆碱　B. 去甲肾上腺素　C. 多巴胺　D. 局部代谢产物

51. 组织液生成的有效滤过压等于

A. （毛细血管血压 + 血浆胶体渗透压）-（组织液静水压 + 组织液胶体渗透压）

B. （毛细血管血压 + 组织液胶体渗透压）-（组织液静水压 + 血浆胶体渗透压）

C. （毛细血管血压 + 组织液静水压）-（血浆胶体渗透压 + 组织液胶体渗透压）

D. （血浆胶体渗透压 + 组织液胶体渗透压）-（毛细血管血压 + 组织液静水压）

52. 下列各种情况下，能使组织液生成增多的是

A. 毛细血管血压降低　B. 血浆胶体渗透压降低

C. 组织液静水压升高　D. 组织液胶体渗透压降低

53. 右心衰竭时,如果发生组织水肿,其原因是

A. 血浆胶体渗透压降低 B. 毛细血管血压升高

C. 组织液静水压降低 D. 淋巴回流受阻

54. 慢性肝病时,若发生组织水肿,其主要原因是

A. 毛细血管血压升高 B. 血浆胶体渗透压降低

C. 组织液胶体渗透压升高 D. 静脉回流受阻

55. 心迷走神经节后纤维所释放的神经递质是

A. 乙酰胆碱 B. 去甲肾上腺素 C. 血管升压素 D. 缓激肽

56. 心迷走神经兴奋后,可引起

A. 心率减慢,心内传导加快,心房肌收缩力减弱

B. 心率加快,心内传导加快,心房肌收缩力减弱

C. 心率减慢,心内传导减慢,心房肌收缩力增强

D. 心率减慢,心内传导减慢,心房肌收缩力减弱

57. 下列各类血管中,交感缩血管神经分布密度最高的是

A. 主动脉 B. 微动脉 C. 毛细血管 D. 微静脉

58. 交感舒血管纤维末梢释放的递质是

A. 乙酰胆碱 B. 去甲肾上腺素 C. 血管升压素 D. 缓激肽

59. 动脉血压升高时,通过压力感受性反射**不会**产生的效应是

A. 心交感紧张性减弱 B. 心迷走紧张性加强

C. 交感缩血管紧张性减弱 D. 交感舒血管紧张性加强

60. 下列关于压力感受性反射特点的叙述,正确的是

A. 平时不起作用 B. 只起降压作用而无升压效应

C. 主要对动脉血压进行快速调节 D. 随动脉血压水平升高而敏感性增强

61. 压力感受性反射最敏感的动脉血压波动范围是

A. < 50 mmHg B. 50 ~ 100 mmHg C. 100 mmHg 左右 D. 100 ~ 150 mmHg

62. 持久高血压患者的压力感受性反射

A. 敏感性降低 B. 敏感性升高 C. 发生重调定 D. 不起作用

63. 压力感受性反射的生理意义是

A. 减慢心率 B. 降低平均动脉压

C. 稳定快速波动的血压 D. 重新分配各器官血流量

64. 肾上腺素可引起

A. 血压降低 B. 皮肤、胃肠血管舒张

C. 骨骼肌、肝血管收缩 D. 心率加快

65. 在肾素-血管紧张素系统中,具有强烈缩血管效应的是

A. 肾素　B. 血管紧张素Ⅰ　C. 血管紧张素Ⅱ　D. 血管紧张素Ⅲ

66. 冠脉血流量的多少取决于

A. 主动脉收缩压的高低和心缩期的长短

B. 主动脉收缩压的高低和心舒期的长短

C. 主动脉舒张压的高低和心缩期的长短

D. 主动脉舒张压的高低和心舒期的长短

67. 下列各种因素中，能使冠脉血流量明显增加的是

A. 动脉血流速度加快　B. 心率加快

C. 射血速度加快　D. 动脉舒张压升高

68. 当心肌代谢增强，耗氧增加时，满足心肌氧供需要的主要途径是

A. 增加无氧酵解　B. 提高单位血液中摄氧量

C. 舒张冠脉　D. 升高动脉血压

69. 调节冠脉血流量最重要的因素是

A. 交感神经　B. 迷走神经　C. 腺苷　D. CO_2

70. 下列关于肺循环特征的描述，**错误**的是

A. 血流阻力低　B. 循环血量少

C. 有效滤过压为负值　D. 血容量变化范围大

71. 脑血流量通过自身调节而保持稳定的动脉血压范围是

A. 60～90 mmHg　B. 80～100 mmHg　C. 60～140 mmHg　D. 90～160 mmHg

（二）填空题

1. 在心动周期中，左心室内容积最小是在________期，室内压最低是在________期末。

2. 在心室等容收缩期，室内压________主动脉压，动脉瓣处于________状态，心室内压________，但心室内容积________。

3. 在心室等容舒张期，室内压________房内压，房室瓣处于________状态，心室内压________，但心室内容积________。

4. 第一心音发生于________期，第二心音发生于________期；心室收缩力量增强时，可明显改变第________心音的强度。

5. 心室收缩的前负荷可用________来间接地表示，心室收缩的后负荷则取决于________。

6. 在前负荷和心肌收缩能力不变的情况下，增加后负荷，可使等容收缩期________，射血速度________，因此搏出量________。

7. 搏出量储备包括________储备和________储备，两者相比，________储备较大。

8. 根据动作电位0期去极化的速度和所介导的离子通道，心肌细胞可分为________

和________两类。

9. 窦房结P细胞动作电位的0期是由________形成,3期则由________引起。
10. 心肌细胞在一次兴奋后,其兴奋性的周期性变化依次经历________期、________期和________期。
11. 阈电位水平上移,则与静息电位之间的差距________,引起兴奋所需的刺激强度将________,于是兴奋性________。
12. 心肌不发生强直收缩的原因是________,其时间的长短取决于动作电位的________期持续时间。
13. 心肌自律细胞产生自动节律性兴奋的细胞生物电基础是________。
14. 在心肌各自律细胞中________的自律性最高,因而成为心脏节律性活动的________。
15. 心肌细胞兴奋部位0期去极化速度愈快、幅度愈大,邻近安静部位发生兴奋所需时间愈________,因而兴奋传导速度就愈________。
16. 静息电位减小时,心肌细胞0期去极化速度将________,兴奋传导速度就________。
17. 心肌细胞中传导速度最快的细胞是________,最慢的细胞是________。
18. 细胞外Ca^{2+}浓度增高,可使心肌细胞兴奋时的平台期Ca^{2+}内流________,因而心肌的收缩力量________。
19. 心电图反映________兴奋的产生、传导和恢复过程中的生物电变化,它与________无直接关系。
20. QRS波群代表________过程,T波代表________过程,若出现T波低平、双向或倒置,主要反映________。
21. 小动脉和微动脉的口径小,对血流的________大,因此称为________血管。
22. 我国正常青年人安静时的动脉收缩压为________mmHg,舒张压为________mmHg。
23. 形成动脉血压的前提是________,能量来源是________。
24. 大动脉管壁弹性作用不仅能________动脉血压的大幅波动,而且使心室间断射血变为动脉内________。
25. 如果每搏输出量增加而其他因素不变,则收缩压________,舒张压________,脉压________。
26. 如果外周阻力增大而其他因素不变,则收缩压________,舒张压________,脉压________。
27. 一般认为,收缩压的高低主要反映________的多少,而舒张压的高低主要反映________的大小。
28. 大动脉管壁的弹性可缓冲血压,防止收缩压________舒张压________以维持动脉血压。
29. 大动脉血管壁弹性降低,对动脉血压的影响是使________升高和________降低。

30. 维持正常的循环系统平均充盈压，须保持________和________之间相适应的关系。
31. 中心静脉压的高低主要取决于________和________之间的相互关系。
32. 中心静脉压正常变动范围是________cmH_2O，临床上以输液治疗休克时，若中心静脉压偏低，常提示________；若过高，则提示________或________；当超过________时，输液要慎重或暂停。
33. 从卧位变为立位时，静脉回流量________；吸气时，体循环静脉回流量________。
34. 微循环的迂回通路是指血液由微动脉经________、________、________流入微静脉的循环通路，其主要生理功能是________。
35. 在微循环中，迂回通路的功能是________，直捷通路的功能是________，动-静脉短路的功能是________。
36. 在调节微循环血流灌注量时起总闸门作用的是________，起后闸门作用的________，而起分闸门作用的是________和________。
37. 安静时体内仅有约________%的真毛细血管轮流开放，而控制真毛细血管开放和关闭的微循环结构包括________和________，主要受________的调节。
38. 组织液生成的有效滤过压 = ________ + ________ − ________ − ________。
39. 能促使液体由毛细血管内向血管外滤过的力量是________和________。
40. 一般情况下，毛细血管动脉端，有效滤过压为________值，组织液________；毛细血管静脉端，有效滤过压为________值，组织液________。此外，多余组织液可进入________而回流。
41. 右心衰竭时，静脉回流________，毛细血管血压________，组织液生成________，导致组织水肿。
42. 肾脏疾病导致大量蛋白尿时，使________降低，造成有效滤过压________，组织液生成________。
43. 支配心脏的自主神经有________和________，绝大多数血管平滑肌受________神经支配。
44. 心交感神经兴奋时，末梢释放________，作用于心肌细胞膜的________受体，使心率________，心肌收缩力________，心输出量________。
45. 心迷走神经兴奋时，末梢释放________，作用于心肌细胞膜的________受体，产生抑制作用。
46. 交感缩血管神经在不同血管分布密度不同，以________血管密度最高，密度最低的是________和脑血管。
47. 压力感受性反射是一种________反馈调节机制，其生理意义在于________。
48. 阻断一侧颈总动脉血流时，颈动脉窦压力感受器的传入冲动________，可导致动脉血压________。

49. 临床上常将肾上腺素用作________药,而将去甲肾上腺素用作________药。

50. 决定左冠脉血流量的重要因素是________的高低和________的长短。

(三) 名词解释

1. 心动周期
2. 全心舒张期
3. 等容收缩期
4. 心音
5. 搏出量
6. 心输出量
7. 射血分数
8. 心指数
9. 心力储备
10. 心肌动作电位平台期
11. 有效不应期
12. 期前收缩
13. 心肌自动节律性
14. 心脏正常起搏点
15. 房-室延搁
16. 心电图
17. 外周阻力
18. 收缩压
19. 舒张压
20. 脉搏压
21. 平均动脉压
22. 循环系统平均充盈压
23. 动脉脉搏
24. 中心静脉压
25. 微循环
26. 直捷通路
27. 迂回通路
28. 动-静脉短路
29. 有效滤过压
30. 心肺感受器
31. 容量感受器
32. 肾素-血管紧张素系统
33. 冠脉循环
34. 血-脑屏障

(四) 问答题

1. 在心动周期中,左心室内压力、容积、房室瓣和主动脉瓣活动以及血流各有何变化?
2. 心房、心室和心瓣膜在心脏泵血过程中各起什么作用?
3. 试述心脏泵血功能的评价指标及其生理意义。
4. 简述影响心输出量的因素。
5. 试述心室肌细胞动作电位及其形成机制。
6. 与心室肌细胞相比,窦房结P细胞的动作电位有何异同?
7. 心肌兴奋性的周期性变化与收缩活动有何关系?(提示从正常和异常两方面进行分析)
8. 心脏兴奋节律的正常起搏点位于何处?为什么?
9. 试述心内兴奋传导的途径、特点及其意义。
10. 与骨骼肌相比,心肌的收缩有何特点?各有何意义?
11. 试述动脉血压形成机制及其影响因素。
12. 为何老年人舒张压升高不如收缩压升高明显?
13. 何谓中心静脉压?正常值是多少?有何生理意义?
14. 影响静脉回心血量的因素有哪些?如何影响?
15. 人体由卧位转为直立位时,有哪些生理反应?为什么?
16. 简述微循环的血流通路及其生理意义。
17. 应用组织液生成和回流的原理分析某些水肿产生的可能原因。

18. 简述心脏、血管的神经支配及其作用。
19. 试述压力感受性反射的过程、特点及其生理意义。
20. 心肺感受器对心血管活动有何调节作用?
21. 肾上腺素和去甲肾上腺素对心血管活动的调节有何异同点?
22. 肾素-血管紧张素系统如何参与心血管活动调节?
23. 血管升压素在血压调节中有何作用?
24. 人体动脉血压是如何维持稳定的?(提示包含快速波动时的调节和长期调节)
25. 冠脉循环有何特点? 受哪些因素的调节?
26. 简述肺循环和脑循环的特点和血流量的调节。

(邵慈慧　郭　瑛)

第五章 呼吸

学习纲要

1. 掌握肺通气的原理，肺通气的直接动力和原动力，胸膜腔内压的形成和意义，肺通气的弹性阻力和非弹性阻力，肺表面活性物质。

2. 掌握评价肺通气功能的多项指标。

3. 掌握肺换气和组织换气的原理和影响肺换气的主要因素。

4. 掌握化学感受性呼吸反射，动脉血中 P_{CO_2}、P_{O_2} 和 H^+ 对呼吸运动的调节。

5. 熟悉呼吸运动的形式，肺内压和胸膜腔内压在呼吸过程中的变化，人工呼吸的原理。

6. 熟悉 O_2 和 CO_2 在血液中的运输和氧解离曲线。

7. 熟悉肺牵张反射。

8. 了解呼吸的概念和呼吸全过程的三个环节。

9. 了解呼吸中枢和呼吸节律的形成机制，咳嗽反射和喷嚏反射。

人体在整个生命过程中，需不断摄取 O_2 和排出 CO_2，这种机体与外界环境之间的气体交换过程称为**呼吸**(respiration)。呼吸的意义在于维持机体内环境中 O_2 和 CO_2 含量的相对稳定，以保证组织细胞新陈代谢和生理功能的正常进行。

呼吸的全过程由三个同时进行而又相互衔接的环节构成：①外呼吸，是指外界环境与机体肺部血液之间的气体交换过程，包括肺通气和肺换气；②气体在血液中的运输，包括 O_2 从肺部到组织和 CO_2 从组织到肺部的血液运输过程；③组织换气或内呼吸，是指组织处毛细血管血液与组织细胞之间的气体交换过程(图 5 - 1)。呼吸发生障碍时，可引起组织缺 O_2 和 CO_2 潴留，影响组织细胞的新陈代谢乃至人体生命活动的正常进行。

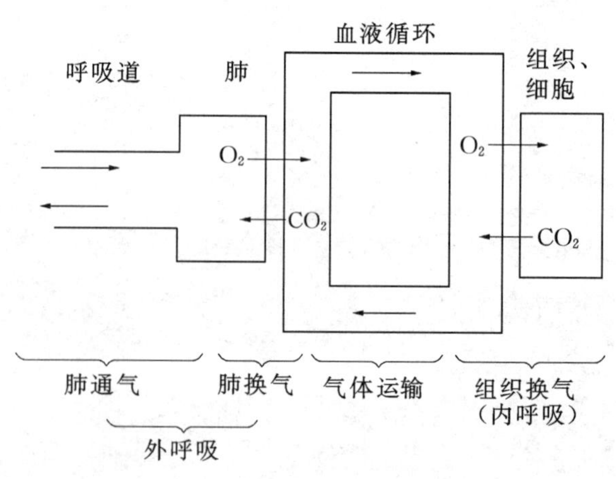

图 5 - 1 呼吸全过程示意图

第一节 肺 通 气

肺通气(pulmonary ventilation)是指肺泡与外界环境之间气体交换的过程。实现肺通气的结构有呼吸道、肺泡、胸廓和胸膜腔等。

一、肺通气的原理

气体进出肺泡取决于两方面因素的相互作用,一是推动气体流动的动力;二是阻止气体流动的阻力。动力必须克服阻力才能实现肺通气。

(一) 肺通气的动力

气体进出肺泡,与大气和肺泡气之间的压力差有关。气体总是从气压高处向气压低处扩散。当肺内压低于大气压时,气体进入肺泡;反之,当肺内压高于大气压时,气体则从肺泡流向外界大气。所以,气体进出肺泡的直接动力是大气压与肺内压之差。在呼吸过程中,大气压通常是相对恒定的,而肺内压可随肺容积的变化而变化。肺位于胸腔内,本身无主动舒张和收缩的能力。肺容积的变化是由胸廓的扩大和缩小引起的,而胸廓的扩大和缩小又是由呼吸肌的收缩和舒张造成的。可见,呼吸肌的舒缩活动是肺通气的原动力。

1. 呼吸运动　由呼吸肌收缩和舒张引起的胸廓节律性扩大和缩小,称为**呼吸运动**(respiratory movement)。它包括吸气运动和呼气运动。在不同生理状态下,人体的呼吸运动可有不同的形式。

人体在安静状态下,平稳而均匀的呼吸运动称为**平静呼吸**(eupnea)。正常成人平静呼吸每分钟 12 ~ 18 次,主要由吸气肌节律性收缩和舒张而形成。平静吸气时,膈肌收缩,膈顶下降,可使胸廓上下径增大;而肋间外肌收缩,肋骨上举并外展,胸骨也随之上举和前移,可使胸廓前后径和左右径增大。因此,膈肌和肋间外肌的收缩能使胸廓容积扩大,肺容积也随之增大;此时,肺内压低于大气压,于是形成吸气。吸气运动需要肌肉收缩做功,因此吸气是主动过程。平静呼气时,膈肌和肋间外肌舒张,膈顶、肋骨及胸骨复位,使胸廓及肺的容积也趋于恢复;此时,肺内压高于大气压,于是发生呼气。呼气运动不需要肌肉收缩做功,因此呼气是被动过程。

人在劳动或运动时,呼吸运动加深加快,这种呼吸运动称为**用力呼吸**(forced breathing)或**深呼吸**。用力吸气时,除膈肌和肋间外肌收缩外,胸锁乳突肌、胸大肌等辅助吸气肌也收缩,使胸廓和肺容积进一步增大,因而能吸入更多的气体;用力呼气时,除吸气肌群舒张外,肋间内肌和腹肌等呼气肌也收缩,使胸廓和肺容积进一步缩小,所以能呼出更多的气体。用力呼吸时,吸气和呼气都是主动过程。

如前述,呼吸运动包括膈运动和胸廓运动。膈运动时,由于腹腔内脏器的位移,可造成腹部起伏,以膈运动为主的呼吸称为**腹式呼吸**(abdominal breathing);而胸廓运动时主要表现为胸部的起伏，所以，以胸廓运动为主的呼吸称为**胸式呼吸**(thoracic breathing)。一般情况下，正常成人的呼吸运动表现为胸腹式混合呼吸；但在婴儿，因其胸廓不发达而主要表现为腹式呼吸。在疾病情况下，如患有胸膜炎、胸腔积液的患者由于胸廓活动受限，也以腹式呼吸为主；而妊娠后期的妇女、腹腔巨大肿块患者、腹水患者则因腹部活动受限而主要呈胸式呼吸。

2. 呼吸周期中肺内压和胸膜腔内压的变化

(1) 肺内压：**肺内压**(intrapulmonary pressure)是指肺泡内气体的压力。肺内压在呼吸周期中可发生规律性变化。平静吸气初，由于胸廓扩大，肺容积随之增大，因此，肺内压逐渐降低，可降至低于大气压 1 ~ 2 mmHg，于是外界空气进入肺泡。吸气末胸廓停止扩张，此时肺内压与大气压相等，气体暂时停止流动。平静呼气初，肺容积随胸廓而缩小，肺内压逐渐升高，可升至高于大气压 1 ~ 2 mmHg，于是肺内气体被呼出。呼气末胸廓停止缩小，此时肺内压再次与大气压相等(图 5 - 2)。可见，肺内压与大气压之间的压力差是肺通气的直接动力。临床上对某些呼吸暂停的患者施行人工呼吸，就是利用这个原理，通过人工的方法使胸廓被动地节律性扩大和缩小，或间断规律地向肺内正压输气，以维持肺通气。

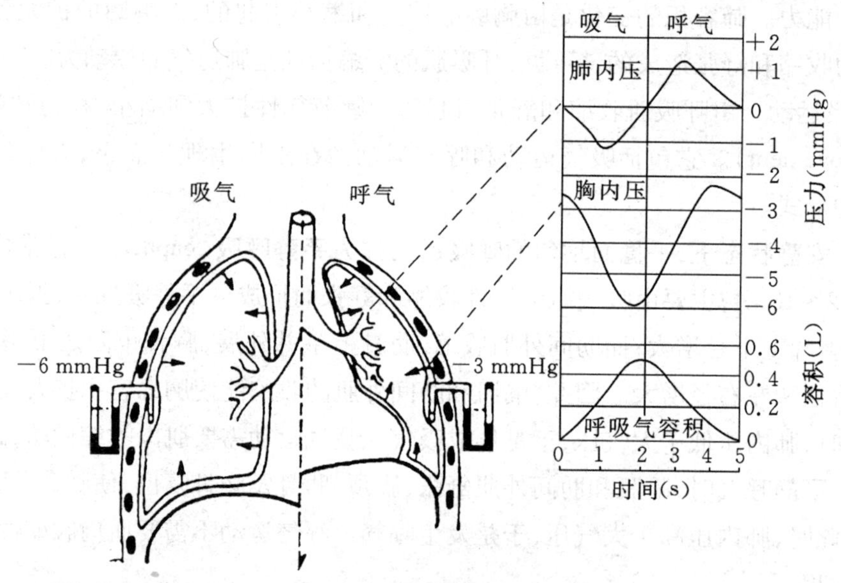

图 5 - 2 吸气和呼气时肺内压、胸膜腔内压和呼吸气容积的变化(右)以及胸膜腔内压直接测量法(左)示意图

(2) 胸膜腔内压：胸膜腔是由胸膜脏层与胸膜壁层围成的密闭的潜在腔隙，胸膜壁层紧贴于胸壁内表面，而胸膜脏层则紧贴在肺的外表面。胸膜腔内没有气体，仅有一薄层浆液。胸膜腔内的压力称为**胸膜腔内压**(intrapleural pressure)。由于它通常低于大气压，故称**胸膜腔负压**(简称**胸内负压**)。由于胸膜腔内压为负压，加上胸膜腔内少量浆液的黏着作用，使胸膜脏层与壁层紧紧贴在一起。所以在呼吸运动中，肺能随胸廓运动而张缩。此外，胸膜腔内少量浆液在两层胸膜之间还起润滑作用，因而可减小呼吸运动中两层胸膜互相滑动时的摩擦力。

测量胸膜腔内压有两种方法，一是用连接检压计的针头刺入胸膜腔内直接检测（图5-2），二是间接检测下胸段食管内压，以代表胸膜腔内压。

人体在生长发育过程中，由于胸廓的生长速度比肺快，因此胸廓的自然容积大于肺的自然容积；而且肺位于胸廓内，由于肺比胸廓更容易变形，所以人出生后的肺始终处于扩张状态。处于扩张状态的肺有向其自然容积回缩的趋势，即存在肺回缩力。胸膜腔内压主要受肺回缩力的影响；同时，胸膜腔内压也受肺内压的影响。由肺回缩力引起的肺回缩压使肺缩小，而肺内压则使肺扩张，两者作用方向相反，因此

$$胸膜腔内压 = 肺内压 - 肺回缩压$$

在呼气末或吸气末，气流停止，此时肺内压等于大气压，上式可改写为

$$胸膜腔内压 = 大气压 - 肺回缩压$$

若大气压以0计算，则

$$胸膜腔内压 = - 肺回缩压$$

因此，胸内负压主要由肺回缩压所造成。肺泡扩张程度越大，肺回缩压就越大，胸内负压也越大，即越负。平静吸气末胸膜腔内压为 -5 ~ -10 mmHg；而平静呼气末胸膜腔内压则为 -3 ~ -5 mmHg。但在上呼吸道阻塞或剧烈咳嗽而用力呼气时，胸膜腔内压可变为正压。

胸膜腔负压的生理意义在于：①维持肺泡的扩张状态，并在呼吸运动中能使肺随胸廓运动而张缩；②有利于扩张胸腔内的腔静脉和胸导管，促进静脉血液和淋巴回流。如果胸膜破裂，气体进入胸膜腔内形成气胸时，胸内负压减小或消失，可造成肺不张，严重时不仅影响呼吸功能，也影响血液循环功能，甚至危及生命。

（二）肺通气的阻力

肺通气的阻力有弹性阻力和非弹性阻力两类，前者包括肺弹性阻力和胸廓弹性阻力，是平静呼吸时的主要阻力，约占肺通气总阻力的70%；后者包括气道阻力、惯性阻力和黏滞阻力，约占总阻力的30%，其中以气道阻力为主。

1. 弹性阻力　弹性组织在外力作用下发生形变时，具有对抗形变即回位的力称为**弹性阻力**（elastic resistance）。弹性阻力的大小一般用顺应性来度量。**顺应性**（compliance）是指弹性组织在外力作用下扩张的难易程度，容易扩张即顺应性大，不易扩张则顺应性小。弹性阻力小则容易扩张，弹性阻力大则不易扩张。可见，顺应性与弹性阻力呈反变关系，即

$$顺应性 \propto \frac{1}{弹性阻力(R)}$$

肺和胸廓的顺应性可用单位压力变化（ΔP）所引起的容积变化（ΔV）来衡量（单位是 L/

cmH_2O)，可用下式表示

$$顺应性 = \frac{容积变化(\Delta V)}{压力变化(\Delta P)} L/cmH_2O$$

式中容积变化(肺或胸廓)可用肺量计测定，而压力变化则是指跨肺压或跨胸壁压变化。跨肺压是指肺内压与胸膜腔内压之差，而跨胸壁压则为胸壁外大气压与胸膜腔内压之差。正常成人的肺和胸廓的顺应性均约 0.2 L/cmH_2O。在某些病理情况下，如肺充血、肺水肿和肺纤维化等，弹性阻力增大，肺顺应性减小，可导致吸气困难；相反，肺气肿时，因弹性组织遭受破坏，肺顺应性增大，肺回缩力减小，则可导致呼气困难。可见，顺应性增大不一定表示肺通气功能良好。

(1) 肺弹性阻力：肺弹性阻力主要来自两个方面，一是肺泡内表面液体层形成的肺泡表面张力，约占肺弹性阻力的2/3；二是肺弹性纤维的弹性回缩力，约占肺弹性阻力的1/3。

1) 肺泡表面张力：覆盖于肺泡内表面的是一薄层液体，它与肺泡内气体形成液-气界面。由于液体分子间的引力大于液体与气体分子间的引力，因而形成肺泡表面张力，这一表面张力使肺泡趋于缩小。根据 Laplace 定律，肺泡内压(P)与表面张力(T)成正比，而与肺泡半径(r)成反比，即

$$P = \frac{2T}{r}$$

由于肺泡大小不等且彼此相通，可以想象，在张力相同的情况下，小肺泡因半径小而更趋缩小，甚至萎缩(图 5-3)；而大肺泡则因半径大而更趋扩张，甚至破裂。但实际情况并非如此，这是因为在肺泡液-气界面存在肺表面活性物质，后者可降低肺泡表面张力。

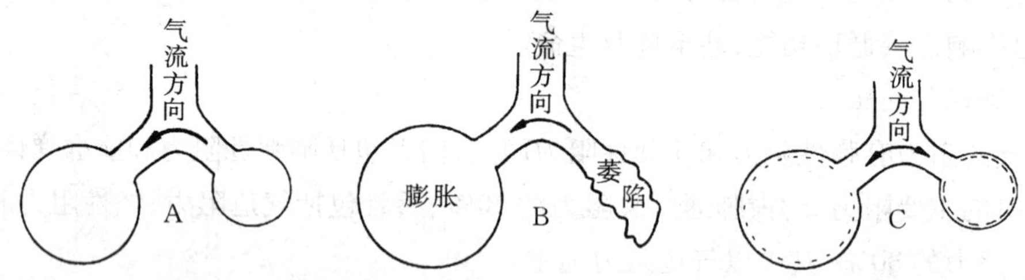

图 5-3 肺表面活性物质使连通的大小肺泡容积维持相对稳定的示意图

A. 大小肺泡在无肺表面活性物质时，表面张力相同；B. 为 A 的结果；C. 大肺泡肺表面活性物质分布密度小，表面张力大，小肺泡肺表面活性物质分布密度大，表面张力小，大小肺泡容积相对稳定

肺表面活性物质(pulmonary surfactant)是由肺泡Ⅱ型上皮细胞合成和分泌的一种复杂的脂蛋白混合物，其主要脂质成分是二棕榈酰卵磷脂。它以单分子层分布于肺泡内表液-气界面，由于二棕榈酰卵磷脂分子间的引力较小，因而可减少液体分子间的引力，从而大大降低肺泡表面张力。肺表面活性物质的这一作用具有重要的生理意义：①减少吸气阻力，有利于肺的

扩张,使吸气省力;②减少肺间质内组织液生成,阻止液体渗入肺泡,使肺泡内保持干燥,有利于肺泡气与肺泡毛细血管血液间的气体交换;③有助于维持肺泡容积的稳定性。当吸气时,肺泡表面积增大,肺表面活性物质散开,密度减小,降低表面张力的作用减弱,肺泡回缩力增大,从而防止肺泡的过度扩张;当呼气时,肺泡表面积缩小,肺表面活性物质浓集,密度增大,降低表面张力的作用增强,肺泡回缩力减少,从而防止肺泡萎缩。成人患肺炎、肺血栓等疾病时,若损害肺泡Ⅱ型上皮细胞,则肺表面活性物质分泌减少,可导致吸气阻力增大,呼吸困难,甚至发生肺不张和肺水肿。早产儿可因Ⅱ型上皮细胞发育不完善,肺表面活性物质缺乏,发生呼吸窘迫综合征而致死,尸检可见肺泡内形成一层透明膜,这是因肺毛细血管内血浆渗入肺泡所致。

2) 肺组织的弹性回缩力:肺组织内含有弹性纤维,其弹性回缩力也是形成肺弹性阻力的组成部分。在一定范围内,肺扩张程度越高,回缩力就越大,吸气阻力也越大。肺气肿患者的弹性纤维大量遭破坏,弹性阻力减小,吸入的气体不易被呼出,故肺内残余气体量增大,也不利于肺通气。

(2) 胸廓弹性阻力:胸廓弹性阻力主要来自胸廓的弹性成分。与肺弹性阻力相比,胸廓弹性阻力有其特殊性。在平静吸气末,胸廓处于其自然位置,此时肺容量约为肺总量的67%,胸廓回位力为零,即不表现有弹性阻力。当肺容量大于肺总容量的67%时,胸廓向内弹性回位,成为吸气的阻力,呼气的动力;而当肺容量小于肺总容量的67%时,胸廓小于其自然位置,胸廓向外弹性回位,成为吸气的动力,呼气的阻力。可见,胸廓弹性阻力究竟是肺通气的阻力还是动力,应该根据胸廓的大小或位置而定。

2. 非弹性阻力　非弹性阻力主要来源于气道阻力。**气道阻力**(airway resistance)是指气体通过呼吸道时,气体分子之间以及气体分子与气道之间产生的摩擦力。影响气道阻力的因素有呼吸道口径和长度、气流速度和气流形式等,其中气道口径最为重要。当气流为层流时,气道阻力与气道半径的4次方成反比。可见,气道口径变小,气道阻力将明显增大。虽然气道阻力仅占通气总阻力的1/3左右,但气道阻力增大在临床上是发生通气障碍最常见的原因之一。

健康人平静呼吸时,管径大于2 mm的大气道,特别是主支气管以上的气道(鼻、咽、喉、气管),由于总横截面积小,气流速度快,因而是产生气道阻力的主要部位。管径小于2 mm的小支气管,总横截面积约为大气道的30倍,气流速度慢,因而产生的阻力小,约占总气道阻力的10%。但当小气道平滑肌收缩时,小气道的阻力可成为气道阻力的重要来源。小气道平滑肌受交感神经和副交感神经的双重支配。交感神经兴奋时,平滑肌舒张,气道口径增大,气道阻力减少;而副交感神经兴奋时,平滑肌收缩,气道口径减小,气道阻力增大。一些体液因素也可影响气道平滑肌的舒缩,如儿茶酚胺能使平滑肌舒张,临床上对支气管哮喘的病人,可用拟交感神经药来解除支气管平滑肌痉挛而缓解症状。相反,5-羟色胺、组胺、前列腺素 $F_{2\alpha}$($PGF_{2\alpha}$)、缓激肽等则可使气道平滑肌收缩,气道阻力增加。

二、肺通气功能的评价

肺通气是呼吸过程的第一环节,对实现肺泡与外界环境之间的气体流通,更新肺泡气体具有重要意义。为评价肺通气功能,常以呼吸时肺容量和肺通气量的变化为指标。

（一）肺容量

肺容量是指肺所能容纳的气体量。肺容量可随呼吸运动而发生变化,其变化幅度与呼吸的深浅程度有关(图5-4)。

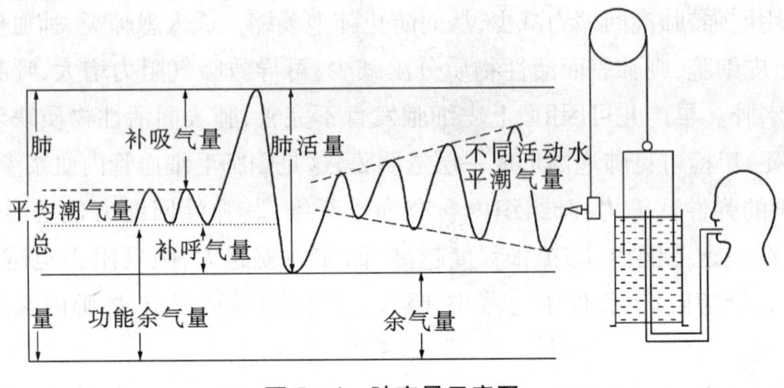

图5-4 肺容量示意图

1. 潮气量 平静呼吸时,每次吸入或呼出的气体量,称为**潮气量**(tidal volume)。正常成人的潮气量为0.4~0.6 L,平均约0.5 L,运动时可增大。

2. 补吸气量和深吸气量 平静吸气末再尽力吸气,所能补充吸入的气体量,称为**补吸气量**(inspiratory reserve volume)。正常成人的补吸气量为1.5~2.0 L,它反映吸气的储备能力。补吸气量与潮气量之和称为**深吸气量**,它是衡量最大通气潜力的重要指标之一。

3. 补呼气量 平静呼气末再尽力呼气,所能补充呼出的气体量,称为**补呼气量**(expiratory reserve volume)。正常成人的补呼气量为0.9~1.2 L,它可反映呼气的储备能力。

4. 肺活量和用力呼气量 一次最大吸气后,再尽力呼气,所能呼出的最大气体量称为**肺活量**(vital capacity)。它是潮气量、补吸气量和补呼气量之和。正常成年男性平均约3.5 L,女性约2.5 L。肺活量测量方法简单,重复性好,可反映一次肺通气的最大能力。但此值存在较大的个体差异,它与年龄、身材、性别、体位和呼吸肌收缩能力强弱等因素有关,更重要的是测量肺活量时不限制呼气时间,因此,在某些气道狭窄或肺组织弹性有所下降的病人,延长呼气时间仍能保持肺活量在正常范围内。因而肺活量不能很好反映气道通畅程度和肺组织的弹性状态,即不能充分反映肺通气功能的状况。

用力呼气量(forced expiratory volume, FEV)是指尽力吸气后作尽力尽快呼气的头几秒钟内所呼出的气体量,通常以它所占用力呼气时的肺活量(FVC)的百分数来表示。正常成人第一秒末用力呼气量(FEV_1)约占 FVC 的83%,第二秒末的 FEV_2/FVC 约96%,第三秒末的 FEV_3/FVC 约99%。其中以 FEV_1/FVC 的意义最大。用力呼气量能反映呼吸过程中气道的通畅程度和肺组织的弹性状态,因而是一项较好的肺通气功能指标,目前已为临床广泛采用。

5. 余气量与功能余气量　最大呼气末尚存留于肺内不能呼出的气体量，称为**余气量**(residual volume)，正常成人为1.0～1.5 L。肺通气功能不良、肺弹性减弱时，余气量将增大。**功能余气量**(functional residual capacity)是指平静呼气末，余留在肺内的气体量，它是补呼气量与余气量之和，正常成人约2.5 L。功能余气量的意义在于缓冲呼气过程中肺泡内 O_2 和 CO_2 分压的变化幅度，有利于肺换气的正常进行。

6. 肺总量　肺所能容纳的最大气体量，称为**肺总量**(total lung capacity)，它是肺活量与余气量之和，正常成年男性约5.0 L，女性约3.5 L。

（二）肺通气量

1. 每分通气量　**每分通气量**(minute ventilation volume)是指每分钟进或出肺的气体总量，它等于潮气量和呼吸频率的乘积。正常成人平静呼吸时，潮气量平均约0.5 L，呼吸频率为每分钟12～18次，故每分通气量可达6～9 L。每分通气量随性别、年龄、身材和运动量不同而有差异。

最大限度地作深而快的呼吸，每分钟所能吸入或呼出的气体量称为**每分最大通气量**。它是一项反映肺通气功能储备能力的指标。人在进行强体力劳动或剧烈运动时，每分最大通气量可达70～120 L。肺通气功能储备还可用**通气储量百分比**来表示

$$通气储量百分比 = \frac{每分最大通气量 - 每分通气量}{每分最大通气量} \times 100\%$$

其正常值等于或大于93%。

2. 无效腔和肺泡通气量　呼吸运动时，每次吸入的气体总有部分留在呼吸道内，不能参加肺泡与血液之间的气体交换，存留这部分气体的呼吸道容积称为**解剖无效腔**(anatomic dead space)，其容积约0.15 L。此外，进入肺泡的气体，由于各种原因，可能也有部分气体未能与血液进行交换，这部分未能进行气体交换的肺泡容积称为**肺泡无效腔**。解剖无效腔和肺泡无效腔合称为**生理无效腔**。健康人平卧时，生理无效腔接近于解剖无效腔。

肺泡通气量(minute alveolar ventilation volume)是指每分钟肺的有效通气量，即吸入肺泡的新鲜空气量，可用下式表示

$$肺泡通气量 = (潮气量 - 无效腔气量) \times 呼吸频率$$

正常成人平静呼吸时，如果潮气量为0.5 L，无效腔为0.15 L，则每次吸入的新鲜空气量为0.35 L，如果呼吸频率为每分钟12次，则肺泡通气量为4.2 L。当潮气量减半而呼吸频率加倍时，每分通气量不变，而肺泡通气量却明显减少；当潮气量加倍而呼吸频率减半时，每分通气量也不变，而肺泡通气量则明显增加。显然，深而慢的呼吸可提高肺通气效率，而浅而快的呼吸则对肺通气效率是不利的(表5-1)。

表 5-1 不同呼吸形式时通气量(L/min)

呼吸形式	每分通气量	肺泡通气量
平静呼吸	0.80(0.50 × 16)	0.56[(0.50 - 0.15) × 16]
浅快呼吸	0.80(0.25 × 32)	0.32[(0.25 - 0.15) × 32]
深慢呼吸	0.80(1.00 × 8)	0.68[(1.00 - 0.15) × 8]

(三) 呼吸功

呼吸肌在肺通气过程中为克服通气阻力所做的功,称为**呼吸功**(respiratory work)。平静呼吸时,呼吸功 3 ~ 6 J/min,此功全部用于吸气期。当用力呼吸时或通气阻力增加时,若要实现同样的肺通气,呼吸功将加大。剧烈运动时的呼吸功可比平静时增加 25 倍。

第二节 呼吸气体的交换

一、气体交换的原理

呼吸气体的交换包括肺换气和组织换气。不论是肺换气还是组织换气,气体交换都以扩散的方式进行。各种气体无论处于气体状态,还是溶解状态,气体分子总是从压力高处向压力低处移动,直至两处压力相等为止。气体扩散的动力是气体的分压差,分压差越大,气体扩散速率越快。气体扩散的条件是呼吸膜和细胞膜对气体分子的通透性。

(一) 气体的分压差

气体的**分压**(partial pressure)是指混合气体中各气体组分的压力。某种气体的分压等于混合气体的总压力乘以该气体所占的容积百分比。例如,大气的总压力为 760 mmHg,其中 O_2 的容积百分比约为 21%,则 O_2 分压(Po_2)为

$$760\ \text{mmHg} \times 21\% = 159\ \text{mmHg}$$

而大气中 CO_2 的容积百分比约为 0.04%,故 CO_2 分压(Pco_2)为

$$760\ \text{mmHg} \times 0.04\% = 0.3\ \text{mmHg}$$

气体的**分压差**是指两个区域之间某种气体分压的差值,如肺泡气和肺毛细血管血液之间的 O_2 分压差和 CO_2 分压差等。

液体中的气体分压也称气体的**张力**。肺泡气、血液和组织中的气体分压(张力)值列于表 5-2 中,从表中可见,上述各部位之间存在着 O_2 分压差和 CO_2 分压差。

表 5－2　肺泡气、血液和组织中的 Po_2 和 Pco_2（mmHg）

气体分压	肺泡气	静脉血	动脉血	组织
Po_2	104	40	100	30
Pco_2	40	46	40	50

（二）气体的扩散速率

单位时间内气体扩散的容积，称为**气体扩散速率**。气体扩散速率（D）受多种因素的影响，包括气体的分压差（ΔP）、气体的溶解度（S）和分子量的平方根（$\sqrt{MW}$）、气体扩散面积（A）和扩散距离（d）以及温度（T）等。其关系式如下

$$D \propto \frac{\Delta P \cdot T \cdot A \cdot S}{d \cdot \sqrt{MW}}$$

已知 CO_2 在血浆中的溶解度约为 O_2 的 24 倍，CO_2 和 O_2 的分子量分别为 44 和 32，肺泡内气体与血液间 O_2 分压差约为 CO_2 分压差的 10 倍。根据上式计算，CO_2 在肺部扩散速率约为 O_2 的 2 倍。

二、气体交换的过程和影响因素

（一）肺换气

1．肺换气过程　**肺换气**是指肺泡气与肺泡毛细血管血液间的气体交换过程。如表 5－2 所示，肺泡气 Po_2（104 mmHg）大于静脉血 Po_2（40 mmHg），而肺泡气 Pco_2（40 mmHg）则小于静脉血 Pco_2（46 mmHg）。所以，当静脉血流经肺泡毛细血管时，在分压差的推动下，O_2 由肺泡扩散入血液，CO_2 则由血液扩散入肺泡，从而完成肺换气过程（图 5－5）。O_2 和 CO_2 的扩散速度极快，仅需 0.3 s 即可达到平衡。通常情况下，血液流经肺毛细血管的时间约0.7 s，所以当血液流经肺毛细血管全长的 1/3 时，肺换气过程已基本完成。肺换气的结果使肺循环内的静脉血变成动脉血。

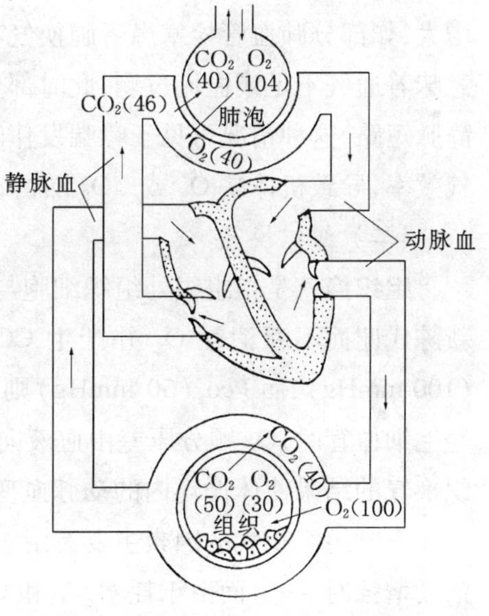

图 5－5　肺换气和组织换气过程示意图

图中数字代表气体分压，单位为 mmHg

2．影响肺换气的主要因素　前已述及影响气体扩散速率的诸因素，如气体的分压差、气体的溶解度和分子质量平方根以及温度等都能影响肺换气。以下进一步分析气体的扩散距离和面积以及通气/血流比值对肺换气的影响。

（1）呼吸膜的厚度和面积：正常人的呼吸膜由肺

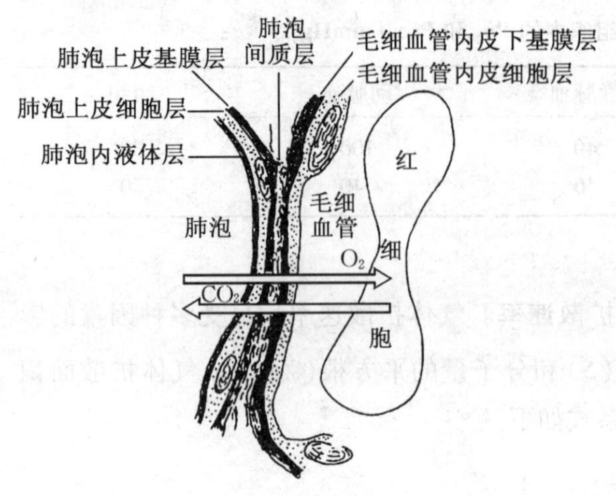

图 5-6 呼吸膜结构示意图

泡内液体层、肺泡上皮细胞层、肺泡上皮基膜层、肺泡间质层、肺泡毛细血管下基膜层和毛细血管内皮细胞层等六层结构组成(图 5-6),但其总厚度不到 1 μm,气体分子极易透过呼吸膜。气体扩散量与呼吸膜的厚度成反比,与呼吸膜的面积成正比。但在病理情况下,如肺纤维化、肺水肿等,由于呼吸膜增厚,即扩散距离加大,因而气体扩散速率下降。正常成人两肺的总扩散面积约 70 m^2,安静状态下,用于气体扩散的呼吸膜面积约 40 m^2,因此呼吸膜具有相当大的储备面积。运动时,肺毛细血管开放数量和开放程度增加,有效扩散面积也大大增大。肺不张、肺实变、肺气肿或肺毛细血管阻塞均可使呼吸面积减少,肺换气减少。

(2) 通气/血流比值:**通气/血流比值**(ventilation/perfusion ratio)简称 $\dot{V}_A/\dot{Q}$ 比值,是指肺泡通气量与肺血流量的比值。正常成人安静时,肺泡通气量约 4.2 L,而肺血流量相当于心输出量,约 5 L,因此 $\dot{V}_A/\dot{Q}$ 比值约等于 0.84。值得注意的是这一比值是全肺通气/血流比值的平均值,而非肺某一局部的通气/血流比值。只有当肺泡通气量与肺血流量相匹配时,亦即全肺 $\dot{V}_A/\dot{Q}$ 比值平均为 0.84 时,进入肺泡的 O_2 才能被相应的血液送往组织,而由血液运抵肺的 CO_2 才能被排出,使肺换气的效率达到最高水平。如果 $\dot{V}_A/\dot{Q}$ 增大,意味着肺泡通气过度或肺血流量不足,此时有部分肺泡气未能与血液实现换气,相当于肺泡无效腔增大,如部分肺血管栓塞患者肺换气功能受损就属于这种情况。反之,如果 $\dot{V}_A/\dot{Q}$ 减小,则意味着通气不足或血流过剩,此时部分静脉血得不到充分的气体交换,犹如发生功能性动-静脉短路,这种情况可见于哮喘发作时。可见,无论 $\dot{V}_A/\dot{Q}$ 比值增大或减小,均将降低肺换气效率,导致机体缺 O_2 或 CO_2 潴留,尤其是缺 O_2。

(二) 组织换气

组织换气是指组织处组织细胞与毛细血管血液间的气体交换过程。在组织内,细胞因新陈代谢而不断消耗 O_2 并产生 CO_2,造成组织内 Po_2(30 mmHg)明显低于动脉血 Po_2(100 mmHg),而 Pco_2(50 mmHg)则高于动脉血 Pco_2(40 mmHg)。因此,当血液沿动脉流经毛细血管时,O_2 顺分压差由血液向组织细胞扩散,而 CO_2 则由组织细胞向血液扩散。组织换气的结果使体循环内的动脉血变成静脉血(图 5-5)。

影响组织换气的因素主要有组织细胞代谢和血液供应情况两个方面。当组织细胞代谢活动增强时,一方面由于耗 O_2 量和 CO_2 产生量增多,组织细胞与血液之间的 O_2 和 CO_2 分压差增大,因而气体交换增多;另一方面局部代谢产物增多也能使毛细血管大量开放,血流量增多,从而有利于气体交换。

第三节　气体在血液中的运输

O_2 和 CO_2 在血液中存在和运输的形式有两种，即物理溶解和化学结合。虽然物理溶解的气体量较少，但物理溶解这种形式很重要，因为气体交换时，进入血液的 O_2 和 CO_2 都必先溶解于血浆中，以提高其分压，然后才能发生化学结合；O_2 和 CO_2 从血液释出时，也是溶解的气体先逸出，使之分压降低，而后结合的气体才能解离并溶解于血浆中。物理溶解和化学结合两种形式之间保持着动态平衡。气体在血液中的运输是实现肺换气和组织换气重要的中间环节。

一、氧的结合运输

在动脉血中，溶解状态的 O_2 约占血液 O_2 总含量的1.5%，而进入红细胞与血红蛋白结合的 O_2 约占98.5%。因此，O_2 的运输以化学结合为主。

(一) O_2 与血红蛋白的结合

O_2 能与血红蛋白(Hb)中的 Fe^{2+} 结合，形成氧合血红蛋白(HbO_2)，这是一种不需要酶催化、疏松、可逆的结合，称为**氧合**。氧合的速度取决于 Po_2 的高低。当血液流经 Po_2 较高的肺部时，O_2 从肺泡扩散入血，使血液 Po_2 升高，HbO_2 生成增多；而当血液流经 Po_2 较低的组织时，HbO_2 解离成 Hb 和 O_2，释出的 O_2 扩散入组织细胞。脱氧后的 Hb 称为去氧血红蛋白。Hb 和 O_2 的可逆结合可表示为

$$Hb + O_2 \underset{Po_2\text{低(组织)}}{\overset{Po_2\text{高(肺部)}}{\rightleftharpoons}} HbO_2$$

每克 Hb 最多可结合1.34 ml O_2。健康成人血液中约含 Hb 150 g/L，因此，1 L 血液能结合 O_2 的最大量约0.2 L(也可表示为20 ml%)。在1 L 血液中，Hb 能结合的最大 O_2 量，称为 **Hb 氧容量**(oxygen capacity of Hb)。但在实际上，血液的含 O_2 量并非都能达到最大值。1 L 血液中，Hb 实际结合的 O_2 量，称为 **Hb 氧含量**(oxygen content of Hb)。Hb 氧含量占 Hb 氧容量的百分比，称为 **Hb 氧饱和度**(oxygen saturation of Hb)。

HbO_2 呈鲜红色，去氧 Hb 呈紫蓝色。如果血液中去氧 Hb 含量达50 g/L 以上，口唇、甲床呈青紫色，这一现象称为**发绀**。出现发绀常表示机体缺氧。但在严重贫血患者缺氧时，可因 Hb 总量过低，以至于血液中去氧 Hb 少于50 g/L 而不出现发绀；相反，在红细胞增多的病人，虽不缺氧，却可因 Hb 总量增多，致使血液中去氧 Hb 量超过50 g/L 而出现发绀。此外，CO 能与 O_2 竞争结合 Hb，且结合能力是与氧结合的210倍。因此 CO 中毒时，也会发生缺氧，但此时去氧 Hb 并不增多，故不出现发绀，而是呈樱桃红色。

(二) 氧解离曲线

氧解离曲线(oxygen dissociation curve)是表示血 Po_2 和 Hb 氧饱和度之间关系的曲线。

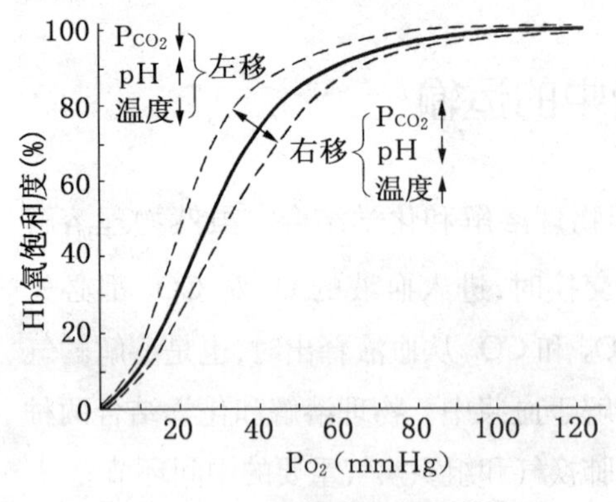

图5-7 氧解离曲线及其主要影响因素示意图

曲线表示在不同 Po_2 下 O_2 和 Hb 结合的情况，也能反映在不同 Po_2 下 O_2 和 Hb 解离的情况。在一定范围内，Hb 氧饱和度与 Po_2 呈正相关，即 Hb 氧饱和度随 Po_2 增减而增减。但两者关系并非完全呈线性，而是呈近似 S 形的曲线关系(图 5-7)。

这种 S 形曲线具有重要的生理意义：①曲线上段，即 Po_2 在 60～100 mmHg 范围内变化的曲线。这段曲线较平坦，表明 Po_2 变化对 Hb 氧饱和度的影响不大。血液 Po_2 在100 mmHg 时，Hb 氧饱和度为97.4%，血 O_2 含量约为 19.4 ml%；而血液 Po_2 在 60 mmHg 时，Hb 氧饱和度仍保持在 90% 以上。表明机体在环境 Po_2 适当降低的情况下，如在高空、高原活动时，不至于发生明显的低氧血症。②曲线中段，即 Po_2 在 40～60 mmHg 范围内变化的曲线。这段曲线较陡，表明随血液 Po_2 的降低，有较多 O_2 被释出供组织利用。③曲线下段，是血液 Po_2 在 15～40 mmHg 范围内变化的曲线。这是曲线中最陡的一段，表示血液 Po_2 略有下降，HbO_2 就会释出大量 O_2。当组织细胞活动加强，耗氧量增多时，血液 Po_2 可进一步下降，Hb 氧饱和度也降到更低水平，因而组织细胞可获得比安静时更多的 O_2。这段曲线反映 HbO_2 具有较强的释 O_2 储备能力。

影响氧解离曲线的主要因素有血 Pco_2、pH 和温度。Pco_2 升高、pH 降低、体温升高时，曲线发生右下移，此时 Hb 与 O_2 的结合力降低，促使 HbO_2 解离和释放 O_2；反之，血液中 Pco_2 降低、pH 升高、体温降低时，曲线将向左上移，Hb 与 O_2 的结合力增高，O_2 释放量减少。

二、二氧化碳的结合运输

血液中物理溶解的 CO_2 约占 CO_2 总运输量的 5%，化学结合的占 95%。化学结合的形式主要有碳酸氢盐和氨基甲酰血红蛋白两种，前者约占 CO_2 总运输量的 88%，后者约占 7%。

(一) 碳酸氢盐

组织代谢产生的 CO_2 进入血液后，很快扩散到红细胞内，在红细胞内碳酸酐酶的催化下，与水反应生成 H_2CO_3，后者又迅速解离成 HCO_3^- 和 H^+。由于血浆中碳酸酐酶量含量极低，所以反应主要在红细胞内进行，反应速度比在血浆中快约 5 000 倍。红细胞膜对负离子的通透性极高，随着红细胞内解离的 HCO_3^- 不断增加，大部分 HCO_3^- 顺浓度差向红细胞外扩散，与血浆中的 Na^+ 结合成 $NaHCO_3$ 被运输，它是体内 CO_2 运输的主要形式，也是血液中重要的碱储备形式。在 HCO_3^- 向红细胞外扩散的同时，血浆中的 Cl^- 扩散入红细胞内，这种现象称为氯转移，以维持红细胞内外的电位平衡。此外，红细胞内还有少量 HCO_3^-，可与 K^+ 结合成 $KHCO_3$ 而被运输。由于红细胞膜对正离子通透性极小，因此红细胞内解离的

H^+与HbO_2结合，生成HHb，同时可促使HbO_2释放O_2供给组织利用（图5-8）。血液中HCO_3^-的形成和分解是可逆的，其反应方向取决于P_{CO_2}的高低。在肺部，由于P_{CO_2}较低，反应与上述方向相反，促使血浆中HCO_3^-进入红细胞转变成CO_2，后者再透过呼吸膜由肺呼出。

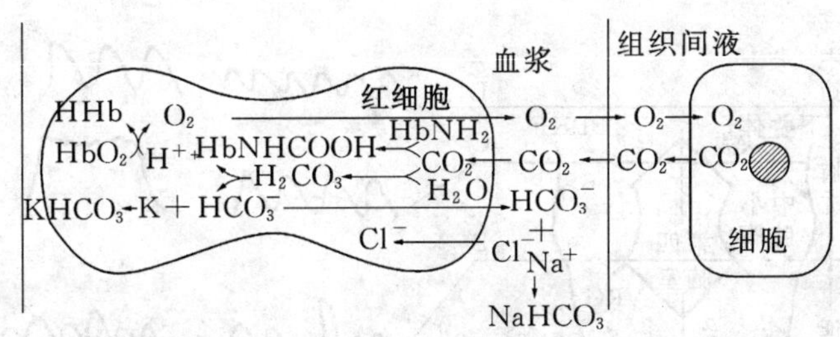

图5-8　CO_2从组织进入血液以及在血中运输的示意图

（二）氨基甲酰血红蛋白

一部分CO_2能直接与Hb上的自由氨基（NH_2）结合，形成氨基甲酰血红蛋白（HHbNHCOOH），其反应式如下

$$HbNH_2O_2 + H^+ + CO_2 \underset{肺}{\overset{组织}{\rightleftharpoons}} HHbNHCOOH + O_2$$

上述反应无需酶的催化，结合和解离均可迅速完成。调节这一反应的主要因素是氧合作用。在组织处，O_2的解离可促进Hb与CO_2结合（图5-8）；而在肺部，O_2与Hb的结合则可促进CO_2与氨基甲酰血红蛋白解离。

第四节　呼吸运动的调节

呼吸运动是一种节律性活动，其深度和频率可随机体内外环境的改变而发生变化，以适应机体代谢水平的需要。此外，呼吸运动也受大脑意识控制，如在吞咽、说话、排便、潜水时，可暂时屏住呼吸，以保证这些活动的正常进行。根据机体调节方式的不同，呼吸运动有节律性呼吸和随意性呼吸两种，但以节律性呼吸调节为主。

一、呼吸中枢与呼吸节律的形成

（一）呼吸中枢

呼吸中枢是指中枢神经系统内产生和调节呼吸运动的神经元群。呼吸运动是在各级呼吸中枢的相互配合、相互制约和各种外周传入冲动的调节下完成的。动物实验表明，在脊髓与延髓之间（图5-9，A平面）横切后，呼吸运动立即停止，说明产生节律性呼吸运动的中枢不在脊髓，脊髓只是联系脊髓以上结构与呼吸肌之间的中继站和整合某些呼吸反射的初级中枢。在动物的中脑与脑桥之间横断脑干(图5-9, D平面),呼吸节律基本不变,说明高位脑对节律性呼吸运动的产生并非必需。若在动物的延髓与脑桥之间横断脑干,呼吸节律性仍存在,但节律变得不规则(图5-9, B平面)。说明延髓内存在调节呼吸运动的基本中枢,而在脑桥内则存在完善正常呼吸节律的调整中枢。

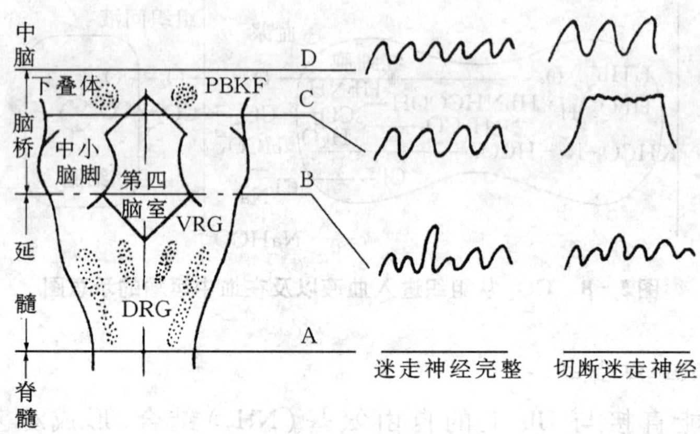

图5-9 脑干内有关呼吸核团(左)和在不同平面横切脑干后呼吸的变化(右)示意图

PBKF:脑桥臂旁内侧核和KF核;VRG:延髓腹侧呼吸组;DRG:延髓背侧呼吸组

1. 延髓 利用微电极记录神经元放电的方法,发现中枢神经系统内存在与呼吸运动同步放电的神经元,称为呼吸神经元。在延髓,这些神经元大体上可分为两组,即背侧呼吸组和腹侧呼吸组。背侧呼吸组主要集中在孤束核的腹外侧,大多数属于吸气神经元,主要作用是使吸气肌收缩而引起吸气。腹侧呼吸组主要分布于延髓腹外侧的后疑核、疑核和面神经后核及其邻近区域,含有多种类型的呼吸神经元,其主要作用是引起呼气肌收缩,产生主动呼气,还可调节咽喉部辅助呼吸肌的活动,以及延髓和脊髓内呼吸神经元的活动。

2. 脑桥 在动物脑桥上、中1/3处横切脑桥(图5-9, C平面),同时切断双侧迷走神经,以消除肺牵张反射(见后文)的传入,可见吸气延长,呼吸频率变慢;若刺激该区,则可使呼吸由吸气向呼气转换,呼吸频率加快。以上实验结果均表明该区具有抑制吸气,使吸气向呼气转变的功能。可见,在脑桥上1/3处存在呼吸调整中枢,该中枢的呼吸神经元相对集中于臂旁内侧核(NPBM)与相邻的KF核,两者合称PBKF核群。

3. 高位脑 呼吸运动还受下丘脑、边缘系统、大脑皮层等部位的调节。大脑皮层可随意控制呼吸,如在潜水、咳嗽、唱歌时屏气或加强加快呼吸,以保证与其他呼吸相关活动的协调进行。大脑皮层对呼吸运动的调节系统属于随意的呼吸调节系统;而低位脑干的呼吸运动调节系统则属于不随意的节律性呼吸调节系统,两个系统的下行通路是分开的。临床上有时可观察到节律性呼吸和随意呼吸分离的现象,当节律性呼吸通路受损而使节律性呼吸功能丧失时,病人觉醒时可依靠随意呼吸维持肺通气,若未进行人工呼吸,一旦入睡,病人的呼吸就会停止。

（二）呼吸节律的形成

正常呼吸节律的形成机制至今仍未完全阐明，目前多数学者认同神经元网络学说中的**吸气切断机制**。这一假说认为，在延髓内存在一些起吸气活动发生器和吸气切断作用的神经元，前者能使吸气神经元活动逐渐增强，继而兴奋吸气肌运动神经元，引起吸气过程；后者受前者活动的多途径刺激而兴奋，兴奋后能反过来切断吸气而发生呼气。中枢吸气活动发生器主要通过以下三条途径来兴奋吸气切断机制的活动：①兴奋脊髓吸气肌运动神经元而引起吸气，吸气时肺扩张，再通过肺牵张反射来兴奋吸气切断机制；②兴奋脑桥呼吸调整中枢，转而加强吸气切断机制的活动；③直接兴奋吸气切断机制的神经元。当吸气切断机制被激活后，就能负反馈抑制中枢吸气活动发生器，抑制吸气，使吸气转为呼气（图5-10）。

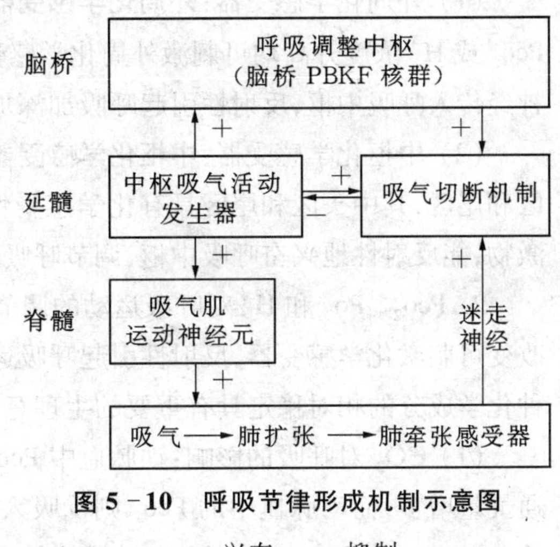

图5-10　呼吸节律形成机制示意图

+：兴奋　-：抑制

二、呼吸运动的反射性调节

呼吸节律虽起源于脑，但呼吸运动的频率、深度和样式等都受到来自呼吸器官自身活动改变和血液中某些化学成分改变的影响，这些改变都能反射性调节呼吸运动。

（一）肺牵张反射

由肺的扩张或缩小引起的反射性呼吸运动改变，称为**肺牵张反射**（pulmonary stretch reflex）。它包括肺扩张反射和肺缩小反射两种成分。

肺牵张反射的感受器分布于支气管和细支气管的平滑肌层中，称为肺牵张感受器。吸气时呼吸道扩张，肺牵张感受器受刺激而兴奋，传入冲动沿迷走神经传入延髓，兴奋吸气切断机制，抑制吸气神经元，使吸气转为呼气，此过程为**肺扩张反射**（图5-10）。肺牵张反射主要是指肺扩张反射。其生理意义在于防止吸气过深和加快呼吸节律。肺扩张反射有明显的种属差异，人类的敏感性很低，而家兔的敏感性则很高。切断家兔双侧迷走神经后，由于反射弧受损，因而吸气延长，呼吸将变得深而慢。正常成人在平静呼吸时，肺扩张反射不参与呼吸调节，仅在深呼吸（潮气量 >0.8 L）时，或在病理情况下，如肺充血、肺水肿、肺炎等，才引起该反射，使呼吸变浅变快。呼气时肺缩小，对肺牵张感受器的刺激减弱，传入冲动减少，由于对吸气的抑制被解除，吸气将再次发生，此过程为**肺缩小反射**，其生理意义在于阻止呼气过深和肺不张，但在平静呼吸的调节中意义不大。

（二）化学感受性呼吸反射

1. 化学感受器　血液中某些化学物质通过对化学感受器的刺激，可反射性调节呼吸运动。根据感受器分布部位的不同，可分为外周化学感受器和中枢化学感受器。

（1）外周化学感受器：**外周化学感受器**位于颈动脉体和主动脉体。动脉血中 Po_2 降低、Pco_2 或 H^+ 浓度升高均可刺激外周化学感受器，使其传入冲动增加，冲动沿窦神经和主动脉神经传入呼吸中枢，反射性引起呼吸加深加快。

（2）中枢化学感受器：**中枢化学感受器**位于延髓腹外侧浅表部位，左右对称，分头区、中区和尾区，其中头区和尾区具有化学感受性。脑脊液和局部细胞外液中的 H^+ 是其有效刺激物，能反射性地兴奋呼吸中枢，调节呼吸运动。

2. Pco_2、Po_2 和 H^+ 对呼吸运动的调节　动脉血或脑脊液中的 Pco_2、Po_2 和 H^+ 浓度的改变可刺激化学感受器，反射性引起呼吸运动改变；而呼吸运动的改变，则对维持血液中各种化学成分的相对稳定具有重要的生理意义。

（1）CO_2 对呼吸的影响：动脉血中 Pco_2 升高能有效加强呼吸运动，使呼吸加深加快，肺通气量增多；而动脉血中的 Pco_2 则受吸入气中 CO_2 浓度的影响。空气中 CO_2 的正常浓度约0.04%。当吸入气中的 CO_2 浓度增加到1%时，肺通气量开始增加；若吸入气中 CO_2 达4%时，肺通气量可增加1倍以上。但吸入 CO_2 超过7%时，则会出现头晕、头痛等症状；超过15% ~20%时，将引起呼吸中枢麻痹，导致呼吸抑制，肺通气量减少，甚至出现惊厥、昏迷。相反，当动脉血中 Pco_2 过低时，呼吸运动也会减弱，如人在过度通气时，由于血中 Pco_2 降低，可出现呼吸暂停。所以，CO_2 是维持正常呼吸的有效生理性刺激。

CO_2 兴奋呼吸主要是通过刺激位于延髓腹外侧浅表部的中枢化学感受器而实现的。血液中 CO_2 能迅速透过血-脑屏障，在碳酸酐酶的作用下，与水结合成 H_2CO_3，后者再解离出 H^+，H^+ 对中枢化学感受器有很强的兴奋作用。中枢化学感受器兴奋后，再经一定的纤维投射，使呼吸中枢兴奋，从而导致呼吸运动增强。CO_2 也可刺激颈动脉体和主动脉体外周化学感受器，冲动沿窦神经和主动脉神经传入延髓呼吸中枢，反射性引起呼吸运动加深加快。

（2）H^+ 对呼吸的影响：当动脉血中 H^+ 浓度增高时，呼吸加深加快，肺通气量增加；而当 H^+ 浓度降低时，呼吸则受到抑制。动脉血中的 H^+ 主要是通过刺激外周化学感受器，引起呼吸中枢兴奋，使呼吸加强。但由于 H^+ 不易透过血-脑屏障，故对中枢化学感受器的刺激作用很弱。在糖尿病酮症酸中毒、肾功能不全或代谢性酸中毒患者，可因血液中 H^+ 浓度增高而出现特殊的深大呼吸。

（3）低 O_2 对呼吸的影响：当血液 Po_2 降到80 mmHg以下时，可反射性地加强呼吸，使肺通气量增大。低 O_2 兴奋呼吸主要是通过刺激外周化学感受器而引起的。若摘除外周化学感受器，低 O_2 则可抑制呼吸，这是因为低 O_2 对呼吸中枢具有直接的抑制作用。通常在轻中度低 O_2 情况下，来自外周化学感受器的传入冲动可对抗低 O_2 对中枢的抑制作用，使呼吸中枢兴奋，反射性增强呼吸运动；但在严重低 O_2 时，则不能对抗低 O_2 对呼吸中枢的抑制作用，因而呼吸运动减弱，甚至引起呼吸暂停。临床上，严重肺气肿、肺心病患者，由于长期肺换气障碍而导致低 O_2 和 CO_2 潴留，此时中枢化学感受器对 CO_2 的刺激作用发生适应而敏感性降低，外周化学感受器对低 O_2 刺激的适应则很慢，故此时低 O_2 对外周化学感受器的刺激已成为驱动呼吸的主要刺激。维持这种患者一定程度的低 O_2 十分重要，若给予纯 O_2 吸入，则可因突然取消低 O_2 对外周化学感受器的有效刺激而导致呼吸暂停。

（三）防御性呼吸反射

由呼吸道黏膜受刺激引起的并以清除刺激物为目的的反射活动，称为**防御性呼吸反射**。常见的反射有咳嗽反射和喷嚏反射。

1．咳嗽反射　**咳嗽反射**（cough reflex）是一种将呼吸道内异物或分泌物排出体外的防御性反射。该反射的感受器是咽、喉、气管、大支气管黏膜下层的感觉神经末梢，当感受器受到刺激时，冲动沿迷走神经传入延髓，然后经传出神经到达声门和呼吸肌。咳嗽时先是短促或较深的吸气，接着声门紧闭，呼吸肌强烈收缩，肺内压急剧上升，然后声门突然打开，气体以极快的速度从肺内冲出，将呼吸道内的刺激物排出体外，起到清洁和维持呼吸道通畅的作用。但剧烈、频繁而持久的咳嗽可引起肺气肿等疾病，有损于健康。

2．喷嚏反射　**喷嚏反射**（sneeze reflex）是指鼻腔黏膜受到刺激时引起的一种防御性反射。反射过程类似于咳嗽反射，但其感受器位于鼻黏膜下，传入神经为三叉神经，反射效应是腭垂下降，舌压向软腭，气流急速从鼻腔喷出，以清除鼻腔内的异物。

习 题 五

（一）单项选择题

1．肺通气的直接动力是

A．呼吸肌的舒缩运动　　B．胸廓的扩大与缩小

C．肺内压与大气压之差　　D．胸内压与大气压之差

2．肺通气的原动力是

A．呼吸肌的舒缩运动　　B．肺内压与大气压之差

C．胸膜腔内压的变化　　D．肺泡的变化

3．呼吸运动是指

A．肺泡节律性扩大和缩小　　B．胸廓节律性扩大和缩小

C．肺内压节律性升高和下降　　D．膈肌节律性收缩运动

4．正常成年人安静时的呼吸频率是每分钟

A．8～12 次　　B．12～18 次　　C．18～25 次　　D．25～30 次

5．平静呼吸与用力呼吸的**不同**之处是

A．吸气是被动的　　B．吸气是主动的

C. 呼气是被动的　　　　D. 呼气是主动的

6. 通常情况下,正常成年人的呼吸形式是

A. 胸式呼吸　　B. 腹式呼吸　　C. 随意呼吸　　D. 混合呼吸

7. 在呼吸过程中,肺内压大于大气压的时相是

A. 吸气时　　B. 吸气末　　C. 呼气时　　D. 呼气末

8. 平静吸气末,胸内压等于

A. 大气压　　　　B. 大气压-肺内压

C. 肺内压　　　　D. 大气压-肺回缩压

9. 形成胸内压的主要因素是

A. 大气压　　B. 肺内压　　C. 肺的回缩压　　D. 胸廓的弹性

10. 下列关于肺顺应性的叙述,正确的是

A. 可反映肺扩张的难易程度　　　　B. 与弹性阻力成正变

C. 可用压力变化/容积变化之比表示　　D. 肺炎、肺水肿时增大

11. 肺通气的阻力主要来源于

A. 肺的弹性纤维　　　　B. 气道阻力

C. 胸廓的弹性阻力　　　　D. 肺泡表面张力

12. 下列关于肺表面活性物质的叙述,正确的是

A. 由肺泡Ⅰ型上皮细胞分泌　　　　B. 其化学名称是二卵磷脂

C. 能降低肺泡表面张力　　　　D. 分布于肺泡壁内

13. 影响气道阻力的主要因素是

A. 肺的弹性阻力　　　　B. 肺表面活性物质

C. 气流速度　　　　D. 气道口径

14. 下列关于用力呼气量的叙述,正确的是

A. 第1秒末呼出的气体量约占用力呼气时肺活量的83%

B. 第2秒末呼出的气体量约占用力呼气时肺活量的86%

C. 第3秒末呼出的气体量约占用力呼气时肺活量的89%

D. 其中以第3秒末用力呼气量的意义最大

15. 最大呼气末存留在肺内的气体量是

A. 余气量　　B. 潮气量　　C. 深吸气量　　D. 功能余气量

16. 平静呼气末肺内的气体量是

A. 潮气量　　B. 肺活量　　C. 余气量　　D. 功能余气量

17. 肺的有效通气量是指

A. 肺泡通气量　　B. 肺活量　　C. 用力呼气量　　D. 肺最大通气量

18. 肺换气的动力是

A. 呼吸肌的收缩运动　　B. 肺内压与肺泡血的气体分压差

C. 肺内压　　D. 肺内压与大气压的压力差

19. 肺换气的结果是

A. 动脉血变成静脉血　　B. 静脉血变成动脉血

C. 肺泡毛细血管中 O_2 分压下降　　D. 肺泡中 O_2 分压升高

20. 通气/血流比值指的是

A. 肺泡通气量与心输出量的比值　　B. 肺通气量与心输出量的比值

C. 肺活量与肺血流量的比值　　D. 潮气量与肺血流量的比值

21. 体内 CO_2 分压最高的部位是

A. 肺泡气　　B. 组织细胞内　　C. 动脉血　　D. 静脉血

22. 下列关于发绀的叙述,**错误**的是

A. 每升血液中去氧 Hb 达到 50 g 时出现发绀

B. 出现发绀表示患者缺 O_2

C. 出现发绀的人不一定缺 O_2

D. 缺 O_2 的人一定出现发绀

23. 血液运输 CO_2 最主要的形式是

A. 物理溶解　　B. 与血浆蛋白结合

C. 碳酸氢盐　　D. 氨基甲酰血红蛋白

24. 调节呼吸运动的基本中枢位于

A. 脊髓　　B. 延髓　　C. 脑桥　　D. 大脑皮层

25. 与节律性呼吸运动形成有关的中枢位于

A. 脊髓　　B. 低位脑干　　C. 下丘脑　　D. 大脑皮层

26. 肺牵张反射的传入神经是

A. 窦神经　　B. 膈神经　　C. 迷走神经　　D. 肋间神经

27. 切断动物两侧迷走神经后,呼吸运动的改变是

A. 深而慢　　B. 停止呼吸　　C. 浅而慢　　D. 浅而快

28. 主要以兴奋中枢化学感受器来增强呼吸运动的刺激是

A. 血液中的 O_2 分压下降　　B. 脑脊液中的 H^+ 浓度升高

C. 血液中的 CO_2 分压下降　　D. 血液中的 H^+ 浓度升高

29. 缺 O_2 时,引起呼吸运动加强的原因是

A. 直接刺激呼吸中枢　　B. 刺激中枢化学感受器

C. 刺激外周化学感受器　　D. 刺激呼吸肌

30. 感受动脉血 H^+ 浓度降低引起呼吸运动增强的感受器位于

A. 颈动脉窦　　B. 颈动脉体

C. 中枢化学感受器　　　　D. 延髓呼吸中枢

(二) 填空题

1. 人体的呼吸过程由外呼吸、________和________三个环节组成。
2. 呼吸的生理意义主要是维持血液中________和________含量的相对恒定。
3. 肺通气的直接动力是________,原动力来自________。
4. 胸膜腔内压的高低主要取决于________,平静呼吸时胸膜腔内压________大气压。
5. 肺通气阻力可分为________和________两大类。
6. 肺弹性阻力主要来自________和________两个方面。
7. 肺的顺应性表示________,顺应性增大时弹性阻力________。
8. 肺表面活性物质由________细胞分泌,其主要作用是________。
9. 深吸气量等于________与________之和。
10. 肺总量等于________与________之和。
11. 肺泡通气量等于________和________的乘积,正常值约为________L/min。
12. 影响肺换气的主要因素有呼吸膜的________与________以及通气/血流比值等。
13. 正常成年人安静状态下,通气/血流比值为________。比值增大相当于________;比值减小则犹如发生________。
14. 组织换气时,O_2从________进入________。
15. 能使氧解离曲线右移的主要因素有________、________和________等。
16. O_2在血液中运输的主要形式是________。临床上缺O_2比CO_2潴留________发生。
17. 调节呼吸运动的基本中枢位于________,呼吸调整中枢位于________。
18. 肺牵张感受器位于________,牵张反射的生理意义是________。
19. 血液中P_{CO_2}________,P_{O_2}________时,呼吸运动均增强。
20. 血液中H^+浓度________时,呼吸运动增强,主要是通过刺激________而发挥其调节作用的。

(三) 名词解释

1. 呼吸　2. 肺通气　3. 胸内负压　4. 肺顺应性
5. 肺表面活性物质　6. 潮气量　7. 肺活量　8. 用力呼气量
9. 功能余气量　10. 每分通气量　11. 解剖无效腔　12. 肺泡通气量
13. 肺换气　14. 通气/血流比值　15. Hb 氧饱和度　16. 肺牵张反射
17. 中枢化学感受器

(四) 问答题

1. 呼吸全过程包括哪些环节？呼吸有何生理意义？
2. 简述肺通气的原动力和直接动力以及肺通气的原理。

3. 呼吸运动有哪些形式？各在什么条件下产生？
4. 试述呼吸运动时，肺内压和胸膜腔内压的变化。
5. 胸膜腔内负压是如何形成的？胸膜腔内负压的存在有何生理意义？
6. 试述肺通气的弹性阻力和非弹性阻力的来源。
7. 肺表面活性物质分泌减少时，肺通气将发生什么改变？为什么？
8. 简述肺活量、用力呼气量和肺泡通气量的测定及其意义。
9. 深而慢的呼吸与浅而快的呼吸相比，哪种形式对肺换气更有利？为什么？
10. 试述气体交换的动力，肺换气和组织换气的过程及其影响因素。
11. 肺通气/血流比值异常时，对肺换气有何影响？为什么？
12. O_2 和 CO_2 在血液中的运输有哪些形式？各占多少百分比？
13. 何谓氧解离曲线？曲线的各段有何特点和生理意义？受哪些因素的影响？
14. 切断家兔的双侧迷走神经，其呼吸运动将发生什么改变？为什么？
15. 血液中 P_{CO_2}、P_{O_2}、H^+ 浓度改变时，对呼吸运动有何影响？各通过什么途径发挥作用？

（孙国铨）

第六章　消化和吸收

学习纲要

1. 掌握胃液、胰液和胆汁的性质、主要成分及其生理作用。
2. 掌握胃和小肠的运动形式及其生理意义，胃的排空及其调控。
3. 熟悉唾液和小肠液的性质、成分和作用，咀嚼和吞咽，食管的蠕动和食管下括约肌。
4. 熟悉小肠作为吸收主要部位的有利条件，主要营养物质在小肠内的吸收。
5. 熟悉消化器官活动的神经调节和体液调节，胃液分泌的调节。
6. 了解消化和吸收的概念，消化的方式，消化道平滑肌生理特性和消化腺分泌概述。
7. 了解呕吐，胆汁的分泌、排出与胆囊的作用，回盲瓣的功能。
8. 了解大肠液的分泌，大肠的运动和排便，细菌在大肠内的活动和意义。

消化器官的主要功能是对食物进行消化和吸收，为机体新陈代谢提供必不可少的物质和能量来源。食物中除了水、无机盐和维生素可被直接吸收外，蛋白质、脂肪和糖类等结构复杂的大分子物质须经消化器官的加工、处理后转变成小分子物质，才能被吸收利用。食物在消化道内被分解成小分子物质的过程，称为**消化**(digestion)。消化有**机械性消化**和**化学性消化**两种方式。前者通过消化道的舒缩活动，将食物磨碎，使之与消化液充分混合，并将食物不断地推向消化道的远端；后者则通过消化腺分泌的消化液完成，消化液中的消化酶能使蛋白质、脂肪和糖类等物质分解成小分子物质。这两种消化方式同时作用，互相配合。消化后的小分子物质、水、无机盐和维生素通过消化道黏膜，进入血液和淋巴的过程，称为**吸收**(absorption)。消化和吸收是两个紧密联系、相辅相成的过程。

第一节　消化道平滑肌和消化腺概述

一、消化道平滑肌的生理特性

在消化道的肌组织中，除了口腔、咽、食管上端的肌肉和肛门外括约肌是骨骼肌外，其余部分都是平滑肌。

（一）一般生理特性

消化道平滑肌具有肌组织的共同特性，如兴奋性、传导性和收缩性，但这些特性明显不同于骨骼肌，表现为：①兴奋性较低，收缩缓慢。②伸展性大，可使消化道容纳大量食物。③具有一定的紧张性，即消化道平滑肌经常保持微弱的收缩状态。这种紧张性收缩可使胃肠维持一定的形状和位置，并使消化道内保持一定的基础压力。④能产生自动节律性收缩，但其频率较低，节律不很稳定。⑤对电刺激不敏感，但对机械牵张刺激、化学刺激和温度变化敏感。显然，上述消化道平滑肌的生理特性与消化道的生理功能是一致的。

（二）电生理特性

1. 静息电位　消化道平滑肌的静息电位很不稳定，为 -50 ~ -60 mV。其产生机制主要与 K^+ 平衡电位和钠泵的生电作用有关。

2. 慢波电位　消化道平滑肌在静息电位的基础上，能自发地周期性地产生一种缓慢的去极化和复极化，这种节律性的电位波动称为**慢波电位**，又称**基本电节律**（basal electric rhythm，BER）。慢波的波幅为 5 ~ 15 mV，持续几秒至十几秒。胃肠不同部位的慢波频率不同，人胃的慢波频率为每分钟 3 次，十二指肠为每分钟 11 ~ 12 次，回肠末端则每分钟 8 ~ 9 次。

3. 动作电位　当慢波电位自动去极化达阈电位（-40 mV）时，可触发动作电位（每秒 1 ~ 10 次），继而引起平滑肌收缩。动作电位的去极化主要由 Ca^{2+} 内流而形成，复极化则由 K^+ 通道开放，K^+ 外流而引起。去极化内流的 Ca^{2+} 足以引起平滑肌收缩。每个慢波上出现的动作电位数目越多，平滑肌收缩力就越大（图 6-1）。

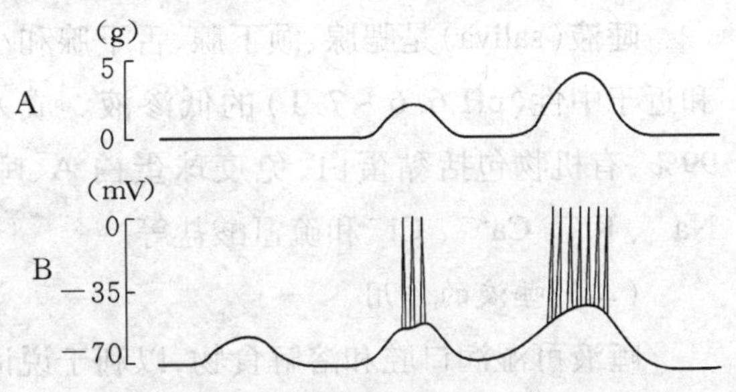

图 6-1　消化道平滑肌的电活动与收缩之间的关系

A. 肌肉收缩曲线，收缩波只出现在有动作电位时；B. 细胞内记录的慢波和动作电位

慢波、动作电位和肌肉收缩的关系可简要归纳为：在慢波去极化的基础上发生动作电位，继动作电位之后平滑肌收缩。因此，慢波电位是平滑肌的起步电位，是平滑肌收缩节律的控制波。

二、消化腺的分泌功能

人每日由各种消化腺分泌的消化液总量为 6 ~ 8 L（表 6-1）。消化液的主要成分是水、有机物和各种离子。消化液的主要功能有以下几个方面：①分解食物成分，使之可被吸收；②为消化酶提供适宜的 pH 环境；③稀释食物，使之渗透压与血浆渗透压基本保持相等，以利于吸收；④保护消化道黏膜，防止黏膜遭受物理性和化学性损伤。

表6-1 各种消化液的分泌量、pH和主要有效成分

消化液	分泌量(L/d)	pH	主要有效成分
唾 液	1.0~1.5	6.6~7.1	唾液淀粉酶
胃 液	1.5~2.0	0.9~1.5	盐酸、胃蛋白酶原、黏液、HCO_3^-、内因子
胰 液	1.0~2.0	7.8~8.4	HCO_3^-、胰淀粉酶、胰脂肪酶、胰蛋白酶原、糜蛋白酶原
胆 汁	0.6~1.2	6.8~7.4	胆盐、胆固醇、卵磷脂、胆色素
小肠液	1.0~3.0	7.5~8.0	肠激酶
大肠液	0.6~0.8	8.3~8.4	黏蛋白、HCO_3^-

消化腺的分泌过程是腺细胞主动活动的过程,包括从血液摄取原料、在细胞内合成分泌物,以及通过出胞方式将分泌物排出等一系列复杂活动。

第二节 口腔内消化

消化过程从口腔开始。食物在口腔内的消化包括机械性消化和化学性消化。食物在口腔内停留15~20 s。

一、唾液及其作用

(一) 唾液的性质和成分

唾液(saliva)是腮腺、颌下腺、舌下腺和小唾液腺分泌的混合消化液。唾液为无色、无味和近于中性(pH 6.6~7.1)的低渗液。成人每日分泌量为1.0~1.5 L。其中水分约占99%,有机物包括黏蛋白、免疫球蛋白A、唾液淀粉酶、舌脂酶和溶菌酶等。无机物则有Na^+、K^+、Ca^{2+}、Cl^-和硫氰酸盐等。

(二) 唾液的作用

唾液可湿润口腔和溶解食物,以利于说话、吞咽和引起味觉;还可清洁和保护口腔,清除口腔内残余的食物,冲洗与中和进入口腔的有害物质;唾液淀粉酶可将淀粉分解为麦芽糖(最适pH 7.0),食物入胃后,还可继续发挥作用,直至食团内pH下降至4.5左右为止。舌脂酶有较弱的分解食物脂肪的作用;溶菌酶和免疫球蛋白有杀菌和抑菌作用。唾液缺乏的人(口干燥症),龋齿的发生率高于正常人。

二、咀嚼和吞咽

(一) 咀嚼

咀嚼(mastication)是咀嚼肌群顺序收缩而完成的节律性动作。其作用是将食物切割、磨碎,使食物与唾液充分混合,并形成食团,以利于吞咽;也可避免大块粗糙食物对消化道黏膜的机械损伤。还可使食物与唾液消化酶接触,开始化学性消化。此外,咀嚼运动能加强食

物对口腔内感受器的刺激，反射性引起胃、胰、肝和胆囊的活动加强，为下一步的消化过程做好准备。

（二）吞咽

吞咽（deglutition；swallowing）是将食物由口腔通过咽和食管送入胃的过程，是口腔、咽、喉和食管各部分密切配合而进行的顺序性动作。根据食物经过的部位，可将吞咽过程分为以下三期。第一期由口腔到咽，这是大脑皮层控制下的随意动作。通过舌肌和下颌舌骨肌的收缩，食团被推向软腭后方直至咽部。第二期由咽到食管上端，这是通过一系列快速的反射动作而完成的。反射由食团刺激软腭和咽部感受器而引起，反射可使软腭上升，咽后壁向前突出，封闭鼻咽通路；声带内收，喉头升高并紧贴会厌，封闭咽与气管的通路；呼吸暂停，避免食物进入呼吸道；由于喉头前移，食管上口张开，食团被挤入食管。第三期食团沿食管下行到胃，由食管蠕动完成。**蠕动**（peristalsis）是消化道的基本运动形式，是指消化道平滑肌的顺序收缩，形成一种向前推进的波形运动。它在食团的上端形成一个收缩波，而在食团的下端出现一个舒张波，结果使得食团沿食管向下推进（图6－2）。

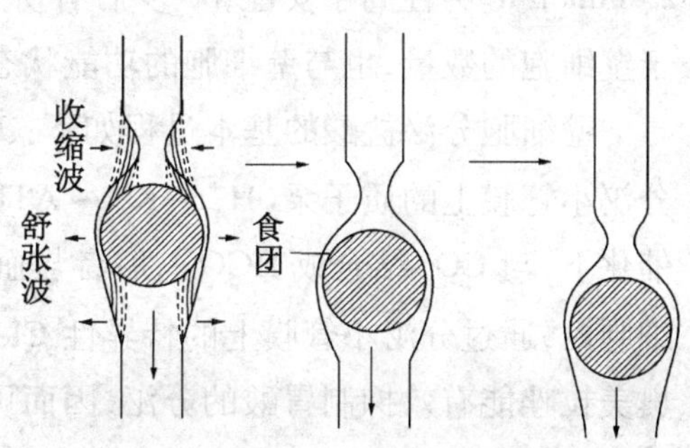

图6－2　食管蠕动示意图

在食管末端，有一长2～4 cm的高压区，其内压比胃内压高5～10 mmHg，可阻止胃内容物逆流入食管，起到类似生理性括约肌的作用，故称**食管下括约肌**（lower esophageal sphincter，LES）。当食物经过食管时，可刺激食管壁上的机械感受器，反射性引起食管下括约肌舒张，使食物顺利入胃；而当食物入胃后，则可加强食管下括约肌的收缩，防止胃内容物逆流入食管。

从吞咽开始至食物到达贲门所需要的时间与食物的性状和人的体位有关。液体食物需3～4 s，糊状食物约5 s，固体食物较慢，需6～8 s，一般不超过15 s。

总之，吞咽是由一系列顺序发生的复杂动作所组成。在昏迷、深度麻醉和某些神经系统疾病时，可发生吞咽障碍，使食物或口腔与上呼吸道分泌物误入气管。

第三节　胃内消化

正常成人胃的容量为1～2 L，胃具有暂时储存食物和消化食物的功能。食物入胃后，受到胃的化学性消化和机械性消化，然后通过胃的运动被逐步排入十二指肠。

一、胃液及其作用

胃的外分泌腺主要有以下三种：①贲门腺，主要由黏液细胞组成，分泌稀薄的碱性黏液；②泌酸腺，主要由壁细胞、主细胞和黏液颈细胞组成，它们分别分泌盐酸、胃蛋白酶原和黏液，壁细胞还分泌内因子；③幽门腺，也以黏液细胞为主，分泌碱性黏液。此外，还有胃黏膜上皮细胞，它们分布于胃黏膜的所有区域，分泌黏稠的黏液，后者是构成胃内表面黏液层的主要成分。

（一）胃液的性质和成分

纯净的**胃液**（gastric juice）是无色的酸性液体（pH 0.9～1.5）。正常成人每日分泌胃液 1.5～2 L。胃液中除水外，主要成分有盐酸、胃蛋白酶原、黏液、HCO_3^- 和内因子等。

（二）胃液的作用

1. 盐酸　**盐酸**（hydrochloric acid）也称**胃酸**。正常成人空腹时盐酸排出量（基础酸排出量）为 0～5 mmol/h。在食物或某些药物的刺激下，正常人的盐酸最大排出量可达 20～25 mmol/h。男性高于女性，50 岁后有所下降。盐酸排出量可反映胃的分泌能力，主要取决于壁细胞的数量，也与壁细胞的功能状态有关。

壁细胞分泌盐酸的基本过程如下：①壁细胞内的 H_2O 解离成 H^+ 和 OH^-，H^+ 被壁细胞分泌小管膜上的质子泵（H^+-K^+-ATP 酶）主动分泌入小管腔内。②OH^- 在碳酸酐酶的催化下，与 CO_2 结合成 HCO_3^-，后者与血浆中的 Cl^- 交换而进入血液。③血浆 Cl^- 则进入壁细胞内，通过分泌小管膜上的特异性 Cl^- 通道进入小管腔，与 H^+ 形成 HCl。质子泵抑制剂奥美拉唑能有效抑制胃酸的分泌，因而可用于临床治疗消化性溃疡。

盐酸具有重要的生理作用：①激活胃蛋白酶原，使之转变为有活性的胃蛋白酶，并为胃蛋白酶提供合适的酸性环境。②使食物蛋白质变性，易于分解。③杀灭随食物入胃的细菌。④盐酸进入小肠后，可引起促胰液素的释放，从而促进胰液、胆汁和小肠液的分泌。⑤盐酸可与铁和钙结合，形成可溶性盐，有助于小肠对它们的吸收。但盐酸分泌过多，对胃和十二指肠黏膜有侵蚀作用，是消化性溃疡发病的主要原因之一。

2. 胃蛋白酶原　**胃蛋白酶原**（pepsinogen）主要由主细胞合成和分泌。它以无活性的酶原形式分泌入胃腔，在盐酸的作用下转变为有活性的**胃蛋白酶**（pepsin），已激活的胃蛋白酶也能激活胃蛋白酶原。胃蛋白酶能水解食物蛋白质，主要分解产物是脲和胨，以及少量的多肽和氨基酸。胃蛋白酶仅在酸性较强的环境中才能发挥作用，其最适 pH 为 2 左右。胃蛋白酶的活性随 pH 升高而降低，当 pH 大于 5 时即失去活性。因此，胃蛋白酶进入小肠后便丧失分解蛋白质的能力。

3. 黏液和碳酸氢盐　胃黏液由胃黏膜上皮细胞、泌酸腺的黏液颈细胞、贲门腺和幽门腺共同分泌，其主要成分是糖蛋白。碳酸氢盐则主要由非泌酸细胞分泌。黏液在胃黏膜表面形成一个厚 0.5～1mm 的凝胶层，起润滑食物、保护胃黏膜的作用。黏液还与 HCO_3^- 一起形成**黏液-碳酸氢盐屏障**（mucus－bicarbonate barrier）。胃黏液的黏稠度为水的 30～260 倍，因此，当胃腔内 H^+ 通过黏液层向胃黏膜上皮细胞扩散时，其扩散速度明显减慢。同时 H^+ 不断地与从黏液层下面向胃腔扩散的 HCO_3^- 相遇而发生中和反应。用 pH 敏感微电极所测得的结果表明，胃黏液层内存在一个 pH 梯度（图 6－3），黏液层靠近胃腔面一侧呈酸性

(pH 约 2.0),靠近胃黏膜上皮细胞表面呈中性(pH 约 7.0)。因此,黏液-碳酸氢盐屏障能避免 H^+ 对胃黏膜的直接侵蚀,黏液深层的中性 pH 环境还可使胃蛋白酶丧失分解蛋白质的作用,从而有效阻挡盐酸和胃蛋白酶对胃黏膜的损伤作用。

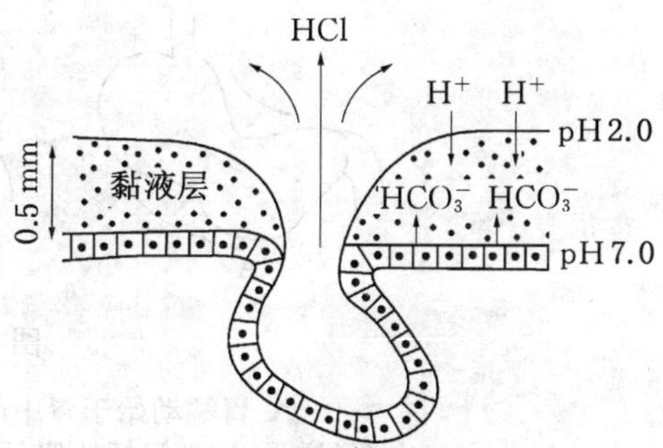

图 6-3　胃黏液-碳酸氢盐屏障示意图

胃腔内 H^+ 通过黏液层向黏膜上皮细胞扩散,不断地与 HCO_3^- 相遇而发生中和反应,使胃黏液层靠近胃腔面呈酸性,靠近胃黏膜上皮细胞表面呈中性

4. 内因子　**内因子**(intrinsic factor)是由壁细胞分泌的一种糖蛋白。当内因子与食糜中的维生素 B_{12} 结合后可保护后者不被小肠内水解酶破坏,并能促进维生素 B_{12} 在回肠的吸收。如果内因子分泌不足,可引起维生素 B_{12} 吸收障碍,出现巨幼红细胞性贫血。

二、胃的运动

胃底和胃体上 1/3 称为胃的头区,其运动能力较弱,主要功能是储存食物;胃体下 2/3 和胃窦部称为胃的尾区,具有较强的运动能力,其主要功能是磨碎食物,使食物与胃液充分混合,形成食糜,并逐步将食糜排入十二指肠。

(一) 胃的运动形式

1. 紧张性收缩　胃平滑肌经常保持在轻度的收缩状态,称为**紧张性收缩**(tonic contraction)。紧张性收缩的生理意义在于:①使胃保持一定的形状和位置;②使胃腔内具有一定的压力,有助于胃液渗入食糜,且为胃进行其他运动的基础;③协助胃蠕动将食糜推向十二指肠。

2. 容受性舒张　当咀嚼和吞咽时,食物刺激咽和食管的感受器,反射性引起胃底和胃体平滑肌舒张,称为**容受性舒张**(receptive relaxation)。容受性舒张能使胃容量由空腹时的 50 ml 增大到进食后的 1.5 L,但胃内压变化不大。这对胃容纳和储存大量食物是十分有利的。

3. 蠕动　食物入胃后 5 min 左右,蠕动即从胃的中部开始,并有节律地向幽门方向推进。胃的蠕动约 3 次/分钟,每次蠕动波约需 1 min 到达幽门。因此,通常是一波未平,一波又起。蠕动波初起时较小,在传播过程中逐步增大,当接近幽门时明显增强。如果此时幽门括约肌舒张,幽门处于开放状态,可将胃窦内少量食糜(1 ~3 ml)排入十二指肠;如果此时幽门括约肌收缩,幽门处于关闭状态,则阻止食糜进入十二指肠,但由于胃窦内压力持续升高,部分食糜将被反向推回胃体(图 6-4),这对磨碎食物和食物与消化液混合是十分有利的。

(二) 胃的排空及其控制

食糜由胃排入十二指肠的过程称为**胃排空**(gastric emptying)。不同食物的排空速度不同,稀的流体食物比稠的流体或固体食物快;小颗粒食物比大块食物快;等渗液比高渗液快。在三大营养物质中,糖类的排空最快,蛋白质次之,脂肪最慢。混合食物由胃完全排空通常需要 4 ~6 h。胃排空的动力是胃的运动造成胃与十二指肠之间的压力差,故胃排空受胃和十二

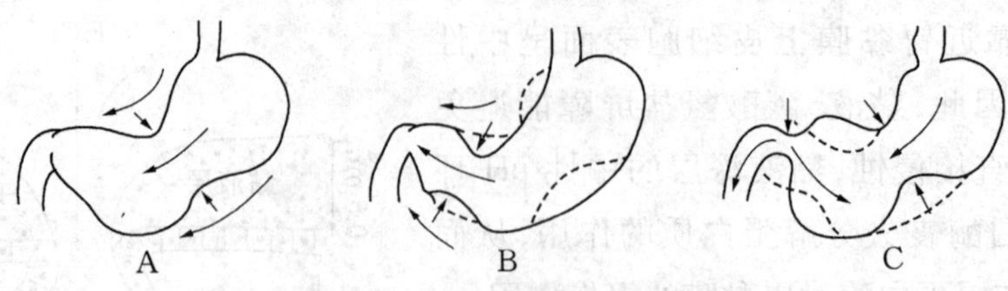

图6-4 胃蠕动示意图

A. 胃蠕动始于胃中部,向幽门方向推进;B. 蠕动接近幽门时明显增强,当幽门括约肌舒张时,有少量食糜排入十二指肠;C. 当幽门括约肌收缩时,胃窦内压持续升高,部分食糜被反向推回胃体

指肠两方面因素的控制。

1. 胃内因素 胃内食物对胃的扩张刺激可通过**壁内神经丛反射**和**迷走-迷走反射**(vagovagal reflex,是指传入和传出信息均沿迷走神经输送的胃肠反射),加强胃的运动,促进胃排空。

2. 十二指肠内因素 十二指肠壁上存在多种化学、渗透压和机械感受器,进入十二指肠的酸、脂肪、高渗食糜和肠壁的机械扩张都可刺激这些感受器,反射性抑制胃的运动,使胃排空减慢,这种反射称为**肠-胃反射**(enterogastric reflex)。酸和脂肪进入十二指肠后,还能刺激小肠黏膜释放多种胃肠激素,如促胰液素、抑胃肽、缩胆囊素等,这些激素均可抑制胃的运动,延缓胃排空。随着盐酸在小肠内被中和,食物消化产物被吸收,渗透压降低,对胃的抑制性影响渐渐消失,因而胃的运动又逐渐增强,于是又推送一部分食糜进入十二指肠。如此重复,直至胃内容物全部被排空。所以,胃排空是间断进行的,并与十二指肠内的消化和吸收过程相适应。

此外,人的精神和情绪也能影响胃排空,忧愁、悲伤时胃排空减慢。

(三) 呕吐

呕吐(vomiting)是将胃及肠内容物从口腔强力驱出的一种反射性动作。机械性和化学性刺激作用于舌根、咽、胃、小肠、总胆管、大肠、泌尿生殖器官等处的感受器,都可引起呕吐。视觉、嗅觉和前庭器官的位置感觉发生改变时,也可引起呕吐。颅内压增高(脑水肿、肿瘤等)可直接刺激呕吐中枢。某些中枢性催吐药如阿朴吗啡,以及摄入酒精,使用麻醉剂等,均可刺激延髓呕吐中枢附近特殊的化学感受区,进而兴奋呕吐中枢,引起呕吐。

呕吐时,胃和食管下端舒张,膈肌和腹肌剧烈收缩,挤压胃内容物通过食管从口腔强力驱出。同时,空肠上端和十二指肠的运动强烈,蠕动加快,并可转为痉挛。由于胃舒张,十二指肠收缩,使十二指肠内容物倒流入胃,故呕吐物中常混有胆汁和小肠液。呕吐中枢位于延髓,与呼吸中枢、心血管中枢在解剖和功能上有密切关系,因而在呕吐时可产生呼吸急促、心率加快、面色苍白、恶心等复杂的反应。

呕吐可排出胃内容物中的有害物质,因而具有保护意义。临床上抢救食物中毒时,常采用刺激舌根和咽部的方法催吐，或使用药物催吐。但长期剧烈呕吐会影响进食和正常消化，并丢失大量消化液，造成体内水、电解质和酸碱平衡紊乱。

第四节　小肠内消化

食糜由胃进入十二指肠后，便开始小肠内的消化。小肠内消化是整个消化过程中最重要的阶段。食糜在小肠内受到胰液、胆汁和小肠液的化学性消化以及小肠运动的机械性消化。食物通过小肠后，消化过程已基本完成，同时，被消化的营养物质也在小肠被吸收，余下的食物残渣则进入大肠。

一、胰液及其作用

（一）胰液的性质和成分

胰液（pancreatic juice）是由胰腺分泌的无色、无臭的碱性液体（pH 7.8～8.4）。正常成人每日分泌量为1～2 L。胰液的主要成分有水、无机物和有机物。无机物包括 HCO_3^- 和 Na^+、K^+、Cl^- 等，有机物则主要是多种消化酶，包括淀粉酶、脂肪酶和蛋白水解酶等，所以胰液具有很强的消化能力。胰液中的水和无机物由小导管细胞分泌，而有机物则由腺泡细胞分泌。

（二）胰液的作用

1．碳酸氢盐　碳酸氢盐的主要作用是中和进入十二指肠的胃酸，使小肠黏膜免受强酸的侵蚀；同时也为小肠内多种消化酶发挥作用提供适宜的 pH 环境（pH 7～8）。

2．胰淀粉酶　**胰淀粉酶**（pancreatic amylase）可将淀粉、糖原及大多数碳水化合物水解为二糖和少量三糖，其最适 pH 为7.0。

3．胰脂肪酶　**胰脂肪酶**（pancreatic lipase）是主要的脂肪消化酶，可分解三酰甘油（甘油三酯）为脂肪酸、单酰甘油（甘油单酯）和甘油，其最适 pH 为7.5～8.5。胰脂肪酶发挥作用须有**辅脂酶**（colipase）的存在。辅脂酶能将胰脂肪酶牢固地附着于油-水界面，防止其被胆盐从脂肪表面清除掉。

胰液中还含有胆固醇水解酶和磷脂酶 A_2。前者能水解胆固醇酯，生成胆固醇和脂肪酸；后者则可水解磷脂，生成溶血磷脂和脂肪酸。

4．蛋白水解酶　胰液中有**胰蛋白酶**（trypsin）、**糜蛋白酶**（chymotrypsin）、弹性蛋白酶和羧基肽酶等，它们均以酶原的形式储存和分泌。肠液中的**肠激酶**（enterokinase）可激活胰蛋白酶原，使之变为有活性的胰蛋白酶，而活化的胰蛋白酶又能反过来激活胰蛋白酶原，这是一种正反馈。此外，胰蛋白酶还能激活糜蛋白酶原、弹性蛋白酶原和羧基肽酶原，使它们分别转变为相对应的蛋白水解酶。胰蛋白酶和糜蛋白酶的作用相似，都能将蛋白质分解为脲和胨，当它们协同作用时，可将蛋白质分解为多肽和氨基酸，多肽可被羧基肽酶和弹性蛋白酶进一步水解。

此外，胰液中还含有**核糖核酸酶**、**脱氧核糖核酸酶**，可使相应的核酸水解为单核苷酸。

正常情况下，有少量的胰消化酶（胰淀粉酶和胰脂肪酶）进入血液循环；而当发生急性胰腺炎时，血中胰酶含量显著升高，故测定血浆胰淀粉酶和胰脂肪酶含量可作为诊断急性胰腺炎的指标。

由于胰液中含有三种主要营养物质的消化酶，因而胰液是最重要的消化液。临床和实验均证明，当胰液分泌障碍时，即使其他消化液分泌正常，食物中脂肪和蛋白质的消化和吸收仍将受明显影响，引起脂肪泻。但糖类的消化一般不受影响。

二、胆汁及其作用

（一）胆汁的性质和成分

胆汁（bile）是由肝细胞分泌的具有苦味的有色液体。分泌后直接流入小肠的胆汁称为肝胆汁，肝胆汁为金黄色或橘棕色，pH 7.8～8.6。在胆囊中储存的胆汁称为胆囊胆汁，胆囊胆汁因碳酸氢盐被吸收而呈中性或弱酸性，pH 6.8～7.0，又因被浓缩而颜色变深。成人每日分泌胆汁0.6～1.2 L，分泌量与蛋白质的摄入量有关，高蛋白饮食可刺激胆汁分泌。胆汁中不含消化酶，主要成分是胆汁酸、胆固醇、卵磷脂、胆色素和多种无机盐等。胆汁酸与甘氨酸或牛磺酸结合形成的钠盐或钾盐称为胆盐，是胆汁参与消化和吸收的主要成分。胆汁中的胆色素是血红蛋白的分解产物。

（二）胆汁的作用

胆汁对脂肪的消化和吸收具有重要作用。

1. 乳化脂肪　胆汁中的胆盐和卵磷脂等都可降低脂肪的表面张力，使脂肪乳化成微滴，分散在肠腔水溶液中，从而增加脂肪与胰脂肪酶的作用面积，有利于脂肪的分解。

2. 促进脂肪及脂溶性维生素的吸收　胆盐是一种双嗜性分子，在水溶液中易聚合成**微胶粒**。胆盐分子的亲水性基团组成微胶粒的外表面，而其疏水性基团则组成微胶粒的核心部分。肠腔中的脂肪分解产物，如长链脂肪酸、单酰甘油、胆固醇和脂溶性维生素（A、D、E、K）等均可渗入到微胶粒的核心部分，形成**混合微胶粒**。由于混合微胶粒外表面的亲水基团可使混合微胶粒溶于肠溶液中，因而可携带这些不溶于水的脂肪分解产物通过肠上皮表面的不流动水层，运送到肠黏膜纹状缘。因此，胆盐对于脂肪和脂溶性维生素的吸收具有重要作用。如果缺乏胆汁，将有40%左右的食物脂肪不能被消化吸收，而从粪便排出。

此外，胆汁在十二指肠中还可中和一部分胃酸。胆盐进入小肠后，约95%被回肠末端吸收，经门静脉回到肝脏，刺激肝细胞合成和分泌胆汁，这一过程称为**胆盐的肠-肝循环**。

正常情况下，胆汁中的胆盐（或胆汁酸）、胆固醇和卵磷脂的适当比例是维持胆固醇处于溶解状态的必要条件。当胆固醇分泌过多，或胆盐、卵磷脂合成减少时，胆固醇将会析出沉积，这是形成胆结石的重要原因之一。胆汁中胆固醇的含量与脂肪摄入量有关，长期高脂肪饮食易发生胆结石。

(三) 胆汁的分泌、排出与胆囊的作用

平时肝细胞持续不断地分泌胆汁。由于胆囊具有储存和浓缩胆汁的作用,因此在非消化期,肝胆汁大部分经胆囊管流入胆囊内储存,仅少量间断流入小肠。胆囊黏膜可吸收胆汁中的水分和无机盐,使胆汁浓缩 4 ~ 10 倍,因而可增加胆囊储存胆汁的效能。在消化期,胆汁直接由肝脏和胆囊大量排入十二指肠。

在消化期,胆囊收缩,胆管内压力升高,肝胰壶腹括约肌(Oddi 括约肌)舒张,且十二指肠也舒张,储存的胆汁通过胆总管排入十二指肠;而当十二指肠收缩时则停止。所以,胆汁是间断地排放到十二指肠内的。此外,机体通过胆汁的分泌和排放还可排泄胆固醇、胆色素、类固醇类激素、某些重金属等。

三、小肠液及其作用

小肠液是十二指肠腺和小肠腺分泌的一种弱碱性液体,pH 7.5 ~ 8.0,渗透压与血浆相等,主要含有水、无机盐、肠激酶和黏蛋白等。小肠液的分泌量变化范围很大,成人每日分泌量为 1 ~ 3 L。

小肠液的主要生理作用有以下几个方面:①大量的小肠液可稀释消化产物,使肠内容物渗透压不至于过高,有利于吸收。小肠液分泌后又很快地被绒毛重吸收,这种液体从腺体到绒毛的循环交流,为小肠内营养物质的吸收提供运载工具。②保护十二指肠黏膜免受胃酸的侵蚀。③肠激酶能激活胰蛋白酶原,有利于蛋白质的消化。

此外,在小肠绒毛上皮细胞表面含有多种消化酶,如分解寡肽的肽酶和分解二糖的蔗糖酶、乳糖酶、麦芽糖酶和异麦芽糖酶等。它们可催化绒毛外表面的寡肽和二糖继续分解,随后,分解产物进入小肠上皮细胞内。这可防止未完全分解的消化产物被吸收入血。但当上述消化酶由脱落的肠上皮细胞释入肠腔液中,便不再具有消化活性。

四、小肠的运动

(一) 小肠的运动形式

1. 紧张性收缩　小肠平滑肌的紧张性收缩是其他运动形式有效进行的基础。紧张性收缩可使小肠保持一定的形状和维持一定的肠腔内压,有助于肠内容物的混合以及食糜与肠壁的接触,有利于小肠内的消化和吸收。当紧张性收缩减弱时,肠腔易于扩张,食糜的混合和转运减慢,因而不利于小肠内的消化和吸收。

2. 分节运动　小肠的**分节运动**(segmentation contraction)是一种以环行肌舒缩为主的节律性运动。在有食糜的肠道,相隔一定距离的环行肌在许多部位同时收缩,把食糜分割成许多节段;随后,原来收缩处舒张,而原来舒张处收缩,使原来的节段分割为两半,而相邻的两半合并为新的节段;如此反复交替,使食糜不断分开又不断混合(图 6 - 5)。分节运动的作用主要在于使食糜与消化液充分混合,有助于化学性消化;还可使食糜紧密接触肠壁,挤

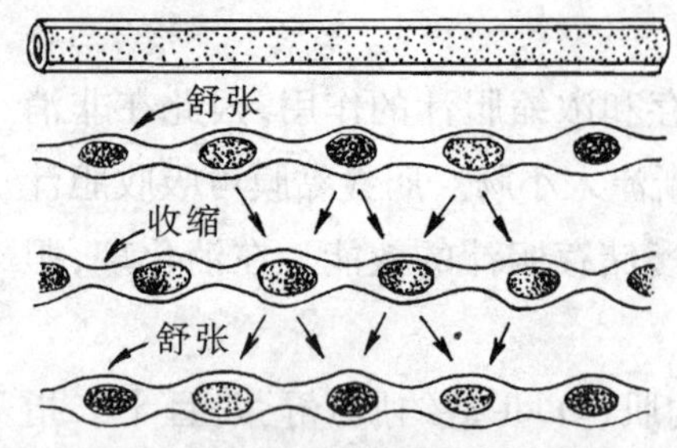

图 6-5 小肠分节运动示意图

最上小图表示肠道在安静时的表面观；以下三小图为肠道纵切面观，表示在不同阶段食糜受分节运动作用被反复分割与合拢组合的情况

压肠壁，促进血液和淋巴回流，为吸收创造良好条件。

分节运动在空腹时几乎不存在，进食后才逐渐增强。小肠各段的频率不同，人的十二指肠约 11 次/分钟，回肠末端约 8 次/分钟。这种活动梯度有助于将食糜从小肠上段推向下段。

3. 蠕动 蠕动可发生在小肠的任何部位，其速率为 0.5 ~ 2.0 cm/s，近端小肠的蠕动速度大于远端。蠕动波较弱，通常只将食糜推送一小段距离（约数厘米），随后即消失。蠕动的意义在于使经过分节运动的食糜向前推进，到达下一新的肠段再进行分节运动。在小肠还有一种推送速度很快（2 ~ 25 cm/s）、传播较远的蠕动，称为**蠕动冲**。蠕动冲可把食糜从小肠始端一直推送到大肠，可迅速清除食糜中的有害刺激物或解除肠道的过度膨胀。小肠蠕动推送肠内容物时产生的声音，称为**肠鸣音**。肠蠕动增强时，肠鸣音增强或亢进；肠麻痹时，肠鸣音减弱或消失。因此，肠鸣音可判断肠的运动功能状况。

（二）回盲瓣的功能

回盲瓣的主要功能是防止回肠内容物过快地进入大肠，以延长食糜在小肠内停留的时间，有利于小肠内容物的完全消化和吸收；同时也阻止大肠内容物倒流入小肠。平时回盲瓣是关闭的。进食时食物入胃，可引起胃-回肠反射使回肠蠕动增强，当蠕动波到达回肠末端时，回盲括约肌舒张，约有 4 ml 回肠内容物被驱入结肠。当结肠内容物较充满时，可引起回盲括约肌收缩和回肠蠕动减弱，从而延缓回肠内容物向结肠排放。

第五节 大肠的功能

人类的大肠内没有重要的消化活动。大肠的主要功能是吸收水分、无机盐、由结肠内细菌合成的维生素 B 复合物和维生素 K 等物质，以及暂时储存食物残渣并形成粪便排出体外。

一、大肠液的分泌

大肠液是一种碱性的黏稠液体，pH 8.3 ~ 8.4，由大肠黏膜表面的柱状上皮细胞及杯状细胞分泌。主要成分为黏液和碳酸氢盐，大肠液的主要作用在于其中的黏蛋白，后者能润滑粪便和保护肠黏膜。

当大肠受到严重的细菌感染发生肠炎时，除正常分泌碱性的黏液外，还分泌大量水和无机盐，稀释和冲刷肠腔内的炎症刺激因子，促进粪便快速通过大肠，促进肠炎的好转。

二、大肠的运动和排便

大肠的运动少而慢，对刺激的反应也较迟缓，这些特点适合于大肠暂时储存粪便。

（一）大肠运动的形式

1. 袋状往返运动　这是空腹时最多见的运动形式，由环行肌无规律收缩而引起，可使结肠袋中的内容物向两个方向作短距离位移。

2. 分节推进或多袋推进运动　这是进食后的运动形式。分节推进运动是将一个结肠袋的内容物推进到下一段结肠的运动，而多袋推进运动则是指在一段较长的结肠上同时有多个结肠袋收缩，将肠内容物推进到下一段的运动形式。

3. 蠕动　结肠的蠕动由一些稳定向前的收缩波组成。收缩波前方的肌肉舒张，往往充有气体；收缩波的后面则保持在收缩状态，使这段肠管闭合并排空。在大肠还有一种进行很快、前进很远的蠕动，称为**集团蠕动**。集团蠕动常始于横结肠，可使结肠内压明显升高，可将一部分肠内容物迅速推送至乙状结肠或直肠。集团蠕动常发生于进食后，尤其是在早餐后1 h内，可能是胃内食物进入十二指肠，由胃-结肠反射或十二指肠-结肠反射而引起。当结肠受到强烈刺激（如肠炎）时，常发生持续的集团蠕动。

（二）排便

排便（defecation）是受意识控制的脊髓反射。食物残渣一般在大肠内停留10 h以上，在这一过程中，部分水、无机盐和维生素被吸收；同时，经过细菌的发酵和腐败作用以及大肠黏液的黏结作用，形成粪便。粪便中除食物残渣外，还包括脱落的肠上皮细胞、大量细菌、胆色素衍生物，以及某些金属（钙、镁、汞）等的盐类。

直肠内通常没有粪便。当肠蠕动将粪便推入直肠时，可刺激直肠壁内的感受器，冲动经盆神经和腹下神经传入脊髓腰骶段的初级排便中枢，并同时上传到大脑皮层，引起便意。当条件许可时，排便反射即可发动。此时，传出冲动沿盆神经下传，使降结肠、乙状结肠和直肠收缩，肛门内括约肌舒张；同时，阴部神经传出冲动减少，肛门外括约肌舒张，使粪便排出体外。此外，腹肌和膈肌收缩，腹内压增加，也可促进排便。当条件不许可时，大脑皮层可通过意识控制，抑制初级中枢发动排便反射。如果这种抑制经常发生，直肠对粪便刺激的敏感性将逐渐降低，加上粪便在大肠内停留过久，因水分被过多吸收而变得干硬，使排便更困难，这是产生功能性便秘的常见原因之一。

在未被消化和吸收的食物残渣中，食物纤维可与水结合而形成凝胶，限制水的吸收，使粪便变软、容积增加并刺激结肠运动，缩短粪便在肠内的停留时间，因而能减少粪便中有害物质与肠壁接触的时间，有助于预防便秘、痔疮、结肠癌等疾病；此外，食物纤维还可吸收胆汁酸，使回到肝脏的胆盐减少，肝脏则需利用更多的胆固醇合成新的胆汁酸，从而有助于降低血浆胆固醇水平。

（三）大肠内细菌的活动

大肠内的酸碱度和温度很适宜于细菌大量繁殖。据估计，粪便中细菌（包括活的和死的)占固体总重量的20% ~30%。肠道细菌中含有能分解食物残渣的酶。细菌对糖及脂肪的分解称为发酵,其产物有乳酸、乙酸、CO_2、沼气(主要是CH_4)、脂肪酸、甘油、胆碱等。而细菌对蛋白质的分解称为腐败,其产物有氨基酸、NH_3、H_2S、组胺、吲哚等,正常情况下,NH_3被吸收后将在肝脏转化成尿素,后者随尿排出;若产生的NH_3过多或肝功能严重损害,NH_3则大量进入血液循环,严重时将导致肝性脑病(肝昏迷)。此外,细菌还能利用肠内简单的物质合成维生素B复合物、叶酸和维生素K,这些物质可被结肠吸收,并为人体所利用。

第六节 吸 收

一、吸收的部位

消化道不同部位的吸收能力和吸收速度是不同的,这主要取决于消化道各部位的组织结构,食物被消化的程度和食物在消化道内停留的时间。在口腔和食管内,食物基本上不被吸收;在胃内,仅有乙醇(酒精)和少量水分被吸收;吸收的主要部位是小肠。大部分糖、蛋白质和脂肪的消化产物都在十二指肠和空肠被吸收;回肠能主动吸收胆盐和维生素B_{12}。由于大部分营养物质在未到达回肠时已被吸收完毕,所以回肠被看作是吸收功能的储备(图6-6)。此外,大肠也是吸收水和无机盐的重要部位之一。

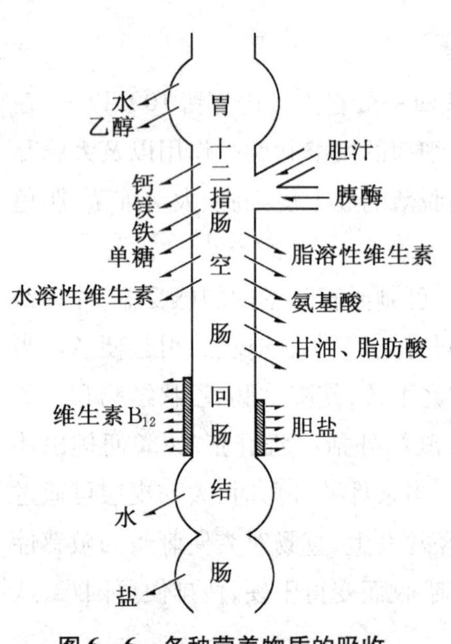

图6-6 各种营养物质的吸收部位示意图

小肠作为吸收的主要部位,其有利条件包括以下几个方面:①食物在小肠内已被消化为可吸收的小分子物质。②小肠长约4 m,其黏膜有许多环形皱襞,皱襞上有大量绒毛,绒毛上皮细胞的纹状缘(即腔面膜)又有无数微绒毛,因而使小肠的吸收面积增加约600倍(图6-7),达到200~250 m^2。③小肠绒毛内有丰富的毛细血管、毛细淋巴管和平滑肌纤维等结构,绒毛的节律性伸缩和摆动可加速绒毛内血液和淋巴的流动,有助于吸收。④食物在小肠内停留的时间较长(3~8 h),因而有充足的吸收时间。

二、小肠内主要营养物质的吸收

(一) 糖类

糖类以单糖的形式被吸收。肠道中各种单糖的吸收速率不同:葡萄糖和半乳糖的吸收最快,果糖次之,甘露糖最慢。葡萄糖和半乳糖的吸收机制属于继发性主动转运。在肠黏膜

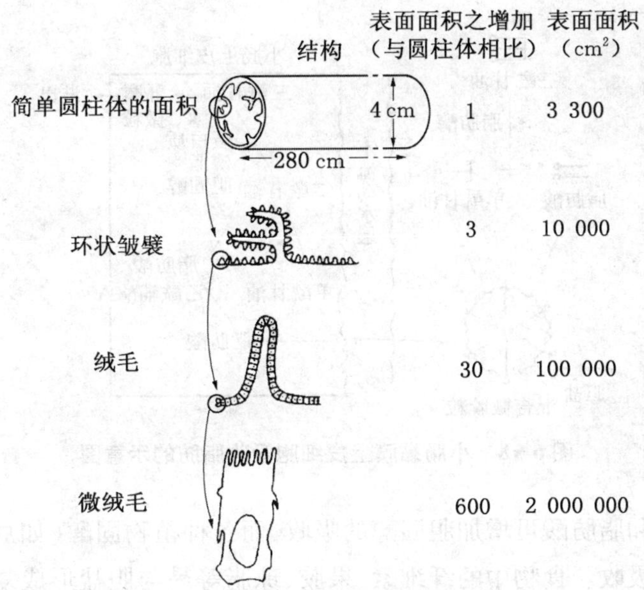

图 6-7　小肠皱襞、绒毛和微绒毛结构使小肠吸收面积增大的示意图

上皮细胞的基底侧膜上有钠泵，可将细胞内的 Na^+ 主动转运出去，维持细胞内低 Na^+；纹状缘则存在 Na^+-葡萄糖或 Na^+-半乳糖同向转运体，当 Na^+ 顺浓度差进入细胞时，可将葡萄糖或半乳糖从肠腔内转运入细胞，继而通过载体以易化扩散的方式进入细胞间液，再扩散入血（见第二章图 2-4）。用钠泵抑制剂毒毛花苷可抑制糖类的吸收。

（二）蛋白质

蛋白质经消化分解为氨基酸后，几乎全部被小肠吸收。氨基酸的吸收机制类似于葡萄糖。在小肠的纹状缘上存在多种 Na^+-氨基酸与 H^+-肽同向转运体，可分别转运各类氨基酸（如中性、酸性、碱性氨基酸、亚氨基酸）和寡肽（如二肽和三肽）。二肽和三肽进入细胞后，被细胞内的二肽酶、三肽酶进一步分解为氨基酸。氨基酸也通过血液途径而被吸收。

（三）脂类

脂类的分解产物长链脂肪酸、单酰甘油、胆固醇、卵磷脂等以混合微胶粒的形式存在肠腔内。混合微胶粒携带脂肪分解产物通过小肠绒毛表面的不流动水层到达微绒毛，释出其内的脂肪酸、单酰甘油和胆固醇等，它们顺浓度差扩散入细胞，胆盐则留在肠腔内，形成新的混合微胶粒继续发挥转运作用。长链脂肪酸及单酰甘油进入肠上皮细胞后，大部分重新合成为三酰甘油，并与细胞中生成的载脂蛋白形成**乳糜微粒**（chylomicron），然后以出胞的方式进入细胞间隙，再扩散入淋巴（图 6-8）。10～12 个碳原子以下的中、短链脂肪酸和单酰甘油是水溶性的，可直接进入血液。由于膳食动、植物油中的长链脂肪酸较多，所以脂肪的吸收途径以淋巴为主。

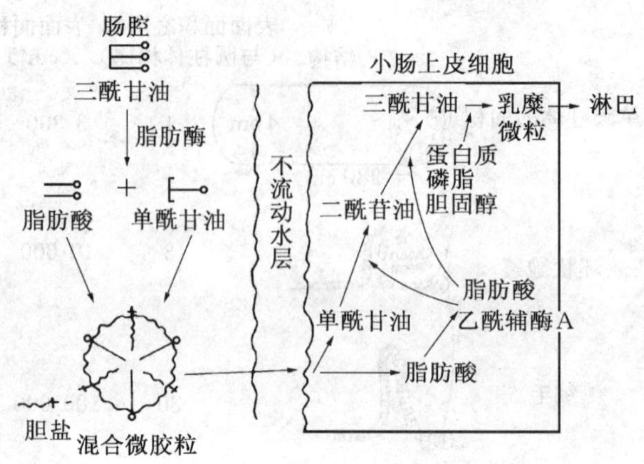

图 6-8 小肠黏膜上皮细胞吸收脂肪的示意图

食物中的脂肪和脂肪酸可增加胆固醇的吸收，而各种植物固醇（如豆固醇、β-谷固醇）则可减少胆固醇的吸收。食物中的纤维素、果胶、琼脂等易与胆盐形成复合物，妨碍混合微胶粒的形成，故也能减少胆固醇的吸收。

（四）水分

水的吸收是被动的，各种营养物质和电解质吸收产生的渗透压差是水吸收的动力。人体胃肠每日吸收水 8～9 L，其中绝大部分在小肠被吸收。急性呕吐和腹泻可使人体丢失大量水和电解质，严重影响内环境的相对稳定，故应及时补充电解质溶液。

（五）无机盐

1. 钠和负离子的吸收　小肠每日吸收 Na^+ 25～30 g。Na^+ 的吸收是主动的，即通过小肠上皮细胞基底侧膜上的钠泵，造成细胞内低 Na^+，肠腔内的 Na^+ 便顺浓度差进入细胞。Na^+ 的主动吸收通常与单糖和氨基酸的吸收同步转运（见前文）。此外，Na^+ 的吸收可使膜两侧产生电位差，这也为肠腔内负离子（Cl^-、HCO_3^-）的被动吸收提供了动力。但有证据表明，负离子也可独立地转运。

2. 铁的吸收　成人每日吸收铁约 1 mg，仅为每日膳食中含铁量的 1/10。铁主要在十二指肠和空肠被吸收。铁的吸收量与人体对铁的需要量有关，如孕妇、儿童和缺铁患者对铁的需要量大，因而对铁的吸收量也大。食物中的铁绝大部分是高价铁，不易被吸收，须还原为亚铁后才能被吸收。维生素 C 能将高铁还原为亚铁而促进铁的吸收。血红蛋白和肌红蛋白的血红素较易被吸收，是铁的重要饮食来源。铁在酸性环境中易溶解而易被吸收，胃酸能促进铁的吸收，故胃大部切除患者，常伴有缺铁性贫血。食物中的草酸、磷酸、植酸可阻碍铁的吸收。

3. 钙的吸收　食物中的 Ca^{2+} 仅有一小部分被吸收。影响 Ca^{2+} 吸收的主要因素是维生素 D 和人体对 Ca^{2+} 的需要量。维生素 D 能促进小肠对 Ca^{2+} 的吸收。儿童和哺乳期妇女对 Ca^{2+} 的需要量增加，对 Ca^{2+} 的吸收量也增加。Ca^{2+} 盐只有在水溶性状态，且不被肠腔中任何物质沉淀的情况下，才能被吸收。在酸性环境（如胃酸）中，Ca^{2+}呈离子状态，有利于Ca^{2+}的吸收；而碱性环境则有碍于Ca^{2+}的吸收。脂肪能促进Ca^{2+}的吸收，其分解产物脂肪酸能与Ca^{2+}结合成Ca^{2+}皂，后者再与胆汁酸结合，形成水溶性复合物而被吸收，此外乳糖和某些氨基酸（如赖氨酸、色氨酸、亮氨酸和组氨酸等）也能促进Ca^{2+}的吸收；而硫酸盐、磷酸盐、草酸盐等则与Ca^{2+}结合成不易溶解的盐，阻碍Ca^{2+}的吸收。

（六）维生素

大部分维生素在小肠上段被吸收，而维生素B_{12}却在回肠被吸收。大多数水溶性维生素（B_1、B_2、B_6、PP、C和叶酸）是通过依赖于Na^+的同向转运体被吸收的，而维生素B_{12}须先与内因子结合成复合物，再经回肠主动吸收。脂溶性维生素（A、D、E、K）的吸收则与脂肪消化产物的吸收相同。

第七节　消化器官活动的调节

一、神经调节

（一）消化器官的神经支配及其作用

消化器官接受外来神经和内在神经的支配。外来神经包括支配胃肠的副交感神经和交感神经，以副交感神经为主。内在神经是指分布于食管至直肠管壁内的神经结构，称为壁内神经丛。外来神经和内在神经相互协调，共同调节胃肠功能活动（图6-9）。

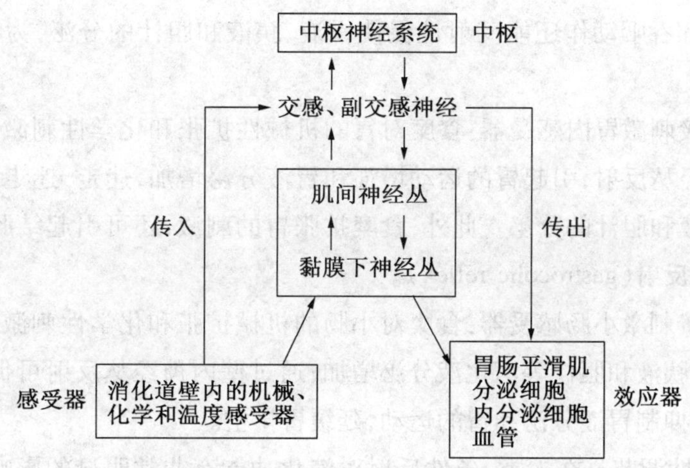

图6-9　消化系统的局部和中枢反射通路示意图

1. 外来神经及其作用

（1）副交感神经：支配胃肠的副交感神经有迷走神经和盆神经。其节前纤维进入胃肠道壁内后，与壁内神经丛的神经元形成突触联系，节后纤维支配胃肠平滑肌、血管和腺体。

大部分节后纤维为胆碱能纤维，兴奋时释放乙酰胆碱，引起胃肠运动增强，腺体分泌增多，而对胃肠括约肌，却引起舒张。M 胆碱受体拮抗剂阿托品可阻断上述作用。

(2) 交感神经：支配胃肠的交感神经发自脊髓胸、腰段的灰质侧角，在腹腔神经节和肠系膜上、下神经节更换神经元，节后纤维主要分布于壁内神经丛的神经元，起抑制性作用；少量节后纤维直接支配胃肠道平滑肌、腺体和血管。当交感神经兴奋时，末梢释放去甲肾上腺素，引起胃肠道运动减弱，腺体分泌减少，而对胃肠括约肌，却引起收缩。

2. 壁内神经丛及其作用　在消化道壁内，存在无数神经元(约 10^8 个)和神经纤维，神经元中包括感觉神经元、中间神经元和运动神经元。各类神经元通过神经纤维组成一个结构与功能十分复杂、相对独立而完整的神经网络系统，即**壁内神经丛**(intrinsic plexus)，它们具有多种调节功能，并能独立完成局部反射。壁内神经丛可分为**黏膜下神经丛**和**肌间神经丛**。前者主要参与消化腺和内分泌细胞的分泌、肠内容物的吸收等；后者则主要参与消化道运动的控制。壁内神经丛虽能独立调节胃肠活动，但在完整机体内，也接受外来神经的支配和影响，两者共同调节消化系统的活动。

(二) 消化器官活动的反射性调节

1. 非条件反射性调节　非条件反射是由食物直接刺激消化道的感受器而引起的。

(1) 食物直接刺激口腔内感受器：食物对口腔黏膜、舌、咽等处的机械性、化学性和温热性刺激，可引起相应的感受器兴奋，冲动沿第Ⅴ、Ⅶ、Ⅸ、Ⅹ对脑神经抵达延髓、下丘脑和大脑皮层等中枢部位，然后通过第Ⅶ、Ⅸ对脑神经到达唾液腺，反射性引起唾液分泌。进食动作(包括咀嚼和吞咽)，以及食物刺激口腔内感受器可反射性引起胃容受性舒张(属于迷走-迷走反射)；咀嚼和吞咽动作还能反射性促使胃液、胰液和胆汁的分泌，为食物下一步的消化做好准备。

(2) 食糜直接刺激胃内感受器：食糜对胃的机械性扩张和化学性刺激，可通过迷走-迷走反射和壁内神经丛反射，引起胃的运动增强和胃液分泌增加，迷走-迷走反射除对胃的作用外还能促进胰液和胆汁的分泌。此外，食糜扩张胃的刺激，还可引起结肠收缩运动加强，后者称为**胃-结肠反射**(gastrocolic reflex)。

(3) 食糜直接刺激小肠感受器：食糜对小肠的机械扩张和化学性刺激，可通过迷走-迷走反射引起胃液、胰液和胆汁等消化液分泌增加；通过壁内神经丛反射可促进小肠运动；通过肠-胃反射则可抑制胃液分泌和胃的运动，延缓胃排空。

2. 条件反射性调节　在人类，条件反射对消化功能有非常明显的影响。进食时，食物的形状、颜色和气味，进食的环境以及与进食相关的语言和文字等，都可作为条件刺激，通过对视觉、听觉、嗅觉等感受器的刺激形成条件反射，引起消化道运动和消化腺分泌的改变。所谓“望梅止渴”、“谈梅止渴”就是条件反射引起唾液分泌的典型例子。条件反射能使消化器官的活动具有更加完善的适应性。

二、体液调节

(一) 胃肠激素

由胃肠黏膜内分泌细胞分泌的激素,统称为**胃肠激素**(gastrointestinal hormone)。所有胃肠激素均为肽类物质,分子量大多在5 000以内。目前已知,从胃到大肠的黏膜层内有40余种内分泌细胞,其细胞总数远超过体内所有内分泌腺所含的内分泌细胞总和,因此消化道不仅是个消化器官,也是体内最大的内分泌器官。迄今已发现和被鉴定的胃肠激素有20余种,其中对消化器官功能影响较大的胃肠激素主要是**胃泌素**(gastrin)、**促胰液素**(secretin)、**缩胆囊素**(cholecystokinin, CCK)、**抑胃肽**(gastric inhibitory peptide, GIP)和**胃动素**(motilin)等。

胃肠激素的生理作用主要有以下几个方面:①调节消化腺的分泌和消化道的运动,如胃泌素可促进胃液分泌和胃肠运动。②调节其他激素释放,如抑胃肽具有很强的刺激胰岛素分泌的作用。③营养作用,一些胃肠激素可促进消化道组织的代谢和生长。例如,胃泌素能刺激胃和十二指肠黏膜的DNA、RNA和蛋白质合成,促进胃肠上皮生长。切除胃窦的患者,血清胃泌素水平下降,随之可出现胃黏膜萎缩(表6-2)。

多数胃肠激素也存在于中枢神经系统,这种双重分布的肽类物质称为**脑-肠肽**(brain-gut peptide)。脑-肠肽包括生长抑素、胃泌素、缩胆囊素、P物质、血管活性肠肽等。

表6-2　主要胃肠激素的分布、作用和引起释放的主要因素

激素名称	分布部位	分泌细胞	主要生理作用	引起释放的主要因素
胃泌素	胃窦、十二指肠	G细胞	促进胃液、胰液和胆汁的分泌,使胃窦和幽门括约肌收缩,延缓胃排空,促进胃肠运动、胆囊收缩,促进胃肠上皮生长	蛋白质消化产物、迷走神经兴奋、扩张胃
促胰液素	小肠上部	S细胞	促进胰液和胆汁中HCO_3^-和水的分泌,抑制胃酸分泌和胃肠运动,使幽门括约肌收缩,抑制胃排空	盐酸、脂肪酸
缩胆囊素(促胰酶素)	小肠上部	I细胞	刺激胰酶分泌和胆囊收缩,松弛Oddi括约肌,促使胆囊胆汁排放,增强小肠和结肠运动,增强幽门括约肌收缩,抑制胃排空,促进胰外分泌组织生长	蛋白质消化产物、脂肪酸
抑胃肽	小肠上部	K细胞	抑制胃液分泌和胃排空,刺激胰岛素分泌	葡萄糖、脂肪酸、氨基酸
胃动素	小肠	Mo细胞	在非消化期刺激胃和小肠的运动	迷走神经、盐酸、脂肪

(二) 其他体液因素

1. 组胺　**组胺**(histamine)由胃泌酸区黏膜中的肠嗜铬细胞分泌,分泌后扩散到邻近壁细胞,通过作用于壁细胞上的H_2受体,产生很强的刺激胃酸分泌的作用。此外,还能增强乙酰胆碱和胃泌素引起的胃液分泌。H_2 受体拮抗剂西咪替丁(甲氰咪胍)可阻断组胺与 H_2 受体结合而减少胃酸分泌。

2. 盐酸 盐酸是胃泌酸腺壁细胞的分泌物,它又能反过来抑制胃泌酸腺的分泌。这是典型的负反馈。当胃窦部或十二指肠内盐酸增多时,可抑制胃泌素的分泌,还可刺激 D 细胞释放生长抑素,使胃液分泌减少。

3. 生长抑素 **生长抑素**(somatostatin, SST)是胃体、胃窦和小肠黏膜的 D 细胞分泌的一种 14 肽激素,它对胃酸分泌有很强的抑制作用。

综上所述,人体消化器官的功能调节主要包括神经调节和体液调节。在口腔、胃和小肠内消化的各个阶段,两类调节的侧重有所不同。如唾液分泌的调节完全属于神经反射性调节;消化期的胃液分泌自头期向肠期移行过程中,由以神经调节为主逐步转变为以体液调节为主;而胰液和胆汁的分泌则受神经和体液的双重控制,但以体液调节为主。下面以消化期胃液分泌为例,说明消化液分泌的调节。

(三) 胃液分泌的调节

消化期的胃液分泌根据进食后接受食物刺激的部位,可人为地分为头期、胃期和肠期三个时期。实际上,这三个时期几乎同时开始,且相互重叠。

1. 头期胃液分泌 **头期**(cephalic phase)胃液分泌是由进食动作和进食环境引起的,因感受器均在头面部而得其名。神经调节包括条件反射和非条件反射,前者是由食物的形象、气味和进食有关的环境,通过刺激嗅、视、听等感受器而引起的;后者则是咀嚼和吞咽时,食物直接刺激口腔和咽的感受器而引起的。反射中枢包括延髓、下丘脑和大脑皮层。传出神经是迷走神经,迷走神经除支配胃腺外,也支配 G 细胞,后者分泌胃泌素进而引起胃液分泌。可见头期胃液分泌存在神经调节和体液调节两种机制。此外,头期胃液分泌还在较大程度上受食欲和情绪的影响。头期胃液分泌量较多,约占整个消化期胃液分泌总量的 30%,胃蛋白酶的含量和酸度都很高。

2. 胃期胃液分泌 食物入胃后引起**胃期**(gastric phase)胃液分泌的机制有以下几个方面:①扩张刺激胃底和胃体的机械感受器,通过迷走-迷走反射和壁内神经丛反射,引起胃腺分泌;②扩张刺激胃幽门部机械感受器,通过壁内神经丛作用于 G 细胞,引起胃泌素释放,使胃液分泌;③蛋白质消化产物直接作用于胃幽门部 G 细胞,引起胃泌素释放,使胃液分泌。胃期胃液分泌量大,约占整个消化期胃液分泌总量的 60%,胃液酸度高,但胃蛋白酶含量较头期少。

3. 肠期胃液分泌 当食物进入小肠后,机械扩张刺激以及消化产物的化学性刺激,可引起十二指肠释放胃泌素,促进**肠期**(intestinal phase)胃液分泌。肠期胃液分泌量少,约占整个消化期胃液分泌总量的 10%,酸度和胃蛋白酶含量均较低。

在消化期,促进胃液分泌的主要内源性物质有乙酰胆碱、胃泌素和组胺。抑制胃液分泌的主要因素是盐酸、脂肪和高渗溶液等。正常的胃液分泌是兴奋和抑制因素共同作用的结果。此外，社会、心理因素可通过神经系统、内分泌系统和免疫系统影响胃液的分泌。长期不良的心理因素，不仅影响正常的消化腺分泌，甚至引起消化系统疾病的发生，例如胃酸分泌功能紊乱、胃黏膜出血或溃疡等。相反，精神乐观、心理和情绪稳定则有利于消化功能，有益于人体健康。

习题六

（一）单项选择题

1. 控制胃肠平滑肌收缩节律的是

A. 动作电位　　B. 慢波电位
C. 迷走神经兴奋　　D. 壁内神经丛的作用

2. 消化道平滑肌细胞动作电位去极化的离子基础是

A. K^+内流　　B. Na^+内流　　C. Ca^{2+}内流　　D. Cl^-外流

3. 消化腺分泌酶原颗粒的形式是

A. 单纯扩散　　B. 易化扩散　　C. 主动转运　　D. 出胞

4. 下列关于食管下括约肌的叙述，**错误**的是

A. 确实存在解剖形态结构　　B. 仅为食管末端的高压区
C. 当食物经过食管入胃时舒张　　D. 当食物入胃后收缩加强

5. 分泌胃酸的细胞是

A. 壁细胞　　B. 主细胞
C. 黏液细胞　　D. 胃窦部G细胞

6. 能激活胃蛋白酶原的物质是

A. 肠激酶　　B. 胃泌素　　C. 盐酸　　D. 组织液

7. 蛋白质在胃内被消化所产生的主要产物是

A. 寡肽　　B. 氨基酸　　C. 脲和胨　　D. 非蛋白氮

8. 胃的蠕动起始于

A. 胃贲门部　　B. 胃中部　　C. 胃窦　　D. 胃幽门部

9. 三种主要营养物质在胃排空中由快至慢的顺序是

A. 糖类、蛋白质、脂肪　　B. 蛋白质、脂肪、糖类
C. 蛋白质、糖类、脂肪　　D. 糖类、脂肪、蛋白质

10. 下列胰液成分中，由小导管细胞分泌的是

A. 胰淀粉酶　　B. 胰脂肪酶　　C. 胰蛋白酶原　　D. 碳酸氢盐

11. 正常情况下，激活胰蛋白酶原的物质是

A. 盐酸　　B. 胃蛋白酶　　C. 肠激酶　　D. 糜蛋白酶

12. 对脂肪和蛋白质消化作用最强的消化液是

A. 唾液　B. 胃液　C. 胰液　D. 小肠液

13. 胆汁中参与脂肪消化和吸收最重要的成分是

A. 胆色素　B. 胆固醇　C. 胆盐　D. 卵磷脂

14. 下列各消化酶中,需在胆盐协助下发挥作用的是

A. 胰淀粉酶　B. 胰脂肪酶　C. 肠激酶　D. 胰蛋白酶

15. 小肠特有的不具有推进作用的运动形式是

A. 分节运动　B. 蠕动　C. 蠕动冲　D. 集团蠕动

16. 排便反射的初级中枢位于

A. 脊髓腰骶段　B. 脊髓胸段　C. 延髓　D. 中脑

17. 下列各种维生素中,可由大肠内细菌利用食物残渣合成的是

A. 维生素 A　B. 维生素 C　C. 维生素 E　D. 维生素 K

18. 营养物质的吸收主要发生于

A. 食管　B. 胃　C. 小肠　D. 结肠

19. 糖吸收的分子形式是

A. 淀粉　B. 多糖　C. 二糖　D. 单糖

20. 与糖和蛋白质吸收有密切关系的离子是

A. Na^+　B. K^+　C. Cl^-　D. Ca^{2+}

21. 脂肪消化后的长链脂肪酸和乳糜微粒的吸收途径是

A. 直接进入门静脉　B. 经淋巴途径进入血液

C. 经淋巴系统进入组织供细胞利用　D. 经肠系膜静脉进入下腔静脉

22. 主动吸收胆盐和维生素 B_{12} 的部位是

A. 十二指肠　B. 空肠　C. 回肠　D. 结肠

23. 大部分支配胃肠道的副交感神经末梢释放的神经递质是

A. 乙酰胆碱　B. 5-羟色胺　C. 谷氨酸　D. 肾上腺素

24. 一般情况下,迷走神经兴奋时将引起

A. 胃肠平滑肌活动增强,消化腺分泌减少

B. 胃肠平滑肌活动减弱,消化腺分泌增多

C. 胃肠平滑肌活动增强,消化腺分泌增多

D. 胃肠平滑肌活动减弱,消化腺分泌减少

25. 肠-胃反射的生理作用是

A. 促进胃排空,抑制胃酸分泌　B. 抑制胃排空,促进胃酸分泌

C. 抑制胃排空,抑制胃酸分泌　D. 促进胃排空,促进胃酸分泌

26. 胃泌素产生于

A. 壁细胞　　B. 主细胞　　C. 黏液细胞　　D. G细胞

27. 下列各种物质中,能促进胃液分泌的是

A. 组胺　　B. 盐酸　　C. 抑胃肽　　D. 生长抑素

28. 下列各种物质中,能抑制胃液分泌的是

A. 胃泌素　　B. 促胰液素　　C. 乙酰胆碱　　D. 组胺

29. 下列各项中,能促进胃运动的是

A. 胃泌素　　B. 促胰液素　　C. 肠-胃反射　　D. 抑胃肽

30. 能引起胆囊收缩的重要体液因素是

A. 肾上腺素　　B. 乙酰胆碱　　C. 缩胆囊素　　D. 抑胃肽

(二) 填空题

1. 消化的方式可分为________消化和________消化。
2. 机械性消化是由________完成的,化学性消化是由________完成的。
3. 吸收是指食物的消化产物透过消化道黏膜进入________及________的过程。
4. 唾液淀粉酶能将________水解成为________。
5. 胃酸可与________和________结合,形成可溶性盐,有利于小肠对它们的吸收。
6. 胃蛋白酶原主要由________细胞分泌,可被________和________激活为有活性的胃蛋白酶。
7. 内因子的作用是促进________的吸收,内因子分泌不足,可引起该物质吸收障碍,导致________。
8. 胃的运动有________、________和________等形式。
9. 胃的蠕动从________开始,在接近________时明显加强。
10. 食物对胃的扩张刺激可________胃排空,食物对十二指肠的化学刺激可________胃排空。
11. 肠-胃反射是由________内的传入冲动引起,主要对胃排空起________作用。
12. 胰液含有对________、________和________等主要食物的消化酶,水解________的酶是以无活性的酶原形式分泌。
13. 当胰液缺乏时可引起对________和________的消化不良,而对________的消化不受影响。
14. 胆汁对________的消化和吸收具有重要作用。
15. 小肠以环形肌为主的节律性舒缩运动称为________运动,其主要作用是________。
16. 排便反射过程中,盆神经兴奋可________排便,阴部神经兴奋可________排便。
17. 副交感神经兴奋引起胃肠运动________,胃肠括约肌________,消化腺分泌________。
18. 消化道的壁内神经丛包括________神经丛和________神经丛。
19. 胃肠道黏膜内的内分泌细胞所分泌的激素,称为________。

20. 促进胰液分泌的体液因素主要有________和________。

（三）名词解释

1. 消化	2. 机械性消化	3. 化学性消化
4. 吸收	5. 慢波电位	6. 蠕动
7. 黏液-碳酸氢盐屏障	8. 胃容受性舒张	9. 胃排空
10. 迷走-迷走反射	11. 肠-胃反射	12. 胆盐的肠-肝循环
13. 小肠分节运动	14. 集团蠕动	15. 胃肠激素

（四）问答题

1. 消化道平滑肌的一般生理特性有哪些？
2. 何谓慢波电位？对消化道平滑肌的收缩有什么影响？
3. 唾液在消化过程中起什么作用？
4. 胃液的主要成分有哪些？各有什么生理作用？
5. 在生理情况下，为什么胃酸不对胃黏膜进行自身消化？
6. 胃的运动有哪几种形式？各有哪些生理意义？
7. 何谓胃排空？影响胃排空的因素有哪些？
8. 为什么说胰液是最重要的消化液？
9. 简述胆汁的成分及其在消化中的作用。
10. 小肠有哪几种运动形式？各有什么生理意义？
11. 为什么小肠是营养物质的主要吸收部位？
12. 支配胃肠的神经有哪些？有哪些调节作用？
13. 胃泌素、缩胆囊素、促胰液素和抑胃肽各有什么生理作用？
14. 胆汁的分泌和排放受哪些因素的调节？
15. 食物入胃后是如何引起胃液分泌的？

（伍吉云）

第七章　能量代谢和体温

学习纲要

1. 掌握影响能量代谢的主要因素。
2. 掌握基础代谢率的概念、测定条件、正常值(相对值)范围和意义。
3. 掌握正常体温及其生理变动。
4. 熟悉能量代谢的概念,食物的热价、氧热价和呼吸商的概念。
5. 熟悉机体的产热和散热过程及其调节。
6. 熟悉体温调节及其调定点学说。
7. 了解机体能量的来源和去路,能量代谢的测定原理和方法。

第一节　能量代谢

新陈代谢是机体生命活动的基本特征之一,包括物质代谢和能量代谢,两者是紧密联系的。通常把物质代谢过程中伴随发生的能量的释放、转移、储存和利用称为**能量代谢**(energy metabolism)。

一、机体能量的来源和去路

(一) 能量的来源

能被机体利用的能量来源于食物中的糖、脂肪和蛋白质。这些营养物质在氧化分解时可将其分子中蕴含的化学能释放出来,供机体利用。

1. 糖　糖是机体主要的能源物质。一般情况下,人体所需的能量 70% 由糖类物质提供,且主要由葡萄糖提供。在氧供应充足时,1 mol 葡萄糖通过有氧氧化所释放的能量可合成 38 mol ATP;而在氧供应不足时,葡萄糖进行无氧酵解,生成乳酸,1 mol 葡萄糖只能生成 2 mol ATP。通常大多数组织细胞能获得足够的氧供应,因而糖的有氧氧化是供能的主要方式。不同组织赖以获取能量的糖代谢途径有所不同。脑组织主要依赖葡萄糖的有氧氧化供能,故对缺氧非常敏感,对血糖的依赖性也很高。当机体缺氧或血糖过低时,可发生意识不清,甚至昏迷。成熟红细胞由于缺乏有氧氧化的酶系,故只能依靠糖的无氧酵解获取能量。

2. 脂肪　脂肪的主要功能是储存和提供能量。人体内脂肪的储存量远多于糖,通常可占体重的20%左右,且每克脂肪氧化释放的能量为糖的2倍有余,因此,脂肪是体内重要的能量储存形式。一般情况下,由脂肪氧化分解提供的能量占机体耗能总量的20%~30%,在饥饿时,脂肪上升为主要供能物质。

3. 蛋白质　蛋白质的主要功能是构成细胞成分和形成某些生物活性物质。只有在长期饥饿或体力极度消耗时,机体才会依靠组织蛋白质分解所产生的氨基酸供能,以维持基本的生理功能。

(二) 能量的去路

糖、脂肪和蛋白质在经生物氧化后释放的能量,50%以上直接以热能的形式散发,用以维持体温。其余部分则以化学能的形式储存于ATP等高能化合物的高能磷酸键中,供机体进行各种生理活动之用,如生物合成、物质转运、腺体分泌、神经传导和肌肉收缩等(图7-1)。ATP广泛存在于一切细胞内,由线粒体合成。1 mol ATP分解为ADP和磷酸时,在生理情况下可释放51.6 kJ的能量。因此ATP既是体内重要的储能物质,又是直接供能物质。

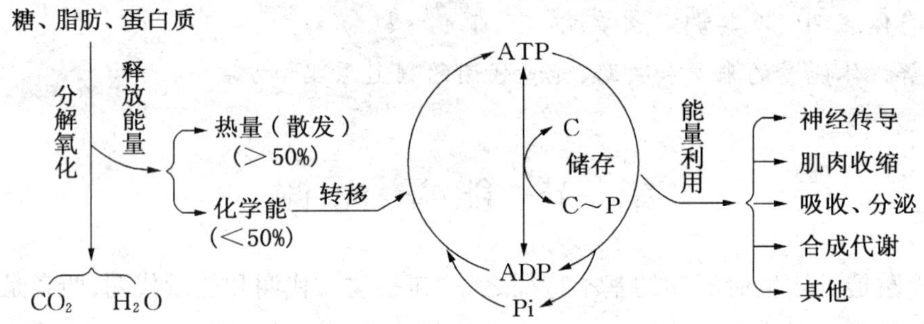

图7-1　体内能量的释放、转移、储存和利用示意图

C:肌酸;C~P:磷酸肌酸;Pi:无机磷酸

体内另一种高能化合物是**磷酸肌酸**(CP),由肌酸和磷酸合成。CP在体内的含量较高,是ATP含量的3~8倍,主要存在于肌组织中。当物质氧化释放的能量有余时,ATP将能量转移到CP中储存;而在ATP消耗较多时,CP又可将其储存的能量转给ADP,快速生成ATP以补充其消耗(图7-1)。因此CP虽不能直接供能,但可作为ATP的储存库。从能量代谢的过程来看,ATP的合成和分解是体内能量转换和利用的关键环节。

二、能量代谢的测定

(一) 能量代谢的测定原理

根据能量守恒定律,在能量转化过程中,机体从食物中获得的化学能与最终转化的热量,加上骨骼肌收缩对外界物体所做的机械功(简称外功),按能量折算应该是相等的。因此,在排除机体做外功的情况下,测定机体在一定时间内所散发的总热量,即可测算出机体在这一时间内所消耗的能量，即**能量代谢率**(energy metabolic rate)。通用的能量计量单位是焦耳(J)或千焦耳(kJ)，也可用卡(cal)或千卡(kcal)(1 cal =4.187 J)。

(二) 与能量代谢测定有关的几个基本概念

1. 食物的热价　1 g 食物氧化时所释出的热量，称为**食物的热价**(thermal equivalent of food)。食物的热价可分为生物热价和物理热价，两者分别是指食物在体内氧化和在体外燃烧时所释放的热量。三种主要营养物质的热价见表 7－1。如表所示，糖和脂肪的生物热价和物理热价相同；而蛋白质由于在体内不能完全氧化，故其生物热价小于物理热价。

表 7－1　三种营养物质氧化时的几种数据

营养物质	热价(kJ/g)		耗氧量(L/g)	CO_2 产生量(L/g)	呼吸商	氧热价(kJ/L)
	物理热价	生物热价				
糖	17.2	17.2	0.83	0.83	1.00	21.1
脂肪	39.8	39.8	2.03	1.43	0.71	19.6
蛋白质	23.4	18.0	0.95	0.76	0.80	18.9

2. 食物的氧热价　某种食物氧化时每消耗 1 L 氧所产生的热量，称为食物的**氧热价**(thermal equivalent of oxygen)。

3. 呼吸商　某营养物质在体内氧化时，一定时间内的 CO_2 产生量与 O_2 消耗量的比值，称为**呼吸商**(respiratory quotient，RQ)，即

$$RQ = \frac{CO_2 \text{ 产生量(mol 或 ml)}}{O_2 \text{ 消耗量(mol 或 ml)}}$$

由于不同营养物质的分子结构不同，它们在体内氧化时的 CO_2 产生量与 O_2 消耗量也不同。因此，根据表 7－1 中所列三种营养物质的呼吸商，测定某人某时的呼吸商可推测此人在这段时间内所利用能量的主要来源。例如，测得某人的呼吸商接近于 1.0，说明此人在这段时间内利用的能量主要来自糖的氧化；若测得呼吸商接近 0.7，则说明能量主要来自脂肪的氧化。但由于日常生活中，人的膳食多为混合食物，因而呼吸商一般在 0.85 左右。

一般情况下，体内能量主要来自糖和脂肪的氧化，蛋白质氧化供能很少，可忽略不计。糖和脂肪氧化时的 CO_2 产生量与 O_2 消耗量的比值，称为**非蛋白呼吸商**(non－protein respiratory quotient，NPRQ)。糖和脂肪在不同比例氧化时的非蛋白呼吸商和氧热价列于表 7－2 中。

表 7－2　糖和脂肪在不同比例氧化时的非蛋白呼吸商和氧热价

非蛋白呼吸商	糖(%)	脂肪(%)	氧热价(kJ/L)
0.71	0.0	100.0	19.62
0.73	8.4	91.6	19.74
0.75	15.6	84.4	19.84
0.78	26.3	73.7	19.99

(续表)

非蛋白呼吸商	糖(%)	脂肪(%)	氧热价(kJ/L)
0.80	33.4	66.6	20.10
0.82	40.3	59.7	20.20
0.85	50.7	49.3	20.36
0.88	60.8	39.2	20.51
0.90	67.5	32.5	20.61
0.92	74.1	25.9	20.71
0.95	84.0	16.0	20.87
0.98	93.6	6.4	21.03
1.00	100.0	0.0	21.13

(三) 能量代谢的测定方法

测定整个机体在单位时间内散发的总热量,通常采用直接测热法和间接测热法两种方法。直接测热法是收集受试者于一隔热室内在一定时间内散发的总热量,但由于装置结构复杂,应用受到很大限制。间接测热法是根据化学反应中反应物与产物之间的定比关系而设计的,由于经典的测算程序较为繁琐,因此在劳动卫生和临床实践中,通常采用简易方法测算能量代谢率,其步骤如下。

(1) 测定单位时间内的 CO_2 产生量与 O_2 消耗量,据此计算呼吸商。

(2) 将计算所得的呼吸商视为非蛋白呼吸商,查表 7-2 得到相对应的氧热价。

(3) 以测得的 O_2 消耗量与查表所得的氧热价相乘,可求得这段时间内的产热量,即能量代谢率。

三、影响能量代谢的主要因素

(一) 肌肉活动

肌肉活动对能量代谢的影响最为显著。人体轻微的躯体活动即可提高代谢率,而且运动强度越大,耗氧量就越多,能量代谢率也越高。机体耗氧量的增加与肌肉活动的强度呈正比关系。所以,能量代谢率可作为评价劳动强度的指标。表 7-3 示各不同程度肌肉活动时的能量代谢率。

表 7-3 劳动或运动时的能量代谢率

肌肉活动形式	平均产热量 kJ/(m^2·min)	肌肉活动形式	平均产热量 kJ/(m^2·min)
静卧休息	2.73	扫 地	11.37
开 会	3.40	打排球	17.50
擦玻璃窗	8.30	打篮球	24.22
洗衣物	9.89	踢足球	24.98

（二）精神活动

人在一般精神活动时，能量代谢受到的影响不大。但在精神处于紧张状态时，如激动、恐惧或焦虑时，能量代谢可显著升高。这可能是由于肌紧张增强或某些促进代谢的激素（如甲状腺激素、肾上腺素等）释放增多所致。

（三）食物的特殊动力效应

人在进食后 1 h 左右开始，延续 7～8 h，即使处于安静状态下，其产热量也比未进食时有所增加。这种由进食引起的机体额外消耗热量的现象，称为**食物的特殊动力效应**（specific dynamic effect of food）。实验表明，进食蛋白质引起的特殊动力效应为 30%（指摄入能提供 100 kJ 能量的某物质后所产生的特殊动力效应为 30 kJ）；糖和脂肪的特殊动力效应为 4%～6%；混合食物约为 10%。因此在为病人配餐时，应考虑到这部分能量消耗而给予相应的能量补充。

（四）环境温度

机体在安静状态下，环境温度在 20～30 ℃时能量代谢水平较低，也最稳定。当环境温度低于 20 ℃时，能量代谢率开始增加；在 10 ℃以下时，则显著增加。这主要是由于寒冷刺激反射性引起肌紧张增强所致。当温度超过 30 ℃时，代谢率将逐渐增加，主要是因为体内生物化学反应速度加快，还有发汗功能旺盛以及呼吸、循环功能增强等因素的作用。

四、基础代谢

在基础状态下的能量代谢称为**基础代谢**（basal metabolism）。所谓基础状态是指人体处于以下状态：①清晨、清醒、静卧、精神安定；②空腹（禁食 12 h 以上）；③室温保持在 20～25 ℃。在这种状态下，体内能量的消耗只用于维持一些基本的生命活动，能量代谢水平比较稳定。基础状态下单位时间内的能量代谢称为**基础代谢率**（basal metabolic rate，BMR）。需要指出的是，BMR 比一般安静时的代谢率要低，但并非最低，因为在熟睡（未做梦）时的代谢率更低。

实验中，若以每千克体重的产热量进行比较，则小动物的产热量要比大动物高；而以每平方米体表面积的产热量进行比较，则各种动物的产热量就很接近。因此能量代谢率与体重不成比例关系，而与体表面积成正比。所以基础代谢率一般以每小时每平方米体表面积的产热量为单位，即 $kJ/(m^2 \cdot h)$。对体表面积的测定，可用 Stevenson 公式推算

$$体表面积(m^2) = 0.0061 \times 身高(cm) + 0.0128 \times 体重(kg) - 0.1529$$

另外，在实际应用中，也可根据身高和体重在图 7－2 中直接连线读取。

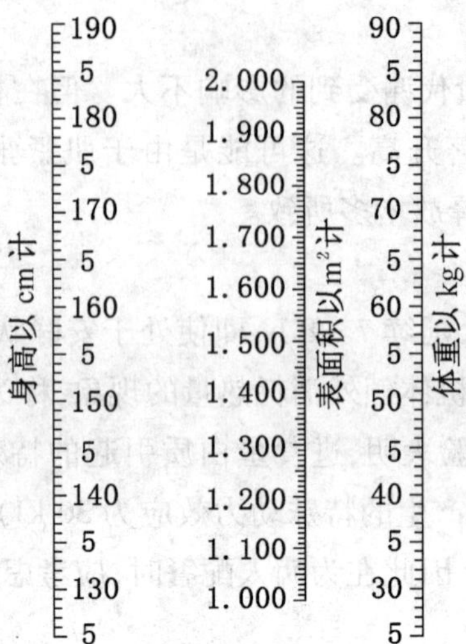

图 7-2　人体体表面积测算用图

临床上，通常采用简略法来测定和计算 BMR。根据国人的统计资料，基础状态下的呼吸商被定为 0.82，与之相对应的氧热价为 20.20 kJ/L，因此只要测出受试者一定时间内的 O_2 消耗量和体表面积，即可计算每小时每平方米体表面积的产热量，即 BMR。我国正常人 BMR 的平均值见表 7-4。

表 7-4　我国人正常的 BMR 平均值[kJ/(m² · h)]

年龄(岁)	11～15	16～17	18～19	20～30	31～40	41～50	51 以上
男性	195.5	193.4	166.2	157.8	158.6	154.0	149.0
女性	172.5	181.7	154.0	146.5	146.9	142.4	138.6

表 7-4 显示，正常人 BMR 的平均值随年龄、性别不同而有生理变动。当其他条件相同时，男性的 BMR 平均值比女性高；儿童比成人高，且年龄越大，BMR 越低。在临床工作中，当测得某人的 BMR 后，常将测定值与同性别、同年龄组的 BMR 正常值进行比较，即常用 BMR 的相对值来表示测定结果，其计算公式如下

$$基础代谢率 = \frac{(实测值 - 正常平均值)}{正常平均值} \times 100\%$$

一般认为，BMR 的实测值同正常平均值比较，相差在 ±15% 之内均属正常。若相差超过 ±20% 时，才考虑病理状态。在各种疾病中，甲状腺功能的改变对 BMR 的影响最为显著。当甲状腺功能低下时，BMR 可比正常平均值低 20%～40%；而甲状腺功能亢进时，BMR 则比正常值高 25%～80%，并可据此判断甲亢的程度。因此测定 BMR 可作为临床辅助诊断甲状腺疾病的方法之一。其他疾病，如糖尿病、红细胞增多症、白血病和伴有呼吸困难的心脏病等常伴有 BMR 增高；机体发热时，BMR 也增高。通常体温每升高1 ℃，BMR 将

增高13%左右。相反，肾上腺皮质和垂体功能低下、肾病综合征等可伴有BMR降低。

第二节　体温及其调节

一、正常体温及其生理变动

（一）正常体温

体温（body temperature）可分为表层和深部温度两个层次。表层温度因受环境和衣着等影响，变化幅度较大；且体表各部位之间的温度差别也很大。而深部温度则相对稳定，身体各部位之间的差异也很小。因此，一般所说的体温是指身体深部的平均温度。由于代谢水平不同，机体深部各内脏器官的温度也略有不同。肝的温度最高，约38 ℃；脑的产热也较多，温度接近38 ℃；肾、胰及十二指肠等温度略低；直肠的温度更低。血液循环是体内热量传递的重要途径，可使机体深部各器官的温度趋于一致。因此，机体深部血液的温度可代表各内脏器官的平均温度。但由于血液温度不易测量，所以临床上常用直肠、口腔和腋窝等处的温度来代表体温。其中，直肠的温度最高，比较接近深部温度，正常值为36.9～37.9 ℃；口腔（舌下）温度较低，正常值为36.7～37.7 ℃；腋窝温度更低，正常值为36.0～37.4 ℃。测量腋窝温度时须注意，受试者应将上臂紧贴胸廓，使腋窝紧闭，测量时间至少需10 min，还应保持腋窝处干燥。

（二）体温的生理变动

在生理情况下，体温可随昼夜、年龄、性别等因素而有所变动。但这种变动存在一定规律，且一般不会超过1 ℃。

1. 昼夜变化　正常成人体温在一昼夜之间会发生周期性波动，于清晨2～6时体温最低，午后1～6时最高。研究表明，体温的日节律与肌肉活动及耗氧量等没有因果关系，而是由机体内在的生物节律决定的。下丘脑视交叉上核可能是生物节律的控制中心（见第十章）。

2. 性别　成年女性的体温平均比男性高0.3 ℃。育龄期女性的基础体温（早晨起床前清醒状态下测定，基本符合基础状态下的体温）随月经周期而变动。自月经来潮始至排卵前体温较低，排卵日最低，排卵后升高0.3～0.6 ℃，直到下次月经来潮（图7－3）。每天测定基础体温有助于了解有无排卵和排卵日期。排卵后体温升高是孕激素作用的结果。

3. 年龄　儿童的体温高于成人，而成人的体温高于老年人。这与能量代谢水平随年龄增长而降低有关。新生儿，特别是早产儿，由于体温调节机构发育尚不完善，体温调节能力较差，因此体温易受环境温度变化的影响。老年人因基础代谢率较低，对环境变化的适应能力差，故体温偏低，即使发热时，体温升高也可能不明显。所以在医护工作中，要根据婴幼儿和老年人的体温特点，做出正确的判断和处理。

4. 其他因素　剧烈运动、情绪激动、精神紧张和进食等情况，均可导致体温升高。因

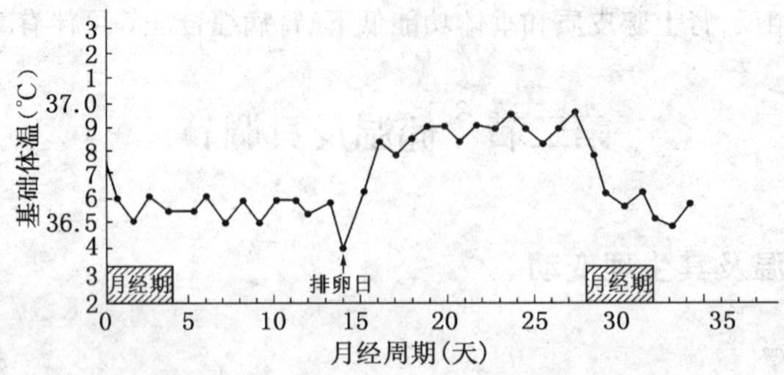

图 7－3　女性月经周期中基础体温的变化曲线

此,在测量体温时,要让受试者在安静状态下进行。尤其是小儿在哭闹时,测得的体温往往偏高。麻醉类药物可抑制体温调节中枢,且能扩张皮肤血管,增加散热,因此,对于麻醉手术的病人,在术中、术后都应注意保温护理。

二、机体的产热和散热

机体在代谢过程中不断产热,又不断将体热散发出去。人和恒温动物之所以能维持体温相对恒定,就是因为机体在体温调节机构的控制下,使**产热**(thermogenesis)和**散热**(thermolysis)两个生理过程能保持动态平衡的结果(图 7－4)。

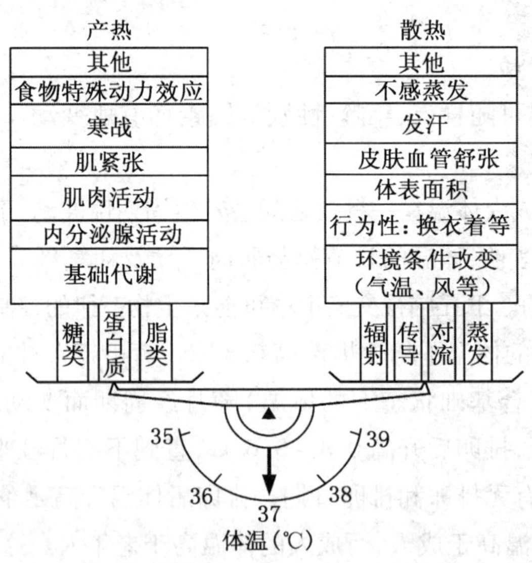

图 7－4　体热平衡示意图

(一) 产热过程

1. 主要产热器官　体内的热量来源于三大营养物质在组织细胞中的分解代谢。由于各组织器官的功能状态和代谢水平不同,所产生的热量也不同。从影响整体体温的角度看,人体主要的产热器官是内脏和骨骼肌。安静时，主要由内脏器官产热。其中，肝脏是人体内代谢最旺盛的器官，产热量最高。运动和劳动时，骨骼肌是主要的产热器官。骨骼肌的紧张度稍有增强，产热量即可明显提高；剧烈运动时，其产热量约可增加40倍（表7－5）。

表7－5　几种主要器官产热的百分比

器　官	占体重百分比(%)	安静状态产热量(%)	运动或劳动时产热量(%)
脑	2.5	16	1
内　脏	34.0	56	8
骨骼肌	56.0	18	90
其　他	7.5	10	1

2．产热的形式　当机体处于寒冷环境中时，散热量明显增加，为维持正常体温，机体可通过以下两种形式来增加产热量。

（1）寒战产热：寒战是指在寒冷环境中骨骼肌发生不随意的节律性收缩，是肌紧张的增强，其特点为屈肌和伸肌同时收缩，肢体不出现明显动作，能量全部转化为热量，故产热量很高，寒战时机体的代谢率可增加4～5倍。

（2）非寒战产热：非寒战产热也称代谢产热，是机体在寒冷环境中代谢普遍增强的结果。其中以褐色脂肪组织的产热量最大，约占非寒战产热总量的70%。在人类，褐色脂肪组织仅存在于新生儿体内，分布于腹股沟、腋窝、颈后部和肩胛间等处。由于新生儿不能发生寒战，故非寒战产热在新生儿显得尤为重要。

3．产热的调节　甲状腺激素是参与产热活动调节最重要的体液因素。寒冷刺激可引起甲状腺激素分泌明显增多，使代谢率增加20%～30%。甲状腺激素的调节特点是起效慢，作用较持久。寒冷刺激也可引起交感神经兴奋，后者可促使肾上腺髓质分泌儿茶酚胺类激素（肾上腺素和去甲肾上腺素），使产热量增加。儿茶酚胺类激素的作用特点是起效快，但持续时间较短。

（二）散热过程

体热除小部分随呼出气和尿、粪等排泄物排出外，大部分通过皮肤散发。因此人体的主要散热部位是皮肤。

1．皮肤散热的方式

（1）辐射散热：**辐射散热**（thermal radiation）是指人体以红外线的形式直接将体热向外界散发的方式。机体以这种方式散热的量主要取决于皮肤与周围环境之间的温度差和机体的有效辐射面积。当环境温度低于皮肤温度时，辐射散热是机体散热最主要的方式，且皮肤与环境之间的温度差越大或有效辐射面积越大，则散热量越多。但当环境温度高于皮肤温度时，机体不仅不能散热，反而会从周围环境吸收热量。

（2）传导散热：**传导散热**（thermal conduction）是指体热直接传给与皮肤接触的温度较

低物体的散热方式。其散热的效率取决于皮肤与所接触物体的温度差、接触面积以及物体的导热性能。衣物和人体脂肪的导热性能较差,故衣物可保暖,而肥胖者的热量也不易散发,在炎热的天气里易出汗。水和冰的导热性较好,临床上常利用冰帽、冰袋给高热患者降温。

(3) 对流散热:**对流散热**(thermal convection)是指通过空气流动进行热量交换的散热方式。机体先将体热传给与皮肤接触的一薄层空气,使之温度升高,这部分空气又与周围较冷的空气交换,从而使体热源源不断地散发到周围环境中去。因此,对流散热是传导散热的一种特殊形式,通过这种方式散热的量取决于皮肤与周围环境之间的温度差和风速。衣服覆盖皮肤表层,可减少对流散热。

以上三种散热方式都只有在环境温度低于皮肤温度时才能有效进行。当环境温度升高到接近或高于皮肤温度时,蒸发便成为唯一有效的散热方式。

(4) 蒸发散热:**蒸发散热**(evaporation)是水分从体表汽化时吸收体热的散热方式。体表每蒸发 1 g 水可使机体散发 2.43 kJ 的热量,故蒸发是一种十分有效的散热方式。临床上采用乙醇(酒精)擦浴为高热患者降温,就是依据这一原理。蒸发散热的量受环境温度和湿度的影响。环境温度升高可加快蒸发速度;而环境湿度增高则可减慢蒸发速度。因此,在高温且湿度较大的环境中,由于辐射、传导、对流散热不能有效进行,而且蒸发散热也受影响,此时便会感到闷热,容易造成体热淤积,发生中暑。蒸发散热可分为不感蒸发和发汗两种形式。

1) 不感蒸发:**不感蒸发**(insensible evaporation)是指体液中水分不断渗透到体表而被汽化的现象。这种蒸发不易被人们察觉,与汗腺活动无关。在低于 30 ℃的环境中,人体通过不感蒸发所丢失的水分基本恒定,每日约 1 000 ml,其中经皮肤蒸发 600 ~ 800 ml,经呼吸道黏膜蒸发 200 ~ 400 ml。在体温升高时,不感蒸发的量可增加;婴幼儿不感蒸发的速率比成人高,故在缺水的情况下,婴幼儿更易发生严重脱水。临床上给患者补液时,应注意勿忘补充由不感蒸发而丢失的这部分液体。

2) 发汗:**发汗**(sweating)是指汗腺主动分泌汗液的过程。通过汗液在体表的汽化,可有效带走大量体热。发汗易被意识到,故又称**可感蒸发**(sensible evaporation)。汗液中水分约占 99%,固体成分不到 1%。固体成分中,主要是 NaCl,也有少量乳酸、KCl 和尿素等。汗液中的 NaCl 浓度一般低于血浆,因此汗液为低渗液。当人体大量出汗而造成脱水时,常表现为高渗性脱水,这在临床上纠正脱水时应加以注意和正确处理。

2. 皮肤散热的调节

(1) 皮肤血流量的调节:当皮肤温度低于环境温度时,机体主要通过辐射、传导和对流的方式散热。通过以上三种方式散热的量主要取决于皮肤与环境之间的温度差,而皮肤温度的高低则取决于皮肤血流量。机体可通过改变皮肤血管的舒缩状态来改变皮肤血流量,从而改变从机体深部带到体表的热量,进而调节散热量。皮肤血管受交感神经支配,交感神经通过改变其紧张性活动来调节血管口径,从而起到调节皮肤血流量的作用,皮肤血流量最少时可少至不足心输出量的1%,最多时则可达到心输出量的12%。在寒冷环境中,交感神经紧张性增强,皮肤血管收缩,血流量减少,皮肤温度降低,散热量减少;而在炎热环境中,交感神经紧张性降低,皮肤血管舒张,动-静脉短路开放,血流量增加,皮肤温度升高,散热量增多。当人体处于气温适中(20~30 ℃)的环境中,且产热量没有大幅度变化时,机体既不发汗,也无寒战,仅通过调节皮肤血管舒缩,就能保持体温相对恒定,这是一种节能的调节方式。

(2) 发汗的调节:人体内有两种汗腺,即顶泌汗腺(大汗腺)和小汗腺。顶泌汗腺局限分布于腋窝和会阴等处,其分泌活动与体温调节无关。与体温调节有关的是小汗腺,它们广泛分布于全身皮肤。汗腺受交感神经支配,其节后纤维末梢释放乙酰胆碱,作用于汗腺细胞上的M受体而引起汗液分泌,故夏天应慎用M受体拮抗剂(如阿托品类药物),以免引起闭汗。发汗是一种反射性活动。发汗中枢存在于从脊髓到大脑皮层的各级中枢,但主要是下丘脑。

三、体温调节

人和恒温动物的体温是相对稳定的。维持体温的相对稳定依赖于**自主性体温调节**和**行为性体温调节**两种机制。前者通过温度感受器对体内外温度变化的感受,体温调节中枢对各种温度传入信息的处理,并发出传出指令,通过发动和增强产热或散热来维持体热平衡;后者则通过大脑皮层的意识控制,通过蜷缩或伸展肢体或增减衣着等行为改变来获得保温或降温效果,以适应环境温度的改变。两者不能截然分开,行为性体温调节以自主性体温调节为基础,又是对自主性体温调节的补充。以下主要讨论自主性体温调节(图7-5)。

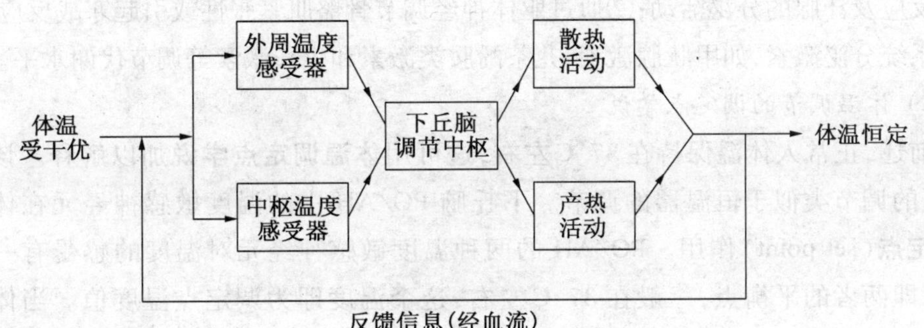

图7-5　自主性体温调节示意图

(一) 温度感受器

1. 外周温度感受器　外周温度感受器是存在于皮肤、黏膜、内脏和肌肉等组织中的游离神经末梢。根据对不同温度的不同敏感度,可将它们分为**热感受器**和**冷感受器**。当局部温度升高到32~45 ℃时,热感受器兴奋,其放电频率随皮肤温度升高而逐渐增加;而当皮肤温度在 10 ~ 40 ℃范围内逐渐降低时，冷感受器兴奋，其放电频率随皮肤温度降低而逐渐增加。外周温度感受器的传入信息除到达大脑皮层引起温度觉外，还到达体温调节中枢影响体温调节。外周温度感受器主要对机体外周部位的温度起监测作用。

2. 中枢温度感受器　中枢温度感受器是指存在于中枢神经系统内对温度变化敏感的神经元。这些温度敏感神经元可分为**热敏神经元**和**冷敏神经元**两类。前者在局部组织温度升高时冲动发放频率增加；而后者则在局部组织温度降低时冲动发放频率增加。在脊髓、脑干网状结构和下丘脑等处都含有这两类温度敏感神经元。其中，在脑干网状结构和下丘脑弓状核以冷敏神经元居多，而在**视前区-下丘脑前部**(preoptic - anterior hypothalamus, PO/AH)则热敏神经元较多。实验表明，局部组织温度变动 0.1 ℃，这两类神经元的放电频率就会发生变化，且不出现适应现象。

(二) 体温调节中枢

虽然从脊髓到大脑皮层的整个中枢神经系统内都含有与体温调节有关的神经元，但在多种恒温动物进行脑干横断实验表明，只要保持下丘脑及其以下结构完整，动物体温就能保持相对稳定；若破坏下丘脑或在下丘脑以下横断脑干，则动物体温的相对稳定便不能保持。因此，下丘脑被认为是体温调节的基本中枢。

进一步的研究表明，下丘脑 PO/AH 不仅具有中枢温度感受器的作用，且全身各处温度感受器的传入信息均会聚于此，并能对这些传入信息发生反应。此外，PO/AH 的温度敏感神经元对内生致热源和其他影响体温的化学物质也能发生反应。因此，下丘脑 PO/AH 是重要的体温调节整合中枢。

下丘脑接受传入信息，并发生反应，其传出指令可经多条传出途径来调节机体的产热和散热，以维持体温的相对稳定。这些传出途径主要包括：①通过自主神经系统调节皮肤血管的舒缩反应及汗腺的分泌活动；②通过躯体神经调节骨骼肌紧张性或引起寒战反应；③通过内分泌系统分泌激素，如甲状腺激素、儿茶酚胺类激素和生长激素等调节代谢水平。

(三) 体温调节的调定点学说

如前述，正常人体温保持在 37 ℃左右，这可用**体温调定点学说**加以解释。该学说认为，体温的调节类似于恒温器的调节。下丘脑 PO/AH 中的温度敏感神经元在体温调节中起**调定点**(set point)作用。PO/AH 的两种温度敏感神经元对温度的感受有一定的兴奋阈值，即两者的平衡点，一般在 37 ℃左右，这个温度即为调定点温度值。当体温与调定点的水平一致时，机体的产热与散热保持平衡。当体温高于调定点水平时，热敏神经元活动增强，产热减少而散热加强，使升高的体温开始降低，直至回到调定点；而当体温低于调定点水平时，冷敏神经元活动增强，产热明显大于散热，使降低的体温开始升高，直至回到调定点为止。

发热是临床常见症状。依据调定点学说，发热可解释为调定点上移。由病原微生物感染后导致机体产生内生致热源，后者可作用于下丘脑体温调节中枢，使 PO/AH 热敏神经元的温度反应阈值升高，冷敏神经元的温度反应阈值降低，结果使调定点上移。假如调定点由37 ℃上移至39 ℃，开始时患者体温尚低于新的调定点，于是冷敏神经元兴奋，产热加强（如寒战），散热减弱（如皮肤血管收缩，肤色苍白），结果使体温逐渐升高，直至39 ℃止。因此，发热前病人有畏寒的感觉。当体温上升到新的调定点后，只要致热因素继续存在，产热和散热就在这一新水平上保持平衡。而当致热因素被清除后，或依靠药物使调定点恢复到正常水平（37 ℃），又使此时的体温高于调定点，于是刺激热敏神经元兴奋，使产热减少而散热增强，体温随之下降，直到恢复到正常调定点为止。因此，退热过程中常伴有皮肤血管扩张和明显的发汗反应。

习 题 七

（一）单项选择题

1. 一般情况下，人体所需的能量主要来自
   A. 核酸的分解　B. 糖的氧化
   C. 蛋白质的氧化　D. 脂肪的氧化
2. 脑组织所消耗的能量物质主要是
   A. 氨基酸　B. 胆固醇　C. 蛋白质　D. 葡萄糖
3. 下列各种组织或细胞中，主要依靠糖的无氧酵解供能的是
   A. 脑组织　B. 红细胞　C. 骨骼肌　D. 心肌
4. 体内能源物质的主要储存形式是
   A. 肝糖原　B. 肌糖原　C. 脂肪　D. 蛋白质
5. 饥饿时，机体主要的供能物质是
   A. 糖类　B. 脂肪　C. 蛋白质　D. 核酸
6. 一般不作为供能物质，但在长期不能进食或能量消耗过大时才用作能源物质的是
   A. 葡萄糖　B. 脂肪酸　C. 三酰甘油　D. 蛋白质
7. 机体内既可储存能量又能直接供能的物质是
   A. 磷酸肌酸　B. ADP　C. ATP　D. 环一磷酸腺苷
8. 1 g 某种食物氧化时所释放的能量称为
   A. 食物的热价　B. 食物的氧热价
   C. 呼吸商　D. 非蛋白呼吸商
9. 如果测得某人的呼吸商接近于1.0，提示此人这段时间内所消耗的能量物质主要是
   A. 糖类　B. 脂肪　C. 蛋白质　D. 混合食物
10. 影响能量代谢最为显著的因素是
   A. 肌肉活动　B. 环境温度

C. 食物的特殊动力效应　　D. 精神活动

11. 特殊动力效应最为明显的食物是

A. 糖类　　B. 脂肪　　C. 蛋白质　　D. 混合食物

12. 可使机体能量代谢水平最低且较稳定的环境温度是

A. 10～15℃　　B. 15～20℃　　C. 20～30℃　　D. 30～35℃

13. 下列各种情况下,符合测定基础代谢率要求的是

A. 傍晚　　B. 静坐　　C. 思考问题　　D. 禁食12小时

14. 下列各项指标中,与能量代谢率呈一定比例关系的是

A. 身高　　B. 体重　　C. 腰围　　D. 体表面积

15. 临床上测定BMR,最适合于反映其功能状态的器官是

A. 脑　　B. 甲状腺　　C. 肝　　D. 肾上腺

16. 在正常情况下,温度最高的器官是

A. 脑　　B. 心　　C. 肝　　D. 胰腺

17. 成年女子的平均体温约比男子高

A. 0.2℃　　B. 0.3℃　　C. 0.4℃　　D. 0.5℃

18. 在月经周期中,基础体温最低的时候是

A. 月经期　　B. 卵泡期　　C. 排卵日　　D. 黄体期

19. 人体在劳动状态下的主要产热器官是

A. 脑　　B. 心　　C. 肝　　D. 骨骼肌

20. 在新生儿体内,代谢产热功能最强的组织是

A. 脑组织　　B. 心肌　　C. 褐色脂肪　　D. 骨骼肌

21. 临床上利用冰帽、冰袋给高热患者降温,这种散热方式属于

A. 辐射散热　　B. 传导散热　　C. 对流散热　　D. 蒸发散热

22. 临床上利用乙醇(酒精)擦浴给高热患者降温,这种散热方式属于

A. 辐射散热　　B. 传导散热　　C. 对流散热　　D. 蒸发散热

23. 循环系统实现其对体温的调节,主要通过改变

A. 皮肤血流量　　B. 心输出量　　C. 血流速度　　D. 血液温度

24. 支配汗腺的神经末梢所释放的神经递质是

A. 肾上腺素　　B. 去甲肾上腺素　　C. 多巴胺　　D. 乙酰胆碱

25. 调节体温的基本中枢位于

A. 延髓　　B. 脑桥　　C. 下丘脑　　D. 大脑皮层

26. 对温度感受器传入信息进行整合的重要中枢部位是

A. 下丘脑后部　　B. 视前区-下丘脑前部

C. 背侧丘脑　　D. 脑干网状结构

（二）填空题

1. 能为机体提供能量的物质主要包括________、________和________。
2. 能源物质经生物氧化后释放出的能量，约有50%以上直接转化为________，其余则以化学能的形式转移到________分子中。
3. 当体内能量有余时，ATP可将能量转移到________分子中储存；而当ATP不足时，又可从中转移能量，以快速补充ATP的消耗。
4. 磷酸肌酸是________的储存库，________为机体直接供能。
5. 影响能量代谢的主要因素有________、________、________和________，其中影响最显著的是________。
6. 能量代谢的基础状态是指室温在________时，人体处于________、________、________和________的状态。
7. 基础代谢率的正常范围在________以内，临床上测定BMR主要反映________的功能。
8. 在一日内，体温一般在________最低，在________最高，但波动幅度一般不超过________。
9. 女性在月经周期中的________和________体温较低，________最低，________体温升高0.2～0.5℃，这种变化与________的分泌活动有关。
10. 机体主要的产热器官是________和________，散热器官是________。
11. 机体在寒冷环境中的主要产热形式包括________和________。
12. 皮肤的散热方式主要有________、________、________和________。但当环境温度高于皮肤温度时，唯一有效的散热方式是________。
13. 因汗液是________性的，故机体大量发汗造成的脱水为________性脱水。
14. 支配皮肤血管的神经属于________纤维，支配汗腺的神经属于________纤维。
15. 体温调节的基本中枢在________；正常体温维持在37℃上下的原理可用________学说来解释。

（三）名词解释

1. 能量代谢　　2. 食物的热价　　3. 氧热价
4. 呼吸商　　5. 非蛋白呼吸商　　6. 食物的特殊动力效应
7. 基础代谢率　　8. 寒战产热　　9. 蒸发散热
10. 体温调节

（四）问答题

1. 简述机体能量的来源与去路。
2. 试述影响能量代谢的主要因素。
3. 测定基础代谢率应在什么条件下进行？测定基础代谢率有何临床意义？

4. 何谓体温？有何生理变动？常用的体温测量方法有哪几种？正常值是多少？

5. 简述机体的产热形式及其调节。

6. 简述机体散热的方式和散热调节。

7. 简述自主性体温调节的基本原理。

（杜广才）

第八章　尿的生成和排出

学习纲要

1. 掌握肾小球的滤过功能及其影响因素，肾小球滤过率和滤过分数的概念。
2. 掌握肾小管各段和集合管的重吸收与分泌功能，小管液溶质浓度对重吸收的影响。
3. 掌握尿生成的神经调节和体液调节。
4. 熟悉尿液的浓缩和稀释过程及其基本原理。
5. 熟悉尿生成及其调节在排泄以及维持机体水、渗透压、电解质和酸碱平衡中的意义。
6. 熟悉尿量和尿液的理化性质。
7. 了解肾的功能结构和血液循环特征，肾血流量的调节和球-管平衡。
8. 了解血浆清除率概念和测定的意义。
9. 了解膀胱及尿道的神经支配以及排尿反射。

机体将物质代谢过程中不断产生的终产物、多余的物质、机体不能利用的或有害的物质（如进入体内的异物和药物代谢产物），经血液循环并通过某些器官从体内排出的过程称为**排泄**（excretion）。

人体排泄的途径有以下四条：①由呼吸器官排出 CO_2 和少量水分；②由消化器官排出经肝脏代谢产生的胆色素和经肠黏膜排出一些无机盐，如钙、镁、铁等；③由皮肤以不感蒸发和发汗的形式排出部分水分和随汗液排出少量 NaCl 和尿素等代谢产物；④由肾脏以尿的形式排出水和代谢终产物等。由于尿量大，所含排泄物多，故以肾脏排尿途径最为重要。

肾脏除能生成和排出尿液外，还能生成肾素、促红细胞生成素、前列腺素和 1，25－二羟维生素 D_3 等生物活性物质。

本章主要阐述肾脏尿生成的过程及其调节，以及输尿管和膀胱的排尿活动。

第一节　肾的结构和血液循环特点

一、肾的结构特点

（一）皮质肾单位和近髓肾单位

肾单位是肾的结构和功能的基本单位（图 8－1），按其所在部位的不同可分为皮质肾单位和近髓肾单位，两者结构有一定的差异(图 8-2)，因而其功能侧重有所不同。

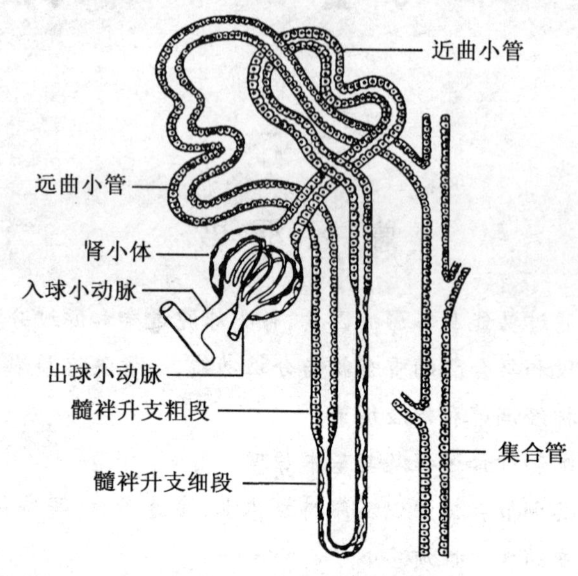

图 8-1　肾单位示意图

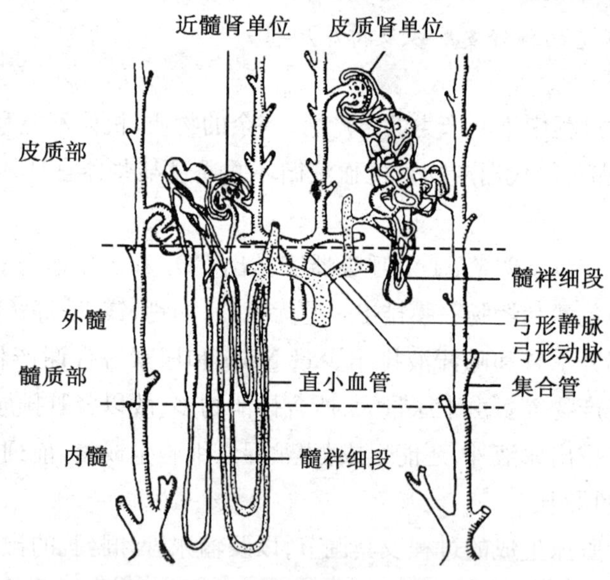

图 8-2　皮质肾单位和近髓肾单位示意图

皮质肾单位分布于外皮质层和中皮质层。在人类，皮质肾单位占肾单位总数的 85% ~ 90%，其肾小球体积较小，髓袢甚短，只达外髓质层，有的甚至不进入髓质。入球小动脉口径明显大于出球小动脉，两者之比约为 2∶1。出球小动脉出球后形成的毛细血管网几乎全部包绕在皮质部分的肾小管周围。

近髓肾单位分布于靠近髓质的内皮质层，占肾单位总数的10% ~15%，其肾小球体积较大，髓袢甚长，深入到内髓质层，甚至可达乳头部，出、入球小动脉口径无明显差异。出球小动脉出球后可分为两种小血管，一种为网状毛细血管，包绕在邻近的近曲小管或远曲小管周围；另一种是细长的U形直小血管，深入至内髓质层，管与管之间有吻合支，血流可相通。长髓袢和伴行的直小血管在尿的浓缩和稀释机制中具有重要作用。

(二) 球旁器

球旁器又称近球小体，由三种特殊的细胞群组成，它们是球旁细胞（又称近球细胞或颗粒细胞）、致密斑和球外系膜（间质）细胞（图8-3）。

球旁细胞是一种入球小动脉血管壁平滑肌细胞衍变而来的肌上皮样细胞，内含类似于平滑肌肌原纤维的原纤维束和分泌颗粒，分泌颗粒内含**肾素**；同时，这种细胞也是一种**牵张感受器**，对机械牵张刺激很敏感。球旁细胞受交感神经支配，故肾交感神经兴奋可使肾素释放增加。

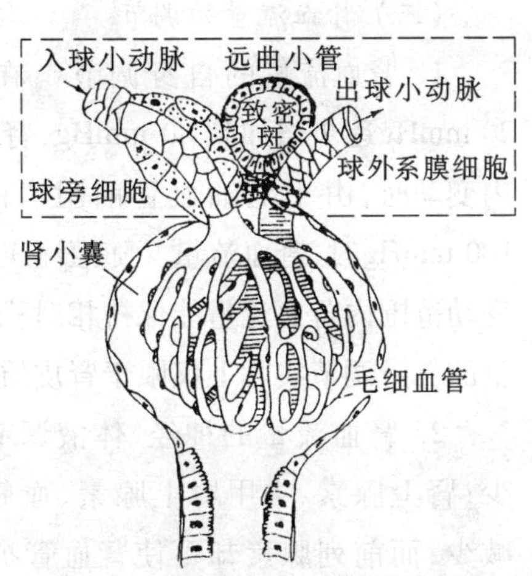

图8-3　肾小球、肾小囊微穿刺和球旁器示意图

方框内示球旁器

致密斑细胞位于远曲小管的起始部。此处的上皮细胞变为高柱状，排列紧密，在小管壁局部呈斑状隆起，故称**致密斑**。致密斑可感受小管液中NaCl浓度或流量的变化，并将信息传递给球旁细胞，调节肾素的释放。

球外系膜（间质）细胞是出球与入球小动脉之间的一群细胞，具有吞噬功能。

球旁器主要分布在皮质肾单位，故皮质肾单位含肾素较多，而近髓肾单位几乎不含肾素。

二、肾的血液循环特点

(一) 肾血流量及其分布

两肾的重量仅占体重的0.4%左右，但正常成人安静时两肾的总血流量约1 200 ml/min，相当于心输出量的20% ~25%。肾血流量在肾内并非均匀分配，其中约94%分布于肾皮质层，5% ~6%分布于外髓，内髓的血液供应不足1%。通常所说的肾血流量主要是指肾皮质的血流量。肾血流量比任何器官都多，这并不是供应肾自身代谢的需要，而是通过肾的尿生成和排出来维持内环境的相对稳定。

(二) 两次形成毛细血管网

肾内血管两次形成毛细血管网。先是入球小动脉分成5 ~8支，再分支形成20 ~40个毛细血管袢，这是第一次毛细血管网，即肾小球毛细血管网。而后，毛细血管袢汇合成出球小动脉,后者在肾小管周围再次分支而形成第二次毛细血管网,即管周毛细血管网。在近髓肾单位,出球小动脉还形成直小血管。

皮质肾单位的入球小动脉粗而短,阻力较小;出球小动脉细而长,阻力较大,因此肾小球毛细血管内血压较高。以大鼠为例,当平均动脉压为100 mmHg时,肾小球毛细血管血压为45 mmHg。当血液经过出球小动脉后,由于能量消耗,血压明显下降,至管周毛细血管时血压仅4~8 mmHg。肾小球毛细血管血压较高,有利于肾小球滤过;而管周毛细血管血压较低,则有利于肾小管重吸收。

(三) 肾血流量的调节

1. 肾血流量的自身调节　在离体肾灌流的实验中观察到,随着肾动脉灌注压由20 mmHg逐步增加到80 mmHg,肾血流量成比例地增加;而灌注压在80~180 mmHg范围内变动时,由于毛细血管前阻力的相应增大,肾血流量基本保持不变;当灌注压超过180 mmHg时,肾血流量又随灌注压的升高而增加。这种不依赖肾外神经支配,在一定血压变动范围内肾血流量能保持相对稳定的现象称为肾血流量的自身调节。研究发现,肾血流量的自身调节实际上仅限于肾皮质,肾髓质血流量可随血压变化而变化。

2. 肾血流量的神经、体液调节　肾交感神经活动加强时肾血管收缩,肾血流量减少;肾上腺素、去甲肾上腺素、血管升压素和血管紧张素也能使肾血管收缩,肾血流量减少;而前列腺素却可使肾血管扩张。神经和体液对肾血流量的调节也主要涉及肾皮质部分。

一般情况下,肾交感神经紧张性较低,肾上腺素等分泌也较少,所以肾主要依靠自身调节来维持肾血流量的相对稳定,以维持正常的尿生成功能。在紧急情况下,肾交感活动增强,肾上腺素分泌增加,使肾血流量减少,全身血流量重新分配,以保证心脑等重要器官的血供,从而起到移缓济急的作用。

第二节　肾小球的滤过功能

尿生成的过程可分为肾小球滤过、肾小管和集合管对滤液的重吸收、肾小管和集合管的分泌三个环节。肾小球滤过是其中的第一个环节。据测定,体表面积为1.73 m^2 的个体,其肾血流量为1 200 ml/min。如果血细胞比容为45%,则肾血浆流量为660 ml/min,其中约有125 ml血浆(除大分子蛋白质外)滤入肾小囊。这种经肾小球滤过而形成的超滤液称为原尿。

单位时间内(每分钟)两肾生成的超滤液量,称为**肾小球滤过率**(glomerular filtration rate, GFR),其正常值为125 ml/min。按此计算,一昼夜从肾小球滤出的血浆总量高达180 L,约为体重的3倍。肾小球滤过率和肾血浆流量的比值,称为**滤过分数**(filtration fraction, FF),其正常值为19%。

一、滤过膜及其通透性

肾小球滤过膜由毛细血管内皮细胞、内皮下基膜和肾小囊脏层上皮细胞三层结构组成（图8-4）。肾小球毛细血管内皮细胞上有大量小孔，称窗孔结构。这种窗孔结构上无隔膜，孔径为50~100 nm，可防止血细胞通过，对血浆蛋白不起阻挡作用。基膜是三层中最厚的一层，是由水合凝胶构成的微纤维网，多角形网孔直径为4~8 nm。这些网孔的大小是决定血浆溶质分子是否被滤过和滤过能力大小的主要因素。肾小囊脏层上皮细胞由足细胞组成，其相互交错的足突之间形成裂隙，裂隙内有一层滤过裂隙膜，膜上有直径4~14 nm的微孔，它是滤过的最后一道屏障。滤过膜各层均含有许多带负电的物质，主要为糖蛋白。这些带负电的物质能排斥带负电的血浆蛋白，因而可限止其滤过。

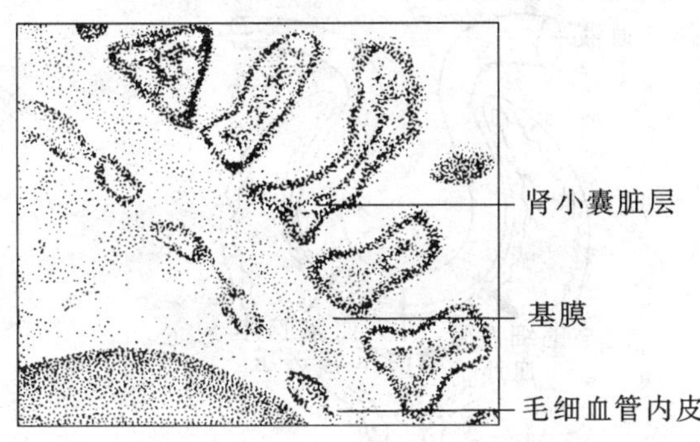

图8-4　滤过膜示意图

综上所述，在肾小球滤过过程中存在两种屏障，即**机械屏障**和**电学屏障**。前者决定于基膜和裂隙膜上孔径的大小，而后者则决定于滤过膜所带的负电荷量。实验表明，凡分子有效半径大于4.2 nm，分子量大于70 000的物质几乎完全不能滤过；有效半径小于2.0 nm，分子量小于6 000的物质（如葡萄糖，其分子有效半径仅0.36 nm，分子量为180）可全部滤过；而有效半径介于2.0~4.2 nm之间的各种物质则随有效半径的增加，滤过量逐渐减少。以上事实表明机械屏障的存在。若用带不同电荷的右旋糖酐进行实验，可观察到分子有效半径相同的右旋糖酐，带正电荷的滤过能力大；带负电荷的滤过能力小；中性右旋糖酐滤过能力介于两者之间。血浆白蛋白的有效半径为3.55 nm，分子量为69 000，但由于带负电荷，因此仍难以通过滤过膜。这一现象充分说明电学屏障的存在。

二、有效滤过压

肾小球滤过的结构基础是滤过膜，滤过的动力是**有效滤过压**（图8-5）。通过肾小球滤过形成滤液的原理与组织液的生成（见第四章）基本相同，但由于滤液中蛋白质浓度极低，其胶体渗透压可忽略不计。因此，关于肾小球有效滤过压的公式可改写为

肾小球有效滤过压＝肾小球毛细血管血压－（血浆胶体渗透压＋肾小囊内压）

根据大鼠实验的数据，肾小球毛细血管血压平均值为45 mmHg，囊内压为10 mmHg，而肾小球毛细血管入球端的血浆胶体渗透压为20 mmHg左右，因此

入球端的有效滤过压 ＝ 45 －（20 ＋ 10） ＝ 15 mmHg

随着滤液的不断生成，肾小球毛细血管中血浆蛋白浓度逐渐增加，血浆胶体渗透压也随之升高，而肾小球有效滤过压则逐渐下降。当有效滤过压降到零时，滤过便停止（图8-6）。可见，肾小球毛细血管并不一定全长均有滤液形成，有效滤过的毛细血管长度越长，则肾小球滤过率越高。

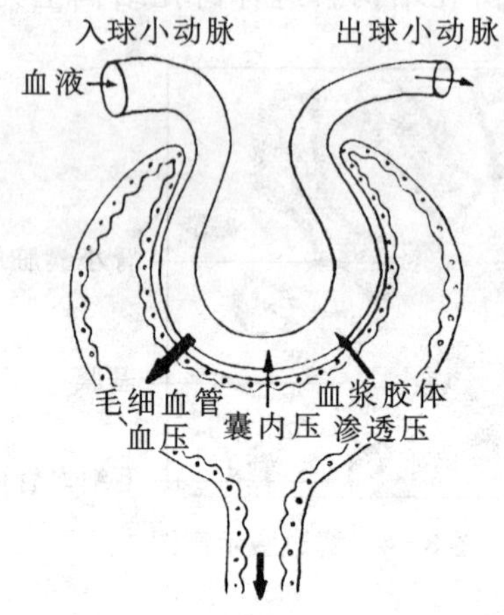

图8-5 有效滤过压示意图

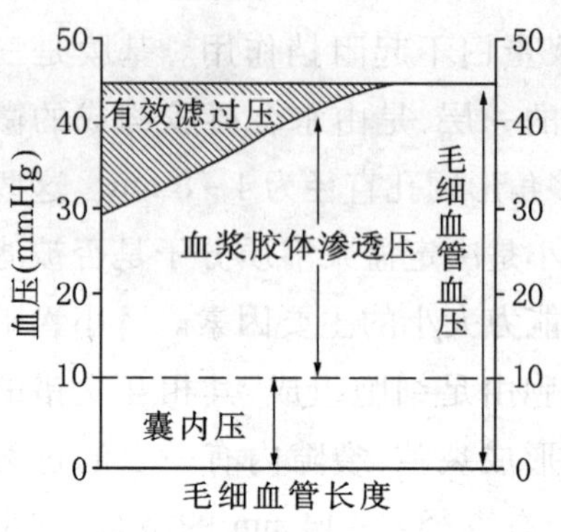

图8-6 肾小球毛细血管血压、血浆胶体渗透压和囊内压对肾小球滤过率的作用

三、影响肾小球滤过的因素

（一）滤过膜的通透性和面积

正常情况下，肾小球滤过膜具有很高的通透性，且通透性是稳定的。在某些疾病情况下，滤过膜的通透性可发生较大改变，包括机械屏障和电学屏障作用的异常。如果滤过膜上带负电的糖蛋白减少或消失，可出现蛋白尿；若部分肾小球滤过膜结构遭受破坏，还可出现血尿。

正常情况下，两肾滤过膜的有效滤过面积很大，估计在1.5 m^2 以上，且两肾全部肾单位处于活动状态，可滤过面积也较稳定。当发生某些肾脏疾病时，部分肾小球毛细血管口径变小或完全阻塞，甚至大量肾小球被破坏，肾小球有效滤过面积显著减小，滤过率降低，可引起少尿或无尿。

（二）有效滤过压

1. 肾小球毛细血管血压　一般情况下，当动脉血压在肾血流量自身调节范围内变动时，肾小球毛细血管血压保持相对稳定，肾小球滤过率基本不变。当动脉血压低于80 mmHg时，肾小球毛细血管血压降低，滤过率下降；当动脉血压低于40～50 mmHg时，肾小球滤过率将降至零。高血压病晚期，入球小动脉因发生器质性病变而狭窄，肾小球毛细血管血压可明显降低，滤过率下降，从而导致少尿。

2. 血浆胶体渗透压　正常情况下，血浆胶体渗透压变化不大。当短期内血浆蛋白浓度明显下降时，如静脉快速注入大量生理盐水，可因血浆蛋白被稀释，血浆胶体渗透压降低，使有效滤过压升高,肾小球滤过率将随之增高,尿量因而增加。但实际上由疾病引起血浆蛋白极度降低的患者,其尿量变化并不大,这是因为长期血浆蛋白降低不仅可升高有效滤过压,还将降低滤过膜的通透性。

3. 囊内压　正常情况下,囊内压变化不大。当肾盂或输尿管结石以及肿瘤压迫等原因引起尿路梗阻时,患侧肾小囊内压升高;此外,如异型输血,溶血过多,血红蛋白堵塞肾小管,或磺胺类药物浓度过高,在酸性环境中析出结晶,也可堵塞肾小管,均可使囊内压升高,有效滤过压降低,肾小球滤过率下降,甚至尿生成停止。

(三) 肾血浆流量

肾血浆流量(renal plasma flow)主要通过影响肾小球毛细血管滤过长度来影响肾小球滤过率。肾血浆流量增加时,肾小球毛细血管有效滤过长度将延长,甚至其全长均有滤液形成,从而大大增加有效滤过面积,使肾小球滤过率增高。相反,当肾血浆流量减少时,肾小球滤过率随之降低(图 8-6)。在严重缺氧、中毒性休克等病理情况下,由于交感神经兴奋和体液因素的影响,肾血浆流量显著减少,因而肾小球滤过率明显降低。

第三节　肾小管和集合管的转运功能

肾小球滤过形成的原尿或滤液由肾小囊进入肾小管后通常改称为小管液。如前述,正常人两肾每天生成的原尿量约 180 L,而每天最终排出的尿量,即终尿仅 1 ~ 2 L。与原尿相比,终尿中不含糖和氨基酸,电解质、尿素、肌酐和 H^+ 等浓度也明显不同。说明在尿生成过程中,肾小管和集合管对小管液进行了有选择性的处理,即重吸收和分泌。**重吸收**(reabsorption)是指某些物质从小管液转运到血液中的过程,如小管液中的水分约 99% 被肾小管和集合管重吸收;而**分泌**(secretion)是指肾小管或集合管上皮细胞本身产生的物质或血液中的某些物质转运至小管液中的过程,如 H^+、K^+、NH_3 和某些进入体内的药物等的分泌。

一、肾小管和集合管的转运方式

(一) 被动转运

1. 渗透　渗透主要是指水被重吸收的方式。小管液中的水可因 Na^+、葡萄糖等溶质的重吸收所造成的渗透压差,通过渗透方式重吸收入血。

2. 扩散　扩散主要是指某些小分子物质不依靠膜蛋白的帮助,仅依靠浓度差或电位差被重吸收或分泌的方式。例如,小管液中的尿素可随水的重吸收而浓度逐渐增加,若某段小管对尿素通透性高,则尿素可通过扩散被重吸收。小管液中的负离子可随正离子的重吸收而扩散入血。在近端小管后半段,由于 Cl^- 经细胞旁路重吸收而造成小管腔内带正电,管外带负电,于是 Na^+ 顺电位差随 Cl^- 通过细胞旁路而重吸收,也属于被动扩散。

(二) 主动转运

主动转运包括原发性主动转运和继发性主动转运，其定义和转运机制均在第二章中详细介绍，这里不再重复。

二、各段肾小管和集合管的转运功能

(一) 近端小管

肾小管和集合管各段上皮细胞形态各不相同，因而在功能上也有很大差异。人的肾小管和集合管总长度为 50 ~ 60 mm，近端小管约占全长的 1/4。近端小管上皮细胞管腔膜上有大量密集的微绒毛，故称刷状缘，这将大大增加重吸收的面积。据估计，两肾刷状缘展开的总面积可达 50 ~ 60 m^2。近端小管以重吸收功能为主，兼有分泌功能。

小管液在流经近端小管后，其中 100% 的葡萄糖、氨基酸和小分子蛋白质，约 67% 的 Na^+、Cl^-、K^+ 和水，以及约 85% 的 HCO_3^- 被重吸收入血；此外，部分 H^+ 被分泌入小管液。近端小管重吸收的原动力是钠泵的活动。

1. Na^+、Cl^- 和水的重吸收　近端小管前半段对 Na^+ 的重吸收(图 8 - 7A)主要依靠基底侧膜上钠泵的作用，钠泵的活动造成细胞内低 Na^+，于是小管液中的 Na^+ 顺浓度差通过管腔膜进入上皮细胞。与此同时，葡萄糖或氨基酸一起被同向转运入细胞，进入细胞的葡萄糖或氨基酸再经载体易化扩散跨基底侧膜进入组织间隙。随着 Na^+ 不断被重吸收，细胞间隙内 Na^+ 和其他溶质的浓度逐渐升高，渗透压也随之升高，在渗透压作用下，水等渗性重吸收而进入细胞间隙，使细胞间隙的静水压升高，促使 Na^+、其他溶质和水回到血液中。

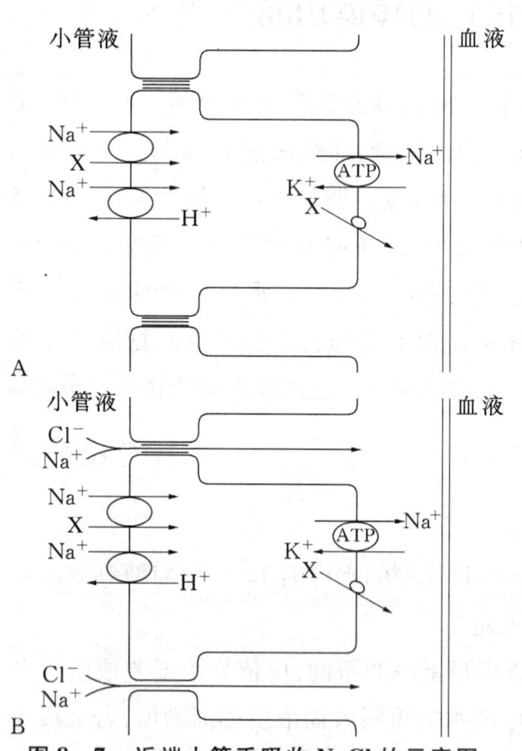

图 8 - 7　近端小管重吸收 NaCl 的示意图

A. 近端小管的前半段，X 代表葡萄糖、氨基酸、磷酸盐或 Cl^- 等；B. 近端小管的后半段

由于 Na^+ 和水在近端小管前半段被大量重吸收，造成后半段小管液中 Cl^- 浓度高于管周。因此在近端小管后半段 Cl^- 便顺浓度差经细胞旁路被重吸收，这种重吸收又引起肾小管内带正电，而管外带负电，于是 Na^+ 顺电位差也通过细胞旁路而重吸收。所以，NaCl 在近端小管后半段经细胞旁路的重吸收是被动的(图 8 - 7B)。

2. HCO_3^- 的重吸收和 H^+ 的分泌　小管液中的 HCO_3^- 不易透过管腔膜，但它能与肾小管上

皮细胞分泌的 H^+ 结合生成 H_2CO_3，后者迅速分解为 CO_2 和水(图 8-8)。CO_2 是高脂溶性物质，极易透过管腔膜进入上皮细胞。进入细胞的 CO_2 和水在碳酸酐酶作用下又可生成 H_2CO_3，然后迅速解离成 H^+ 和 HCO_3^-。H^+ 可通过管腔膜上的 Na^+-H^+ 逆向转运体进行 Na^+-H^+ 交换，将 H^+ 分泌到小管液中，而 HCO_3^- 则与 Na^+ 形成 $NaHCO_3$ 而被重吸收回血。可见，小管液中的 HCO_3^- 是以 CO_2 的形式被重吸收的，所以近端小管前半段 HCO_3^- 的重吸收速率明显高于 Cl^- 的重吸收。临床上应用碳酸酐酶抑制剂(如乙酰唑胺)可抑制 H^+ 的分泌，从而减少 $NaHCO_3$、NaCl 和水的重吸收，引起利尿。

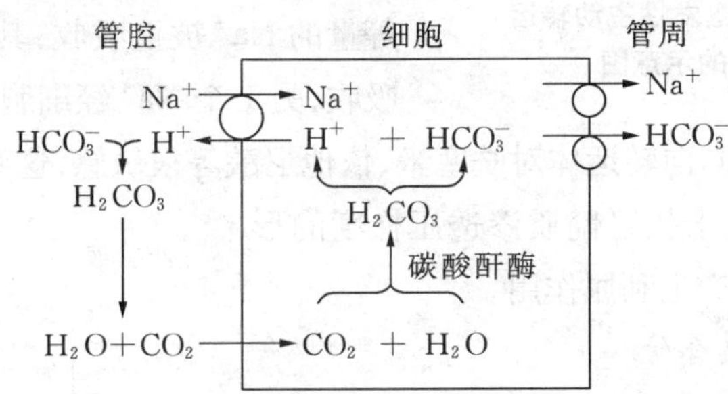

图 8-8　近端小管上皮细胞重吸收 HCO_3^- 和分泌 H^+ 的示意图

3. K^+ 的重吸收　小管液中约 67% 的 K^+ 在近端小管被重吸收回血。终尿中的 K^+ 则主要是由远曲小管和集合管分泌的。近端小管对 K^+ 的重吸收属于主动转运，但机制尚不清楚。

4. 葡萄糖的重吸收　原尿中的葡萄糖浓度与血糖浓度相等，但终尿中几乎不含葡萄糖，说明原尿在流经肾小管时葡萄糖全部被重吸收。微穿刺实验表明，重吸收葡萄糖的部位仅限于近端小管，尤其是近端小管前半段，其他各段肾小管都没有重吸收葡萄糖的能力。

葡萄糖的重吸收属于继发性主动转运(见前文)，因此，除需基底侧膜上的钠泵外，还须依靠管腔膜上的同向转运体和管周膜上的载体。由于经载体易化扩散具有饱和现象，所以当血糖超过一定浓度 8.9～10 mmol/L(160～180 mg/100 ml 或 1.6～1.8 g/L)时，有一部肾小管对葡萄糖的重吸收已达极限，终尿中开始出现葡萄糖，此时的血糖浓度称为**肾糖阈**(renal glucose threshold)。

5. 其他物质的重吸收　小管液中氨基酸、HPO_4^{3-}、SO_4^{2-} 的重吸收机制与葡萄糖相同，但由不同的转运体介导。小管液中微量蛋白质可被近端小管上皮细胞吞饮而重吸收回血。此外，青霉素、酚红和大部分利尿药，由于它们与血浆蛋白结合在一起，所以不能被肾小球滤过，但可由近端小管上皮细胞主动分泌入小管液。

（二）髓袢

小管液在流经髓袢时约 20% 的 Na^+、Cl^- 和 K^+ 被重吸收。髓袢各段的重吸收各有其

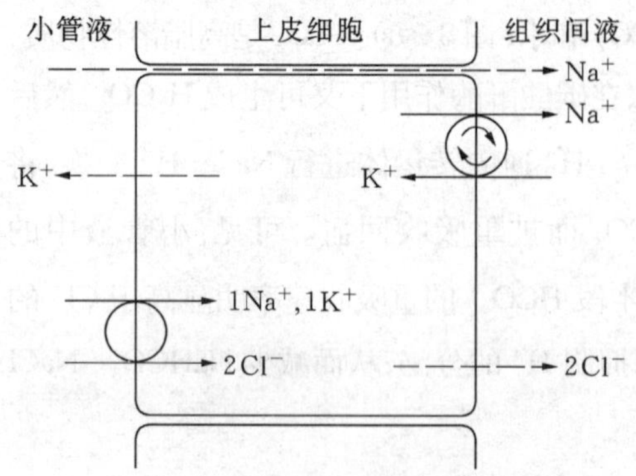

图 8－9 髓袢升支粗段继发性主动转运 Na^+、$2Cl^-$ 和 K^+ 的示意图

特点：髓袢降支细段能重吸收水，但 Na^+ 则不易通透；髓袢升支细段和粗段均能重吸收 NaCl，而水却都不易通透。髓袢升支粗段上皮细胞重吸收 NaCl 是以 Na^+：$2Cl^-$：K^+ 的同向转运方式进行的，即 1 Na^+、2 Cl^- 和 1 K^+ 同时被管腔膜上同向转运体转入细胞。进入细胞的 K^+ 顺浓度差返回到小管液中，使管腔内呈正电位；2 个 Cl^- 依靠浓度差扩散入组织间液；同时伴有等量的 Na^+ 被重吸收，其中 1 个 Na^+ 为主动重吸收，另 1 个 Na^+ 经细胞旁路而被动重吸收（图 8－9）。Na^+：$2Cl^-$：K^+ 同向转运体对呋塞米、依他尼酸等很敏感，这些利尿剂一旦与转运体结合，即能抑制其转运，干扰肾髓质渗透压梯度的形成，阻止尿的浓缩，从而产生利尿作用。

（三）远曲小管和集合管

远曲小管和集合管可根据体内水、电解质和酸碱平衡的动态变化，重吸收小管液中约 12% 的水、Na^+ 和 Cl^-，分泌不同量的 K^+、H^+ 和 NH_3。它们对水、盐的转运分别受抗利尿激素和醛固酮等激素的调控。

远曲小管初段对水通透性很低，而 Na^+ 和 Cl^- 则被同向转运入细胞，Na^+ 由钠泵主动重吸收回血（图 8－10A），Na^+－Cl^- 同向转运体可被噻嗪类利尿药所抑制。

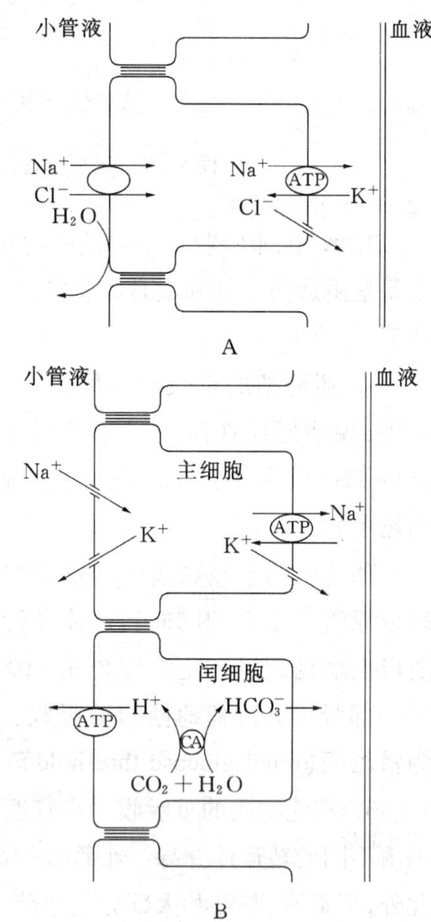

图 8－10 远曲小管和集合管重吸收 NaCl 和生成分泌 H^+ 的示意图

A：远曲小管的初段；B：远曲小管后段和集合管

远曲小管后段和集合管上有两种上皮细胞，即主细胞和闰细胞。主细胞能重吸收 Na^+ 和水，分泌 K^+；闰细胞则主要分泌 H^+。主细胞主要通过管腔膜上的钠通道重吸收 Na^+，进入细胞的 Na^+ 再由基底侧膜上的钠泵泵至细胞间隙而入血。钠泵将 Na^+ 泵出细胞的同时，K^+ 被泵入细胞，提高细胞内的 K^+ 浓度，从而促进 K^+ 的分泌，因此主细胞分泌 K^+ 与重吸收 Na^+ 是密切关联的（图 8－10B）。与近端小管通过 Na^+－H^+ 交换泌 H^+ 的机制不同，闰细胞管腔膜上有质子泵，因而能将 H^+ 泵入小管液中。闰细胞内存在丰富的碳酸酐酶，细胞内的 CO_2 与水在碳酸酐酶的催化下生成 H_2CO_3，后者再解离成 H^+ 和 HCO_3^-，H^+ 被泵入管腔内，而 HCO_3^- 则通过基底侧膜重吸收回血（图 8－10B）。

远曲小管和集合管上皮细胞在代谢过程中，不断由谷氨酰胺或其他氨基酸脱氨而生成 NH_3。NH_3 是脂溶性物质，极易透过细胞膜向小管液扩散，它与小管液中的 H^+ 结合成 NH_4^+，后者再与小管液中强酸盐（如 NaCl）的负离子结合，生成酸性铵盐（NH_4Cl）随尿排出。铵盐的形成不仅能带走 H^+，而且可促进 $NaHCO_3$ 的重吸收。

三、影响肾小管和集合管重吸收的因素

（一）小管液溶质浓度

小管液中葡萄糖、Na^+ 等溶质的重吸收可促进水以渗透的方式被动重吸收。如果小管液中溶质浓度很高，渗透压很大，则可妨碍水的重吸收，从而引起尿量增多。例如，糖尿病患者出现多尿，就是因为血糖浓度超过肾糖阈，致使肾小管不能将葡萄糖全部重吸收而造成小管液渗透压升高所致。利用这一原理，临床上使用一些可被肾小球滤过但不能被肾小管重吸收的物质，如以 20% 甘露醇快速静脉滴注，以提高小管液中溶质浓度和渗透压，即可达到利尿的目的。这种方式的利尿称为**渗透性利尿**（osmotic diuresis）。

（二）肾小球滤过率

近端小管对溶质和水的重吸收率可随肾小球滤过率的变化而改变；反过来也一样，即肾小球滤过率也可随近端小管对溶质和水的重吸收率的变化而改变。肾小球滤过和肾小管重吸收之间这种相互影响的平衡关系，称为**球-管平衡**（glomerulotubular balance）。球-管平衡包括以下两个方面。

1. 肾小球滤过对肾小管重吸收的影响　正常情况下，肾小球滤过率为 125 ml/min，近端小管重吸收率为 87.5 ml/min（约占肾小球滤过率的 70%），流到肾小管远侧部的量为 37.5 ml/min；如果滤过率增加到 150 ml/min，则近端小管的重吸收率为 105 ml/min（仍约占 70%），而流到肾小管远侧部的量为 45 ml/min。也就是说，肾小球滤过率虽然增加了 25 ml/min，但流到肾小管远侧部的量仅增加 7.5 ml/min，而且由于远侧部的重吸收也有增加，因此尿量变化不大。反之，肾小球滤过率减少到 100 ml/min，远端小管重吸收率降为 70 ml/min，流到肾小管远侧部的量为 30 ml/min。此时滤过率虽减少 25 ml/min，但流到肾小管远侧部的量仅减少 7.5 ml/min，而且由于远侧部的重吸收也会减少，因此尿量变化仍然不大。可见近端小管对 Na^+ 和水是**定比重吸收**（constant traction reabsorption）的，即近端小管重吸收率始终占肾小球滤过率的 65%～70%。定比重吸收的主要原因是：在肾血流量不变的前提下，肾小球滤过率增加，流经近端小管周围毛细血管网的血量减少，因而毛细血管血压下降，同时伴有血浆胶体渗透压升高，于是加速了组织间隙中的 Na^+ 和水的重吸收，所以近端小管重吸收率仍占肾小球滤过率的 65%～70%；反之亦然。

2. 肾小管重吸收对肾小球滤过的影响　如果近端小管重吸收率降低，则小管内压增高，由此可逆向升高肾小囊内压，囊内压升高可使有效滤过压降低，肾小球滤过率随即下降。

第四节 尿液的浓缩和稀释

尿液的浓缩和稀释是以血浆渗透压为标准的，如尿液的渗透压高于血浆则表示尿液被浓缩；而尿液的渗透压低于血浆则表示尿液被稀释。

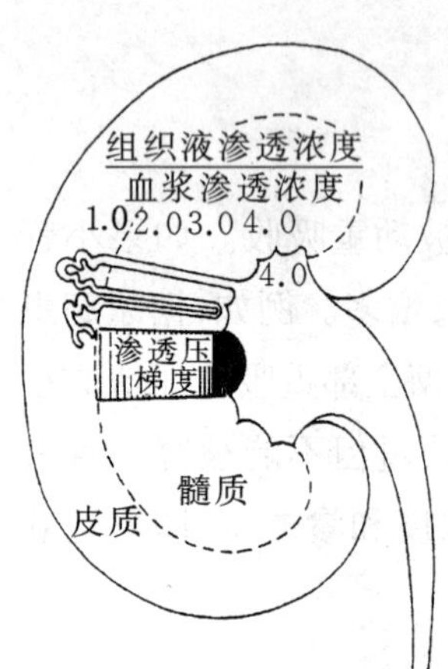

图 8－11 肾髓质渗透梯度示意图

图中线条密度越大，表示渗透浓度越高

正常人在不同情况下，终尿的浓缩和稀释程度相差很大。当机体缺水时，排出高渗尿，渗透压最高可达 1 200～1 400 Osmmol/(kg · H_2O)，是血浆渗透压的 4～5 倍；当体内水过剩，例如大量饮水时，排出低渗尿，渗透压最低可降至 30～40 Osmmol/(kg · H_2O)，是血浆渗透压的 10%～14%。说明肾脏能通过对尿的浓缩和稀释来调节机体的水平衡。如果肾浓缩和稀释尿液的能力受损，则不论体内缺水或水过剩，尿的渗透压始终与血浆渗透压相等，这种尿液称为等渗尿。

早在 20 世纪 50 年代初就有人用冰点下降法测定鼠肾皮质和髓质连续分层切片的渗透浓度，即冰点越低，渗透浓度越高。实验将分层切片中组织液体(包括细胞内液和细胞外液)的渗透浓度与血浆渗透浓度相比，发现肾皮质组织液体与血浆渗透浓度之比为 1.0，说明肾皮质组织液体与血浆等渗；但髓质部组织液体与血浆渗透浓度之比，由髓质外层向肾乳头部逐渐升高，分别为 2.0、3.0、4.0(图 8－11)。肾髓质渗透梯度的形成和维持是尿液浓缩和稀释的基础。

一、肾髓质渗透梯度的形成机制

(一) 外髓高渗梯度的形成

外髓高渗梯度由髓袢升支粗段主动重吸收 NaCl 而形成。大量实验证明肾髓质渗透梯度形成始于外髓部的髓袢升支粗段。髓袢升支粗段能主动重吸收 Na^+ 和 Cl^- (图 8－12)，但对水不通透，故小管液在向皮质方向流动时渗透浓度逐渐下降，而其周围外髓部组织液成为高渗，而且越靠近内髓部渗透浓度越高，越靠近皮质部越接近等渗。

(二) 内髓高渗梯度的形成

内髓高渗梯度由内髓部集合管扩散出来的尿素及其再循环，以及髓袢升支细段重吸收 NaCl 共同形成。

1. 尿素的再循环　由于髓袢升支粗段、远曲小管、皮质部和外髓部集合管对尿素不易通透，而在抗利尿激素的作用下，远曲小管和集合管对水通透，所以小管液流经远曲小管和集合管时，随着水的重吸收，尿素浓度逐渐升高。当小管液进入内髓部集合管时，由于其管壁对尿素通透性较高，尿素不断通过管壁向组织液扩散，使内髓组织液高渗。髓袢升支细段

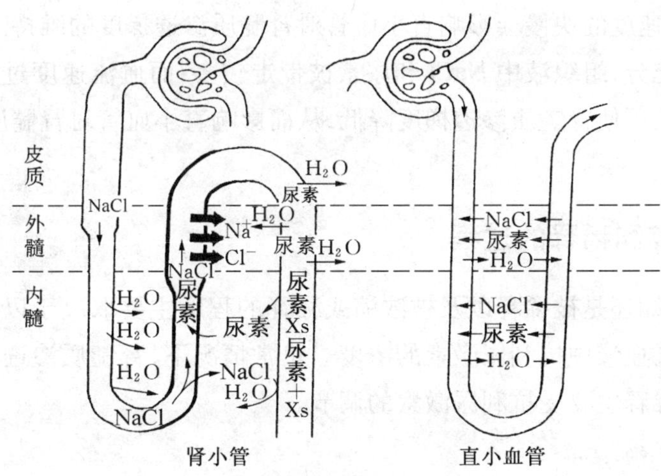

图 8-12 尿浓缩机制示意图

粗箭头表示髓袢升支粗段继发性主动转运 NaCl；粗线表示髓袢升支粗段和远曲小管初段对水不通透；字体大小表示溶质浓度差异；Xs 表示未被重吸收的溶质

对尿素有中度通透性，因此内髓组织液中的尿素又可向髓袢升支细段内扩散，返回小管液，从而形成尿素的再循环。

2. 髓袢升支细段对 NaCl 的重吸收　由于髓袢降支细段对 Na^+ 和尿素通透性都很低，而对水的通透性较高，所以小管液流经髓袢降支细段时，其中水因内髓的高渗而不断渗出，小管液渗透浓度不断升高，在髓袢转折处为最高。当小管液通过髓袢转折处流入髓袢升支细段，其管壁对水相对不通透，而对 Na^+ 的通透性较高，所以小管液在髓袢升支细段内流动时，NaCl 不断扩散到内髓部组织液，进一步提高其渗透浓度，与尿素共同形成内髓高渗。由于髓袢细段转折处 NaCl 浓度最高，扩散至内髓深部组织液的 NaCl 最多，内髓深部组织液的渗透浓度也最大。

综上所述，髓袢升支粗段对 NaCl 的主动重吸收是外髓高渗梯度形成的主要原因，而尿素和 NaCl 是形成内髓高渗梯度的主要溶质。从整个髓质渗透梯度形成的全过程来看，外髓高渗梯度的形成更为重要。

二、直小血管在保持肾髓质高渗中的作用

直小血管降支在向内髓方向的行进过程中，周围组织液中的 NaCl 和尿素浓度逐渐升高，NaCl 和尿素不断扩散入直小血管降支；而降支内的水则不断渗透进入组织液。因此，越向内髓部深入，直小血管降支中的 NaCl 和尿素浓度越高。当血流折返进入直小血管升支后，随着血流的行进，NaCl 和尿素又不断扩散入组织液，并可再次进入降支。可见，NaCl 和尿素可从组织液进入直小血管，然后又从直小血管进入组织液，从而形成一个 NaCl 和尿素的短路循环（图 8-12）。由于此短路循环，以及肾髓质血流量少，尤其是内髓血流量更少，溶质 NaCl 和尿素很少被带走，因而直小血管在肾髓质渗透梯度的维持中起重要作用。

直小血管血流速度的快慢会影响直小血管对肾髓质渗透梯度的维持。因为血流速度过快时，短路循环不充分，组织液中 NaCl 和尿素被带走较多；而血流速度过慢时，组织液中水被带走较少，两者均可使肾髓质渗透梯度降低，从而影响直小血管对肾髓质渗透梯度的维持作用。

三、尿液浓缩和稀释的过程

尿液究竟被浓缩还是被稀释以及被浓缩或稀释的程度主要取决于以下两个因素：①肾髓质的渗透梯度；②血液中抗利尿激素的浓度。正常情况下，肾髓质渗透梯度变化不大；因而，尿液的浓缩和稀释主要受抗利尿激素的调节。

（一）尿液的浓缩

小管液从髓袢升支粗段进入远曲小管时已成为低渗或等渗液，如果肾髓质高渗梯度无异常，当血液中存在抗利尿激素时，远曲小管和集合管对水就有一定的通透性，小管液中就有一部分水在肾髓质渗透梯度的作用下被重吸收，尿液即被浓缩到一定程度。血液中抗利尿激素浓度越高，远曲小管和集合管对水的通透性越大，小管液中的水被重吸收就越多，尿液被浓缩的程度也就越大。

（二）尿液的稀释

大量饮水时，抗利尿激素合成和释放减少，血液中抗利尿激素浓度降低，远曲小管和集合管对水的通透性也降低；在醛固酮分泌无异常的条件下，远曲小管和集合管对 Na^+ 的重吸收不受影响。进入远曲小管的小管液在原先已为等渗或低渗液的基础上，Na^+ 继续被重吸收，而水则很少被重吸收，小管液的渗透浓度就越来越低，于是尿液被稀释。

第五节　尿生成的调节

一、神经调节

肾脏受交感神经系统支配，肾交感神经兴奋可通过下列作用影响尿生成：①使入球小动脉和出球小动脉收缩，但前者收缩比后者更明显，因此肾小球毛细血管血压下降，肾小球毛细血管血流量减少，肾小球滤过率降低；②刺激球旁细胞释放肾素，通过肾素-血管紧张素-醛固酮系统促进远曲小管和集合管对 Na^+、水的重吸收和对 K^+ 的分泌；③促进近端小管和髓袢上皮细胞重吸收 Na^+、Cl^- 和水。

二、体液调节

（一）抗利尿激素

抗利尿激素（ADH）又称**血管升压素**（VP），是由 9 个氨基酸残基组成的肽，由下丘脑视上核(为主)和室旁核合成,经下丘脑-垂体束运抵神经垂体储存,需要时释放入血,随血液循环到肾脏,增高远曲小管和集合管管腔膜对水的通透性,从而促进水的重吸收,使尿量减少,尿液浓缩。此外,抗利尿激素也能促进髓袢升支粗段对 NaCl 的主动重吸收和内髓部集合管对尿素的通透性,有利于肾髓质渗透梯度的形成。

抗利尿激素的分泌调节主要受以下因素的影响。

1. 血浆晶体渗透压　血浆晶体渗透压的升高,特别是 Na^+ 等电解质和蔗糖引起的晶体渗透压升高可刺激视上核及其周围的**渗透压感受器**(osmoreceptor),引起抗利尿激素的合成和释放增加,结果使远曲小管和集合管对水重吸收增加,导致尿量减少,尿液浓缩;当血浆晶体渗透压下降时,其结果则相反。例如,正常人一次饮清水 1 000 ml 后约半小时,尿量开始增多,饮水后 1 小时达到最高值,然后逐渐减少,2～3 小时后恢复到原先水平(图 8-13)。这种大量饮清水后尿量增多的现象称为**水利尿**(water diuresis),临床上常用以检测肾的稀释能力。水利尿的产生是由于短时内大量水分吸收入血,血浆晶体渗透压降低,抗利尿激素合成和释放减少所致。

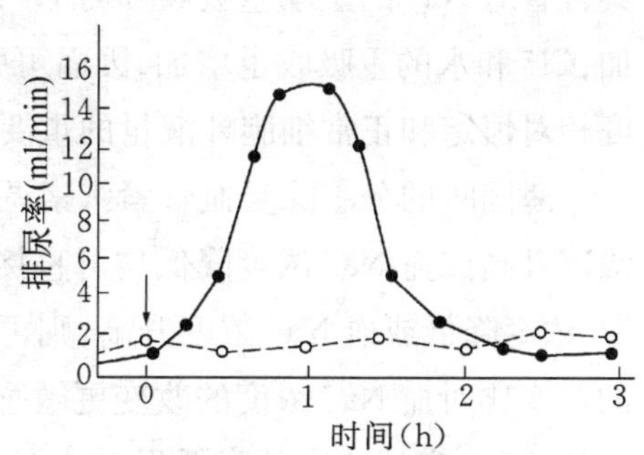

图 8-13　水利尿现象

实线和虚线分别表示一次饮 1 L 清水和饮 1 L 0.85% NaCl 溶液后的排尿率,箭头表示饮水时间

2. 循环血量　当循环血量增多时,可刺激心房和胸腔大静脉的容量感受器使之兴奋,冲动沿迷走神经传入中枢,可反射性抑制抗利尿激素的合成和释放,引起利尿,排出过剩的水分,使循环血量逐渐恢复正常。当循环血量减少(如大失血)时,则通过抗利尿激素合成和释放增多而引起尿量减少,同样有助于恢复循环血量。

3. 动脉血压　动脉血压升高时,可刺激颈动脉窦压力感受器,通过窦神经传入中枢,也可反射性抑制抗利尿激素的合成和释放;相反,动脉血压降低时,则引起抗利尿激素合成和释放增多。

4. 其他影响因素　疼痛和情绪紧张时,抗利尿激素合成和释放增加,尿量减少;轻度寒冷刺激可使抗利尿激素合成和释放减少,尿量增加;下丘脑视上核、室旁核或下丘脑-垂体束病变时,抗利尿激素合成和释放发生障碍,尿量明显增多,每日可达 10 L 以上,称为尿崩症。

(二) 肾素-血管紧张素-醛固酮系统

肾素-血管紧张素-醛固酮系统是一个由肾素、血管紧张素和醛固酮组成,并相继激活的系统(见第四章)。肾素的分泌受多种因素的调节。肾内有两种感受器与肾素分泌调节有关。一是入球小动脉处的牵张感受器,二是致密斑感受器。当动脉血压下降,循环血量减少时,肾入球小动脉血压下降,血流量减少,对小动脉壁牵张刺激减弱,牵张感受器于是被激活,进而使球旁细胞分泌肾素增加。同时,由于入球小动脉血压下降,血流量减少,还可使肾小球滤过率降低，每分钟流过致密斑的 Na^+ 量减少，致密斑感受器因而被激活，也可使球旁细胞分泌肾素增加。此外，交感神经兴奋或肾上腺素、去甲肾上腺素均可直接刺激球旁细胞释放肾素。

血管紧张素Ⅱ和血管紧张素Ⅲ均可刺激肾上腺皮质球状带合成和分泌醛固酮，因而可通过醛固酮间接发挥对尿生成的调节作用。血管紧张素Ⅱ还能直接刺激近端小管重吸收 NaCl，以及刺激神经垂体释放抗利尿激素而间接发挥调节作用。

醛固酮（aldosterone）是肾上腺皮质球状带分泌的一种激素。它可促进肾脏远曲小管和集合管对 Na^+ 的主动重吸收和对 K^+ 的分泌，即起保 Na^+ 排 K^+ 作用。由于 Na^+ 的重吸收增加，Cl^- 和水的重吸收也增加，因而可引起细胞外液量增加。醛固酮是维持血中 Na^+、K^+ 浓度相对恒定和正常细胞外液量的重要激素。

醛固酮的分泌除受血管紧张素调节外，还受血 K^+ 和血 Na^+ 浓度的负反馈调节。血 K^+ 浓度升高或血 Na^+ 浓度降低均可直接刺激肾上腺皮质球状带，使醛固酮分泌增加；反之，血 K^+ 浓度降低或血 Na^+ 浓度升高，则可使醛固酮分泌减少。肾上腺皮质球状带对血 K^+ 浓度的改变比对血 Na^+ 浓度的改变更敏感，血 K^+ 浓度升高 0.5 ~ 1.0 mmol/L 就能引起醛固酮分泌，而血 Na^+ 浓度须降低很多才能引起同样反应。

（三）心房钠尿肽

心房钠尿肽（atrial natriuretic peptide, ANP）是心房肌细胞合成和分泌的激素。循环血中的心房钠尿肽由 28 个氨基酸残基组成。它有明显的利钠和排水作用，其作用机制主要有以下几个方面：①抑制集合管对 NaCl 的重吸收；②舒张出球和入球小动脉，尤其是入球小动脉，增加肾血流量，提高肾小球滤过率；③抑制肾素、醛固酮和抗利尿激素的分泌。

三、尿生成及其调节的生理意义

（一）通过尿生成起排泄作用

肾脏通过尿生成排泄代谢终产物、多余的物质或机体不能利用的物质，而保留对机体有用的营养成分。因此，肾对清除血浆中的各种物质是有选择性的。

终尿中的任何排泄物实际上都来自血浆，肾在单位时间内能将相当于多少毫升血浆中所含的某种物质完全清除出去，这种被完全清除了某种物质的血浆毫升数，称为该物质的**血浆清除率**（plasma clearance）。

菊粉（inulin）也称菊糖，能自由滤入肾小囊，但不被重吸收，也不被分泌，所以菊粉的清除率等于肾小球滤过率。肾小球滤过率的正常值为 125 ml/min，就是根据测定菊粉的清除率而获得的。葡萄糖清除率为 0，说明葡萄糖滤过后全部被重吸收；尿素清除率为 70 ml/min，说明尿素被滤过后有部分被重吸收；**肌酐**（creatinine）清除率为 175 ml/min，说明肌酐除能滤过外，还能被分泌；**碘锐特**（diodrast）或对**氨基马尿酸**（para - aminohippuric acid, PAH）的钠盐平均清除率为 660 ml/min，静脉注射的碘锐特或 PAH 钠盐在流经肾循环后可自由滤过和被肾小管、集合管分泌（当血液流经管周毛细血管网时分泌入小管液），又不被重吸收，而且在经过肾循环一次后肾静脉中的浓度已接近0，说明血液流经肾脏一次，血浆中所含的碘锐特或PAH钠盐几乎完全被清除，因此碘锐特或PAH钠盐的平均清除率可反映每分钟流过肾脏尿生成部分的血浆流量。

（二）维持机体的水平衡和渗透压平衡

机体的水平衡和渗透压平衡涉及水的摄入和排出两个方面，而肾脏则主要通过抗利尿激素控制水的排出。当全身细胞外液量过多时，肾脏能通过对尿液的稀释，排出过多的水；而当全身细胞外液量减少时，肾脏则能通过对尿液的浓缩，不仅能保证代谢终产物的排出，也能维持机体的水平衡和渗透压平衡。

（三）维持机体电解质的平衡

肾脏可通过醛固酮维持机体血 Na^+ 和血 K^+ 的相对恒定以及正常的细胞外液量，还通过甲状旁腺激素和降钙素维持机体血 Ca^{2+} 和血磷的相对恒定（见第十一章）。

（四）维持机体的酸碱平衡

血液pH降低时，肾分泌入小管液的 H^+ 和 NH_3 增加，$NaHCO_3$ 的重吸收增加，有利于血液 $NaHCO_3/H_2CO_3$ 比值的相对恒定。因而肾脏在维持机体的酸碱平衡中起重要作用。

总之，尿生成及其调节对保持内环境的相对稳定具有极为重要的作用。

第六节　尿液及其排放

肾脏不断生成尿，由于压力差和肾盂的收缩，尿液被送入输尿管，经输尿管周期性单向蠕动运送至膀胱。尿液在膀胱内储存达一定容量时，通过排尿反射经尿道排出体外。

一、尿液

（一）尿量

正常成人24小时尿量为1 000～2 000 ml，平均1 500 ml。尿量的多少与液体的摄入量和经其他途径的排出量有关。例如，大量饮水后尿量增多，大量出汗时则尿量减少。24小时尿量持续超过2 500 ml，称为多尿；24小时尿量少于400 ml，称为少尿；而24小时尿量不足100 ml则称为无尿或尿闭。多尿、少尿和无尿均属尿量异常。正常成人每日最少应排出500 ml尿液，才能溶解并排出固体代谢产物。少尿或无尿可使代谢产物在体内堆积，多尿则可使机体丧失大量水分而导致脱水，从而影响内环境的相对稳定。

（二）尿液的理化性质

正常人的新鲜尿液为淡黄色的透明液体，久置后出现磷酸盐或尿酸盐沉淀可变浑浊。尿液的颜色主要来源于尿色素、尿胆素、尿胆原和卟啉等物质，并可受食物和药物的影响。例如，摄入大量胡萝卜或服用核黄素时，尿液呈深黄色。在病理情况下，可出现血尿（洗肉水色)、血红蛋白尿(浓茶色),胆红素尿(黄褐色)和乳糜尿(乳白色)等颜色改变。新鲜尿液的气味来自尿液中的挥发性酸;久置后,可因尿素分解而出现氨味;糖尿病酮症酸中毒时,因尿液中含丙酮而有烂苹果气味。正常人尿液呈弱酸性,pH 约 6.5,有时可呈中性或弱碱性。饮食的种类可影响尿液的酸碱度,富含蔬菜水果的饮食,尿液偏碱性;荤素杂食的人,尿液偏酸性。正常成人在普通膳食情况下,尿液相对密度(比重)波动于 1.015 ~ 1.025 之间。尿液相对密度的高低主要取决于肾脏的浓缩功能,若尿液的相对密度经常为 1.010 左右,提示肾功能严重障碍。

二、尿的排放

(一) 膀胱和尿道的神经支配

膀胱逼尿肌和括约肌由三组神经支配。①盆神经:属副交感神经,起自骶髓第 2 ~ 4 节段。盆神经兴奋时,可使逼尿肌收缩,内括约肌松弛,促进排尿。盆神经中也含传入纤维,可传导膀胱的充胀感觉。②腹下神经:属交感神经,其节前纤维由胸髓第 11 节段至腰髓第 2 节段侧角发出,节后纤维支配逼尿肌和内括约肌。腹下神经兴奋时,可使逼尿肌松弛,内括约肌收缩,抑制排尿,但它在排尿活动中的作用较次要。腹下神经的传入纤维可传导膀胱痛觉。③阴部神经:起自骶髓第 2 ~ 4 节段前角。阴部神经兴奋时,可使外括约肌收缩(图 8 - 14)。由于阴部神经属躯体神经,所以外括约肌的活动完全受意识控制。

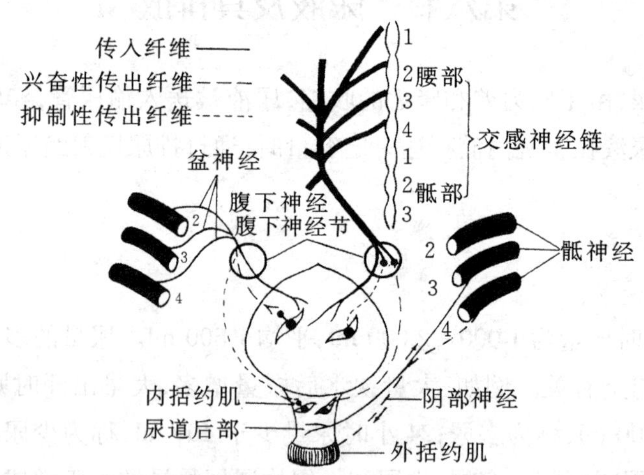

图 8 - 14 膀胱和尿道的神经支配示意图

(二) 排尿反射

平时盆神经有持续少量的传出冲动发放,因而逼尿肌常处于轻度的收缩状态。随着膀胱内尿量的增加,膀胱内压轻度升高,由于膀胱平滑肌具有良好的伸展性,膀胱内压在稍升高后又迅速回降。所以,当膀胱内尿量少于 400 ~ 500 ml 时,膀胱内压可维持在 10 cmH_2O (1 cmH_2O = 0.098 kPa)以下。当膀胱内尿量增加到 400 ~ 500 ml,膀胱内压超过 10 cmH_2O

时，膀胱壁牵张感受器受刺激而兴奋，冲动沿盆神经传入骶髓排尿反射初级中枢；同时上传至脑干和大脑皮层的排尿反射高级中枢，产生排尿欲而发动**排尿反射**（micturition reflex）。但若此时条件不许可，排尿反射可受大脑意识控制，抑制反射的发动。随着尿量的继续增加，膀胱内压将明显升高（图 8－15），排尿欲也明显加强。当膀胱内压增至 70 cmH_2O 时，可产生痛觉而引起强烈的排尿欲，几乎不能忍耐。在条件许可的情况下，高级中枢下传兴奋冲动，沿盆神经传出，引起逼尿肌收缩，内括约肌松弛，尿液进入后尿道。进入后尿道的尿液可刺激尿道内感受器，感受器兴奋冲动沿一定的传入神经再次进入骶髓排尿中枢，进一步加强其活动，使逼尿肌进一步收缩，外括约肌舒张，尿液被逼尿肌收缩产生的强大压力驱出。尿液刺激尿道引起排尿反射加强是一种正反馈，它使排尿反射不断加强直至尿液排完为止。排尿末期尿道海绵体肌肉收缩，可将残留在尿道内的尿液排出。此外，排尿时腹肌和膈肌也强烈收缩，以提高腹内压，协助膀胱排尿。

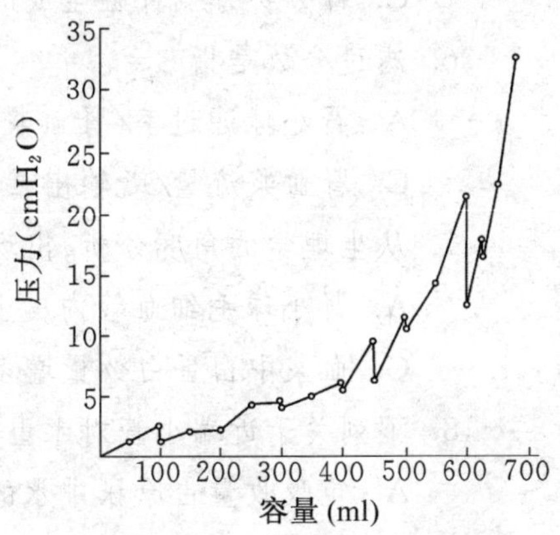

图 8－15　人膀胱充盈过程中膀胱容量和压力的关系

图中压力垂直下降表示容量的适应过程

小儿大脑皮层等部位的排尿反射高级中枢发育不完善，对脊髓排尿反射初级中枢的控制能力较弱，所以小儿排尿次数较多，且常有夜间遗尿现象。

习　题　八

（一）单项选择题

1. 人体最主要的排泄器官是
   A. 肺　　B. 肠道　　C. 肾　　D. 皮肤
2. 肾脏中能分泌肾素的细胞群是
   A. 毛细血管内皮细胞　　B. 球旁细胞
   C. 致密斑　　D. 球外系膜细胞
3. 下列结构中，可感受小管液中 Na^+ 量变化的细胞是
   A. 球旁细胞　　B. 间质细胞
   C. 近端小管上皮细胞　　D. 致密斑
4. 与血浆相比，原尿中某些成分的改变是
   A. 水分大大减少　　B. 不含葡萄糖
   C. Na^+、K^+ 浓度明显增高　　D. 几乎不含蛋白质
5. 肾小球滤过率是指

A. 每分钟每侧肾脏生成的原尿量　　B. 每分钟两侧肾脏生成的超滤液量

C. 每分钟每侧肾脏生成的终尿量　　D. 每分钟两侧肾脏的血浆流量

6. 滤过分数是指

A. 肾小球滤过率/肾血浆流量　　B. 肾血浆流量/肾血流量

C. 肾血浆流量/心输出量　　D. 肾小球滤过率/肾血流量

7. 从生理学的角度分析,出现蛋白尿的主要原因是

A. 肾小球毛细血管内皮上的穿孔增大　　B. 滤过膜表面糖蛋白减少或消失

C. 血浆中白蛋白数量增多　　D. 小管液中白蛋白重吸收减少

8. 下列关于近端小管对水重吸收的叙述,**错误**的是

A. 重吸收量占原尿中水的65%～70%　　B. 重吸收量与体内是否缺水无关

C. 重吸收受 ADH 的调节　　D. 重吸收不受醛固酮的调节

9. 水在肾小管中随 Na^+ 而等渗性重吸收的部位是

A. 近端小管　　B. 髓袢降支细段

C. 髓袢升支粗段　　D. 远曲小管

10. 下列物质中,不能以原形直接被肾小管重吸收的是

A. Na^+　　B. Cl^-　　C. K^+　　D. HCO_3^-

11. 下列物质中,既能被肾小管和集合管重吸收又能其被分泌的是

A. Na^+　　B. K^+　　C. Cl^-　　D. HCO_3^-

12. 在正常情况下,肾糖阈相当于每 100 ml 血液中所含葡萄糖将达到

A. 4.4～6.7 mmol　B. 6.7～8.9 mmol　C. 8.9～10 mmol　D. 10～11.1 mmol

13. 呋塞米和依他尼酸的利尿作用部位是

A. 髓袢降支　　B. 髓袢升支粗段　　C. 远曲小管　　D. 集合管

14. 肾脏维持体内水平衡的功能,主要通过

A. 改变肾小球滤过率

B. 改变近端小管对水的重吸收量

C. 改变髓袢对水的重吸收量

D. 改变远曲小管和集合管对水的重吸收量

15. 引起渗透性利尿的原理是

A. 血浆晶体渗透压降低　　B. 血浆胶体渗透压降低

C. 小管液溶质浓度增高　　D. 醛固酮分泌减少

16. 构成肾内髓质部渗透压梯度的主要溶质是

A. 磷酸盐和氯化钠　　B. 氯化钾和尿素

C. 尿素和葡萄糖　　D. 尿素和氯化钠

17. 肾髓质组织液渗透压梯度的保持有赖于

A. 肾小球毛细血管网的作用　　B. 肾小管周围毛细血管网的作用
C. 直小血管的作用　　D. 髓袢 U 形结构的作用

18. 尿液浓缩最主要的部位在于
A. 近曲小管　B. 髓袢降支　C. 远曲小管　D. 集合管

19. 引起 ADH 分泌最敏感的因素是
A. 血浆晶体渗透压升高　　B. 血浆胶体渗透压升高
C. 循环血量减少　　D. 寒冷刺激

20. 大量出汗时尿量减少的主要原因是
A. 血浆晶体渗透压升高,ADH 分泌增多
B. 血浆胶体渗透压升高,肾小球滤过减少
C. 肾血流量减少,肾小球滤过减少
D. 醛固酮分泌增多,Na^+、水重吸收增多

21. 水利尿试验时,引起 ADH 释放减少的感受器是
A. 下丘脑渗透压感受器　　B. 颈动脉窦压力感受器
C. 心房容量感受器　　D. 肾内致密斑感受器

22. 循环血量减少时,反射性引起 ADH 释放增加的感受器是
A. 下丘脑渗透压感受器　　B. 颈动脉窦压力感受器
C. 心房容量感受器　　D. 肾内牵张感受器

23. 动脉血压升高时,反射性抑制 ADH 释放的感受器是
A. 下丘脑渗透压感受器　　B. 颈动脉窦压力感受器
C. 心房容量感受器　　D. 肾内牵张感受器

24. 毁损视上核,尿量和尿浓缩的变化是
A. 尿量增多,尿高度稀释　　B. 尿量增多,尿浓缩
C. 尿量减少,尿高度稀释　　D. 尿量增多,尿渗透压正常

25. 在生理情况下,能刺激肾素释放的因素是
A. 肾内牵张感受器受牵张刺激增强
B. 流经致密斑处的小管液中 NaCl 量增多
C. 血液中血管紧张素Ⅱ增多
D. 交感神经兴奋

26. 醛固酮作用的部位是
A. 近端小管　　B. 髓袢降支
C. 髓袢升支　　D. 远曲小管和集合管

27. 下列两种离子浓度的不同变化,能使醛固酮分泌增多的是
A. 血 K^+ 增加,血 Na^+ 增加　　B. 血 K^+ 增加,血 Na^+ 减少

C. 血K^+减少,血Na^+减少　　D. 血K^+减少,血Na^+增加

28. 正常成年人每日的尿量为

A. 100~500 ml　　B. 1 000~2 000 ml

C. 2 000~2 500 ml　　D. 2 500 ml 以上

29. 为保证机体内环境的稳态,正常成年人每日至少应排出的尿量是

A. 100 ml 以下　B. 100~500 ml　C. 500 ml 左右　D. 1 000~2 000 ml

30. 正常人尿液的相对密度(比重)变动范围为

A. 1.001~1.010　B. 1.015~1.025　C. 1.025~1.035　D. 1.035~1.055

(二) 填空题

1. 肾脏可生成________、________、________和________等生物活性物质。
2. 肾的结构和功能的基本单位是________,按其分布部位的不同可分为________和________。
3. 球旁器几乎全部分布在________肾单位。球旁器由________、________和________三部分组成。
4. 肾小球毛细血管血压较高,有利于________;肾小管周围毛细血管血压较低,有利于________。
5. 尿生成的过程可分为________、________、________三个环节。
6. 原尿生成的结构基础是________;肾小球滤过作用的动力是________。
7. 影响肾小球滤过的因素大体上包括________、________和________三个方面。
8. 当入球小动脉明显收缩时,肾小球毛细血管血压________,肾血浆流量________,血浆胶体渗透压升高速度________,肾小球滤过率________。
9. 肾小管和集合管对滤液中水分的重吸收量,通常占肾小球滤液的________%左右。
10. 滤液中的少量氨基酸和全部葡萄糖都在________管通过________的方式重吸收回血。
11. 远曲小管和集合管分泌的物质主要有________、________和________。
12. 肾小管上皮细胞分泌H^+需________酶的催化,每分泌1个H^+,可重吸收1个________和1个________。
13. 若尿液的渗透压比血浆高,称________尿;尿浓缩和稀释功能丧失时,饮水量虽有变化,但排出的始终是________尿。
14. 肾外髓部组织液的高渗透压梯度主要由________形成;内髓组织液的高渗梯度主要由________和________形成。
15. 抗利尿激素主要由下丘脑________核神经细胞合成,运抵________储存并释放入血,其主要作用是________远曲小管和集合管对水的通透性。
16. 抗利尿激素的释放主要受________和________的调节。

17. 当循环血量减少时，________感受器受刺激减弱，可反射性使 ADH 分泌________，尿量________。

18. 醛固酮可促进远曲小管和集合管重吸收________，同时重吸收________，并分泌________，从而使细胞外液量________。

19. 醛固酮的分泌主要受________系统的调节，此外，血 K^+ 浓度________或血 Na^+ 浓度________也可直接刺激其分泌。

20. 正常成年人每昼夜尿量为________ml，持续超过________ml 称为多尿，如果每昼夜尿量少于 100 ml 则称为________。

（三）名词解释

1. 排泄　2. 原尿　3. 肾小球滤过率　4. 滤过分数
5. 肾小球有效滤过压　6. 肾糖阈　7. 渗透性利尿　8. 球-管平衡
9. 抗利尿激素　10. 水利尿　11. 醛固酮　12. 血浆清除率

（四）问答题

1. 简述肾脏血液循环的特点及其意义。
2. 简述尿液生成的基本过程。
3. 简述影响肾小球滤过的因素。
4. 试比较近端小管与远曲小管、集合管对 Na^+、水重吸收的异同点。
5. 肾小管重吸收 HCO_3^- 和分泌 H^+ 是如何进行的？有何生理意义？
6. 正常人尿液中为什么不含蛋白质和葡萄糖？
7. 尿液是如何被浓缩和稀释的？
8. 抗利尿激素对肾脏的尿生成功能有何生理作用？它的合成和释放受哪些因素的影响？
9. 下列各种情况下，尿量有何变化？其简要机制如何？
   (1) 给家兔静脉注射 0.85% NaCl 溶液 20 ml；
   (2) 给家兔静脉注射 20% 葡萄糖 5 ml；
   (3) 人一次性快速口服清水 1 L；
   (4) 给家兔静脉注射 1∶10 000 去甲肾上腺素 0.4 ml；
   (5) 给家兔静脉注射呋塞米 1 mg；
   (6) 人急性大失血（约 1 000 ml）。
10. 肾脏的尿生成功能在维持机体内环境稳态中有何生理意义？

（马正行）

第九章　感觉器官的功能

学习纲要

1. 掌握眼的折光功能，简化眼，眼的调节，视网膜上两种感光换能系统及其特点。
2. 掌握暗适应、明适应、视敏度和视野等视觉生理现象。
3. 掌握声波传入内耳的途径，耳蜗的感音换能功能。
4. 熟悉感受器和感觉器官的概念，感受器的一般生理特性。
5. 熟悉眼调节能力减退和折光异常的形成原理及其矫正。
6. 熟悉外耳和中耳的传音和增压功能，咽鼓管的作用。
7. 熟悉前庭器官的运动觉和位置觉功能，前庭反应的表现和意义。
8. 了解视网膜的结构特点，视杆细胞和视锥细胞的功能特点，视紫红质的光化学反应和视杆细胞感受器电位的产生，色觉、双眼视觉和立体视觉等视觉生理现象。
9. 了解耳蜗和听神经的生物电现象，听阈和听域的概念。
10. 了解嗅觉器官和味觉器官的功能，皮肤的感觉功能。

感觉是客观物质世界在人脑中的主观反映。感觉的形成是通过特定的感受装置、感觉传导通路和大脑感觉皮层的共同活动而完成的，特定的感受装置是指感受器或感觉器官。本章主要讨论感觉器官的功能，而感觉传导通路和大脑感觉皮层的功能将在第十章中讨论。

第一节　感受器及其一般生理特性

一、感受器、感觉器官的定义和分类

感受器(receptor)是指分布于体表或体内组织，专门感受体内、外环境变化的结构或装置。感受器的结构形式多种多样，有些感受器就是游离神经末梢，如痛觉感受器和温度感受器；有些则是在裸露的神经末梢外面包绕一些结缔组织被膜，如肌梭和环层小体等；还有些感受器是在结构和功能上高度分化的感受细胞，如视网膜中的视杆细胞、视锥细胞和耳蜗中毛细胞等。**感觉器官**(sense organ)，简称**感官**，在结构上包括感受器及其附属结构，如视觉

器官，除含感光细胞外，还包括眼球壁的一些其他结构和眼球的内容物。人体的主要感觉器官有视觉器官、听觉器官、前庭器官、嗅觉器官和味觉器官等。

感受器的种类很多，分类方法有多种。根据感受器所在的部位可分为外感受器和内感受器。根据感受器所感受刺激的性质又可分为机械感受器、光感受器、温度感受器、化学感受器和渗透压感受器等。需要指出的是，不是所有感受器在感受刺激后都能引起主观感觉，有些感受器只是将某种信息传递给中枢并引起机体的某些调节反射，而在主观上并不产生特定的感觉，如动脉压力感受器等。

二、感受器的一般生理特性

（一）感受器的适宜刺激

一种感受器通常只对某种特定形式的刺激最为敏感，这种形式的刺激称为该感受器的**适宜刺激**（adequate stimulus）。例如，一定波长的电磁波是视网膜感光细胞的适宜刺激；一定频率的机械振动是耳蜗毛细胞的适宜刺激。感受器并不是只能感受适宜刺激，对非适宜刺激也可能感受，但所需要的刺激强度要比适宜刺激大得多，且产生的感觉有时远不如适宜刺激所引起的感觉那么清晰，例如，压迫眼球也能产生光感，但不能形成清晰而具体的视觉形象。

（二）感受器的换能作用

感受器在感受刺激时，能将各种形式的刺激能量最终转变成传入神经上的动作电位，这种能量的转换称为感受器的**换能作用**（transducer function）。在换能过程中，一般不是把这种刺激能量直接转化为动作电位，而是先在感受细胞或感觉神经末梢产生一种过渡性电位变化，称为**感受器电位**（receptor potential）。这种过渡性电位变化具有局部兴奋的性质，其大小在一定范围内与刺激强度成正变关系，并能以电紧张的形式短距传播和发生总和，最终触发相应的传入纤维产生动作电位。

（三）感受器的编码功能

感受器在将刺激信号转换成动作电位的过程中，不仅发生能量的转换，而且把刺激所包含的环境变化的信息转移到传入神经的动作电位的序列之中，这称为感受器的**编码**（coding）功能。关于编码的作用机制目前尚不十分清楚。一般认为，感受器对不同性质的刺激（如光、声、温度、机械、化学等）进行编码，可能与刺激作用于不同的感受器、冲动上行的不同传入通路以及所到达的不同皮层部位等因素都有关。感受器对刺激强度的编码，则可能是通过传入纤维上动作电位频率的高低和相关传入纤维数目的多少来编码的。

（四）感受器的适应现象

当某一恒定强度的刺激持续作用于感受器时，传入神经纤维上动作电位的频率会逐渐下降，这一现象称为感受器的**适应**（adaptation）。适应是所有感受器的一个共同特点，但各种感受器适应过程的发展速度有所不同。根据适应发生的快慢，可将感受器分为快适应感受器和慢适应感受器两大类。快适应感受器以皮肤环层小体和嗅觉感受器为代表，快适应有利于感受器接受新的刺激，增强机体适应环境的能力。慢适应感受器以肌梭、颈动脉窦压力感受器和关节囊感受器为代表，慢适应有利于机体对某些功能状态如姿势、血压等进行长期的监测和调节。

第二节 视觉器官

人的视觉器官是眼，其适宜刺激是可见光（波长为380～760 nm的电磁波）。眼的结构极其复杂，与视觉功能直接有关的结构是眼的折光系统和有感光功能的视网膜（图9－1）。外界物体发出的光线，经过折光系统的折射，先在视网膜上形成清晰的物像；然后视网膜上的感光细胞将感受到的视觉信息，以神经纤维上动作电位的形式传入视觉中枢，最终产生**视觉**（vision）。

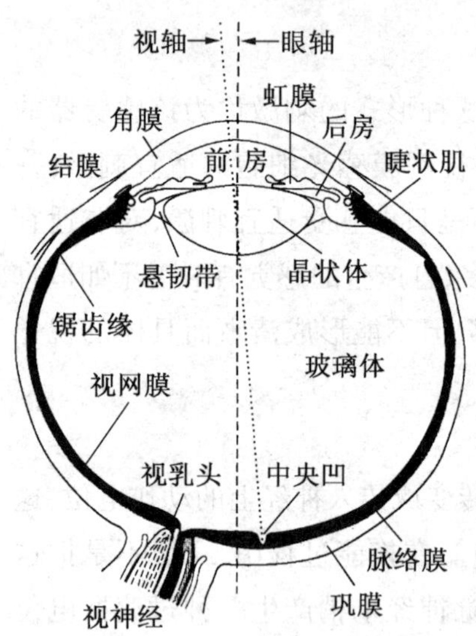

图9－1 人右眼的水平切面示意图

一、眼的折光功能及其调节

（一）眼的折光与成像

人眼的折光系统是一个复杂的光学系统，包括角膜、房水、晶状体和玻璃体四种不同折射率的光学介质，而角膜和晶状体各自的前、后表面则构成四个不同屈光度的折射面。其中以角膜前表面的折射率最大，而晶状体的曲率则是可接受调节而发生改变的。

光线入眼后，在视网膜上形成物像的过程与凸透镜成像的原理基本相似，但要复杂得多。为了实际应用的方便，通常采用**简化眼**（reduced eye）来描述眼的折光成像情况。简化眼只是一个假想的等效模型，其光学参数与正常人眼折光系统的光学参数相等。该模型假定眼球只是一个前后径为20 mm的单球面折光体，该球形界面的曲率半径为5 mm，即节点在球形界面后方5 mm处，节点距视网膜15 mm。外界光线入眼时只在角膜前表面折射一次，折光率为1.333。这个模型和正常人眼在未调节时一样，正好能使平行光线聚焦于视网膜上，形成清晰的物像（图9－2）。

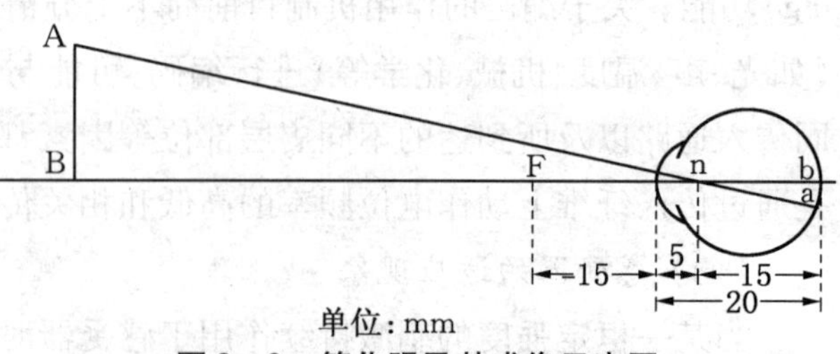

图9－2 简化眼及其成像示意图

n为节点，AnB和anb是两个相似三角形，如果物距为已知，就可由物体的大小（AB）计算出物像大小（ab）

一般认为，6 m以外的物体（称为远物）所发出的光线都可视为平行光线,经正常人未经调节的眼折射后,可在视网膜上形成清晰的物像。但若物体发出的光线过弱,或在空间和眼内传播时被散射或吸收,在到达视网膜时已减弱到不足以引起感光细胞兴奋的程度,就不能被感知;或者由于物体过小、物距太远,以致视网膜上形成的物像太小,不能被感光细胞所分辨,因而也不能被感知。

（二）眼的调节

当人眼注视 6 m 以内的物体(称为近物)时,由于物体发出的光线经眼折射后会发生不同程度的辐散而成像于视网膜的后方,因而视网膜上不能形成清晰的物像。但在实际生活中,正常眼视近物时也非常清楚,这是由于正常人眼具有调节能力。眼的调节包括晶状体的调节、瞳孔的调节和双眼会聚三个方面,其中晶状体的调节最为重要。

1. 晶状体的调节　晶状体呈双凸形,富有弹性,其周边借睫状小带(悬韧带)附着于睫状体上。睫状体内有平滑肌,称为睫状肌,受动眼神经中的副交感神经支配。当视远物时,睫状肌松弛,睫状小带拉紧,使晶状体呈相对扁平状,此时,平行光线经眼折射后能清晰成像于视网膜上。当视近物时,由于视网膜上物像不清晰,当信息传到皮层视觉中枢后,可反射性引起动眼神经中的副交感纤维兴奋,使睫状肌收缩,悬韧带松弛,晶状体因其自身弹性回位而前后凸出,以前凸为主,曲率增加,折光力增强,从而使物像前移,使之仍能清晰地落在视网膜上(图 9-3)。

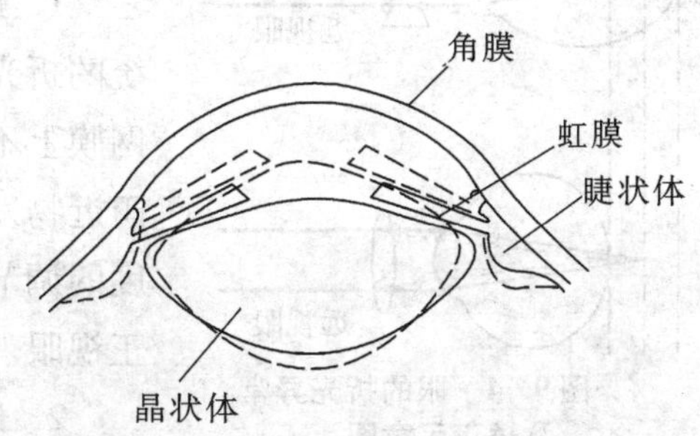

图 9-3　晶状体和瞳孔的调节示意图

虚线表示视近物时晶状体、虹膜和瞳孔的位置改变

晶状体的调节能力取决于晶状体的弹性,弹性越好,调节能力越强,所能看清物体的距离就越近。晶状体的最大调节能力可用近点表示。**近点**(near point)是指眼作最大调节时眼离所能看清物体的距离。近点越近,说明晶状体的弹性越好。随着年龄的增长,晶状体的弹性逐渐减退,近点远移。通常,8 岁左右的儿童的近点约 8.6 cm, 20 岁的青年人的近点约 10.4 cm,而老年人的晶状体弹性显著减退,近点可达 83.3 cm,称为**老视**。老视眼视远物与正常眼无异,但视近物时调节能力减弱,需配戴适度的凸透镜才能看清。

2. 瞳孔的调节　正常人的瞳孔直径可在 1.5 ~ 8.0 mm 之间变动。瞳孔的调节包括两种反射。一是**瞳孔近反射**(near reflex of the pupil),即眼视近物时,可反射性引起瞳孔缩小,以减小折光系统的球面像差和色像差,使视网膜成像更清晰。二是**瞳孔对光反射**(pupillary light reflex),即瞳孔在强光照射时缩小,而在光线变弱时扩大。这一反射与视近物无关,其意义在于调节入眼的光量,以免视网膜在强光照射时受到损害,而在弱光下不至于影响视觉成像。瞳孔对光反射的效应是双侧性的,即强光照射一侧眼时,两眼瞳孔同时缩小;同侧瞳孔缩小称为直接对光反射,另一侧瞳孔同时缩小则称为互感性对光反射或间接对光反射。瞳孔对光反射的中枢在中脑,临床上常通过检查瞳孔对光反射来判断中枢神经系统的病变部位、病情危重程度以及麻醉深度等。

3. 双眼会聚　当双眼注视一个由远移近的物体时，双眼视轴将向鼻侧靠拢，这一现象称为**双眼会聚**，也称**辐辏反射**(convergence reflex)。其意义是使双眼视近物时，物像落在双眼视网膜的对称点上，以产生清晰的单一视觉。

(三) 眼的折光异常

正常人眼在不作任何调节时，能使平行光线聚焦于视网膜上，因而能看清远物；经过调节，也能看清近点以外的近物，这种眼称为**正视眼**。如果眼的折光异常或眼球的形态异常，不能使平行光线聚焦于未调节眼的视网膜上，这种眼称为**非正视眼**或屈光不正。非正视眼包括近视、远视(图 9－4)和散光。

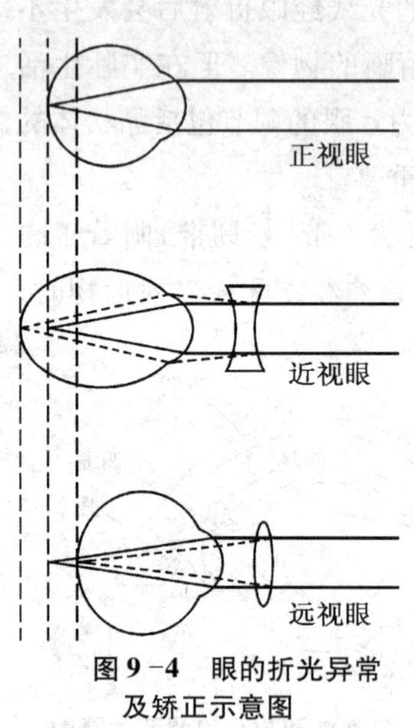

图 9－4　眼的折光异常及矫正示意图

实线为矫正前折射情况，虚线为矫正后折射情况

1. 近视　**近视**是由于眼球前后径过长(为主)或折光系统的折光能力过强，使平行光线聚焦于视网膜之前，因而在视网膜上不能形成清晰的物像(图 9－4)。近视眼视近物时，由于近物发出的光线是辐散的，故眼不需调节或只需作较小程度的调节，就能使光线聚焦于视网膜上。近视眼的近点小于正视眼。近视可通过配戴适度的凹透镜加以矫正。

2. 远视　**远视**是由于眼球前后径过短(为主)或折光系统的折光能力太弱，使平行光线聚焦于视网膜之后，因而在视网膜上不能形成清晰的物像(图 9－4)。新生儿的眼轴往往过短，故多为远视。远视眼即使视远物也需要调节，看近物时则需作更大程度的调节才能看清物体，故易发生疲劳。远视眼的近点较正视眼远。远视可通过配戴适度的凸透镜进行矫正。

3. 散光　正常人眼折光系统的各个折光面都呈正球面。**散光**多数是由于角膜表面不同方位的曲率不等所致。平行光线在经过这种各个方位曲率不等的非正球面折射后，可聚焦于前后不等的平面上而不能集中聚焦于视网膜上，因而造成视物不清或物像变形。散光可通过配戴合适的柱面镜给予矫正。

二、眼的感光换能功能

眼的感光系统由视网膜所含的感光细胞以及与之相联系的双极细胞和视神经节细胞构成，其功能是感受光的刺激，并将光能转变成电信号，最终转化成视神经上的动作电位。

(一) 视网膜的结构特征和感光系统

视网膜位于眼球壁的最内层，是一层透明的神经组织膜，仅 0.1～0.5 mm 厚，但结构复杂，组织学上可分为十层，但主要由四层细胞组成，自外向内为色素细胞层、感光细胞层、双极细胞层和神经节细胞层(图9－5)。色素细胞层含有黑色素颗粒和维生素A,对感光细胞起营养和保护作用。

感光细胞层有视杆细胞和视锥细胞两种感光细胞,它们都含有特殊的感光色素。两种感光细胞都通过终足与双极细胞层中的双极细胞发生突触联系,双极细胞再与神经节细胞层中的神经节细胞联系,神经节细胞的轴突聚合成束,在中央凹鼻侧约3 mm处穿透眼球壁组成视神经。视神经穿出视网膜的部位形成视盘(视乳头),该处无感光细胞,故无感光功能,形成视野中的**生理盲点**(blind spot)。但因正常人为双眼视物,一侧视野中的生理盲点可被另一侧视野所弥补,所以人们并不感觉到视野中盲点的存在。

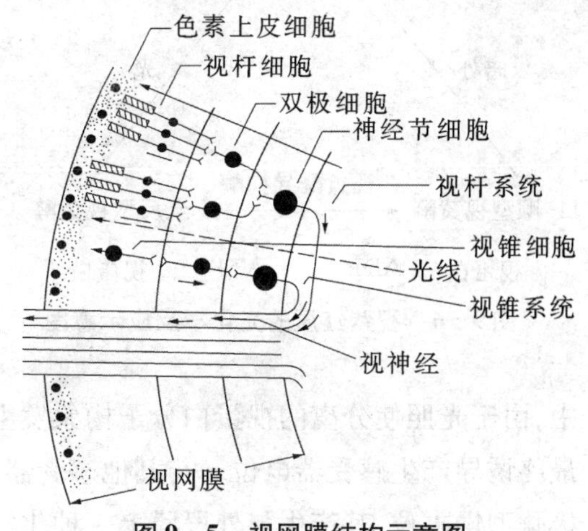

图9－5　视网膜结构示意图

图中主要显示视杆系统和视锥系统

人眼视网膜中存在两种感光换能系统。一种是**视杆系统**(rod system),由视杆细胞和与之相联系的双极细胞和神经节细胞等组成。视杆细胞主要分布于视网膜周边,与双极细胞和神经节细胞联系的会聚程度较高。视杆系统的功能特点是对光的敏感度较高,能在昏暗的环境中感受弱光刺激而引起视觉,但对物体细小结构的分辨能力较低,通常只能看清物体的轮廓,也不能分辨颜色。由于视杆系统的主要功能是维持晚间暗光环境中的视觉,故也称为**晚光觉系统**或**暗视觉系统**。另一种是**视锥系统**(cone system),由视锥细胞和与之相联系的双极细胞及神经节细胞等组成。视锥细胞主要分布于黄斑的中央凹,与双极细胞和神经节细胞联系的会聚程度较低。视锥系统的功能特点是对光的敏感度较低,只能感受强光刺激,但能分辨颜色,且有较高的分辨能力,能看清物体的细小结构,由于视锥系统的主要功能是维持白昼明亮环境中的视觉,故也称为**昼光觉系统**或**明视觉系统**。在自然界,有些动物如鸡的视网膜中只有视锥细胞而无视杆细胞,故只有昼光觉系统,而另一些动物如猫头鹰的视网膜中只有视杆细胞而无视锥细胞,故只有晚光觉系统。

(二) 视网膜的感光换能机制

感光细胞的感光换能机制至今尚未完全被阐明。与视锥细胞相比,视杆细胞的感光换能机制要简单得多。以下以视杆细胞为例,简要介绍其光化学反应和感受器电位的产生机制。

1. 光化学反应　视杆细胞中含有感光色素**视紫红质**(rhodopsin),它由视蛋白和视黄醛结合而组成。视紫红质在暗处呈紫红色,在光照时迅速褪色,最后变成白色,这一过程称为**漂白**。在漂白过程中,视黄醛由原来的11－顺型(一种较弯曲的构型)转变为全反型(一种较直的构型),视紫红质便随之分解为视蛋白和视黄醛(图9－6)。

视紫红质的光化学反应是可逆的,其反应的平衡点取决于光照的强弱。光照弱时合成

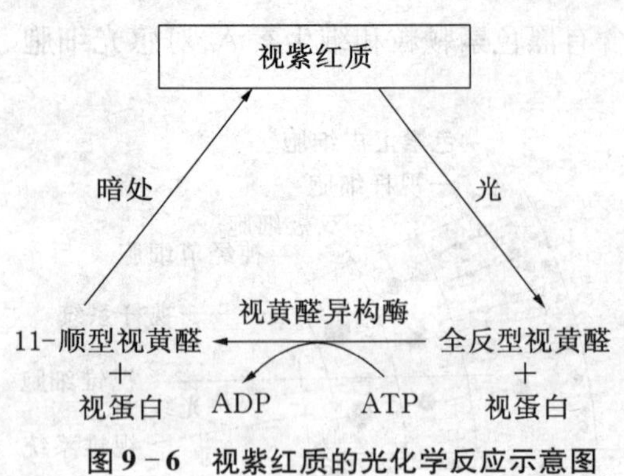

图 9-6　视紫红质的光化学反应示意图

大于分解，光照强时分解大于合成。在视紫红质的合成过程中，首先是全反型视黄醛转变成 11-顺型视黄醛，再与视蛋白结合成视紫红质（图 9-6）。在视紫红质的合成与分解过程中，有一部分视黄醛会被消耗，需要血液中的维生素 A（一种视黄醇）来补充。因此，若长期维生素 A 摄入不足，将影响人在暗处的视力，导致**夜盲症**的发生。

2. 感受器电位的产生　在上述光化学反应中，由于光照使分离的视蛋白分子构象发生改变，由此而激活细胞内一系列信号转导系统，最终诱导产生感受器电位。与其他感受器电位不同的是，视杆细胞的感受器电位是一种超极化型慢电位，其产生与外段膜上一种化学门控钠通道的关闭有关。外段膜上产生的这种超极化型感受器电位能以电紧张的形式传播到终足部分，影响终足处的递质释放，将视觉信息传递给双极细胞。

目前认为，在视网膜的神经通路中，感光细胞和双极细胞都只能产生等级性电位，而无动作电位，只有当这种等级性电位传到神经节细胞时，才使神经节细胞去极化达阈电位而爆发动作电位。视网膜的传入信息最终以动作电位的形式传向视觉中枢，引起视觉。

三、与视觉有关的几种生理现象

（一）色觉

色觉（color vision）是由于不同波长的光线作用于视网膜后在人脑中引起的主观感觉。辨别颜色是视锥细胞的重要功能。正常人眼可区分波长在 380～760 nm 之间的约 150 种颜色。

有关色觉形成的机制，一般用**三原色学说**来解释。该学说认为，人视网膜中含有三种不同的视锥细胞，分别含有对红、绿、蓝色三种光线敏感的感光色素。当某一波长的光线作用于视网膜时，使三种不同的视锥细胞以一定的比例产生不同程度的兴奋，这样的信息传入大脑皮层后即可产生某种颜色的色觉。例如，对红、绿、蓝色敏感的三种视锥细胞以 4∶1∶0 比例兴奋时产生红色色觉，而以 2∶8∶1 比例兴奋时则产生绿色色觉。如果视网膜缺乏某种视锥细胞，就不能辨别相应的颜色，称为色盲。色盲绝大多数是因为遗传因素引起的，少数则由视网膜病变而引起。最常见的色盲是红绿色盲，即不能分辨红色与绿色。如果对所有颜色都不能辨别，则称为全色盲。有些人视网膜并不缺乏某种视锥细胞，只是由于健康因素或营养不良，导致颜色辨别能力降低，这种色觉异常称为色弱。

（二）暗适应和明适应

人从亮处突然进入暗处，最初看不清任何物体，需经一定时间后，才逐渐恢复在暗处的视觉，这种现象称为**暗适应**（dark adaptation）。相反，人从暗处突然进入亮处，最初只感到一片耀眼光亮，也不能看清物体，亦需经一定时间才能恢复在亮处的视觉，这种现象称为**明适应**（light adaptation）。

暗适应是在弱光下眼对光的敏感度逐渐提高的过程。暗适应过程较慢，完全稳定一般需要25～30 min。暗适应的产生主要是由于视杆细胞中的视紫红质在亮处分解大于合成，当突然进入暗处时，视杆细胞不能感受弱光刺激，因此，看不清任何物体。但在暗处视紫红质合成加快，储备增多，视杆细胞逐渐能承担起感受弱光刺激的功能，维持在弱光下的视觉。

明适应过程较快，1 min内即可完成。明适应是由于在暗处蓄积起来的视紫红质在亮处迅速分解，故首先产生耀眼光感，以后视紫红质急剧减少，视锥系统才逐渐承担起在亮处的视觉功能。

（三）视力

视力又称**视敏度**（visual acuity），是指眼对物体细小结构的分辨能力。通常以眼所能分辨的最小视角为衡量标准。视角是指物体上两点发出的光线入眼后通过节点形成的夹角（图9－7）。视角的大小与视网膜上物像的大小成正比。在眼前5 m处，两个相距1.5 mm（国际标准视力表1.0行“E”形视标的每两笔画间空隙的宽度）的光点所发出的光线在眼内形成的视角正好为1分角，此时，视网膜上的物像约为4.5 μm，相当于一个视锥细胞的平均直径。如果在视网膜的一直线上有三个相邻的视锥细胞，两端两个视锥细胞受到光照刺激，而中间的一个视锥细胞未受到光照，于是眼就能分辨出是两个光点。国际标准视力表就是根据这一原理设计的。国际标准视力表用视角（以分角为单位）的倒数作为视力的高低，并以1.0（即视角为1分角的倒数1/1′）为标准视力。但实际上，正常人眼能分辨更小的视角，即视力可超过1.0，达到1.5或更高。这可能是因为视网膜中央凹处的视锥细胞外段直径仅1.5～2.0 μm，因而此处视网膜的分辨能力特别高。

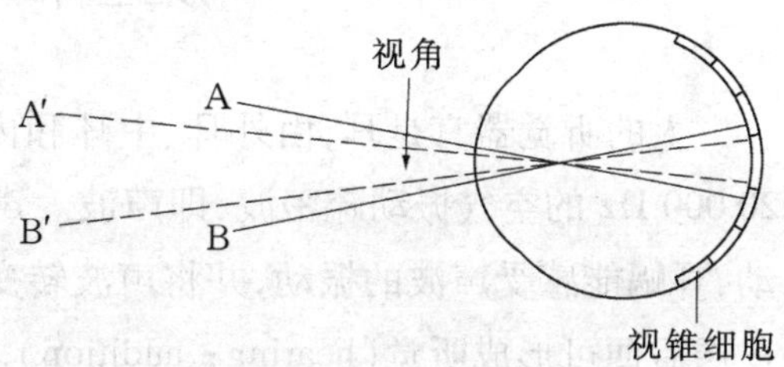

图9－7 视角示意图

A和B两点光源分别成像于视网膜上两个被隔开的视锥细胞，人眼能分辨为两点；A′和B′为远移了的两点光源，形成的物像集中在一个视锥细胞上，人眼将不能分辨为两点

（四）视野

单眼固定注视正前方所能看到的空间范围，称为该眼的**视野**（visual field）。在同一光照条件下，不同颜色的视野大小不同，其中白色视野最大，蓝色和红色视野次之，绿色视野最小。视野的大小可能与各类感光细胞在视网膜中的分布范围有关。视野还受面部结构的影响，由于鼻和额对视线的阻挡，使颞侧和下方的视野较大，而鼻侧和上方的视野较小。临床上检查视野有助于对视网膜和视觉传导通路疾患的诊断。

（五）双眼视觉和立体视觉

两眼同时观看物体时形成的视觉称为**双眼视觉**（binocular vision）。双眼视物时，两眼视网膜上各形成一个完整的物像，由于眼外肌的精细协调运动，可使来自物体同一部分的光线成像于两眼视网膜的对称点上，并可在主观上产生单一物体的视觉，此称为**单视**。如果眼外肌瘫痪或眼内肿瘤、异物等压迫，或手指轻推一侧眼球使之发生位移，均可使物像落在两眼视网膜的非对称点上，因而在主观上产生有一定程度重叠的两个物体的感觉，这称为**复视**。

双眼视物时，由于双眼视野大部分重叠，因而可弥补单眼视野中的生理盲区，扩大视野。双眼视物时，还可产生立体视觉。这是因为同一被视物体在两眼视网膜上所形成的像并不完全相同，左眼看到物体的左侧面较多，而右眼看到物体的右侧面较多，这种有差异的视觉信息经视皮层整合和分析处理后，便产生有关物体的厚度、深度及空间距离等主观感觉，这称为**立体视觉**(stereoscopic vision)。立体视觉主要是由于两眼视觉差异所产生的。但单眼视物时也能产生一定的立体感觉，这主要是由于生活经验，如物体的阴影变化，近物的感觉比较鲜明而远物的感觉比较模糊等。另外，头部的运动引起被视物体的相对运动也可产生一定的立体感觉。

第三节　听觉器官

人的听觉器官是耳，由外耳、中耳和内耳的耳蜗组成。耳蜗的适宜刺激是频率为 20 ~ 20 000 Hz 的空气振动疏密波，即声波。声波经外耳道和中耳传到内耳，引起内耳淋巴的振动，耳蜗能感受声波的振动，并将声波转变为听神经纤维上的神经冲动，冲动传入大脑听觉皮层后便可形成**听觉**(hearing; audition)。因此，听觉是由耳、听觉传导通路和听皮层的共同活动而完成的。

一、外耳和中耳的传音功能

(一) 外耳的功能

外耳由耳郭和外耳道组成。耳郭具有收集声波的作用，许多动物的耳郭还能运动，以帮助辨别声源的方向。外耳道是声波传导的通道，同时兼有共鸣箱作用，与声波产生共振效应，使声波通过外耳道时可提高声强约 10 dB。

(二) 中耳的功能

中耳由鼓膜、鼓室、听骨链和咽鼓管等结构组成。中耳在传音过程中起重要作用。

鼓膜为椭圆形稍向鼓室凹陷的薄膜，面积为 50 ~ 90 mm^2，厚约 0.1 mm。鼓膜具有较好的频率响应和较小的失真度等特性，能与声波同步振动，将声波振动如实地传递给听骨链。

听骨链由三块听小骨即锤骨、砧骨和镫骨依次连接而成。锤骨柄附着于鼓膜内面，镫骨脚板与卵圆窗膜相贴，砧骨居中，形成一个固定角度的杠杆(图 9-8)。这个杠杆以锤骨柄为长臂，砧骨长突为短臂，支点正好落在听骨链的重心上。当声波振动鼓膜，再经听骨链传给卵圆窗膜时，可使振动的幅度减小而压强增大，从而提高传音效率，同时对内耳又具有保护作用。

咽鼓管是沟通鼓室和鼻咽部的通道，具有平衡鼓室内压和外界大气压的作用，对维持鼓膜的正常位置、形态和振动性能具有重要意义。咽鼓管通常是关闭的，但在吞咽、打哈欠或打喷嚏时，可暂时开放。咽鼓管若因炎症而阻塞，鼓室内空气将被吸收而使鼓室内压降低，导致鼓膜内陷而引起耳鸣、耳痛等症状，也会影响听力。

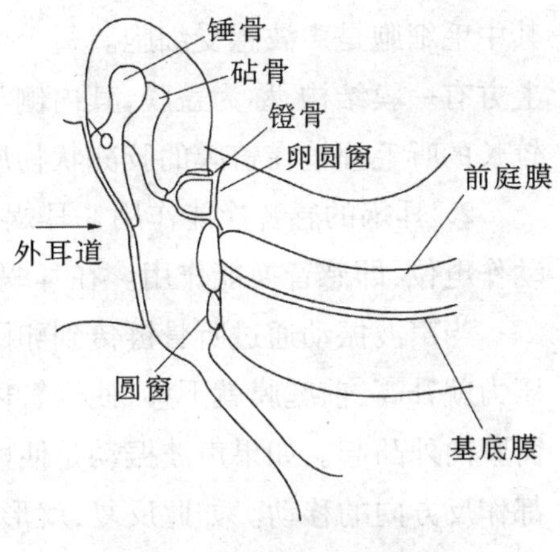

图9－8　听骨链及其和耳蜗的关系示意图

（三）声波传入内耳的途径

1. 气传导　声波经外耳、鼓膜、听骨链和卵圆窗膜传入内耳的途径，称为**气传导**（air conduction），气传导是声波传入内耳的主要途径。此外，鼓膜振动也可引起鼓室内空气的振动，再经过圆窗膜传入内耳。这一途径在正常情况下并不重要，但当听骨链损伤或运动障碍时，可起到一定的代偿作用。

2. 骨传导　声波直接引起颅骨振动，再引起颞骨骨质中的耳蜗内淋巴振动，这一声波传导途径称为**骨传导**（bone conduction）。骨传导敏感度低，在正常听觉形成中几乎不起作用，但当鼓膜或中耳病变使气传导明显受损时，骨传导却不受影响，甚至相对加强。临床上常使用音叉比较气传导和骨传导的情况，以判断听觉障碍的原因和部位。

二、内耳的感音换能功能

（一）耳蜗的感音换能作用

1. 耳蜗的结构要点 耳蜗是一条围绕骨质蜗轴旋转 $2\frac{1}{2} \sim 2\frac{3}{4}$ 周而成的骨质管腔。在耳蜗管的横断面上，耳蜗被一斜行的前庭膜和一横行的基底膜分隔成三个腔，即前庭阶、蜗管和鼓阶（图9－9）。前庭阶在耳蜗底部与卵圆窗膜连接，内充满外淋巴。鼓阶在耳蜗底部与圆窗膜连接，也充满外淋巴。前庭阶和鼓阶在耳蜗顶部相通。蜗管是一个充满内淋巴的盲管。基底膜上有声波感受器，即**螺旋器**，或称**柯蒂器**。螺旋器由毛细胞和支持细胞组成，

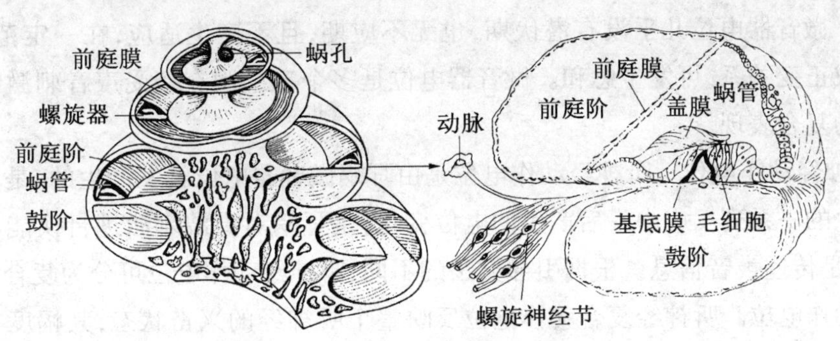

图9－9　耳蜗和耳蜗管横断面示意图

其中毛细胞是声波感受细胞。每个毛细胞的顶部表面都有上百条排列整齐的听毛。在听毛上方有一膜结构,称为盖膜,其内侧与耳蜗轴相连,外侧则游离于内淋巴中。毛细胞上有些较长的听毛埋植在盖膜的胶冻状物质中。

2. 耳蜗的感音换能作用　耳蜗的作用是将由中耳传来的机械振动转变成听神经上的动作电位,即感音换能作用。在耳蜗的感音换能过程中,耳蜗基底膜的振动起着关键作用。

当声波振动通过听骨链传到卵圆窗膜时,如果振动使卵圆窗膜内陷,前庭阶中的外淋巴压力就升高,前庭膜就下移,使蜗管内淋巴压力升高,进而使基底膜下移,鼓阶外淋巴压迫圆窗膜向外凸起。如果声波振动是使卵圆窗膜向外凸起,则整个耳蜗内的淋巴和膜性结构就都作反方向的移动。如此反复,就形成了基底膜的振动。基底膜振动时,基底膜与盖膜之间发生切向位移,使毛细胞顶部的听毛弯曲,从而引起毛细胞兴奋,使机械振动转变成生物电变化。

研究表明,基底膜的振动从耳蜗底部开始,以行波的方式向耳蜗顶部传播。基底膜振动的传播距离和出现最大振幅的部位随声波振动频率的不同而不同。声波频率越低,行波传播距离越远,出现最大振幅的基底膜部位越靠近耳蜗顶部;而声波频率越高,则行波传播距离越近,出现最大振幅的基底膜部位越靠近耳蜗底部。可见,每一振动频率在基底膜上都有其特定的行波传播范围和最大振幅区,使与该区相连的毛细胞能感受到最大的刺激;而来自基底膜不同区域的听神经纤维的传入冲动在到达中枢不同部位时,即可引起不同音频的听觉。这是听觉系统对不同音频声音进行初步分析的基础。动物实验和临床研究也证明,耳蜗底部受损时主要影响高频听力,而耳蜗顶部受损时则主要影响低频听力。

(二) 耳蜗和听神经的生物电现象

1. 耳蜗内电位　在耳蜗未受刺激时,如果鼓阶外淋巴电位为零,可测出蜗管内淋巴电位为 +80 mV,此称为**耳蜗内电位**(endocochlear potential),也称**内淋巴电位**(endolymphatic potential)。静息情况下耳蜗毛细胞内电位为 −70 ~ −80 mV,由于毛细胞顶端浸浴于内淋巴中,因此静息时此处毛细胞膜内外的电位差可达 150 ~ 160 mV。

2. 耳蜗微音器电位　当耳蜗受到声波刺激时,在耳蜗及其附近结构中可记录到一种具有交流性质的电变化,其频率和幅度与作用的声波完全一致,称为**微音器电位**(microphonic potential)。微音器电位几乎没有潜伏期,也无不应期,且不产生适应,在一定范围内,其幅度与声强成正变关系,可发生总和。微音器电位是多个毛细胞在接受声音刺激时产生的感受器电位的复合表现。

3. 听神经动作电位　听神经动作电位是由耳蜗微音器电位触发产生的,是耳蜗对声波刺激所产生的一系列反应中最后产生的电位变化,是耳蜗对声波刺激进行换能和编码的结果,其作用是传递声音信息。根据引导方法的不同,听神经动作电位可分为复合动作电位和单一纤维动作电位。听神经复合动作电位反映整个听神经的兴奋状态,其幅度在一定范围内与声强有关,也与兴奋的听神经纤维数目及放电的同步化程度有关,但不能反映声音的频率特性。如果将微电极刺入听神经纤维内，可记录到单一神经纤维的动作电位，这是一种“全或无”式的电位。每一根单纤维都只对某一特定的声波频率发生反应，这与该纤维末梢在基底膜上的起源部位有关；当某一频率的声强增大时，相应的单纤维动作电位频率随之增高，并能引起更多的纤维兴奋。

三、听阈与听域

人耳能感受的声频范围为20～20 000 Hz，且每一频率的声波还须达到一定的强度才能被感知。通常把每一频率能引起听觉的最低声强称为**听阈**（auditory threshold）。如果声强在听阈以上继续增加，当增加到一定程度时，不但可使听觉增强，还引起鼓膜疼痛感觉，此时的声强称为**最大可听阈**。图9－10是以声波频率为横坐标，以声强（或称声压）为纵坐标绘制而成的听力曲线，图中下方曲线表示不同频率的听阈，上方曲线表示其最大可听阈，两曲线之间的面积即为**听域**（auditory field）。从图中可见，人耳最敏感的频率在1 000～3 000 Hz之间。而日常说话的频率略低，语音强度则在听阈与最大可听阈之间的中等强度处（见图中心斜线区）。

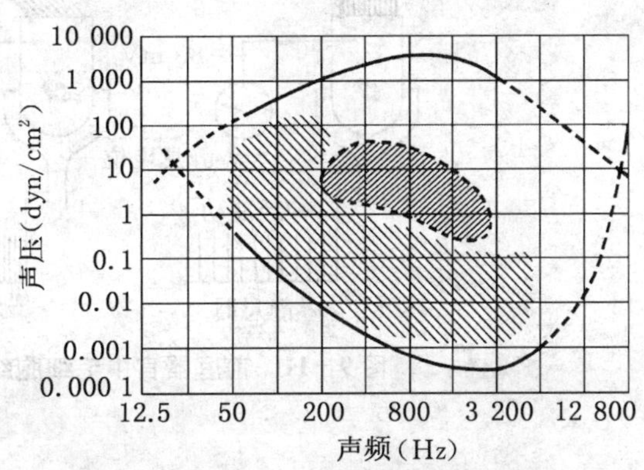

图9－10　正常人的听阈和听域图

中心斜线区表示通常的语音区，下方斜线区表示次要语音区

在临床上，听力是用来表达听觉器官感受声音能力的术语。在实际应用中，常以分贝（dB）作为声强的相对指标。日常说话的声强一般为30～70 dB，大声喊叫时可达100 dB。当人们长期处于高分贝或噪声环境中，可缓慢损害听觉，使听力下降。

第四节　前庭器官

内耳的前庭器官包括椭圆囊、球囊和三个半规管，能感受人体自身的运动状态和头部空间位置的改变，在维持身体平衡中起重要作用。

一、前庭器官的感受细胞

前庭器官的感受细胞都称为毛细胞。每个毛细胞顶部通常有60～100条纤毛，呈阶梯状排列，其中最长的一条，称为动毛，位于毛细胞顶端一侧边缘，其余的纤毛较短，数量较多，称为静毛。当纤毛处于自然状态时，毛细胞膜内外存在约－80 mV的静息电位，此时与毛细胞相连的神经纤维上有一定频率的持续放电。当外力使纤毛倒向动毛一侧时，毛细胞膜发生去极化,传入纤维的冲动发放频率增加,表现为兴奋;相反,当外力使纤毛倒向静毛一侧时,则毛细胞膜发生超极化,传入纤维的冲动发放频率减少,表现为抑制(图 9 - 11)。正常情况下,机体的运动状态和头部空间位置的改变都能以特定的方式改变毛细胞纤毛的倒向,使相应神经纤维的冲动频率发生改变,这些信息传到中枢,就能引起特定的运动觉和位置觉,并引起躯体和内脏活动的反射性变化。

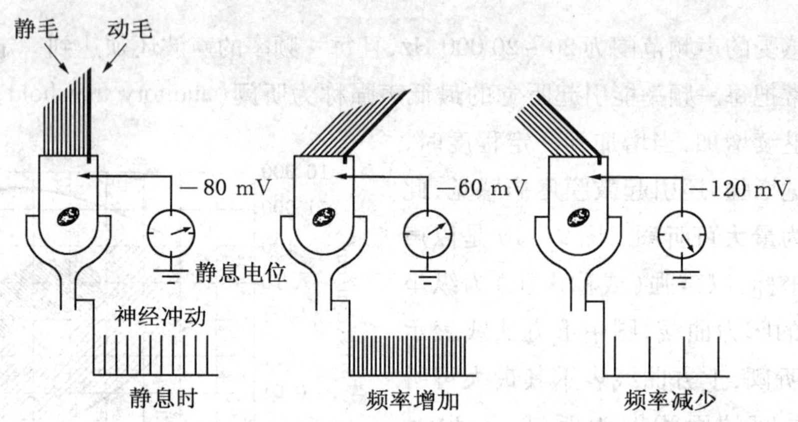

图 9 - 11　前庭器官中毛细胞纤毛状态与神经冲动发放关系示意图

二、前庭器官的适宜刺激和生理功能

(一) 椭圆囊和球囊

椭圆囊和球囊是膜质的小囊,内各有一个由毛细胞和支持细胞构成的囊斑,毛细胞的纤毛穿插在位砂膜内,毛细胞基底部有前庭神经末梢分布。椭圆囊和球囊的适宜刺激是头部空间位置的改变和直线变速运动。人体取直立位时,椭圆囊囊斑呈水平位,位砂膜位于纤毛上方(图 9 - 12);而球囊囊斑呈垂直位,位砂膜位于纤毛外侧。在这两种囊斑中,每个毛细胞动毛和静毛的排列方向都不完全相同,因而有利于感受人体在囊斑平面上所作的各个方向的直线变速运动。例如,当人体在水平方向作直线变速运动时,由于位砂的惯性作用,使毛细胞与位砂膜相对位置发生改变,因此,在椭圆囊囊斑上总有一些毛细胞的纤毛将倒向动毛一侧,于是引起相应的毛细胞传入纤维发放冲动增加,冲动传入中枢后,可引起水平方向的直线变速运动感觉,同时引起各种姿势反射,以维持身体平衡。

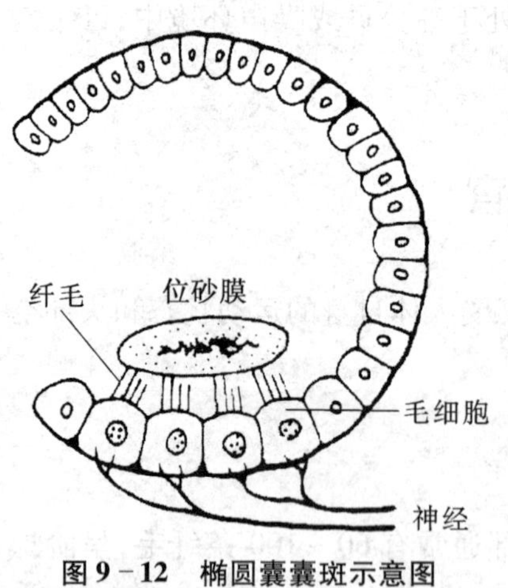

图 9 - 12　椭圆囊囊斑示意图

球囊囊斑上的毛细胞则以类似的机制感受垂直方向的直线变速度运动。当头部在空间的位置发生改变时,也可刺激椭圆囊和球囊感受器,反射性地引起肌张力改变,以调整身体的姿势。

（二）半规管

人体两侧内耳各有三个相互垂直的半规管，分别称为外、上、后半规管，分别处于三维空间的三个平面。当头部前倾30°时，外半规管与地面平行，而其余两个半规管则与地面垂直。每个半规管与椭圆囊连接处都有一个膨大的部分，称为壶腹；壶腹内有一隆起的结构，称为壶腹嵴；其中有一排毛细胞面对管腔，毛细胞顶部的纤毛均埋植于胶质性的终帽内（图9－13）。半规管的适宜刺激是旋转变速运动。以外半规管为例，使头部前倾30°并绕身体纵轴向左旋转，旋转开始时，半规管内淋巴由于惯性而向右流动，左侧外半规管中的内淋巴将压向壶腹的方向，使壶腹嵴内毛细胞的纤毛倒向动毛一侧，毛细胞发生去极化，相应的传入纤维向中枢发放的冲动增加；而右侧外半规管中的内淋巴则背离壶腹，使壶腹嵴内毛细胞的纤毛倒向静毛一侧，毛细胞发生超极化，相应的传入纤维向中枢发放的冲动减少。两侧不同频率的冲动传入中枢后，即可产生旋转变速运动感觉。当运动变为匀速旋转时，由于内淋巴的流动方向和速度均与半规管壁相同，毛细胞纤毛不再弯曲而膜电位恢复运动前的状态。当运动突然停止时，内淋巴又因其惯性而继续向左流动，出现与开始旋转时相反的变化。其他两对半规管可分别感受其所处平面方向的旋转变速运动。

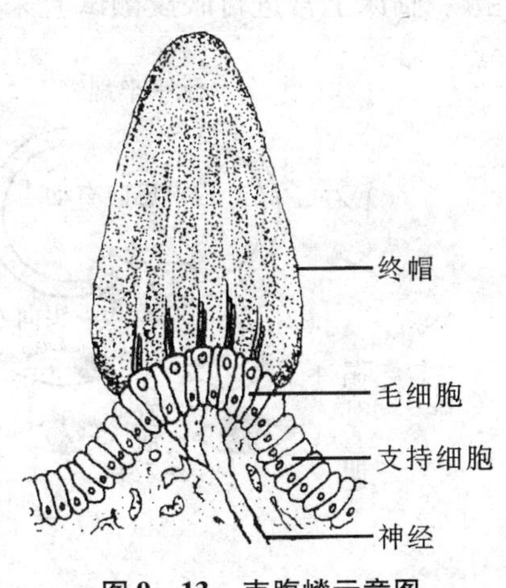

图9－13　壶腹嵴示意图

三、前庭反应

来自前庭器官的传入冲动除引起相应的运动觉和位置觉外，还可引起各种姿势调节反射和内脏活动的改变，这些反应统称为**前庭反应**（vestibular reaction）。

1．前庭姿势调节反射　人在乘车时，如果汽车刚启动或突然加速，由于惯性，身体会向后倾倒，此时躯干部屈肌和下肢伸肌的肌张力将会增强；而若汽车突然减速或急刹车，则出现与前述相反的情况。当乘坐电梯上升时，会出现四肢伸肌紧张抑制而下肢屈曲；而当电梯下降时，则伸肌收缩而下肢伸直。这些都是前庭器官的姿势反射，其意义在于维持一定的姿势和身体平衡。

2．前庭自主神经反射　如果前庭器官受到刺激过强，或刺激时间过长，或前庭器官功能过敏时，常会引起恶心、呕吐、眩晕、皮肤苍白等现象，称为**前庭自主神经反应**（vestibular autonomic reaction），严重时可导致晕车、晕船等。

3．眼震颤　**眼震颤**（nystagmus）是指躯体旋转时出现的眼球不随意运动，主要由半规管受刺激而引起。眼震颤的方向可因受刺激半规管的不同而不同。当人体头部前倾30°而绕身体纵轴向左侧旋转时，由于外半规管受到刺激而出现水平方向的眼震颤。当旋转开始时，双眼球向右侧缓慢移动，称为眼震颤的慢动相；当眼球移动到眼裂右侧端而不能再右移时，突然快速返回到眼裂正中，称为眼震颤的快动相。以后又进行新的慢动相和快动相，反复交替（图 9－14）。通常规定快动相为眼震颤的方向。当旋转变为匀速转动时，旋转虽继续进行，但由于两侧壶腹内淋巴在惯性作用下不再使壶腹嵴内毛细胞纤毛弯曲，于是眼震颤停止，眼球居于眼裂正中。当旋转突然减速或停止时，又出现与旋转开始时相反方向的眼震颤。临床上常进行眼震颤试验来判断前庭功能是否正常。

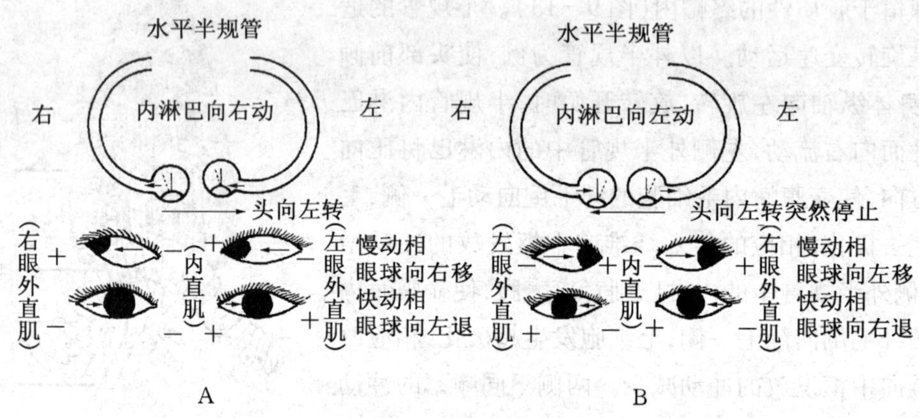

图 9－14　旋转变速运动引起的眼震颤示意图

A. 旋转开始时的眼震颤方向；B. 旋转突然停止时的眼震颤方向

第五节　其他感觉器官

一、嗅觉器官

人的嗅觉器官是鼻，嗅觉感受器是位于上鼻道及鼻中隔后上部嗅上皮中的嗅细胞。嗅觉感受器的适宜刺激是空气中有气味的化学物质，称为嗅质。吸气时嗅质作用于嗅细胞，使嗅细胞发生生物电变化，并经嗅丝传至中枢而形成**嗅觉**（olfactory sensation; smell）。

嗅觉的灵敏度用嗅阈来表示。嗅阈是指刚能引起嗅觉的某种嗅质在空气中的最低浓度。不同种属的嗅觉敏感度相差很大，如犬对乙酸的敏感度较人高约 1 000 万倍。同一种属对不同气味物质的敏感度也不同，如人对粪臭素的嗅阈为 4×10^{-10} mg/L，而对人工麝香的嗅阈则为 $5 \times 10^{-9} \sim 5 \times 10^{-6}$ mg/L。此外，温度、湿度和大气压等因素对嗅觉有明显的影响，感冒时，可因鼻黏膜肿胀而导致嗅细胞敏感度大大降低。人的嗅觉感受器是快适应感受器，当某种嗅质突然出现时，可引起明显的嗅觉，如果持续存在，感觉将很快减弱，甚至消失，但此时对其他新出现的嗅质仍能形成嗅觉。

二、味觉器官

人的味觉器官是舌，**味觉**（gustatory sensation; taste）的感受器是味蕾，主要分布于舌的背部表面和舌缘，口腔和咽部黏膜表面也有散在的味蕾存在。

人类味觉系统能区分多种味道，但众多的味道都是由酸、甜、苦、咸四种基本味道组合而成，近年来也将"鲜味"列为基本味道。舌表面不同部位对不同味觉刺激的敏感度不同。一般舌尖对甜味较敏感，舌两侧对酸味较敏感，舌两侧前部对咸味较敏感，软腭和舌根则对苦味较敏感。味觉的敏感度往往受刺激物本身温度的影响，在20～30 ℃时，味觉敏感度最高。

三、皮肤的感觉功能

皮肤内存在多种感受器，能产生多种感觉，主要有触-压觉（包括触觉和压觉）、温度觉（包括冷觉和热觉）和痛觉等。

给皮肤施以触、压等机械刺激所产生的感觉，分别称为**触觉**（touch）和**压觉**（pressure），统称为**触-压觉**。皮肤对触-压觉刺激的敏感度与感受器在皮肤的分布密度呈正比，其分布规律是鼻、口唇、指尖等处密度最高，胸、腹部次之，手腕、足底等处最低。

给皮肤以不同的温度刺激可产生**冷觉**（cold）或**热觉**（warmth），合称为**温度觉**（temperature），分别由冷、热感受器的兴奋而引起。皮肤的温度感觉受皮肤的基础温度、温度变化速度以及皮肤受刺激的范围等因素影响。在常温下，皮肤温度越高，热觉的阈值就越低；反之，皮肤温度越低，冷觉的阈值越低。

皮肤**痛觉**（pain）是由伤害性刺激作用于皮肤而产生的一种重要感觉，具体内容详见第十章。

习　题　九

（一）单项选择题

1. 下列关于感受器形态和功能特征的描述，**错误**的是

A. 均为游离神经末梢　　B. 均有适宜刺激
C. 均能产生感受器电位　　D. 均有编码功能

2. 属于快适应感受器的是

A. 主动脉弓压力感受器　　B. 关节囊感受器
C. 肌梭　　D. 环层小体

3. 在眼的折光系统中，折光能力可被调节的结构是

A. 角膜　　B. 房水　　C. 晶状体　　D. 玻璃体

4. 入眼光线的折射主要发生在

A. 角膜前表面　　B. 角膜后表面　　C. 晶状体前表面　　D. 晶状体后表面

5. 对正视眼来说，被判断为近物的被视物体应在离眼

A. 2 m以内　　B. 4 m以内　　C. 6 m以内　　D. 8 m以内

6. 能使近物发出的辐散光聚焦于视网膜的反射是
A. 辐辏反射　　B. 瞳孔近反射
C. 瞳孔对光反射　　D. 晶状体的调节

7. 睫状肌收缩时可使
A. 悬韧带放松,晶状体变扁平　　B. 悬韧带放松,晶状体变凸
C. 悬韧带拉紧,晶状体变扁平　　D. 悬韧带拉紧,晶状体变凸

8. 眼作最大调节时眼离所能看清物体的距离称为
A. 焦点　　B. 节点　　C. 近点　　D. 远点

9. 发生老视的主要原因是
A. 角膜前表面曲率减小　　B. 房水循环障碍
C. 晶状体弹性减退　　D. 玻璃体浑浊

10. 正常情况下,用手电光照射左眼时
A. 左眼瞳孔缩小,右眼瞳孔扩大
B. 左眼瞳孔缩小,右眼瞳孔不变
C. 左眼瞳孔明显缩小,右眼瞳孔略有缩小
D. 两眼瞳孔同等程度缩小

11. 瞳孔对光反射的中枢位于
A. 延髓　　B. 脑桥　　C. 中脑　　D. 大脑皮层

12. 与正常眼相比,近视眼的
A. 近点和远点都移近　　B. 近点移远,远点移近
C. 近点和远点都移远　　D. 近点移近,远点移远

13. 发生远视的主要原因是
A. 折光能力过弱　　B. 折光能力过强
C. 眼球前后径过短　　D. 眼球前后径过长

14. 可用凹透镜矫正的调节能力减退或折光异常是
A. 老视　　B. 近视　　C. 远视　　D. 散光

15. 看近物和远物都需要进行调节,容易发生视疲劳的是
A. 近视　　B. 远视　　C. 散光　　D. 老视

16. 产生散光的主要原因是
A. 晶状体曲率过小　　B. 眼球前后径过长
C. 角膜表面呈非正球面　　D. 房内压过高

17. 视锥细胞在视网膜上分布最密集的区域是
A. 黄斑区　　B. 黄斑中央凹
C. 视乳头　　D. 视网膜周边部

18. 视锥细胞的特点是

A. 对光的敏感度低,能辨别颜色　　B. 对光的敏感度高,能辨别颜色

C. 对光的敏感度低,不能辨别颜色　　D. 对光的敏感度高,不能辨别颜色

19. 视黄醛被消耗后需要补充的物质是

A. 维生素 A　　B. 维生素 B　　C. 维生素 C　　D. 维生素 D

20. 视敏度主要用于测定

A. 视杆细胞的功能　　B. 视锥细胞的功能

C. 双极细胞的功能　　D. 神经节细胞的功能

21. 下列关于双眼视觉意义的描述,**错误**的是

A. 弥补单眼视野中的生理盲点　　B. 扩大视野

C. 增强视力　　D. 产生立体视觉

22. 正常人耳能感受的振动频率区域为

A. 0 ~20 Hz　　B. 20 ~20 000 Hz

C. 1 000 ~3 000 Hz　　D. 3 000 ~30 000 Hz

23. 飞机骤升或骤降时,通过做吞咽动作有助于

A. 调节中耳和内耳间的压力平衡　　B. 调节前庭阶膜两侧的压力平衡

C. 调节基底膜两侧的压力平衡　　D. 调节鼓室与大气间的压力平衡

24. 声音传向内耳的主要途径是

A. 外耳道→鼓膜→听骨链→卵圆窗膜→内耳

B. 外耳道→鼓膜→听骨链→圆窗膜→内耳

C. 外耳道→鼓膜→鼓室空气→圆窗膜→内耳

D. 颅骨→耳蜗内淋巴

25. 能感受声波刺激的螺旋器位于

A. 前庭膜　　B. 基底膜　　C. 盖膜　　D. 圆窗膜

26. 耳蜗的主要功能是

A. 集音　　B. 判断声源　　C. 增强声压　　D. 感音换能

27. 对水平方向直线变速运动敏感的感受器是

A. 球囊　　B. 椭圆囊　　C. 外半规管　　D. 后半规管

28. 对垂直方向直线变速运动敏感的感受器是

A. 球囊　　B. 椭圆囊　　C. 上半规管　　D. 后半规管

29. 对旋转变速运动敏感的感受器是

A. 球囊　　B. 椭圆囊　　C. 半规管　　D. 耳蜗

30. 对苦味敏感的部位是

A. 舌尖部　　B. 舌两侧部　　C. 舌两侧前部　　D. 舌根部

(二) 填空题

1. 感觉器官是由某些感受细胞连同它们的________共同构成的。
2. 感受器的一般生理特性主要有________、________、________和________。
3. 人眼的适宜刺激是________。
4. 视近物时,眼的调节包括________、________和________。
5. 晶状体的最大调节能力可用________来表示,它随年龄的增长而逐渐________。
6. 眼的感光部位是________,存在________和________两种感光换能系统。
7. 视锥细胞直径较________,与双极细胞和神经节细胞的纤维联系会聚程度较________,因而分辨力高。
8. 视杆系统的功能特点是________,________和________。
9. 视锥系统的功能特点是________,________和________。
10. 视杆系统专司________觉,而视锥系统专司________觉。
11. 视杆细胞所含的感光色素为________,在光照处迅速分解为________和________。
12. 暗适应的产生机制与视网膜中________在暗处合成增强有关。
13. 能看清国际标准视力表1.0行视标的视力表示能分辨的视角为________,此时,视网膜上的物像约为________μm,相当于________。
14. 在同一光照条件下,________色视野最大,________色视野最小。
15. 声波由鼓膜和听骨链传入内耳时,其振幅________,强度________。
16. 声波由外界传入内耳有两条途径,即________和________。
17. 声波振动频率愈低,行波在基底膜上传播愈________,出现最大振幅的部位愈靠近耳蜗________部。
18. 当外力使前庭器官毛细胞的纤毛倒向动毛一侧时,毛细胞膜发生________,相应的传入纤维发放冲动频率________。
19. 前庭反应包括________、________和________。
20. 嗅觉感受器是________,位于________。味觉感受器是________,主要分布于________。

(三) 名词解释

1. 感受器
2. 感觉器官
3. 感受器的适宜刺激
4. 感受器的换能作用
5. 感受器的编码功能
6. 感受器的适应现象
7. 简化眼
8. 瞳孔近反射
9. 瞳孔对光反射
10. 生理盲点
11. 暗适应
12. 明适应
13. 视力(视敏度)
14. 视野
15. 声波的气传导
16. 耳蜗微音器电位
17. 听阈
18. 前庭反应

（四）问答题

1. 正常人眼为什么既能看清远物，也能看清近物？
2. 为何老年人的眼都会发生老视？近视眼患者步入老年后，近视是否能不治而愈？
3. 简述视网膜上两种感光换能系统的功能特征和视觉形成基本原理。
4. 简述暗适应、明适应和双眼单视的现象和形成机制。
5. 简述国际标准视力表的设计原理。
6. 简述声波传入内耳并被感受的过程和基本原理。
7. 简述前庭器官感受位置觉和运动觉的基本原理。
8. 前庭反应包括哪些生理活动的改变？各有何生理意义？

（张　敏）

第十章　神经系统的功能

学习纲要

1. 掌握化学性突触传递，神经递质和受体。

2. 掌握感觉投射系统，大脑皮层皮层第一感觉区，内脏痛和牵涉痛。

3. 掌握大脑皮层的主要运动区。

4. 掌握自主神经的递质和受体系统及其功能，交感和副交感神经系统的功能特征。

5. 熟悉神经纤维传导兴奋的特征，轴质运输，反射活动的基本规律。

6. 熟悉丘脑前的感觉传入系统，大脑皮层其他感觉区。

7. 熟悉运动传出的最后公路，脊休克，牵张反射，去大脑僵直和脑干对肌紧张的调节，运动的传出通路，基底神经节和小脑的运动调节功能。

8. 熟悉低位脑干和下丘脑对内脏活动的调节。

9. 了解神经元的一般功能，神经的营养性作用，电突触传递。

10. 了解丘脑的感觉分析功能，本体感觉、触-压觉、温度觉和躯体痛。

11. 了解大脑皮层对姿势的调节。

12. 了解脊髓和大脑皮层对内脏活动的调节。

13. 了解脑电活动，觉醒和睡眠，脑的高级功能。

神经系统是人体内起主导作用的调节系统。体内各系统和器官都是在神经系统的直接或间接调控下协调地完成其生理功能，并能在内、外环境发生变化时做出迅速的反应，调整其功能状态以适应各种环境变化，维持整个机体的正常生命活动。神经系统一般分为**中枢神经系统**和**周围神经系统**，前者是指脑和脊髓，后者则为脑和脊髓以外的部分。本章主要介绍中枢神经系统的生理功能。

第一节　神经系统功能活动的基本原理

一、神经元

（一）神经元的一般结构和功能

神经系统内主要含神经元和神经胶质细胞两类细胞。**神经元**是构成神经系统的结构和功能的基本单位。神经胶质细胞则主要对神经元起支持、保护和营养作用，并在神经组织损伤后可再生而进行修复。

神经元的形态和大小有很大差别，但都有突起，突起可分为树突和轴突两类。一个神经元可有多个树突，但通常只有一个轴突。胞体发出轴突的部位称为轴丘。轴突的起始部分称为始段；轴突的末端分成许多分支，每个分支末梢的膨大部分称为突触小体，它与另一个神经元相接触而形成突触。轴突外面包有髓鞘便成为神经纤维。神经纤维可分为有髓鞘神经纤维和无髓鞘神经纤维。神经纤维末端称为神经末梢（图10－1）。

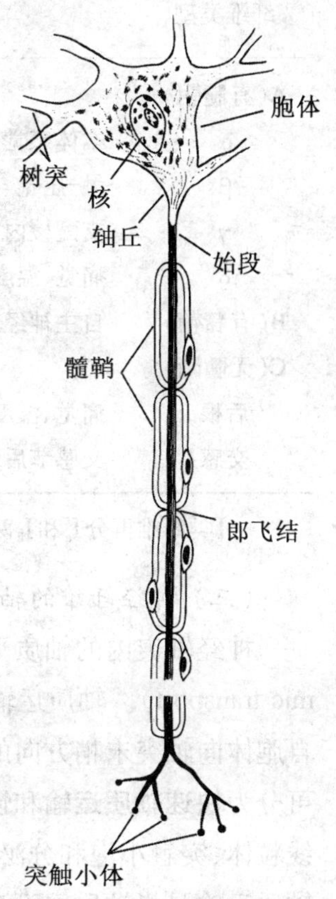

图10－1　神经元的模式图

神经元的主要功能是接受和传递信息。中枢神经元通过传入神经接受体内、外环境变化的刺激信息，并经一定的神经元联系对这些信息进行加工处理，然后由传出神经把指令传给相应的效应器，产生调节和控制效应。此外，有些神经元还能分泌激素，将神经信号转变为体液信号。

（二）神经纤维的功能和分类

神经纤维的主要功能是传导兴奋。在神经纤维上传导着的兴奋或动作电位称为**神经冲动**（nerve impulse），简称**冲动**。神经纤维传导兴奋的速度受多种因素的影响。神经纤维的直径越粗，传导就越快；有髓鞘神经纤维以跳跃式传导的方式传导兴奋，因而较无髓鞘神经纤维的传导要快得多；有髓鞘神经纤维的髓鞘在一定范围内增厚，传导也随之增快；温度在一定范围内升高也可加快传导。测定神经传导速度有助于诊断神经纤维的疾病和估计神经损伤的预后。

神经纤维传导兴奋具有以下特征：①完整性。神经纤维只有在其结构和功能上都完整时才能传导兴奋；如果神经纤维受损或被切断，或局部应用麻醉剂，兴奋传导将受阻。②绝缘性。一根神经干内含许多条神经纤维，但神经纤维传导兴奋时基本上互不干扰，表现为各神经纤维传导兴奋时彼此隔绝的特性。③双向性。人为刺激神经纤维上任何一点，只要刺激强度足够大，引起的兴奋将同时沿纤维向两端传播。但在体时，神经冲动总是沿轴突由胞体传向末梢，表现为传导的单向性，这是由突触的极性决定的。④相对不疲劳性。连续电刺激神经数小时至十几小时，神经纤维始终能保持其传导兴奋的能力，与突触传递相比，表现为不易发生疲劳。

根据神经纤维上兴奋传导速度的差异，可将哺乳类动物的周围神经纤维分为A、B、C三类。其中A类纤维又分为α、β、γ、δ四个亚类；也可根据其直径和来源分为Ⅰ、Ⅱ、Ⅲ、Ⅳ四类，它们分别相当于A_α、A_β、A_δ类和C类后根纤维，但不完全等同。目前，前一种分类法多用于传出纤维，后一种分类法则常用于传入纤维（表10－1）。

表 10-1 哺乳类动物周围神经纤维的类型

纤维类型	功 能	纤维直径(μm)	传导速度(m/s)	相当于传入纤维的类型
A(有髓鞘)				
α	本体感觉、躯体运动	13~22	70~120	Ⅰ*
β	触-压觉	8~13	30~70	Ⅱ
γ	支配梭内肌(使其收缩)	4~8	15~30	
δ	痛觉、温度觉、触-压觉	1~4	12~30	Ⅲ
B(有髓鞘)	自主神经节前纤维	1~3	3~15	
C(无髓鞘)				
后根	痛觉、温度觉、触-压觉	0.4~1.2	0.6~2.0	Ⅳ
交感	交感节后纤维	0.3~1.3	0.7~2.3	

*:Ⅰ类纤维再分I_a和I_b两个亚类,I_a类纤维直径稍粗(12~22 μm),I_b类纤维直径略细(约 12 μm)

(三) 神经纤维的轴质运输

神经轴突内的轴质平时处于流动状态,并起物质运输的作用,故称为**轴质运输**(axoplasmic transport)。轴质运输对维持神经元的解剖和功能的完整性具有重要意义。轴质运输有自胞体向轴突末梢方向的**顺向轴质运输**和自末梢向胞体方向的**逆向轴质运输**;顺向运输又可分为**快速轴质运输**和**慢速轴质运输**两类。快速轴质运输主要运送有膜结构的细胞器,如线粒体、突触小泡和分泌颗粒等,在猴、猫等动物坐骨神经内的运输速度约 410 mm/d;慢速轴质运输是指轴质内可溶性成分随微管、微丝等结构不断向前延伸而发生的移动,其速度为 1~12 mm/d。有些物质,例如,神经生长因子、辣根过氧化物酶、某些病毒(如狂犬病病毒)和毒素(如破伤风毒素)等在末梢被摄取后,可通过逆向轴质运输而到达胞体,这类运输的速度约 205 mm/d。

(四) 神经的营养性作用

神经能使它所支配的组织在功能上发生变化,例如,引起肌肉收缩、腺体分泌等,此称为神经的**功能性作用**。除此之外,神经末梢还经常释放某些营养性因子,持续调整它所支配组织的内在代谢活动,影响其持久性的结构、生化和生理的变化,这一作用则称为神经的**营养性作用**(trophic action)。在正常情况下,神经的营养性作用不易被觉察,但当神经纤维被切断后即可明显表现出来,它所支配的肌肉内可出现糖原合成减慢,蛋白质分解加速,肌肉逐渐萎缩等现象。例如,脊髓灰质炎患者一旦前角运动神经元变性死亡,它所支配的肌肉将发生萎缩。这就是肌肉失去神经营养性作用的结果。

二、突触传递

在反射活动中,神经元与神经元之间,或神经元与效应器细胞之间,都通过突触传递信息，神经元与效应器细胞之间的突触也称接头，如骨骼肌神经-肌接头。信息从一个神经元传给另一个神经元或效应器细胞的过程，称为**突触传递**(synaptic transmission)。大多数突触传递通过突触前神经元释放某种化学物质而实现，故称为**化学性突触传递**；但有些突触则以局部电流直接在相邻两细胞之间传递，因而称为**电突触传递**。

电突触的结构基础是**缝隙连接**(图 10-2)。缝隙连接普遍存在于细胞之间，也存在于神经元之间。在以缝隙连接相邻接的两个神经元之间，两细胞膜相隔 2～3 nm，两膜上各由六个亚单位构成的连接体蛋白端端相接而形成水相通道。带电离子很容易通过这些低电阻通道，使局部电流从一个细胞传给另一个细胞。电突触传递具有双向性和快速性等特点。电突触传递主要发生在同类神经元之间，具有促进神经元同步化活动的功能。

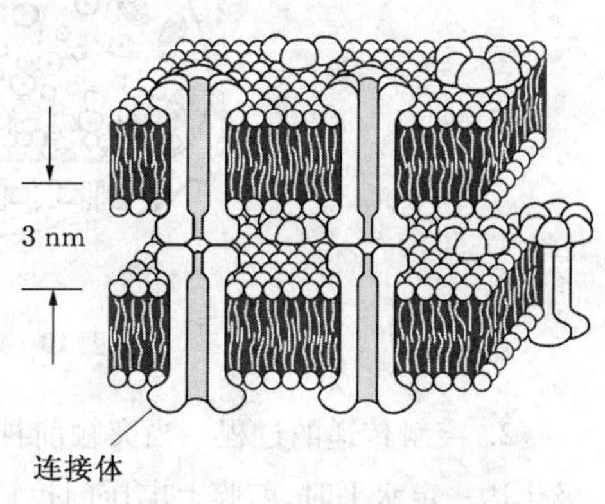

图 10-2　电突触结构的模式图

由于大多数突触传递是化学性的，因而以下主要介绍化学性突触传递。

(一) 化学性突触及其传递过程

化学性突触一般由突触前膜、突触后膜和突触间隙三部分组成。突触前膜通常是突触前神经元轴突末梢的膜结构，而突触后膜可为突触后神经元树突、胞体或轴突的膜结构，因而突触常分为轴突-树突式突触、轴突-胞体式突触和轴突-轴突式突触三类(图 10-3)。其中以轴突-树突式突触最多见，而轴突-轴突式突触是构成突触前抑制的重要结构基础。

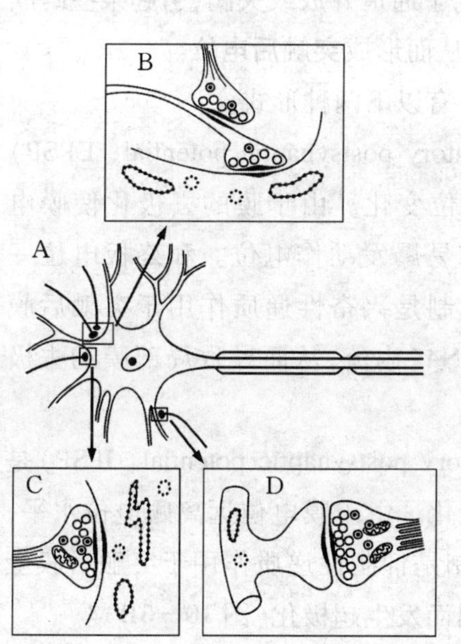

图 10-3　突触基本类型的示意图

A. 表示形成于神经元不同部位的三种突触类型；B、C、D. 分别表示放大的轴突-轴突式、轴突-胞体式、轴突-树突式突触

1. 突触的微细结构　在电子显微镜下观看，突触前膜和突触后膜较一般的细胞膜稍增厚，约 7.5 nm，突触间隙宽 20～40 nm。在突触前膜内侧的轴质内，含有较多线粒体和大量囊泡，后者称为突触小泡，直径 20～80 nm，内含高浓度的神经递质。不同的突触内所含突触小泡的大小和形态不完全相同，突触小泡一般分为以下三种：①小而清亮透明的小泡，内含乙酰胆碱或氨基酸类递质；②小而具有致密中心的小泡，内含儿茶酚胺类递质；③大而具有致密中心的小泡，内含神经肽类递质。在其相对应的突触后膜上则存在着相应的特异性受体或化学门控通道(图 10-4)。

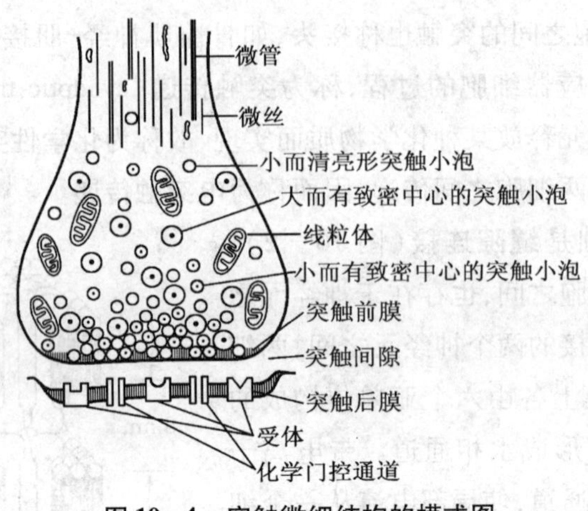

图 10-4　突触微细结构的模式图

2. 突触传递的过程　当突触前神经元有冲动传到末梢时，突触前膜发生去极化，当去极化达一定水平时，前膜上电压门控钙通道开放，细胞外 Ca^{2+} 进入前末梢轴质，使突触小泡移向前膜，并以出胞的形式将小泡内递质释出。突触前末梢释放的递质量与进入末梢轴质内的 Ca^{2+} 量呈正比。当细胞外 Ca^{2+} 浓度增高时递质释放增多；而当细胞外 Ca^{2+} 浓度降低时则递质释放减少。细胞外 Mg^{2+} 与 Ca^{2+} 相拮抗，递质释放量可随细胞外 Mg^{2+} 浓度增高而减少，或随细胞外 Mg^{2+} 浓度降低而增多。递质释入突触间隙后经扩散到达突触后膜，作用于后膜上的特异性受体或化学门控通道，使后膜上某些离子通道开放或关闭，引起某些跨膜离子流的改变，后膜便发生一定程度的去极化或超极化，从而形成**突触后电位**。

3. 突触后电位　由突触传递引起的突触后电位主要有以下两种形式。

(1) 兴奋性突触后电位：**兴奋性突触后电位**(excitatory postsynaptic potential, EPSP)是指突触后膜在某种神经递质作用下发生的去极化电位变化。由于膜的去极化使膜电位向阈电位靠近，因而突触后神经元在接受刺激时较容易爆发动作电位。和终板电位一样，兴奋性突触后电位具有局部兴奋的性质。其产生机制是兴奋性递质作用于突触后膜上的相应受体，使突触后膜对 Na^+ 的通透性增高，引起 Na^+ 内流，从而导致局部膜的去极化(图 10-5A)。

(2) 抑制性突触后电位：**抑制性突触后电位**(inhibitory postsynaptic potential, IPSP)是指突触后膜在某种神经递质作用下产生的超极化电位变化。由于膜电位远离阈电位水平，因而动作电位就不易产生，从而表现为抑制。其产生机制是抑制性递质作用于突触后膜上的相应受体，使后膜上 Cl^- 通道开放，引起 Cl^- 内流，膜因而发生超极化(图 10-5B)。

4. 突触后神经元的兴奋与抑制　由于一个神经元常与多个轴突末梢形成突触，产生的突触后电位既有兴奋性突触后电位，又有抑制性突触后电位，因此突触后膜上电位改变的总趋势取决于同时产生的兴奋性突触后电位和抑制性突触后电位的总和。如果总和的结果为超极化，则突触后神经元表现为抑制；如果总和的结果为去极化并达到阈电位，即可爆发动

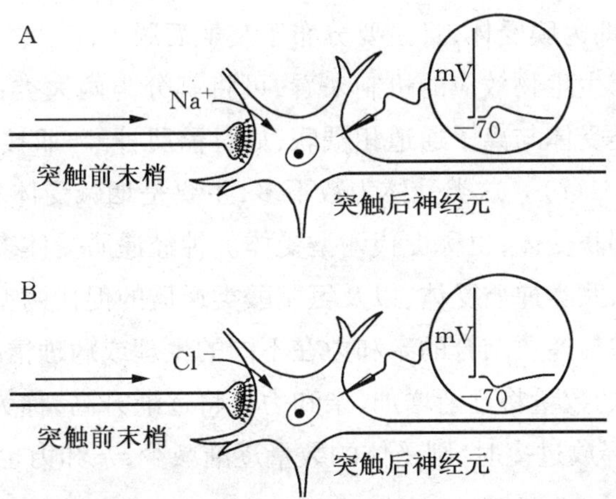

图 10－5　兴奋性突触后电位和抑制性突触后电位的产生机制示意图

A. 兴奋性突触后电位的产生；B. 抑制性突触后电位的产生

作电位。但动作电位并不首先发生在胞体，而是首先发生在轴突始段，然后沿细胞膜传遍整个细胞，即表现为突触后神经元的兴奋。

（二）神经递质和受体的概念

神经递质和受体是化学性突触传递的物质基础。神经递质一般由突触前末梢释放，受体通常位于突触后膜上，递质须作用于相应的受体，突触传递才得以完成。

1. 神经递质　**神经递质**（neurotransmitter）是指突触前末梢释放，能特异性作用于突触后膜受体，并产生突触后电位的信使物质。哺乳动物的神经递质种类很多，根据其化学结构，大致可分成若干大类，如表 10－2 所示。

表 10－2　哺乳类动物神经递质的分类

分　类	主　要　成　员
胆碱类	乙酰胆碱
胺　类	多巴胺、去甲肾上腺素、肾上腺素、5－羟色胺、组胺
氨基酸类	谷氨酸、门冬氨酸、甘氨酸、γ－氨基丁酸
肽　类	下丘脑调节肽*、血管升压素、缩宫素、速激肽*、阿片肽*、脑－肠肽*、心房钠尿肽、降钙素基因相关肽、神经肽 Y 等
嘌呤类	腺苷、ATP
气体类	一氧化氮、一氧化碳
脂　类	花生四烯酸及其衍生物（前列腺素等）*、神经类固醇*

*：为一类物质的总称

在周围神经系统，躯体运动神经末梢释放的递质是乙酰胆碱，自主神经系统的递质主要是乙酰胆碱和去甲肾上腺素（详见第四节），也有部分是肽类和嘌呤类递质；而中枢神经系统所含的递质和受体系统极为多样复杂。

2. 受体　**受体**的概念已在第二章中介绍，这里不再重复。能与神经递质特异结合的受体一般位于细胞膜上，即为膜受体，且主要分布于突触后膜上。

从受体被激活后产生生物效应的机制来看，可将其分为两大类：①离子通道型受体，也称促离子型受体。这类受体与离子通道相耦联，如骨骼肌神经-肌接头处的 N_2 型乙酰胆碱受体阳离子通道（见第二章）。这类受体为数不多，主要是烟碱受体和氨基酸类递质的促离子型受体。②G 蛋白耦联受体，也称促代谢型受体。神经递质受体多数属于这类，如毒蕈碱受体、肾上腺素能受体、肽类递质受体，以及氨基酸类递质的促代谢型受体等。

受体蛋白的数量和与递质结合的亲和力在不同的生理或病理情况下均可发生改变。当递质分泌不足时，受体的数量将逐渐增加，亲和力也将逐渐升高，称为受体的**上调**（up - regulation）；反之，当递质释放过多时，则受体的数量逐渐减少，亲和力也逐渐降低，称为受体的**下调**（down - regulation）。

三、反射活动的基本规律

反射是神经系统功能活动的基本方式，它依赖于反射弧在结构和功能上的完整性。反射和反射弧的概念均已在绪论中介绍，以下主要叙述反射活动的一些基本规律。

（一）反射的分类

人和高等动物的反射可分为**非条件反射**（unconditioned reflex）和**条件反射**（conditioned reflex）两类。非条件反射是先天遗传的，是一种初级的神经活动，其反射弧和反射都比较固定，数量也较有限，多与维持生命的本能活动有关。例如，食物直接刺激口腔引起的唾液分泌就属于非条件反射。条件反射是后天获得的，是在非条件反射的基础上结合个体生活过程中所处的生活条件而建立起来的，所以是一种高级的神经活动。例如，当人们步入餐厅而食物尚未入口时唾液已经分泌，就属于条件反射。条件反射可以建立，也可消退，其数量无限。条件反射比非条件反射具有更完善的适应性，并具有预见性。

（二）反射的中枢控制

反射的基本过程是信息经反射弧的五个组成部分，即感受器、传入神经、反射中枢、传出神经和效应器的顺序传递过程（见绪论）。反射中枢在反射弧中是最为复杂的。反射中枢的范围可相差很大，如膝反射中枢在腰段脊髓，而呼吸中枢则广泛分布于延髓、脑桥、下丘脑乃至大脑皮层等多级水平。须指出，在整体情况下，无论是简单的还是复杂的反射，传入冲动进入脊髓或脑干后，除在同一水平与传出部分发生联系并发出传出冲动外，还有上行冲动传到更高级的中枢进一步整合，后者再发出下行冲动来调整反射的传出冲动。因此，反射活动既受初级水平的整合，也受较高级水平的整合，通过多级水平的整合后，反射活动便更具复杂性和适应性。

（三）中枢神经元的联系方式

神经元依其在反射弧中的不同地位可分为传入神经元、中间神经元和传出神经元。中间神经元数量极多，是构成中枢神经元的主要部分。反射中枢内神经元连接成网，神经元之间存在多种多样的联系方式，但归纳起来主要有以下几种。

1. 辐散和聚合式联系　**辐散式联系**(divergent connection)是指一个神经元可通过其轴突末梢分支与多个神经元形成突触联系,从而使与之相联系的许多神经元同时兴奋或抑制。这种联系方式在传入通路中较多见。**聚合式联系**(convergent connection)是指一个神经元可接受来自许多神经元的轴突末梢而建立突触联系,因而有可能使来源于不同神经元的兴奋和抑制在同一神经元上发生整合,导致后者兴奋或抑制。这种联系方式在传出通路中较为多见(图 10-6A, B)。

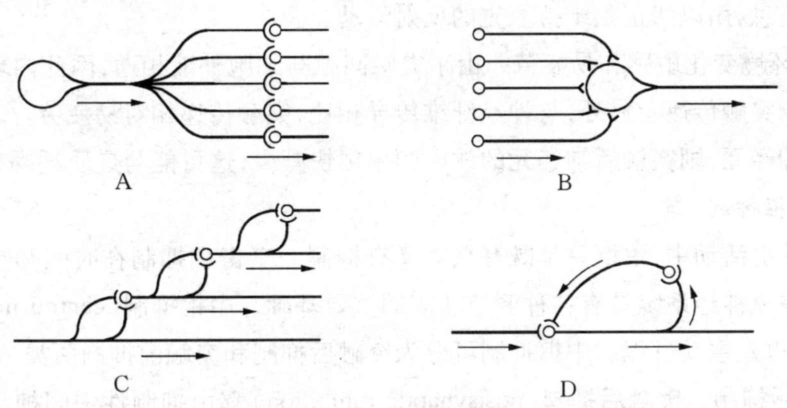

图 10-6　中枢神经元的联系方式模式图

A. 辐散式联系;B. 聚合式联系;C. 链锁式联系;D. 环式联系

2. 链锁式和环式联系　在中间神经元之间,由于辐散与聚合式联系同时存在而形成**链锁式联系**(chain connection)或**环式联系**(recurrent connection)(图 10-6C, D)。神经冲动通过链锁式联系,在空间上可扩大其作用范围;兴奋通过环式联系,可因负反馈而使活动及时终止,或因正反馈而使兴奋增强和延续,即使原先刺激已经停止,传出通路上冲动发放仍能继续一段时间,这种现象称为**后发放**(after discharge)。

（四）中枢兴奋传播的特征

兴奋在反射弧中枢部分传播时,常通过多个化学性突触的接替,由于突触结构和化学递质等影响因素,情况比在神经纤维上传导要复杂得多。中枢兴奋传播主要有以下一些特征。

1. 单向传播　在反射活动中,兴奋经过化学性突触传递只能从突触前末梢向突触后神经元单向传播,这是由于突触结构的极性所决定的。这种单向传播具有重要意义,它限定了信息的传播只能沿指定的路线运行。而电突触传递则不同,由于其结构无极性,因而兴奋可双向传播。

2. 中枢延搁　兴奋通过反射中枢时往往较慢,这一现象称为**中枢延搁**(central delay)。兴奋通过一个化学性突触通常需要 0.3～0.5 ms,反射通路上跨越的化学性突触数目越多,则兴奋传递所需的时间越长。兴奋通过电突触传递时则无时间延搁,因而可在多个神经元的同步活动中起重要作用。

3. 兴奋的总和　在反射活动中,若干传入纤维引起的兴奋性突触后电位须经总和达到阈电位才能爆发动作电位。总和包括时间总和与空间总和。

4. 兴奋节律的改变　如果测定某一反射弧的传入神经(突触前神经元)和传出神经(突触后神经元)在兴奋传递过程中的放电频率,两者往往不同。这与突触后神经元自身的功能状态,以及它常同时接受多个突触前神经元的信息传递有关。

5. 后发放　如前所述,后发放可发生在兴奋通过环式联系的反射通路中。此外,也见于各种神经反馈活动中,例如,当随意运动发动后,中枢将不断收到由肌梭返回的关于肌肉运动的反馈信息,用以纠正和维持原先的反射活动。

6. 对内环境变化敏感和易疲劳　由于突触间隙与细胞外液相通,因此内环境理化因素的变化易影响突触传递。另外,与神经纤维传导相比,突触传递相对易疲劳。若以高频连续刺激突触前神经元,则突触后神经元的放电频率很快减少,这可能与递质耗竭有关。

(五) 中枢抑制

在任何反射活动中,中枢总是既有兴奋又有抑制。兴奋和抑制在时间和空间上的多重复杂组合是中枢神经系统具有各种调节功能的重要基础。**中枢抑制**(central inhibition)和中枢兴奋一样,也是主动过程。中枢抑制可分为突触后抑制和突触前抑制两类。

1. 突触后抑制　**突触后抑制**(postsynaptic inhibition)都由抑制性中间神经元释放抑制性递质,使突触后神经元产生抑制性突触后电位而引起。突触后抑制有以下两种形式。

(1) 传入侧支性抑制:传入纤维进入中枢后,一方面,通过突触联系兴奋一个中枢神经元;另一方面,通过侧支兴奋一个抑制性中间神经元,再通过后者的活动抑制另一个中枢神经元,这种抑制称为**传入侧支性抑制**(afferent collateral inhibition)。例如,伸肌肌梭的传入纤维进入脊髓后,直接兴奋伸肌运动神经元,同时发出侧支兴奋一个抑制性中间神经元,转而抑制屈肌运动神经元,导致伸肌收缩而屈肌舒张(图 10－7 左半侧)。这种抑制能使不同中枢之间的活动得以协调。

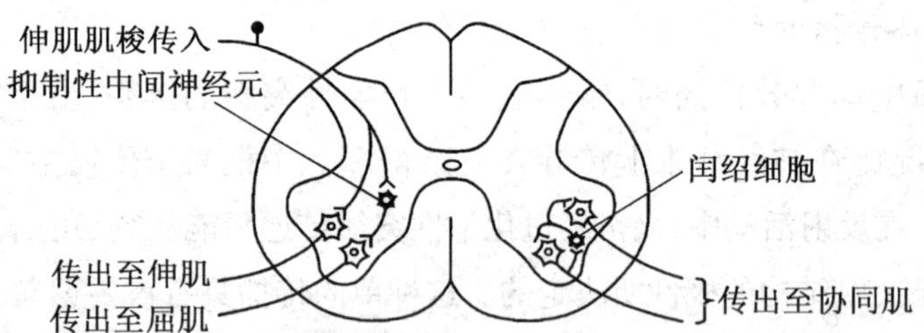

图 10－7　传入侧支性抑制和回返性抑制示意图

左半侧表示传入侧支性抑制,右半侧表示回返性抑制

(2) 回返性抑制:中枢神经元兴奋时,传出冲动沿轴突外传,同时又经轴突侧支兴奋一个抑制性中间神经元,后者释放抑制性递质,反过来抑制原先发生兴奋的神经元及同一中枢的其他神经元,这种抑制称为**回返性抑制**(recurrent inhibition)。例如,脊髓前角运动神经元的传出

冲动沿轴突到达骨骼肌发动运动，同时，冲动经轴突发出的侧支兴奋与之构成突触的闰绍细胞；后者兴奋时释放甘氨酸，回返性抑制原先发动运动的神经元和其他同类神经元（图 10－7 右半）。其意义在于及时终止运动神经元的活动，或使同一中枢内许多神经元的活动同步化。

2. 突触前抑制　**突触前抑制**（presynaptic inhibition）广泛存在于中枢内，尤其多见于感觉传入通路中，对调节感觉传入活动具有重要作用。如图 10－8 所示，轴突末梢 A 与运动神经元构成轴突-胞体式突触；轴突末梢 B 与末梢 A 构成轴突-轴突式突触。若末梢 B 先兴奋，一定时间后末梢 A 兴奋，则运动神经元产生的兴奋性突触后电位将明显减小。其机制是末梢 B 兴奋时，可引起传到末梢 A 的动作电位幅度变小，由此而引起进入末梢 A 的 Ca^{2+} 减少，进而使末梢 A 释放递质减少，最终导致运动神经元的兴奋性突触后电位减小。

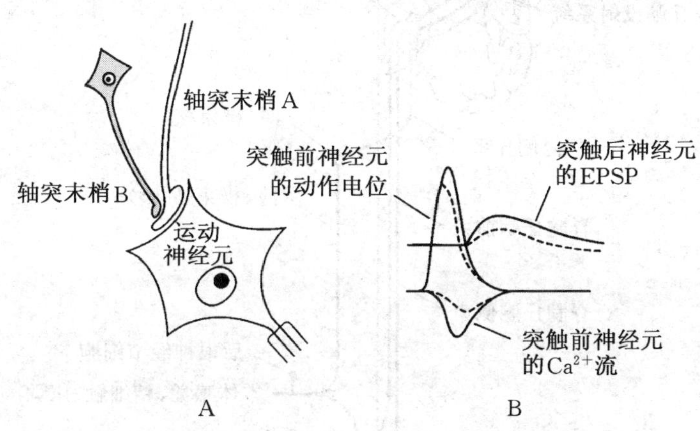

图 10－8　突触前抑制的神经元联系方式及机制的示意图

A. 神经元联系方式；B. 机制
EPSP：兴奋性突触后电位

第二节　神经系统的感觉分析功能

体内、外各种刺激，首先由感受器感受，然后被转换成传入神经上的神经冲动，并通过特定的神经通路传向特定的中枢部位加以分析。因此，各种感觉都是由专门的感受器、特定的传入神经及中枢的特定部位共同活动而完成的。

一、感觉传入通路

（一）丘脑前的传入系统

躯体感觉的传导通路一般由三级神经元接替（图 10－9）。第一级神经元胞体位于脊神经节内，其周围突与感受器相连，中枢突进入脊髓。其中，深感觉（本体感觉）的传入纤维沿后索上行，在延髓下部的薄束核和楔束核内换元，换元后的第二级神经元发出纤维交叉到对侧，组成内侧丘系，后者抵达丘脑特异感觉接替核的第三级神经元。精细触-压觉的传入纤维也走行于这条通路中。浅感觉（包括触-压觉、温度觉和痛觉）的传入纤维进入脊髓后在后角换元，第二级神经元发出的纤维经白质前连合交叉到对侧上行，其中，传导温度觉和痛觉的纤维走行于外侧，形成脊髓丘脑侧束，传导粗略触-压觉的纤维走行于腹侧，大部分纤维交叉，小部分不交叉，形成脊髓丘脑前束。脊髓丘脑束的纤维也主要终止于丘脑的特异感觉接替核，但有部分纤维投射到丘脑的非特异投射核。

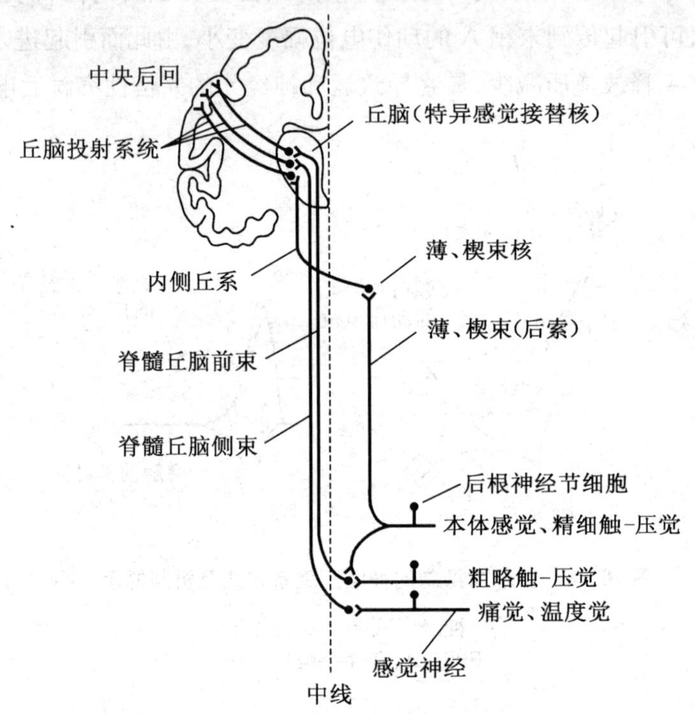

图 10-9 躯体感觉传导通路的示意图

传导痛觉、温度觉和粗略触-压觉的纤维先交叉后上行，而传导本体感觉和精细触-压觉的纤维则先上行后交叉。所以在脊髓半离断的情况下，离断面以下的痛觉、温度觉和粗略触-压觉的障碍发生在健侧（离断的对侧），而本体感觉和精细触-压觉障碍则发生在病侧（离断的同侧）。在脊髓空洞症患者，如果中央管前交叉感觉通路的破坏较局限，可出现较特殊的感觉障碍分离现象，即发生相应节段双侧皮节的痛觉和温度觉障碍，而粗略触-压觉基本不受影响。这是因为痛觉、温度觉传入纤维进入脊髓后，仅在进入水平的1~2个节段内换元并交叉到对侧，而粗略触-压觉传入纤维在进入脊髓后则分成上行和下行纤维，可在多个节段内分别换元，再交叉到对侧。

（二）丘脑核团及其功能分群

丘脑是一个由大量神经元组成的核团集群（图 10-10），是皮层下重要的感觉接替站，并能对感觉传入进行初步的分析和综合。根据功能的不同，丘脑内核团大致可分为以下三类。

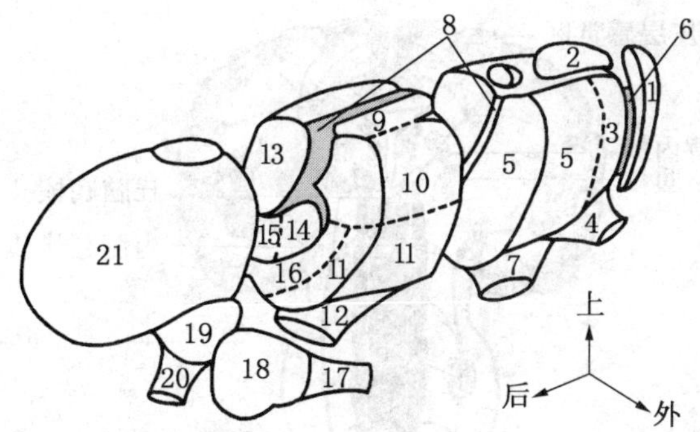

图 10－10　右侧丘脑主要核团的示意图

1. 网状核(大部分已切除,仅显示其前面的一部分);2. 前核;3. 前腹核;4. 纹状体苍白球传来的纤维;5. 外侧腹核;6. 外髓板;7. 小脑传来的纤维;8. 内髓板及髓板内核群;9. 背外侧核;10. 后外侧核;11. 后外侧腹核;12. 内侧丘系;13. 背内核;14. 中央中核;15. 束旁核;16. 后内侧腹核;17. 视束;18. 外侧膝状体;19. 内侧膝状体;20. 外侧丘系;21. 丘脑枕

1. 特异感觉接替核　这类细胞群接受除嗅觉外的各种特异感觉投射纤维,换元后投射到大脑皮层感觉区。各种特异感觉在丘脑内的接替具有一定的空间分布。例如,后腹核的内侧部接受来自头面部的感觉投射纤维,其外侧部接受来自躯体的感觉投射纤维,且越往外侧则投射纤维的来源越靠近躯体尾侧。外侧膝状体和内侧膝状体分别与视觉和听觉有关,其内部空间定位也十分严格。

2. 联络核　这类细胞群接受来自丘脑特异感觉接替核和其他皮层下中枢的纤维,发出的纤维投射到大脑皮层的特定区域,其功能是协调各种感觉在大脑皮层和丘脑间的联系。联络核包括丘脑枕、外侧腹核和丘脑前核等。

3. 非特异投射核　这类细胞群接受来自脑干网状结构的纤维投射,并经多次换元,弥散性地投射到大脑皮层的广泛区域。非特异投射核主要是髓板内核群。

(三) 感觉投射系统

根据丘脑各部分向大脑皮层投射特征的不同,可把**感觉投射系统**分为特异投射系统和非特异投射系统两类(图 10－11)。

1. 特异投射系统　丘脑特异感觉接替核及其投射至大脑皮层的神经通路称为**特异投射系统**(specific projection system),它们投向大脑皮层的特定区域,与皮层具有点对点的投射关系,其功能是引起特定感觉,并激发大脑皮层发出传出冲动。联络核在结构上大部分也与大脑皮层具有特定的投射关系,因此也归入该系统。

2. 非特异投射系统　丘脑非特异投射核及其投射至大脑皮层的神经通路称为**非特异投射系统**(non－specific projection system)。它们经反复多次换元后弥散地投射到大脑皮层的广泛区域,与皮层不具有点对点的投射关系。由于该系统失去了专一的感觉传导功能,因而不能引起各种特定的感觉,其功能是维持和改变大脑皮层的兴奋状态。

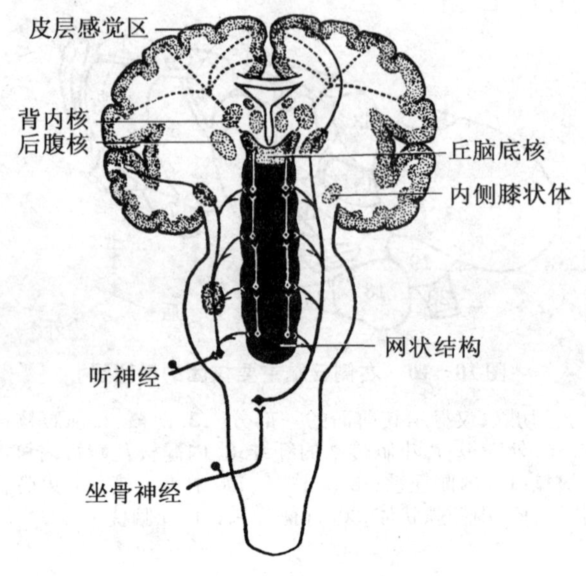

图 10－11　感觉投射系统的示意图

黑色区代表脑干网状结构,实线代表特异性投射系统,虚线代表非特异性投射系统

二、大脑皮层的感觉代表区

(一) 体表感觉代表区

体表感觉代表区有第一和第二两个感觉区,以第一感觉区更为重要。

1. 第一感觉区　位于中央后回,其感觉投射规律为:①躯干四肢部分的感觉为交叉性投射,即躯体一侧的传入冲动投向对侧皮层,但头面部的感觉投射则是双侧性的。②投射区域的大小与感觉分辨的精细程度有关,分辨愈精细则代表区愈大。如手的代表区,尤其是拇指和示指的代表区面积很大;相反,躯干的代表区则很小。③投射区域具有一定的分野,下肢膝以上代表区在顶部,膝以下代表区在半球内侧面,上肢代表区在中间,而头面部代表区则在底部。总体安排是倒置的,但头面部代表区的内部安排则是正立的(图 10－12)。

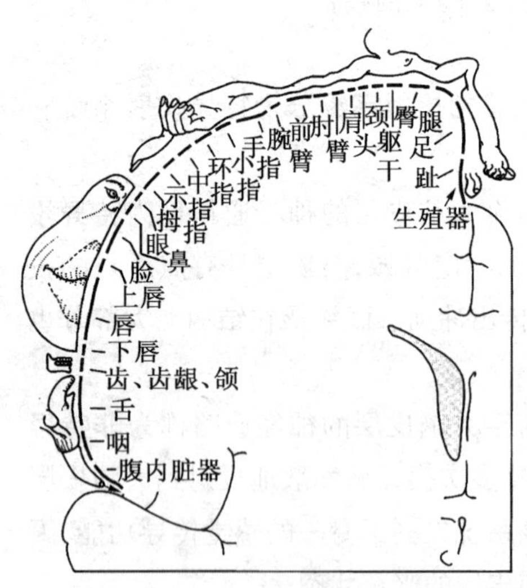

图 10－12　体表感觉在中央后回投射规律的示意图

2. 第二感觉区　位于大脑外侧裂的上壁,由中央后回底部延伸到脑岛的区域。其面积远比第一感觉区小。身体各部分的定位不如中央后回那么完善和具体。

(二) 本体感觉代表区

中央前回既是运动区,又是本体感觉代表区。在猫、兔等较低等的哺乳动物,体表感觉区与运动区基本重合在一起，称为感觉运动区。在猴、猩猩等灵长类动物，体表感觉区和运动区逐渐分离，前者位于中央后回，后者位于中央前回，但这种分化也是相对的。

（三）内脏感觉代表区

内脏感觉的传入纤维进入中枢后，沿躯体感觉的同一通路上行。内脏感觉代表区混杂在体表第一感觉区中。人脑的第二感觉区和运动辅助区（位于半球内侧面中央前回之前的区域）以及边缘系统皮层也接受内脏感觉的投射。

（四）视觉代表区

视觉代表区位于大脑半球内侧面枕叶皮层距状裂的上、下缘。左侧视皮层接受来自左眼颞侧和右眼鼻侧视网膜的传入纤维，而右侧视皮层接受来自右眼颞侧和左眼鼻侧视网膜的传入纤维；距状裂上缘接受来自视网膜上半部的投射，而距状裂下缘则接受来自视网膜下半部的投射；距状裂后部接受来自视网膜黄斑中央凹的投射，而距状裂前部则接受来自视网膜周边区的投射（图 10－13）。视皮层内的细胞群有一定的分工，有的与形成移动的、立体的和闪光的视觉有关，有的则与产生颜色、形状、质地和细微结构的视觉有关。

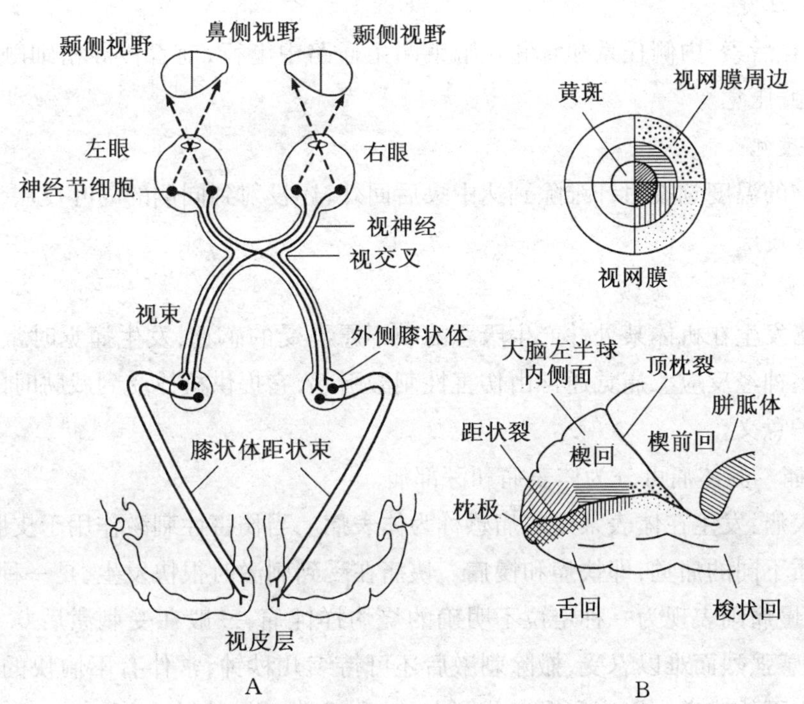

图 10－13　视觉通路及视皮层投射规律的示意图

A. 视觉通路；B. 视皮层投射规律

（五）听觉代表区

听觉的投射为双侧性的，故一侧传入通路或听皮层损伤通常不产生明显的听觉障碍。人脑的听觉代表区位于颞横回和颞上回。听皮层的前外侧感受低音成分，后内侧则感受高音成分。听皮层的各个神经元能对听觉刺激的激发、持续时间、重复频率等参数，以及传来的方向做出反应。

（六）嗅觉和味觉代表区

嗅觉代表区随进化而渐趋缩小，在高等动物仅存在于边缘叶前底部，包括梨状区皮层的前部和杏仁的一部分。味觉代表区位于中央后回底部。

三、躯体和内脏感觉

躯体感觉包括深感觉和浅感觉。深感觉即本体感觉，主要有位置觉和运动觉；浅感觉有触-压觉（触觉和压觉）、温度觉（热觉和冷觉）和痛觉。内脏感觉主要是痛觉。

（一）本体感觉

本体感觉（proprioception）来自躯体的深部组织，如肌肉、骨膜和关节等，主要是对躯体空间位置和运动状态的感觉。本体感觉主要经后索上行，大量传入冲动进入小脑；也有些神经冲动经内侧丘系和丘脑投射到大脑皮层。

（二）触-压觉

触-压觉在后索-内侧丘系和脊髓丘脑束两条通路中上行，前者传导精细触-压觉，后者则传导粗略触-压觉。

（三）温度觉

来自丘脑的温度觉投射纤维除到达中央后回外，还投射到同侧的岛叶皮层，后者可能是温度觉的初级皮层。

（四）痛觉

痛觉是指发生在机体某处并产生厌恶的和不愿忍受的感觉，发生痛觉时常伴有不愉快的情绪和自主神经反应。痛觉通常由伤害性刺激引起，它提供机体受到威胁时的警报信号，因而具有保护意义。

1. 躯体痛　躯体痛可分为体表痛和深部痛。

（1）体表痛：发生在体表某处的痛感称为**体表痛**。当伤害性刺激作用于皮肤时，可先后出现两种性质不同的痛觉，即**快痛**和**慢痛**。快痛在受到刺激时很快发生，是一种尖锐而定位清楚的刺痛，慢痛则表现为一种定位不明确的烧灼样钝痛，一般在受刺激后 0.5～1.0 s 才被感觉到，痛感强烈而难以忍受，撤除刺激后还可持续几秒钟，常伴有不愉快的情绪及心血管和呼吸等方面的改变。快痛和慢痛分别由 A_δ 和 C 类纤维传导。

（2）深部痛：发生在躯体深部，如骨、关节、骨膜、肌腱、韧带和肌肉等处的痛感称为**深部痛**。深部痛一般表现为慢痛，其特点是定位不明确，可伴有恶心、出汗和血压改变等自主神经反应。出现深部痛时，可反射性引起邻近骨骼肌收缩而导致局部组织缺血，而缺血又使疼痛进一步加剧。

2. 内脏痛　发生在内脏的疼痛称为**内脏痛**，常由机械性牵拉、痉挛、缺血或炎症等刺激所引起。内脏痛具有以下特点：①定位不准确，这是最主要的特点，如腹痛时病人常说不清楚疼痛的明确位置；②发生缓慢，持续时间较长，但有时也可较快发生，有时疼痛非常剧烈；③中空内脏器官壁上的感受器对扩张性刺激和牵拉性刺激十分敏感，而对切割、烧灼等通常易引起体表痛的刺激不敏感；④特别能引起不愉快的情绪活动，并伴有恶心、呕吐和心血管及呼吸活动的改变。此外，内脏疾患还可产生以下两种较为特殊的疼痛。

（1）体腔壁痛：**体腔壁痛**（parietal pain）是指内脏疾患引起的邻近体腔壁浆膜受刺激或骨骼肌痉挛而产生的疼痛。例如，胸膜或腹膜炎症时可发生体腔壁痛。这种疼痛与躯体痛相似，也由躯体神经，如膈神经、肋间神经和腰上部脊神经传入。

（2）牵涉痛：某些内脏疾病往往引起远隔的体表部位发生疼痛或痛觉过敏，这种现象称为**牵涉痛**（referred pain）。由于牵涉痛的体表部位较固定，因而临床上常提示某些疾病的发生（表10－3）。

表10－3　临床常见内脏疾患的牵涉痛部位

疾　患	体表痛部位	疾　患	体表痛部位
心肌缺血	心前区，左臂尺侧	阑尾炎	上腹部，脐周
胃溃疡和胰腺炎	左上腹，肩胛间	肾结石	腹股沟区
肝病和胆囊炎	右肩胛	输尿管结石	睾丸

牵涉痛往往发生在与患病内脏具有相同胚胎节段和皮节来源的体表部位，这一原理称为**皮节原则**（dermatomal rule）。目前认为，体表和内脏的痛觉纤维可在脊髓后角感觉传入的第二级神经元发生会聚（图10－14）。体表痛传入纤维通常并不激活脊髓后角神经元，但当来自内脏的伤害性刺激冲动持续存在时，则可易化体表传入，激活脊髓后角神经元。在这种情况下，中枢将难以判断刺激究竟来自内脏还是体表，但由于中枢更习惯于识别体表信息，因而常将内脏痛误判为体表痛。

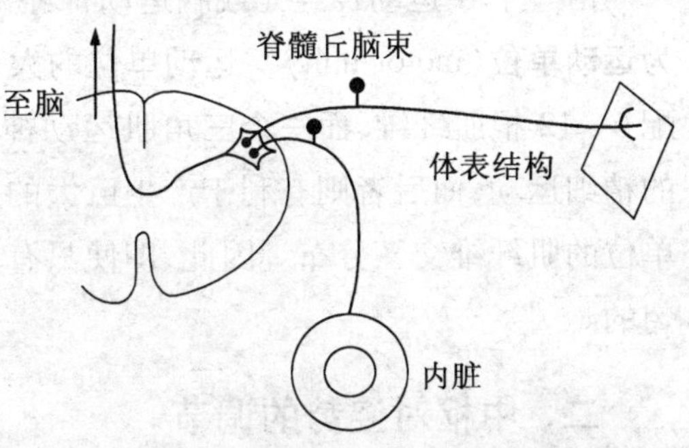

图10－14　牵涉痛产生机制的示意图

第三节　神经系统对姿势和运动的调节

运动是人和动物最基本的功能性活动之一，姿势则为运动时的背景或基础。躯体的各种姿势和运动都是在神经系统的控制下进行的。神经系统对姿势和运动的调节是复杂的反射活动。骨骼肌一旦失去神经系统的支配，就会发生麻痹。

一、运动传出的最后公路

（一）脊髓和脑干运动神经元

在脊髓灰质前角存在大量运动神经元，即 α 和 γ 运动神经元；在脑干的绝大多数脑神经核（除第Ⅰ、Ⅱ和Ⅷ对脑神经核外）内也存在各种脑运动神经元。脊髓 α 运动神经元和脑运动神经元接受从脑干到大脑皮层各级高位中枢发出的下传信息，也接受来自躯干四肢和头面部皮肤、肌肉和关节等处的外周传入信息，产生一定的反射传出冲动，直达所支配的骨骼肌，因此它们是躯体运动反射的**最后公路**（final common path）。

作为运动传出最后公路的脊髓和脑运动神经元，许多来自外周和高位中枢的各种神经冲动都在此发生整合，最终以一定的形式和频率发出传出冲动到达效应器。会聚到运动神经元的各种神经冲动，可起以下作用：①引发随意运动；②调节姿势，为运动提供一个稳定的背景或基础；③协调不同肌群的活动，使运动得以平稳和精确地进行。

与 α 和运动神经元相同，γ 运动神经元的轴突末梢也以乙酰胆碱为递质，但它支配骨骼肌的梭内肌纤维。γ 运动神经元的兴奋性较高，常以较高的频率持续放电。在整体情况下，γ 运动神经元受高位中枢的调节。γ 运动神经元的主要功能是调节肌梭对牵张刺激的敏感性（见后文）。

（二）运动单位

由一个 α 运动神经元或脑运动神经元及其所支配的全部肌纤维所组成的功能单位，称为**运动单位**（motor unit）。运动单位的大小可相差很大，例如，一个眼外肌运动神经元只支配 6～12 根肌纤维，而一个三角肌运动神经元约可支配 2 000 根肌纤维。前者有利于肌肉的精细运动，而后者则有利于产生巨大的肌张力。同一个运动单位的肌纤维，可和其他运动单位的肌纤维交叉分布。因此，即使只有少数运动神经元活动，在肌肉中产生的张力也是均匀的。

二、中枢对姿势的调节

神经系统对姿势的调节不仅保持了人体的直立和静态平衡，而且对躯体运动的平稳进行提供了背景或基础。中枢神经系统内存在一个姿势调节系统，分散于从脊髓到大脑皮层的各级水平。以下从脊髓、脑干和大脑皮层三个水平加以叙述，但对姿势的调节还应包括基底神经节和小脑的部分功能在内。由于后两者还参与随意运动的发动和协调，所以将其功能放在运动调节部分加以讨论。

（一）脊髓的调节功能

有许多反射可在脊髓水平完成。但由于脊髓经常处于高位中枢控制下，故本身独自的功能不易表现出来。对脊休克的研究有助于了解脊髓本身的功能。

1. 脊休克　**脊休克**（spinal shock）是指人和动物的脊髓在与高位中枢离断后反射活动

能力暂时丧失而进入无反应状态的现象。在动物实验中，常在第5颈段水平以下切断脊髓，以保留膈神经对呼吸运动的支配。脊髓与高位中枢离断的动物称为脊动物。

脊休克主要表现为横断面以下的脊髓所支配的躯体与内脏反射均减退以至消失，如骨骼肌紧张降低，甚至消失，外周血管扩张，血压下降，发汗反射消失，粪、尿潴留。以后，一些以脊髓为基本中枢的反射可逐渐恢复。其恢复速度与动物的进化程度有关，因为不同动物的脊髓反射对高位中枢的依赖程度不同。例如，蛙在脊髓离断后数分钟内反射即可恢复；犬需数天才恢复；而人类因外伤引起脊休克时，则需数周以至数月才能恢复。恢复过程中，较简单的和较原始的反射先恢复，如屈肌反射、腱反射等；较复杂的反射后恢复，如对侧伸肌反射等。血压也逐渐回升到一定水平，并有一定的排便与排尿能力，但反射往往不能很好地适应机体生理功能的需要。离断面水平以下的主观感觉和随意运动能力将永久丧失。

上述脊休克的表现并非由切断损伤的刺激本身而引起，因为反射恢复后如再次切断脊髓，脊休克不会重现。脊休克的产生与恢复说明脊髓能完成某些简单反射，但因平时在高位中枢控制下不易表现出来。脊休克恢复后伸肌反射往往减弱而屈肌反射往往增强，说明高位中枢具有易化伸肌反射和抑制屈肌反射的作用。

2. 脊髓对姿势的调节　中枢神经系统通过调节骨骼肌的紧张度或产生相应的动作，以保持或改正躯体在空间的位置，这种反射称为**姿势反射**(postural reflex)。脊髓能完成的姿势反射有对侧伸肌反射和牵张反射等。

(1) 对侧伸肌反射：脊动物在受到伤害性刺激时，受刺激一侧肢体关节的屈肌收缩而伸肌弛缓，肢体屈曲，称为**屈肌反射**(flexor reflex)。该反射具有保护意义，但不属于姿势反射。若加大刺激强度，则可在同侧肢体发生屈曲的基础上出现对侧肢体伸展，以保持躯体平衡，这个反射称为**对侧伸肌反射**(crossed extensor reflex)。对侧伸肌反射是一种姿势反射，在保持躯体平衡中具有重要意义。

(2) 牵张反射：**牵张反射**(stretch reflex)是指骨骼肌受外力牵拉而使受牵拉的同一肌肉收缩的反射。

1) 牵张反射的类型：牵张反射有两种类型：①**腱反射**(tendon reflex)，是指快速牵拉肌腱时发生的牵张反射。如叩击膝关节下的股四头肌肌腱，股四头肌即发生一次收缩，此为膝反射。②**肌紧张**(muscle tonus)，是指缓慢持续牵拉肌腱时发生的牵张反射，表现为受牵拉的肌肉发生紧张性收缩，阻止其被拉长。肌紧张是维持躯体姿势最基本的反射。肌紧张能持久进行而不易发生疲劳。

人类的牵张反射主要发生在伸肌，因为伸肌是人类的抗重力肌。临床上常通过检查腱反射来了解神经系统的功能状态。腱反射减弱或消退提示反射弧损害或中断；而腱反射亢进则提示高位中枢有病变，因为牵张反射受高位中枢的调节。临床上常用的腱反射见表10-4。

表 10-4 临床常用的腱反射

常见腱反射	检查方法	中枢部位	效 应
肘反射	叩击肱二头肌肌腱	脊髓颈 5~7 节段	肱部屈曲
膝反射	叩击髌韧带	脊髓腰 2~4 节段	小腿伸直
跟腱反射	叩击跟腱	脊髓腰 5~骶 2 节段	足部跖屈

2）牵张反射的过程：腱反射和肌紧张的感受器是**肌梭**。肌梭外面被以结缔组织囊，囊内所含的肌纤维称为**梭内肌纤维**，囊外的一般肌纤维则称为**梭外肌纤维**。肌梭和梭外肌纤维呈并联关系。梭内肌纤维的收缩成分在两端，感受装置在中间，两者呈串联关系。肌梭的传入神经纤维有 I_a 和Ⅱ类纤维两类。两类传入纤维都终止于脊髓前角 α 运动神经元。α 运动神经元发出 α 传出纤维支配梭外肌纤维，而 γ 运动神经元发出 γ 传出纤维支配梭内肌纤维两端的收缩成分（图 10-15）。

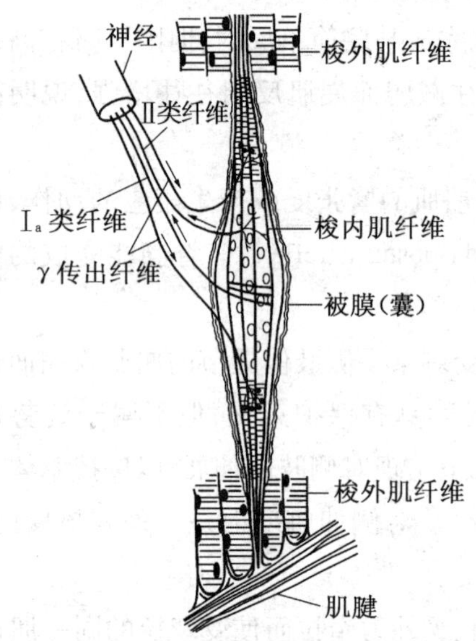

图 10-15 肌梭的主要组成部分及传入、传出神经的示意图

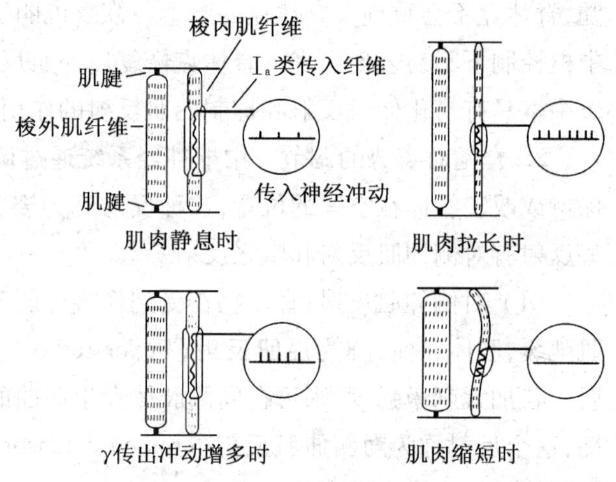

图 10-16 肌肉长度改变和 γ 传出冲动增多对肌梭活动影响的示意图

左上小图：肌梭在静息时，肌梭长度和 I_a 类传入纤维放电处于一定水平；右上小图：当肌肉受牵拉而伸长时，I_a 类传入纤维放电频率增加；左下小图：肌梭长度不变而 γ 传出增多时，I_a 类传入纤维放电频率增加；右下小图：当梭外肌收缩而肌梭缩短时，I_a 类传入纤维放电频率减少或消失

当肌肉受外力牵拉被拉长时，由于梭内肌和梭外肌纤维呈并联关系，因此梭内肌纤维的感受装置受刺激，使 I_a 类纤维传入冲动增加，肌梭传入冲动增加可引起支配同一肌肉的 α 运动神经元活动加强和梭外肌收缩，从而引起一次牵张反射；当肌肉收缩而缩短时，则发生相反的反应；而刺激 γ 传出纤维则可使梭内肌纤维的收缩成分收缩，由于梭内肌纤维的收缩成分和感受装置呈串联关系，因而梭内肌纤维收缩也可引起 I_a 类传入纤维放电增加（图 10-16）。通常，γ

运动神经元以较高的频率持续放电，故梭内肌可维持一定的紧张状态，在高位中枢的控制下，使肌梭与梭外肌纤维的长度相匹配，肌肉一旦受到牵拉刺激，即可引发牵张反射。可见，γ 传出冲动增多可增加肌梭的敏感性。Ⅱ类纤维的功能可能与本体感觉的传入有关。

（二）脑干对肌紧张的调节

在动物中脑上、下丘之间切断脑干后，动物出现四肢伸直、头尾昂起、脊柱挺硬的伸肌紧张亢进现象，称为**去大脑僵直**（decerebrate rigidity）（图 10－17）。如果此时于某一肌肉内注入局麻药或切断相应的脊髓后根以消除肌梭传入冲动，则该肌的僵直现象即消失。可见，去大脑僵直是一种增强的牵张反射。

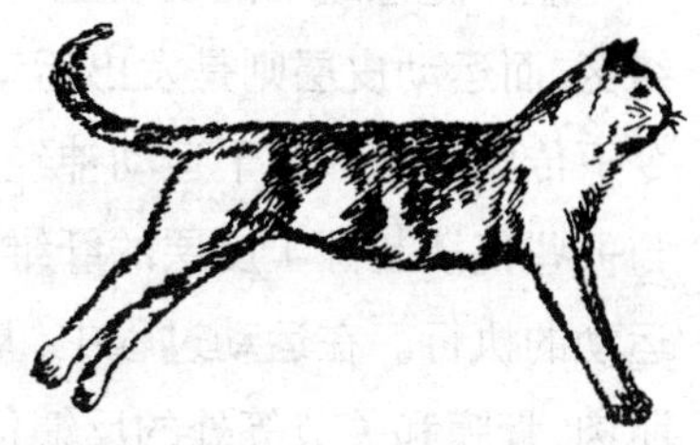

图 10－17　去大脑僵直的示意图

研究表明，脑干网状结构中存在抑制或加强肌紧张及肌肉运动的区域，前者称为**抑制区**（inhibitory area），位于延髓网状结构的腹内侧；后者称为**易化区**（facilitatory area），包括延髓网状结构的背外侧、脑桥的被盖、中脑的中央灰质及被盖；以及脑干以外的下丘脑和丘脑中线核群等（图 10－18）。与抑制区相比，易化区的活动较强，在肌紧张的平衡调节中略占优势。

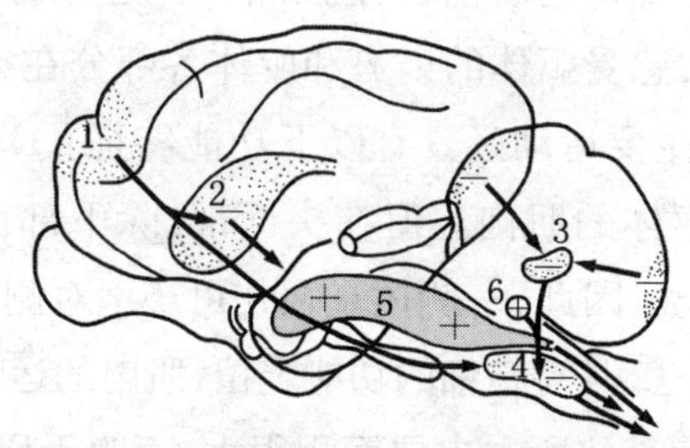

图 10－18　猫脑内与肌紧张调节有关的脑区及其下行路径的示意图

下行抑制作用（－）路径：4 为脑干网状结构抑制区，发放下行冲动抑制脊髓牵张反射，这一区接受大脑皮层（1）纹状体尾核（2）和小脑（3）传来的冲动。下行易化作用（＋）路径：5 为脑干网状结构易化区，发放下行冲动加强脊髓牵张反射；6 为延髓前庭核，有加强脊髓牵张反射的作用

除脑干外，大脑皮层运动区、纹状体、小脑前叶蚓部等区域也有抑制肌紧张的作用；而前庭核、小脑前叶两侧部等部位则有易化肌紧张的作用。这些区域的功能可能都是通过脑干网状结构内的抑制区和易化区来完成的。去大脑僵直是由于切断了大脑皮层和纹状体等部位与脑干网状结构的功能联系，造成易化区活动明显占优势的结果。去大脑僵直主要是抗重力肌的肌紧张明显加强。在人类发生某种脑内疾患时，也可出现类似去大脑僵直的现象，这往往提示病变已严重侵犯脑干，是预后不良的信号。

（三）大脑皮层对姿势的调节

大脑皮层对姿势反射也有调节作用。例如，在人类发生颅内蝶鞍上囊肿，引起大脑皮层与皮层下失去联系时,可出现明显的下肢伸肌僵直和上肢半屈的**去皮层僵直**(decorticate rigidity),这是因为人的正常体位是直立的,所以上肢的半屈状态是抗重力肌肌紧张增强的表现。在去皮层动物实验中也可观察到姿势反射损害的表现。

三、中枢对躯体运动的调节

躯体随意运动的发动是一个十分复杂的过程。一般认为,随意运动的计划起源于**皮层联络区**,而运动皮层则是发出运动指令的部位。随意运动的执行需依靠运动传出通路将运动指令下传到脊髓和脑干运动神经元才能完成。此外,运动传出通路在下行途中还发出侧支,后者与一些直接起源于皮层的纤维经脑干某些核团中继后一起终止于脊髓和脑干,共同参与随意运动的执行。在运动过程中,基底神经节和小脑也参与运动的设计和运动程序的编制,而来自肌肉、骨膜和关节等处的反馈信息也参与运动的调节,从而使动作变得平稳和精确。

(一) 大脑皮层运动区

人和灵长类动物的大脑皮层运动区得到高度的发展,包括中央前回、运动前区、运动辅助区和后顶叶皮层等区域。

1. 主要运动区　中央前回和运动前区是控制躯体运动最重要的区域,称为主要运动区。它们接受本体感觉冲动,感受躯体的姿势和躯体各部分在空间的位置及运动状态,并借此调整和控制全身的运动。主要运动区具有以下功能特征:①对躯体运动的调节为交叉性支配,即一侧皮层支配对侧躯体的肌肉。但在头面部,除下部面肌和舌肌主要受对侧支配外,其余部分多为双侧性支配。因此,一侧内囊损伤可产生对侧下部面肌及舌肌麻痹,但头面部多数肌肉活动仍基本正常。②具有精细的功能定位,肌肉的运动愈精细愈复杂,其代表区面积愈大。如手和五指以及发声部位所占皮层面积很大,而躯干所占面积则很小。③运动区定位从上到下的安排是倒置的,即下肢膝以上肌肉的代表区在皮层顶部,膝以下肌肉的代表区在半球内侧面;上肢肌肉的代表区在中间部;而头面部肌肉的代表区在底部,但头面部内部的安排仍为正立的(图10-19)。运动区的前后安排是:躯干和近端肢体的代表区在运动前区;远端肢体的代表区在中央前回;手指、足趾、唇和舌的肌肉的代表区在中央沟前缘。

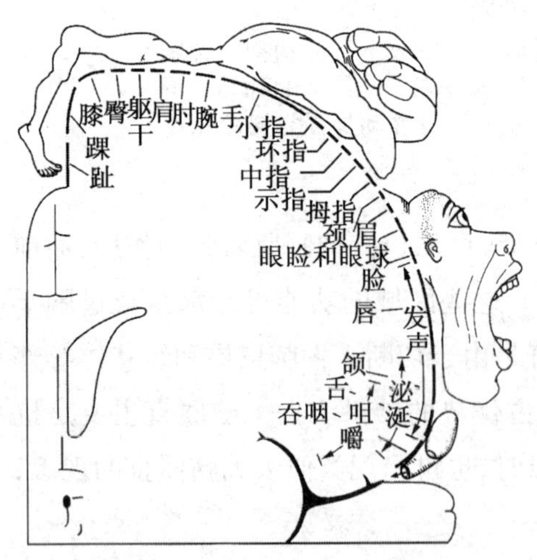

图10-19　中央前回控制躯体运动的功能特征的示意图

2. 其他运动区　人与猴的运动辅助区位于两半球内侧面,扣带回沟以上,中央前回之前的区域。电刺激该区引起的肢体运动一般为双侧性的;破坏该区可使双手协调性动作难以完成,复杂动作变得笨拙。此外,第一、第二感觉区以及后顶叶皮层也与运动有关。有证据表明,皮层脊髓束和皮层脑干束中约 40% 的纤维来自后顶叶皮层，尤其是来自感觉皮层；约 30% 的纤维来自运动前区；仅约 30% 的纤维来自中央前回。

（二）运动传出通路

躯体运动的传出通路通常分为**锥体系**和**锥体外系**两个系统。前者是指皮层脊髓束和皮层脑干束；后者则为锥体系以外所有控制脊髓运动神经元活动的下行通路。解剖学又将皮层脊髓束分为皮层脊髓侧束和皮层脊髓前束（图 10－20）。在人类，皮层脊髓前束在种系发生上较古老，一般只下降到胸部，它们经中间神经元接替后，再与脊髓前角内侧部分的运动神经元形成突触联系。这些神经元控制躯干和四肢近端的肌肉，尤其是屈肌，与姿势的维持和粗略的运动有关。皮层脊髓侧束在种系发生上较新，纵贯脊髓全长，其纤维终止于脊髓前角外侧部分的运动神经元。这些神经元控制四肢远端的肌肉，与精细的、技巧性的运动有关。

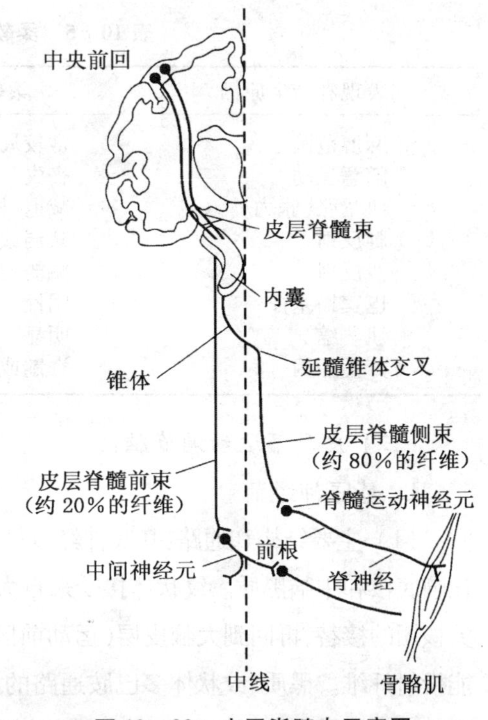

图 10－20　皮层脊髓束示意图

此外，锥体系下行通路发出的侧支和一些直接起源于运动皮层的纤维，经脑干某些核团接替后形成顶盖脊髓束、网状脊髓束和前庭脊髓束等，其功能和皮层脊髓前束相似，参与近端肌肉有关粗略运动和姿势的调节；而经红核接替的红核脊髓束的功能则与皮层脊髓侧束相似，参与四肢远端肌肉有关精细运动的调节。

在临床上，运动传出通路受损常出现**柔软性麻痹**（软瘫）和**痉挛性麻痹**（硬瘫）两种表现。两者都有随意运动的丧失，但前者伴有牵张反射的减退或消失，常见于脊髓和脑运动神经元（临床上称下运动神经元）损伤，如脊髓灰质炎；而后者则伴有牵张反射的亢进，常见于脑内高位中枢（临床上称上运动神经元）损伤，如内囊出血引起的中风。但研究表明，单纯皮层脊髓束和皮层脑干束损伤时，仅表现为运动能力和肌张力减弱，称为**不全性麻痹**，只有在姿势调节系统损伤时，才表现为痉挛性麻痹。此外，人类皮层脊髓侧束损伤时将出现**巴宾斯基征**（Babinski sign）阳性体征：以钝物划足跖外侧时，出现蹞趾背屈和其他四趾外展呈扇形散开的体征；而一般正常情况下表现为阴性，即所有足趾均发生跖屈（图 10－21）。因此，临床上常用来检查皮层脊髓侧束的功能是否正常。但皮层脊髓束在婴儿发育尚不完全，或成人在深睡或麻醉状态下，也可出现巴宾斯基征

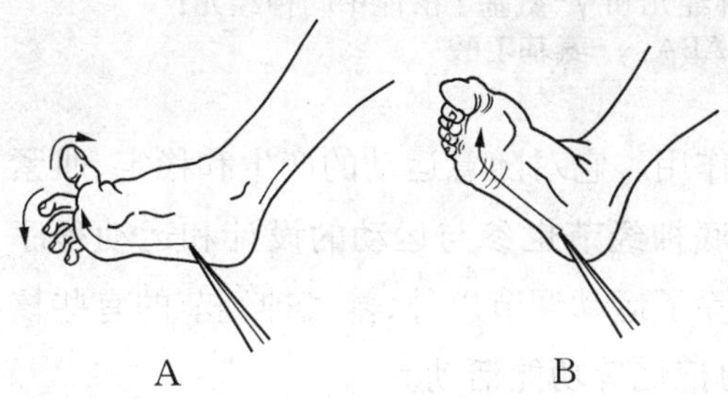

图10－21　巴宾斯基征阳性和阴性体征示意图

A. 阳性体征；B. 阴性体征

阳性体征。柔软性麻痹和痉挛性麻痹在临床上的不同表现和产生原因见表10－5。

表10－5 柔软性麻痹和痉挛性麻痹的比较

表现和产生原因	柔软性麻痹(软瘫)	痉挛性麻痹(硬瘫)
麻痹范围	常较局限	常较广泛
随意运动	丧失	丧失
肌紧张(张力)	减退、松弛	过强、痉挛
腱反射	减弱或消失	增强
浅反射	减弱或消失	减弱或消失
巴宾斯基征	阴性	阳性
肌萎缩	明显	不明显
产生原因	脊髓或脑运动神经元损伤	姿势调节系统损伤

(三) 皮层下运动调节脑区

1. 基底神经节

(1) 主要结构和通路:基底神经节是指大脑皮层下一些神经核团的总称,主要包括纹状体、丘脑底核和中脑黑质。纹状体接受来自大脑皮层(广泛区域)的纤维投射,其传出纤维经丘脑有关核团的接替,再回到大脑皮层(运动前区)。另外,黑质与纹状体之间存在黑质-纹状体多巴胺能投射纤维。黑质-纹状体多巴胺通路的活动能增强纹状体传出神经元的活动,通过基底神经节-大脑皮层回路,使运动皮层的活动增加。相反,纹状体内存在的胆碱能和γ-氨基丁酸能中间神经元则可通过抑制纹状体传出神经元的活动而抑制运动皮层的活动(图10－22)。

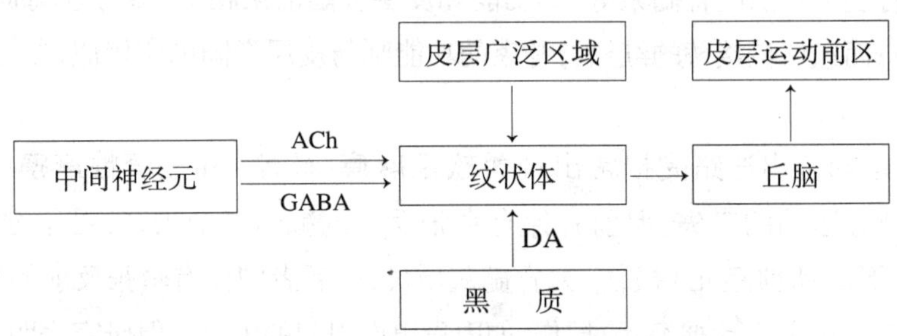

图10－22 基底神经节有关运动调节通路的示意图

图中的中间神经元是指纹状体内的胆碱能中间神经元和γ-氨基丁酸能中间神经元;ACh:乙酰胆碱;DA:多巴胺;GABA:γ-氨基丁酸

(2) 主要功能:基底神经节对运动调节有重要作用。它对随意运动的产生和稳定、肌紧张的调节、本体感受传入信息的处理都有关系。基底神经节也参与运动的设计和运动程序的编制,将一个抽象的设计转换为一个随意运动。除了运动调节以外,基底神经节的有些核团还参与自主神经调节、感觉传入、心理行为和学习记忆等功能活动。

(3) 有关疾病:基底神经节调节运动的机制十分复杂,迄今尚未完全搞清,对有些机制的探讨常需借助于对某些疾病的观察与分析。临床上基底神经节损害主要表现为肌紧张异常和动作过分增减。

1）肌紧张过强而运动过少的疾病：如**帕金森病**，或称**震颤麻痹**，其症状是全身肌紧张增高、肌肉强直、随意运动减少、动作缓慢、面部表情呆板，常伴有静止性震颤。已知帕金森病是由于黑质-纹状体多巴胺能系统受损，导致基底神经节与大脑皮层之间的回路活动减弱，引起运动皮层活动减少所致。所以，给予多巴胺的前体左旋多巴能明显改善肌肉强直和运动过少的症状。此外，M受体拮抗剂东莨菪碱或苯海索（安坦）也有类似疗效，这是因为它能解除纹状体内胆碱能中间神经元对传出神经元的抑制作用，因而能间接增强基底神经节与大脑皮层之间回路的作用。但上述两类药物对静止性震颤均无明显疗效，这一症状可能与丘脑外侧腹核等处的结构和功能异常有关。

2）肌紧张不全而运动过多的疾病：如**亨廷顿病**，或称**舞蹈病**，其主要表现为不自主的上肢和头部的舞蹈样动作，伴肌张力降低等症状。目前认为，舞蹈病的发病主要是纹状体内γ-氨基丁酸能中间神经元变性或遗传性缺损，使纹状体内γ-氨基丁酸能中间神经元对传出神经元的抑制作用减弱，起到间接增强基底神经节与大脑皮层之间回路的作用，结果导致运动皮层活动增加，出现运动增多的症状。所以，用利舍平耗竭多巴胺可缓解其症状。

2. 小脑　小脑由灰质（皮层）、白质和深部小脑核组成。皮层部分可按原裂及后外侧裂横向分为前叶、后叶和绒球小结叶；也可按正中及外侧纵向分为蚓部和半球部，半球部可再分为中间部和外侧部。生理学常根据小脑的传入、传出纤维联系，并结合上述纵、横两种分区法，将小脑划分为前庭小脑、脊髓小脑和皮层小脑三个部分（图10-23）。小脑在维持姿势、调节肌紧张、协调和形成随意运动等方面均有重要作用。

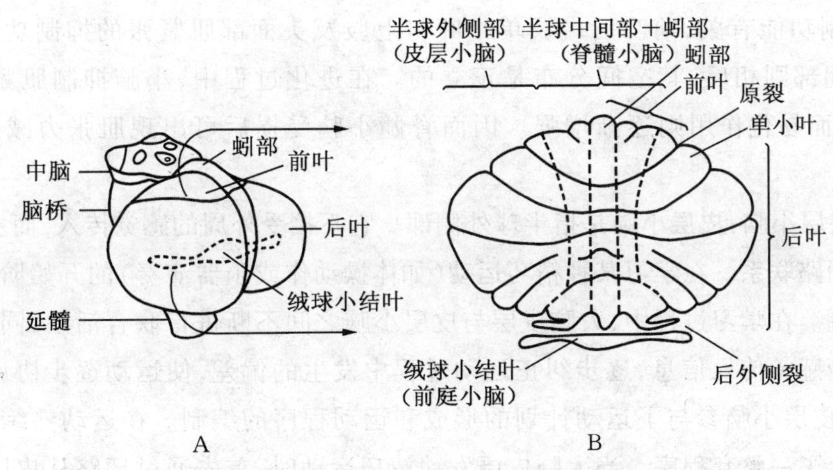

图10-23　小脑的位置和分区的示意图

A. 小脑的位置；B. 小脑（皮层被展开显示）的功能分区

(1) 前庭小脑：**前庭小脑**主要由绒球小结叶构成，参与躯体姿势平衡的调节。这一功能与前庭器官的活动有关，当前庭器官接受刺激时，冲动传入前庭核，再传向绒球小结叶，而后又回到前庭核,经前庭脊髓束抵达脊髓前角运动神经元,从而调节躯体姿势的平衡。猴在切除绒球小结叶后站立不稳,犬在切除绒球小结叶后不再出现运动病,临床上观察到病人第四脑室附近患有肿瘤并压迫绒球小结叶时也有类似症状。

(2) 脊髓小脑:**脊髓小脑**由蚓部和半球中间部组成。这部分小脑主要与脊髓、脑干发生双向纤维联系,也与大脑运动皮层发生纤维联系。这部分小脑的主要功能是协调由大脑皮层发动的随意运动。脊髓小脑通过对来自大脑皮层的运动指令和来自外周感觉(包括本体感觉和视、听觉等)的反馈信息进行比较、分析和整合,察觉运动指令与运动执行情况之间出现的偏差,并分别发出信息到大脑皮层和脊髓及脑干运动神经元,用以纠正偏差,使运动能准确、平稳和协调地进行。当脊髓小脑受损时,可产生**小脑性共济失**调的症状,表现为随意动作的力量、方向及限度发生紊乱:如患者不能完成精巧动作,肌肉在完成动作时抖动而把握不住方向,即产生意向性震颤;行走时跨步过大而躯干落后,以至于易跌倒,或走路摇晃呈酩酊蹒跚状,沿直线行走时更不平稳;不能进行拮抗肌轮替快复动作(如上臂不断交替进行内旋与外旋),且动作越快,协调障碍越明显;但在静止时则无肌肉运动异常。可见,小脑协调肌肉运动的作用主要发生在动作的进行过程中。

此外,脊髓小脑对肌紧张也有调节作用。前叶蚓部具有抑制肌紧张的作用;而半球中间部(包括前叶两侧部和后叶中间部)则具有易化肌紧张的作用。它们分别通过脑干网状结构抑制区和易化区而发挥作用。脊髓小脑控制肌紧张的功能具有一定的空间分布,在小脑前叶和单小叶,其空间分布是倒置的,即前叶前端与动物尾部及下肢肌紧张的抑制功能有关,前叶后端及单小叶与上肢及头面部肌紧张的抑制功能有关;而在后叶中间部则相反,其空间分布是正立的。在进化过程中,小脑抑制肌紧张的作用逐渐减退,而易化作用则逐渐增强。因而脊髓小脑受损后可出现肌张力减退、四肢乏力等症状。

(3) 皮层小脑:**皮层小脑**是指半球外侧部。它不接受外周的感觉传入,而主要与大脑皮层构成回路联系。在学习某种精巧运动(如体操动作或乐器演奏)的开始阶段,动作往往不甚协调。在学习过程中,大脑皮层与皮层小脑之间不断进行联合活动;同时,脊髓小脑不断接受感觉传入信息,逐步纠正运动过程中发生的偏差,使运动逐步协调起来。在此过程中,皮层小脑参与了运动计划的形成和运动程序的编制。在运动熟练后,皮层小脑内就储存了一整套程序。当大脑皮层发动精巧运动时,首先通过环路从皮层小脑提取程序,并将它回输到大脑皮层运动区,再通过皮层脊髓束和皮层脑干束发动运动。这样,运动就变得非常协调、精巧和快速。例如,打字和演奏乐器等精巧动作的学习过程就是如此。但皮层小脑损伤后并不出现明显的运动功能障碍。可见,关于皮层小脑功能的机制仍有待进一步研究。

第四节　神经系统对内脏活动的调节

一、自主神经系统的功能

自主神经系统又称内脏神经系统，其主要功能是调节内脏活动。和躯体神经一样，自主神经系统也包括传入神经和传出神经两部分，但习惯上仅指其传出部分。自主神经系统包括**交感神经**和**副交感神经**。它们分布于内脏、心血管和腺体，并调节这些器官的功能（图10－24），它们的活动也受中枢神经系统的控制。

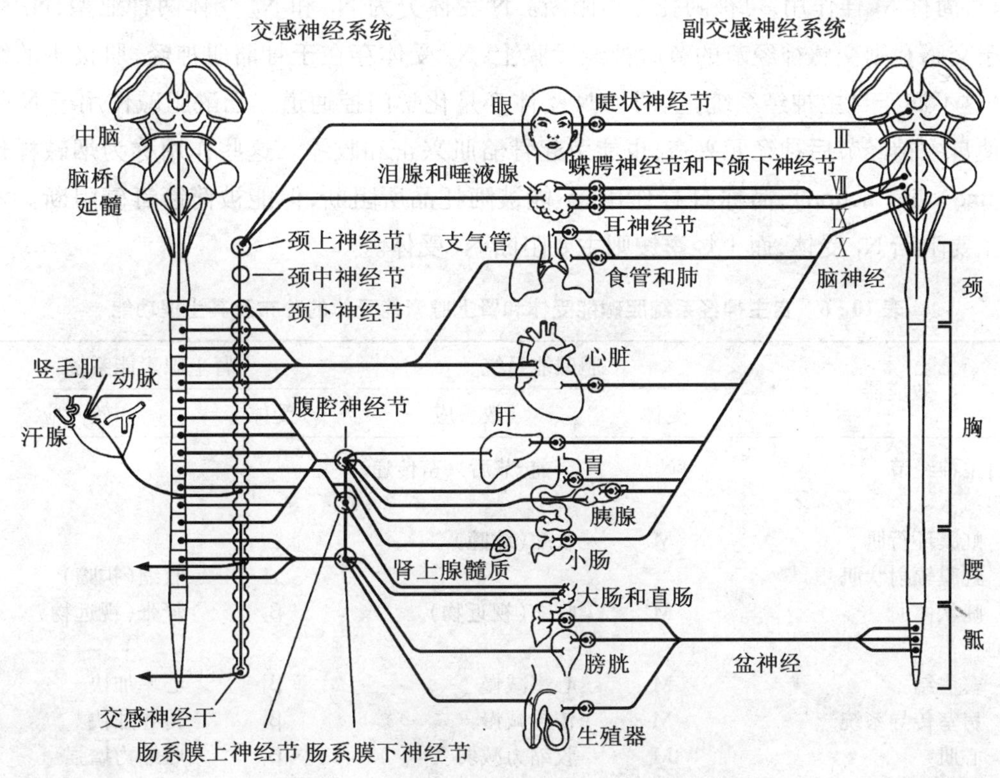

图10－24　交感和副交感神经系统分布的示意图

（一）交感和副交感神经的递质和受体系统

交感和副交感神经的功能在很大程度上决定于其递质和受体系统，而其递质和受体系统主要包括乙酰胆碱和去甲肾上腺素及其相应的受体。

1. 乙酰胆碱及其受体　**乙酰胆碱**由胆碱和乙酰辅酶A在胆碱乙酰转移酶的催化下于胞质内合成，储存于突触小泡。乙酰胆碱从末梢释放并产生效应后，被突触间隙中的胆碱酯酶迅速水解成胆碱和乙酸。胆碱可被末梢重摄取，重新合成乙酰胆碱。以乙酰胆碱为递质的神经纤维称为**胆碱能纤维**(cholinergic fiber)。交感和副交感神经节前纤维、大多数副交感节后纤维(除少数释放肽类或嘌呤类递质的纤维外)、少数交感节后纤维,即引起温热性发汗和发生防御反应时引起骨骼肌血管舒张的纤维,都属于胆碱能纤维。

能与乙酰胆碱特异性结合的受体称为**胆碱能受体**(cholinergic receptor)。胆碱能受体可分为**毒蕈碱受体**(muscarinic receptor,简称 M 受体)和**烟碱受体**(nicotinic receptor,简称 N 受体)两类。M 受体分布于大多数副交感节后纤维(除少数释放肽类或嘌呤类递质的纤维外)所支配的效应组织,以及交感节后纤维所支配的汗腺和骨骼肌血管平滑肌膜上。M 受体为 G 蛋白耦联受体。当乙酰胆碱作用于 M 受体时,可产生一系列交感和副交感神经节后胆碱能纤维兴奋的效应(表 10－6)。这些效应称为**毒蕈碱样作用**(muscarine－like action),简称 M 样作用,可被阿托品所阻断。N 受体分为 N_1 和 N_2 受体两种亚型,N_1 受体分布于交感和副交感神经节的节后神经元膜上,N_2 受体存在于骨骼肌神经-肌接头的终板膜上(这不属于自主神经系统)。两种 N 受体都是化学门控通道。乙酰胆碱作用于 N 受体后能使自主神经节后神经元兴奋,也能引起骨骼肌兴奋和收缩。这些作用称为**烟碱样作用**(nicotine－like action),简称 N 样作用,不能被阿托品所阻断,但能被筒箭毒碱阻断。六烃季铵主要阻断 N_1 受体,而十烃季铵则主要阻断 N_2 受体。

表 10－6　自主神经系统胆碱能受体和肾上腺素能受体的分布及其生理功能

效应器	胆碱能系统		肾上腺素能系统	
	受体	效　应	受体	效　应
自主神经节	N_1	节前-节后兴奋传递		
眼				
虹膜环行肌	M	收缩(缩瞳)		
虹膜辐射状肌			α	收缩(扩瞳)
睫状体肌	M	收缩(视近物)	β_2	舒张(视远物)
心				
窦房结	M	心率减慢	β_1	心率加快
房室传导系统	M	传导减慢	β_1	传导加快
心肌	M	收缩力减弱	β_1	收缩力增强
血管				
冠状血管	M	舒张	α	收缩
			β_2	舒张(为主)
皮肤黏膜血管	M	舒张	α	收缩
骨骼肌血管	M	舒张[(1)]	α	收缩
			β_2	舒张(为主)
脑血管	M	舒张	α	收缩
腹腔内脏血管			α	收缩(为主)
			β_2	舒张
肾血管			α	收缩

（续表）

效应器	胆碱能系统		肾上腺素能系统	
	受体	效　应	受体	效　应
支气管				
平滑肌	M	收缩	β_2	舒张
腺体	M	促进分泌	α	抑制分泌
			β_2	促进分泌
胃肠				
胃平滑肌	M	收缩	β_2	舒张
小肠平滑肌	M	收缩		
			β_2	舒张
括约肌	M	舒张	α	收缩
腺体	M	促进分泌		
胆囊和胆管	M	收缩	β_2	舒张
膀胱				
逼尿肌	M	收缩	β_2	舒张
三角区和括约肌	M	舒张	α	收缩
输尿管平滑肌	M	收缩	α	收缩
子宫平滑肌	M	可变(2)	α	收缩（有孕）
			β_2	舒张（无孕）
皮肤				
汗腺	M	促进温热性发汗(1)	α	促进精神性发汗
竖毛肌			α	收缩
唾液腺	M	分泌大量、稀薄唾液	α	分泌少量、黏稠唾液
代谢				
糖酵解			β_2	加强
脂肪分解			β(3)	加强

注：(1)为交感节后胆碱能纤维支配；(2)因月经周期，循环血中雌、孕激素水平，妊娠以及其他因素而发生变动；(3)此处的β受体不同于β_1和β_2受体，现已确定为β_3受体

2．去甲肾上腺素及其受体　**去甲肾上腺素**的合成原料是酪氨酸。酪氨酸先在胞质内的酪氨酸羟化酶和多巴脱羧酶作用下形成多巴胺，后者进入突触小泡，由多巴胺-β-羟化酶催化而转变为去甲肾上腺素。去甲肾上腺素的消除主要依靠末梢的重摄取，少量在末梢线粒体内经单胺氧化酶降解失活，还有少量进入血液，在肝和肾内经儿茶酚氧位甲基转移酶降解失活。以去甲肾上腺素为递质的神经纤维称为**肾上腺素能纤维**（adrenergic fiber）。多数交感节后纤维（除支配汗腺和骨骼肌血管的交感胆碱能纤维外）属于肾上腺素能纤维。

能与去甲肾上腺素结合的受体称为**肾上腺素能受体**（adrenergic receptor）。肾上腺素能受体主要分为α型肾上腺素能受体（简称α受体）和β型肾上腺素能受体（简称β受体）两种，它们都是G蛋白耦联受体。肾上腺素能受体的分布极为广泛，多数交感节后纤维末梢到达的效应器组织细胞膜上都有肾上腺素能受体，但不一定都有α和β受体，有的仅有α

受体，有的仅有β受体，也有的兼有两种受体。β受体主要有β_1和β_2两种受体亚型，β_1受体主要分布于心脏；β_2受体则广泛分布于多数效应器组织细胞。各效应器组织细胞上肾上腺素能受体被激活后产生的效应详见表10-6。酚妥拉明能阻断α受体；普萘洛尔则能阻断β受体，但对β_1和β_2受体无选择性。美托洛尔能选择性阻断β_1受体，而丁氧胺则能选择性阻断β_2受体。

（二）交感和副交感神经系统的功能特征

交感神经和副交感神经主要对心肌、平滑肌和腺体（消化腺、汗腺、部分内分泌腺）的活动进行调节，其调节功能具有以下特征。

1. 对效应器的紧张性支配　**紧张**(tonus)是指神经纤维上经常有一定频率的冲动发放，结果使受支配组织维持一定程度的基础活动。许多自主神经对效应器的支配具有紧张性。例如，切断心迷走神经，心率即加快；切断心交感神经，心率则减慢。又如，切断支配虹膜的副交感神经，瞳孔即散大；而切断其交感神经，瞳孔则缩小。说明以上神经平时都具有紧张性活动。体内某些器官，如大多数血管，仅受单一的交感缩血管神经的支配，该神经的紧张性活动不仅可维持血管的基础张力，而且能通过改变其紧张度来调节外周血管阻力和器官血流量。

2. 对同一效应器的双重支配　组织器官一般都受交感和副交感神经的双重支配，两者的作用往往相互拮抗。如心交感神经能加强心脏活动，而心迷走神经则减弱心脏活动；又如迷走神经可促进小肠的运动和分泌，而交感神经则起抑制作用。这种交感与副交感神经的拮抗性作用对所支配的效应器官起到相反相成的调节作用。有时，交感与副交感神经对同一器官的作用也具有一致性，如两者都能促进唾液腺的分泌，交感神经兴奋可促使少量黏稠的唾液分泌；而副交感神经兴奋则能引起大量稀薄的唾液分泌。

3. 受效应器所处功能状态的影响　例如，刺激交感神经可引起动物无孕子宫运动受到抑制，而对有孕子宫却可加强其运动，这是因为作用的受体不同。又如，胃幽门处于收缩状态时，刺激迷走神经能使之舒张；而处于舒张状态时，刺激迷走神经则使之收缩。

4. 对整体生理功能调节的不同意义　交感神经系统的活动主要在于动员机体许多器官的潜力，以适应环境的急剧变化。当机体处于剧烈运动、窒息、失血或寒冷等情况下，交感兴奋能使心率加快、皮肤和内脏血管收缩、储血库排出血液以增加循环血量、红细胞计数增加、支气管扩张、肝糖原分解加速使血糖浓度升高，以及肾上腺髓质激素分泌增加。副交感神经系统的活动主要在于休整恢复、积蓄能量以及加强排泄和生殖功能等方面。机体在安静时副交感神经活动往往加强，此时心、肺活动抑制，消化功能增强以促进能量补充。

二、中枢对内脏活动的调节

（一）脊髓对内脏活动的调节

脊髓对内脏活动的调节是初级的，基本的血管张力反射、发汗反射、排尿反射、排便反射等可在脊髓完成，但这些反射平时受高位中枢的控制。依靠脊髓本身的活动不足以很好适应生理功能的需要。脊髓离断的病人在脊休克过去后,由平卧位转成直立位时常感头晕。因为,此时体位性血压反射的调节能力很差,外周血管阻力不能及时发生改变。此外,病人虽有一定的排尿能力,但反射不受意识控制,即出现尿失禁,且排尿也不完全。

(二) 低位脑干对内脏活动的调节

由延髓发出的自主神经传出纤维支配头面部的所有腺体、心、支气管、喉、食管、胃、胰腺、肝和小肠等;同时,脑干网状结构中存在许多与内脏活动调节有关的神经元,其下行纤维支配脊髓,调节脊髓的自主神经功能。许多基本生命现象(如循环、呼吸等)的反射调节在延髓水平已初步完成,因此,延髓有**生命中枢**之称。此外,中脑是瞳孔对光反射的中枢部位。有关内容均已在前面各章叙述,这里不再重复。

(三) 下丘脑对内脏活动的调节

下丘脑被认为是较高级的内脏活动调节中枢,刺激下丘脑能产生自主神经反应,但又似乎并不与内脏功能调节有直接的关联,而多半为更复杂的生理活动中的一部分。以下就下丘脑的一些主要功能作简要介绍。

1. 体温调节　前文(第七章)已述,体温调节中枢主要位于视前区-下丘脑前部,那里存在温度敏感神经元,它们既能感受体温的变化,也能对温度信息进行整合处理,并通过调节散热和产热活动,使体温保持相对稳定。

2. 摄食行为调节　摄食行为是人和动物维持个体生存的基本活动。研究表明,下丘脑外侧区存在**摄食中枢**(feeding center),刺激该区可引起摄食行为;而下丘脑腹内侧核存在**饱中枢**(satiety center),刺激该区则引起拒食。并且,摄食中枢和饱中枢之间存在交互抑制的关系,这对保持能量摄入和消耗之间的平衡具有重要意义。

3. 水平衡调节　机体对水平衡的调节包括饮水与排水两个方面。饮水是一种行为,由渴觉引起。当血浆晶体渗透压升高时,可刺激下丘脑前部的渗透压感受器,使血管升压素分泌增多而引起渴觉;低血容量则可通过促进肾素分泌而使血中血管紧张素Ⅱ含量增高,后者能刺激间脑室周器的特殊感受区而引起渴觉。肾排水主要受血管升压素控制,血管升压素释放增多时,肾远曲小管和集合管对水的重吸收增多,肾排水减少,血管升压素释放减少时则产生相反效应,其机制详见第八章。

4. 腺垂体和神经垂体激素分泌调节　下丘脑促垂体区的神经分泌小细胞能合成多种调节腺垂体激素的肽类物质,称为**下丘脑调节肽**(见第十一章)。这些肽类物质经轴质运输到正中隆起并释放入血,再经垂体门脉系统到达腺垂体,促进或抑制腺垂体激素的分泌。另一方面,下丘脑的监察细胞能感受血中某些激素浓度的变化,因而能反馈调节下丘脑调节肽的分泌。此外,下丘脑视上核和室旁核的神经内分泌大细胞能合成血管升压素和缩宫素,这两种激素经下丘脑-垂体束运抵神经垂体储存,需要时释放入血,下丘脑也可控制其分泌。

5. 情绪调节　下丘脑内存在**防御反应区**(defense zone),电刺激下丘脑腹内侧区可引起动物发生攻击行为,而电刺激下丘脑背侧区则可引发动物产生逃避行为,这些反应称为**防**

御反应(defense reaction)。在动物发动防御反应时,常可伴发心率加快、血压升高、皮肤和小肠血管收缩,以及骨骼肌血管舒张等交感活动的改变,这对各器官血流量的重新分配,使动物在断杀或逃跑时骨骼肌能获得充足的血液供应具有重要意义。

此外,动物脑内存在**奖赏中枢**(reward center)和**惩罚中枢**(punishment center)。若将电极预先埋置于奖赏中枢(如大鼠从中脑被盖腹侧到额叶皮层的近中线部分)内,当无意中按动按钮而接受一次脑刺激后,动物就会一遍又一遍地进行自我刺激,表明刺激这些脑区能引起愉快和满足感;若将电极置于惩罚中枢(如大鼠下丘脑后部的外侧部分、中脑的背侧和内嗅皮层等部位)内,则无意中接受一次刺激后,动物便出现退缩、回避等表现,且以后不愿再接触按钮,表明刺激这些脑区可产生痛苦和嫌恶感。人类也有类似表现。研究表明,奖赏中枢和惩罚中枢在行为的激发和抑制方面具有重要意义,几乎所有的行为都在一定程度上与奖赏或惩罚有关。

6. 生物节律控制　机体的许多活动可按一定的时间顺序发生周期性变化,称为**生物节律**(biorhythm)。人体许多生理功能都有**日周期节律**(circadian rhythm)。日周期是最重要的生物节律,例如,血细胞数、体温、促肾上腺皮质激素分泌等。目前认为,下丘脑的视交叉上核是控制日周期的中心。视交叉上核可通过与视觉的联系,使体内日周期和外环境的昼夜节律同步起来。如果人为改变每日的光照和黑暗的时间,可使一些机体功能的日周期位相发生移动。

(四) 大脑皮层对内脏活动的调节

边缘系统是人和高等动物调节内脏活动的高级中枢。除大脑半球内侧面的边缘叶外,岛叶、颞极、眶回等皮层,以及杏仁核、隔区、下丘脑、丘脑前核等皮层下结构都属于边缘系统,有人甚至把中脑中央灰质及被盖等也归入该系统。边缘系统对内脏活动的调节效应复杂而多变。例如,刺激扣带回前部可出现呼吸抑制或加速、血压下降或上升、心率减慢、胃运动抑制、瞳孔扩大或缩小;刺激杏仁核可出现消化活动增强、心率减慢、瞳孔扩大;刺激隔区也可出现血压下降或上升、呼吸暂停或加强等。此外,新皮层也有一定调节作用。

第五节　脑电活动及觉醒和睡眠

觉醒和睡眠是脑的重要功能之一。觉醒和睡眠都与脑电活动有关,因此,本节首先介绍脑电活动。

一、脑电活动

(一) 自发脑电活动和脑电图

在无明显刺激的情况下,大脑皮层能经常地和自发地产生节律性的电位变化,这种电位变化称为**自发脑电活动**(spontaneous electric activity of the brain)。在头皮表面记录到的自发脑电活动称为**脑电图**(electroencephalogram, EEG)(图 10-25)。根据其不同的频率,脑电图主

要可区分出 α、β、θ 和 δ 等波形。各种脑电波的频率、幅度、常见部位和出现条件见表 10－7。

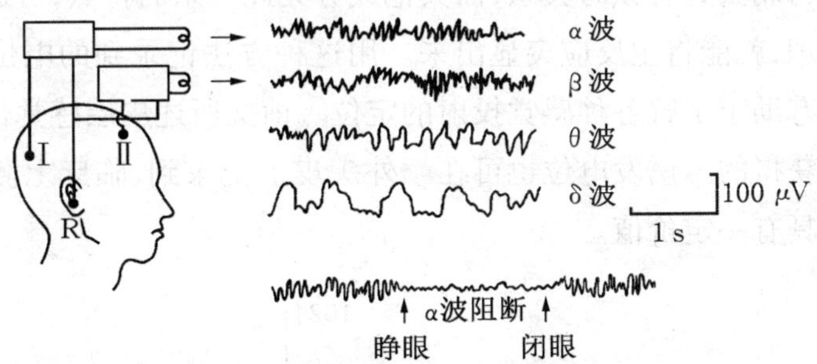

图 10－25 脑电图记录方法与正常脑电图波形

Ⅰ、Ⅱ. 引导电极放置位置(分别为枕叶和额叶);
R. 无关电极放置位置(耳郭)

表 10－7 正常脑电图各种波形的特征、常见部位和出现条件

脑电波	频率(Hz)	幅度(μV)	常见部位	出现条件
α	8～13	20～100	枕叶	成人安静、闭眼、清醒时
β	14～30	5～20	额叶、顶叶	成人活动时
θ	4～7	100～150	颞叶、顶叶	少年正常脑电,或成人困倦时
δ	0.5～3	20～200	颞叶、枕叶	婴幼儿正常脑电,或成人熟睡时

在成人,α 波为安静时的主要脑电波,而 β 波则为活动时的脑电波;θ 波通常在困倦时出现,而 δ 波则在睡眠或极度疲劳时出现。α 波常表现为波幅由小变大、再由大变小反复变化的梭形波。α 波在清醒、安静并闭眼时出现,睁开眼睛或接受其他刺激时立即消失而呈现快波(β 波),这一现象称为**α 波阻断**。儿童的脑电波一般较慢。在婴儿的枕叶常见到 0.5～2 Hz 的慢波,其频率在整个儿童时期逐渐增快,在幼儿,一般常可见到 θ 样波形,青春期开始时才出现成人型 α 波。不同生理情况下脑电波也有变化,如血糖、体温和糖皮质激素处于低水平,以及动脉血氧分压处于高水平时,α 波的频率减慢。

临床上,癫痫患者或皮层有占位病变(如脑瘤等)的病人,脑电波会发生改变。癫痫患者常出现异常的高频高幅脑电波或在高频高幅波后跟随一个慢波的综合波形。因此,利用脑电波改变的特点,并结合临床资料,可用于辅助诊断癫痫或探索脑瘤所在的部位。

(二) 皮层诱发电位

感觉传入系统任何部位受刺激时,在大脑皮层某一局限区域引出的电位变化,称为**皮层诱发电位**(evoked cortical potential)。皮层诱发电位一般由主反应、次反应和后发放三部分组成。主反应为一先正后负的电位变化,在大脑皮层的投射有特定的中心区。主反应出现在一定的潜伏期之后,即与刺激有锁时关系。次反应是主反应的扩散性续发反应,可见于皮层广泛区域,即无中心区,与刺激也无锁时关系。后发放则为次反应后的一系列正相周期性电位波动(图 10-26)。由于皮层诱发电位常出现在自发脑电活动的背景上,因此较难分辨。但利用主反应与刺激具有锁时关系,而其他成分无此关系的特点,可运用计算机将电位变化叠加和平均处理,就能将主反应突显出来。用这种方法记录到的电位称为**平均诱发电位**。记录诱发电位有助于了解各种感觉投射的定位。前文所述皮层感觉代表区的投射规律就是应用这一方法获得的。诱发电位也可在颅外头皮上记录到,临床上测定诱发电位对中枢损伤部位的诊断具有一定价值。

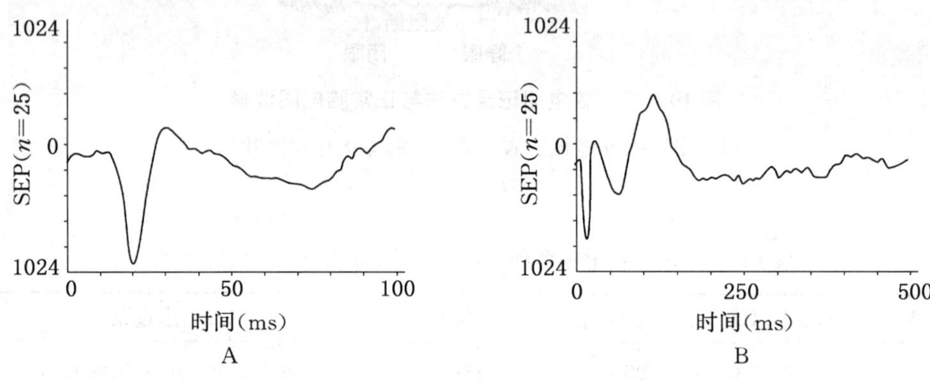

图 10-26 刺激家兔腓总神经引起的躯体感觉诱发电位

A. 刺激后 0~100 ms 内躯体感觉诱发电位(SEP)的描记,即 B 中前 100 ms 的展宽;B. 刺激后 0~500 ms 内的 SEP 描记,刺激后约 12 ms 出现先正(向下)后负(向上)的主反应,随后出现次反应,约 300 ms 后出现后发放,横坐标为描记时间,纵坐标为计算机数字量,n 数为计算机叠加次数

二、觉醒和睡眠

觉醒(wakefulness)与**睡眠**(sleep)是人体所处的两种不同状态。觉醒与睡眠的昼夜交替是人类生存的必要条件。觉醒状态可使机体迅速适应环境变化,因而能进行各种体力和脑力劳动;而睡眠则使机体的体力和精力得到恢复。一般情况下,成人每日需睡眠 7~9 h,儿童需要较多的睡眠时间,新生儿需睡眠 18~20 h,而老年人所需睡眠时间则较少。

(一) 觉醒状态的维持

感觉传入通路第二级神经元的上行纤维在通过脑干时,发出侧支与网状结构内神经元发生突触联系。刺激动物中脑网状结构能唤醒动物,脑电波呈快波;而在中脑头端切断网状结构则出现昏睡现象,脑电波呈慢波(图 10-27)。可见,觉醒状态的维持与脑干网状结构的活动有关,因此称为**网状结构上行激动系统**。由于网状结构内经多突触传递,因此易受药物影响,如巴比妥类催眠药和乙醚等麻醉药可作用于该系统而抑制大脑皮层的活动。

进一步的研究表明,觉醒可分为**行为觉醒**和**脑电觉醒**两种状态,前者指行为上表现为觉醒,即对新异刺激有探究行为;后者指行为上不一定表现为觉醒,但脑电呈现快波。目前认为,行为觉醒的维持可能与黑质多巴胺递质系统的功能有关,而脑电觉醒的维持则与脑桥蓝斑上部去甲肾上腺素递质系统和脑干网状结构胆碱能递质系统的作用有关。

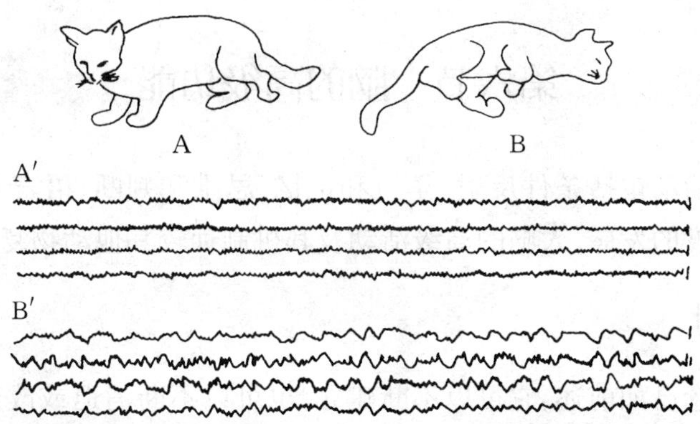

图 10－27　切断特异性传导通路和非特异性传导通路后猫的行为与脑电图变化

A. 切断特异性传导通路而不损伤非特异性传导通路的猫处于觉醒状态，A′为其脑电图；B. 切断非特异性传导通路的猫处于昏睡状态，B′为其脑电图

（二）睡眠的时相和产生机制

1．睡眠的时相　睡眠有**慢波睡眠**（slow－wave sleep）和**异相睡眠**（paradoxical sleep）两种时相，后者又称为**快波睡眠或快速眼球运动睡眠**。慢波睡眠时表现为：①脑电波呈同步化慢波；②嗅、视、听、触等感觉功能暂时减退；③骨骼肌反射活动和肌紧张减弱；④伴有一系列自主神经功能改变，例如，血压下降、心率减慢、瞳孔缩小、尿量减少、体温下降、代谢率降低、呼吸变慢、胃液分泌增多而唾液分泌减少、发汗增强等。异相睡眠时则表现为：①脑电波呈去同步化快波；②各种感觉功能进一步减退，以致唤醒阈提高；③骨骼肌反射活动和肌紧张进一步减弱，肌肉几乎完全松弛；④可有间断的阵发性表现，例如，眼球快速运动、部分躯体抽动、血压升高、心率加快、呼吸加快而不规则等表现；⑤做梦是异相睡眠期间的特征之一。

睡眠过程中两个时相互相交替。成人进入睡眠后首先是慢波睡眠，持续 80～120 min 后转入异相睡眠，维持 20～30 min 后，又转入慢波睡眠；整个睡眠过程中有 4～5 次交替，越近后期，异相睡眠持续时间越长。两种时相的睡眠均可直接转为觉醒，但由觉醒转为睡眠时，一般只能进入慢波睡眠，而不能直接进入异相睡眠。

慢波睡眠和异相睡眠均为正常人体所必需。觉醒时腺垂体分泌的生长激素较少，慢波睡眠中分泌明显升高，而异相睡眠时分泌又减少，但此时脑内蛋白质合成加速。因而认为，慢波睡眠有利于促进生长和体力恢复；而异相睡眠则促进学习记忆和精力恢复，特别在幼儿阶段，可能与神经系统的发育成熟、建立新的突触联系等有关。但异相睡眠时会出现阵发性表现，可能与某些疾病，如心绞痛、哮喘、阻塞性肺气肿缺氧等易于夜间发作有关。

2．睡眠发生机制　睡眠是一种脑活动的主动过程。慢波睡眠可能与间脑某些结构、脑干尾端网状结构（上行抑制系统）和前脑基底部等脑区的活动有关，上行抑制系统可作用于大脑皮层，并与上行激动系统相拮抗，调节睡眠与觉醒的相互转化；而异相睡眠则可能与脑桥被盖外侧区胆碱能神经元起源的某种电活动有关。

第六节 脑的高级功能

脑的高级功能活动包括条件反射、学习和记忆、思维和判断、语言和其他心理活动等。人类的大脑得到高度的发展，人脑的高级活动及其机制远较其他动物复杂。

一、条件反射

条件反射的概念已如前述，它可以不断建立，也可以不断消退或改建，因而其数量是无限的。条件反射需有大脑皮层的参与才能形成，它也是学习的一种形式。

（一）条件反射的形成和消退

1. 经典条件反射　在巴甫洛夫的经典动物实验中，给犬以食物可引起唾液分泌，这是非条件反射，食物就是**非条件刺激**；而给犬以铃声刺激则不会引起唾液分泌，因为铃声与食物无关，故称为**无关刺激**。但如果每次给食前出现一次铃声，经多次反复后，只要一出现铃声，动物就会分泌唾液。这种情况下无关刺激转变为**条件刺激**。因此，条件反射是条件刺激与非条件刺激在时间上的结合而建立起来的，这个过程称为**强化**（reinforcement）。实验表明，非条件刺激若不能激动奖赏中枢或惩罚中枢，条件反射将很难建立；如果非条件刺激能通过这两个中枢引起愉快或痛苦的情绪活动，则条件反射就比较容易建立。

在上述经典条件反射建立后，如果反复应用条件刺激（铃声）而不给予非条件刺激（给食）强化，条件反射（唾液分泌）就会减弱，最后完全消失。这称为条件反射的**消退**（extinction）。条件反射的消退不是条件反射的简单丧失，而是中枢把原先引起兴奋性效应的信号转变为产生抑制性效应的信号。

2. 操作式条件反射　这种条件反射要求动物在执行一定的操作后才能建立起来。例如，先训练动物使它学会踩动杠杆而得食的操作。然后，以灯光或其他信号为条件刺激建立条件反射，即在出现某种信号后去踩杠杆才能得到食物，所以称为**操作式条件反射**（operant conditioning）。得到食物是一种奖赏性刺激，因此称为**趋向性条件反射**；如果预先在食物中注入一种不影响食物色香味而动物食用后会发生呕吐或其他不适的药物，则动物在多次强化后，便在见到信号后就不愿再去踩动杠杆。由于得到惩罚而产生抑制性条件反射，因此称为**回避性条件反射**。

（二）人类的条件反射和两种信号系统学说

人类条件反射的建立除了可用现实具体的信号，如光、声、嗅、味、触等感觉直接刺激眼、耳、鼻、舌、皮肤等感受器外，还可用抽象的语词来代替具体的信号。巴甫洛夫把现实具体的信号称为第一信号，而把相应的语词称为第二信号。人类大脑皮层对第一信号发生反应的功能系统称为**第一信号系统**（first signal system），而对第二信号发生反应的功能系统称为**第二信号系统**（second signal system）。因此，人脑功能有两个信号系统，而动物只有第一信号系统,第二信号系统是人类区别于动物的主要特征。人类可借助语词来表达思维,并进行抽象的思维。

二、学习和记忆

学习和记忆是两个有联系的神经活动过程。**学习**(learning)是指人和动物依赖于经验来改变自身行为以适应环境的神经活动过程。**记忆**(memory)则是习得信息的储存和“读出”的神经活动过程。

(一)学习和记忆的形式

1. 学习的形式　学习可分为非联合型和联合型学习两种形式。**非联合型学习**不需要在刺激和反应之间形成某种明确的联系,包括习惯化和敏感化等。习惯化是指一种刺激反复出现,如果不引起某种奖赏或惩罚,机体对该刺激的反应将逐渐减弱以至消退。习惯化有助于免除对无意义信息的应答。敏感化与习惯化正好相反,是指对刺激的反应增强。敏感化有助于强化对有意义信息的应答。**联合型学习**是两个事件在时间上很靠近地重复发生,最后在脑内逐渐形成联系,如前文所述的条件反射的建立。

2. 记忆的形式　记忆可分为陈述性和非陈述性记忆两类。**陈述性记忆**还可分为情景式记忆和语义式记忆。前者是记忆一件具体事物或一个场面;后者则为记忆文字、法律和语言等。**非陈述性记忆**是对某些技巧性的动作、习惯性行为和条件反射等的记忆。两种记忆形式可以转化,如在学习骑自行车过程中需记忆某些情景,一旦学会变为一种技巧性动作后,陈述性记忆即转变为非陈述性记忆。

(二)人类的记忆过程和遗忘

1. 人类的记忆过程　记忆过程可分为**感觉性记忆**、**第一级记忆**、**第二级记忆**和**第三级记忆** 4 个阶段(图 10－28)。感觉性记忆是指通过感觉系统获得信息后,首先储存在脑的感觉区内的阶段,这个阶段一般不超过 1 秒钟,若未经处理即很快消失。如果在这阶段把那些不连续的、先后进来的信息整合成新的连续的印象,即可转入第一级记忆。这种转移一般有两条途径,一是将感觉性记忆资料变成口头表达性符号,如语言符号,这是最常见的;二是非口头表达性途径。信息在第一级记忆中平均约停留几秒钟。通过反复学习和运用,信息便在第一级记忆中循环,从而延长其在第一级记忆中的停留时间,这样,信息就容易转入第二级记忆之中。第二级记忆是一个大而持久的储存系统。发生在第二级记忆内的遗忘是由于先前的或后来的信息干扰所致。有些记忆,如自己的名字和每天都在操作的手艺等,通过长年累月的运用则不易遗忘,这一类记忆储存在第三级记忆中。

2. 遗忘　**遗忘**(loss of memory)是指部分或完全失去回忆和再认的能力,是一种正常的生理现象。遗忘在学习后就已经开始,最初遗忘的速率很快,以后逐渐减慢。遗忘并不意味着记忆痕迹的消失,因为复习已经遗忘的内容总比学习新的内容容易。产生遗忘的原因与条件刺激久不强化所引起的消退抑制和后来信息干扰等因素有关。

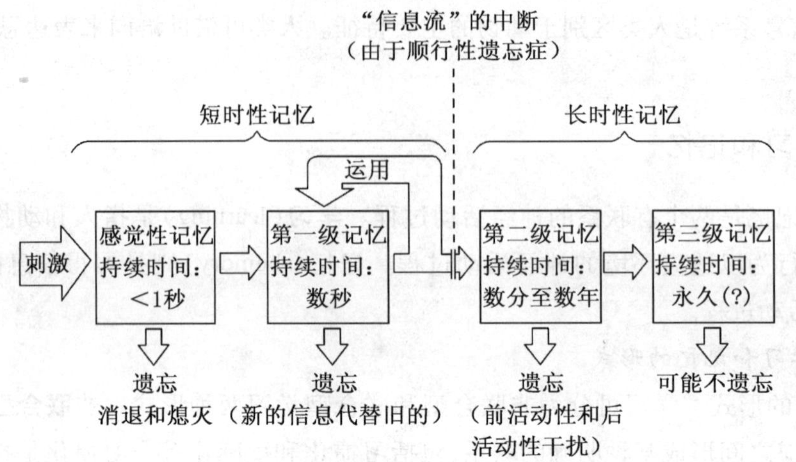

图 10－28　从感觉性记忆至第三级记忆信息流程的示意图

图示在每一级记忆内储存的持续时间以及遗忘的可能机制，只有一部分的储存材料能够到达最稳定的记忆之中，复习（运用）使得从第一级记忆转入第二级记忆更为容易

临床上将疾病情况下发生的遗忘称为**遗忘症**，可分为**顺行性遗忘症**和**逆行性遗忘症**两类。前者表现为不能保留新近获得的信息，多见于慢性酒精中毒；后者表现为不能回忆脑功能障碍发生之前一段时间内的经历，多见于脑震荡。

三、语言和其他认知功能

（一）大脑皮层的语言活动功能

临床上发现，人类大脑皮层一定区域的损伤（图 10－29）可引起各种特殊的语言活动功能障碍。①**流畅失语症**，由颞上回后端的韦尼克（Wernicke）区受损所致，病人说话流畅，但话语中夹杂许多杂乱语和自创词，令人难以听懂，有时病人也听不懂别人的说话，看不懂文字。②**运动失语症**，由中央前回底部前方的布洛卡（Broca）区受损引起，病人能看懂文字和听懂他人谈话，自己却不会说话，而与发音有关的肌肉并不麻痹。③**失写症**，由额中回后部接近中央前回的手部代表区损伤所致，病人能听懂别人说话，看懂文字，自己也会说话，却不会书写，手部的其他运动也不受影响。④**感觉失语症**，由颞上回后部损伤所致，病人能讲话与书写文字，也能看懂文字，但听不懂别人的话语，而病人的听觉则无障碍。⑤**失读症**，由顶下小叶的角回受损引起，病人看不懂文字，但其视觉和其他语言功能均健全。可见，大脑皮层具有管理语言活动的功能，并且这种功能

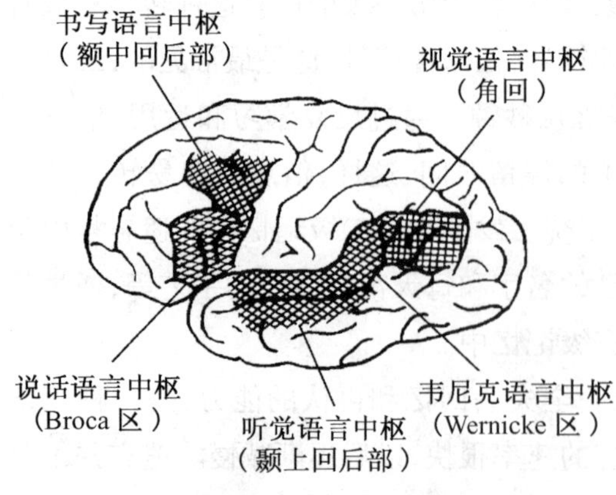

图 10－29　人类大脑皮层语言功能区域的示意图

具有一定的分区;但各区的功能是密切相关的,因为严重的失语症可同时出现上述多种语言活动功能的障碍。

(二)优势半球和皮层功能的互补性专门化

在主要使用右手的成人,上述语言活动功能障碍常由左侧大脑皮层损伤所致,而与右侧皮层损伤无明显关系。左侧皮层在语言活动功能上占优势,称为**优势半球**(dominant cortical hemisphere)。这种一侧优势的现象仅出现于人类,说明人类两侧大脑半球的功能是不对等的。一侧优势现象虽与遗传有一定关系,但主要是在后天生活实践中形成的,这与人类习惯使用右手有关。人类的左侧优势自 10 ~ 12 岁起逐步建立,成年后左侧半球损伤,就很难在右侧皮层再建语言中枢。

左侧半球为优势半球,并不意味着右侧半球不重要。研究表明,右侧半球在非语词性的认知功能上占优势,如对空间的辨认、深度知觉、触-压觉认识、图像视觉认识、音乐欣赏分辨等。但是这种优势是相对的,因为左侧半球也有一定的非语词性认知功能,而右侧半球也有一定的简单的语词活动功能。

(三)两侧大脑皮层认知功能的关联

两侧大脑皮层之间有许多连合纤维。在哺乳类动物中最大的连合纤维结构是胼胝体,进化愈高等则胼胝体愈发达,人类的胼胝体估计含有 100 万根纤维。有人事先切断猫视交叉的交叉纤维,使一侧眼睛的视网膜传入冲动仅向同侧皮层投射,然后将该动物一眼蒙蔽,用另一眼学会对图案的鉴别,待其学会后将该眼蒙蔽,测定先前被蒙蔽眼的图案鉴别能力,发现先前被蒙蔽的眼也具有这种鉴别能力。如果事先切断这个动物的胼胝体,则这种现象就不再出现。因此,两侧大脑皮层的认知功能是有关联的,胼胝体连合纤维能将一侧皮层的活动向另一侧传送。在人类,两侧大脑皮层的认知功能也是有关联的。

习　题　十

(一)单项选择题

1. 下列各项中,属于神经纤维兴奋传导特征的是

A. 衰减性　　B. 绝缘性　　C. 单向性　　D. 易疲劳性

2. 下列各项中,通过神经纤维的轴质运输而实现的是

A. 动作电位的传导　　B. 神经的营养性作用

C. 微丝、微管的延伸　　D. 神经递质的释放

3. 脊髓灰质炎患者病愈后,常有肢体肌肉萎缩的后遗症,其原因是

A. 病毒的直接侵害作用　　B. 肌肉失去神经的功能支配

C. 肌肉失去神经的营养支持　　D. 受累肢体的长期废用

4. 电突触传递的结构基础是

A. 离子通道　B. 紧密连接　C. 缝隙连接　D. 轴突-轴突式突触

5. 直接触发神经末梢释放递质的因素是

A. 动作电位的下传　B. 末梢膜的去极化

C. Ca^{2+}进入末梢内　D. 突触小泡移向前膜

6. 突触后膜在递质作用下发生5～10 mV的去极化,称为

A. 兴奋性突触后电位　B. 抑制性突触后电位

C. 突触后神经元兴奋　D. 突触后神经元抑制

7. 兴奋性突触后电位的产生机制是

A. K^+外流　B. Na^+内流　C. Ca^{2+}内流　D. Cl^-内流

8. 抑制性突触后电位的产生机制是

A. K^+外流　B. Na^+内流　C. Ca^{2+}内流　D. Cl^-内流

9. 除突触结构外,化学性突触传递的重要物质基础是

A. 载体和通道　B. 转运物和转运体

C. ATP和ATP酶　D. 递质和受体

10. 与非条件反射相比,条件反射的特点是

A. 数量有限　B. 易变性小　C. 适应性差　D. 需大脑皮层参与

11. 下列各项生理活动中,属于条件反射的是

A. 沙尘刺激角膜而引起眨眼　B. 食物误入气管而引起咳嗽

C. 见他人进餐而引起唾液分泌　D. 大量饮清水而引起尿量增多

12. 兴奋通过中枢神经元的环式联系时可产生多种效应,但**不包括**

A. 扩大作用的空间范围　B. 产生正反馈效应

C. 产生负反馈效应　D. 产生后发放效应

13. 下列各项中,属于中枢兴奋传播特征的是

A. 双向传递　B. 中枢延搁　C. "全或无"式　D. 兴奋节律不变

14. 伸肌肌梭传入导致该肌收缩而同一关节的屈肌舒张,实现这一协调性活动的中枢机制是

A. 传入侧支性抑制　B. 回返性抑制

C. 突触前抑制　D. 负反馈控制

15. 脊髓中的闰绍细胞对α运动神经元的作用属于

A. 正反馈控制　B. 突触前抑制

C. 传入侧支性抑制　D. 回返性抑制

16. 下列中枢活动中,以轴突-轴突型突触为重要结构基础的是

A. 突触后神经元兴奋　B. 突触前抑制

C. 传入侧支性抑制　D. 回返性抑制

17. 突触前抑制的产生机制是

A. 突触前膜发生超极化　　B. 突触前末梢释放抑制性递质

C. 突触前末梢递质释放减少　　D. 突触后膜发生超极化

18. 脊髓半离断后,离断面水平以下发生感觉障碍的是

A. 病侧浅感觉和健侧深感觉　　B. 健侧浅感觉和病侧深感觉

C. 病侧浅感觉和深感觉　　D. 健侧浅感觉和深感觉

19. 临床上患者出现局部节段性痛觉和温度觉受损,触-压觉却不受损的表现,常提示

A. 脊髓左半离断　B. 脊髓右半离断　C. 脊髓全离断　D. 脊髓空洞症

20. 丘脑是多种感觉传入大脑皮层的接替站,但**不传导**

A. 头面部体表感觉　　B. 内脏感觉

C. 听觉　　D. 嗅觉

21. 特异感觉投射系统的特点是

A. 接受脑干网状结构来的纤维投射　　B. 经反复多次换元后投射到大脑皮层

C. 与大脑皮层有点对点的投射关系　　D. 易受内环境理化因素变化的影响

22. 非特异感觉投射系统的生理功能是

A. 产生各种体表和内脏的感觉　　B. 建立丘脑和大脑皮层间的反馈联系

C. 维持和改变大脑皮层的兴奋状态　　D. 激发大脑皮层发出传出冲动

23. 下列对第一感觉区投射规律的描述,**错误**的是

A. 躯干四肢部分为交叉性投射　　B. 头面部为同侧性投射

C. 投射区大小与感觉精细程度有关　　D. 总体上倒置而头面部内部正立

24. 人类的本体感觉区位于

A. 中央前回　B. 中后央回　C. 第二感觉区　D. 运动辅助区

25. 下列各脑区中,**不属于**内脏感觉代表区的是

A. 中央前回　B. 中央后回　C. 运动辅助区　D. 边缘系统皮层

26. 人类大脑皮层的视觉代表区位于

A. 边缘叶前底部　　B. 颞横回和颞上回

C. 中央后回　　D. 半球内侧枕叶距状裂上下缘

27. 左侧视皮层接受来自

A. 左眼颞侧视网膜投射纤维　　B. 左眼鼻侧视网膜投射纤维

C. 双眼颞侧视网膜投射纤维　　D. 双眼鼻侧视网膜投射纤维

28. 一侧听觉传入通路或听皮层受损时,通常

A. 可产生对侧听觉障碍　　B. 可产生同侧听觉障碍

C. 可产生双侧听觉障碍　　D. 不产生明显听觉障碍

29. 传导慢痛的周围神经纤维是

A. A_α 纤维　　B. A_δ 纤维　　C. B 类纤维　　D. C 类纤维

30. 内脏痛最主要的特点是

A. 尖锐的刺痛　　B. 持续的灼痛　　C. 定位不精确　　D. 必有牵涉痛

31. 心肌缺血时,发生牵涉痛的体表部位是

A. 左臂尺侧　　B. 肩胛下　　C. 上腹部　　D. 脐周

32. 下列各项中,属于运动传出最后公路的是

A. 锥体系　　B. 锥体外系　　C. α 运动神经元　　D. γ 运动神经元

33. 在高位截瘫患者,其横断面以下将永久丧失的功能活动能力是

A. 肌紧张调节　　B. 血管张力调节　　C. 发汗反射　　D. 随意运动

34. 脊休克的发生和恢复说明

A. 脊髓能完美完成各种感觉、运动和反射活动

B. 脊髓本身无功能,仅为中枢传出的最后公路

C. 切断后脊髓功能丧尽,以后由高位中枢代偿

D. 脊髓有一定反射能力,正常时受高位中枢控制

35. 临床查体出现腱反射亢进,常提示

A. 肌梭敏感度增强　　B. 脊髓相应节段受损

C. 高位中枢病变　　D. 相应的肌肉发达

36. 维持躯体姿势最基本的反射是

A. 屈肌反射　　B. 对侧伸肌反射　　C. 腱反射　　D. 肌紧张

37. 下列各项中,能使肌梭传入冲动增加的是

A. 肌肉被动拉长　　B. 肌肉收缩缩短

C. α 传出冲动增多　　D. γ 传出冲动减少

38. 在中脑上、下丘之间切断脑干,动物将出现

A. 脊休克　　B. 去大脑僵直　　C. 肢体软瘫　　D. 运动共济失调

39. 人类发生颅内蝶鞍上囊肿时,出现下肢伸肌僵直和上肢半屈的体征,称为

A. 去大脑僵直　　B. 去皮层僵直　　C. 肢体硬瘫　　D. 运动共济失调

40. 下列各种描述中,**不符合**运动皮层功能特征的是

A. 对躯体运动的调节为交叉性支配　　B. 对头面部肌肉全为双侧性支配

C. 代表区大小与运动精细程度有关　　D. 总体上倒置而头面部内部正立

41. 皮层脊髓束和皮层脑干束中来自主要运动区的纤维约占总数的

A. 30%　　B. 40%　　C. 60%　　D. 100%

42. 参与控制四肢远端肌肉精细运动的运动传出通路是

A. 皮层脊髓侧束　　B. 皮层脊髓前束　　C. 皮层脑干束　　D. 锥体外系

43. 下列各项中,属于软瘫临床体征的是

A. 腱反射减弱　　B. 浅反射增强
C. 巴宾斯基征阳性　　D. 肌萎缩不明显

44. 下列各项中，属于硬瘫临床体征的是
A. 肌紧张增强　　B. 浅反射增强
C. 巴宾斯基征阴性　　D. 肌萎缩明显

45. 运动传出通路损伤导致硬瘫的原因是
A. 脊髓运动神经元损伤　　B. 皮层脊髓束损伤
C. 皮层脑干束损伤　　D. 姿势调节系统损伤

46. 基底神经节对运动调节有重要作用，但**不包括**
A. 随意运动的发动　　B. 肌紧张的调节
C. 对本体感觉传入信息的处理　　D. 参与运动的设计

47. 导致帕金森病发病的主要原因是
A. 黑质-纹状体多巴胺能系统受损
B. 纹状体胆碱能中间神经元变性
C. 纹状体γ-氨基丁酸能中间神经元变性
D. 丘脑外侧腹核等结构和功能异常

48. 导致舞蹈病发病的主要原因是
A. 黑质-纹状体多巴胺能系统受损
B. 纹状体胆碱能中间神经元变性
C. 纹状体γ-氨基丁酸能中间神经元变性
D. 丘脑外侧腹核等结构和功能异常

49. 前庭小脑的主要功能是
A. 协调随意运动　　B. 调节肌紧张
C. 调节身体姿势平衡　　D. 形成运动计划

50. 脊髓小脑的主要功能是
A. 协调随意运动　　B. 调节肌紧张
C. 调节身体姿势平衡　　D. 形成运动计划

51. 交感神经节前纤维末梢释放的递质是
A. 乙酰胆碱　　B. 去甲肾上腺素　　C. 5-羟色胺　　D. 肽类递质

52. 支配骨骼肌血管的交感舒血管纤维末梢释放的递质是
A. 乙酰胆碱　　B. 去甲肾上腺素　　C. 谷氨酸　　D. γ-氨基丁酸

53. 通过作用于M受体而产生效应的神经纤维是
A. 所有自主神经节前纤维　　B. 多数副交感节后纤维
C. 多数交感节后纤维　　D. 躯体运动神经纤维

54. 副交感神经兴奋时,可引起

A. 心率加快　B. 胃肠运动增强　C. 瞳孔散大　D. 糖原分解加速

55. 交感神经兴奋时,可引起

A. 支气管平滑肌收缩　B. 胃肠括约肌收缩

C. 唾液腺分泌减少　D. 膀胱逼尿肌收缩

56. 具有生命中枢之称的脑区是

A. 脊髓　B. 延髓　C. 下丘脑　D. 大脑皮层

57. 调节自主神经功能和内分泌活动的重要中枢结构是

A. 延髓　B. 中脑　C. 丘脑　D. 下丘脑

58. 下列各种功能活动中,由下丘脑参与完成的是

A. 全身感觉接替　B. 躯体运动调节　C. 水平衡调节　D. 条件反射

59. 介导低血容量引起渴觉和饮水行为的神经肽是

A. 血管升压素　B. 血管紧张素Ⅱ　C. 血管活性肠肽　D. 心房钠尿肽

60. 动物发动防御反应时伴随发生的心血管活动改变是

A. 血压下降　B. 心率减慢　C. 瞳孔缩小　D. 骨骼肌血管舒张

61. 下丘脑内控制生理功能活动日周期节律的中心部位是

A. 视上核　B. 视交叉上核　C. 室旁核　D. 腹内侧核

62. 人类大脑皮层处于紧张活动时的脑电波通常为

A. α 波　B. β 波　C. θ 波　D. δ 波

63. 下列关于皮层诱发电位主反应的描述,正确的是

A. 由大脑皮层受损伤而引起　B. 可见于皮层广泛区域

C. 出现在一定的潜伏期之后　D. 在颅外头皮上记录不到

64. 下列各种功能活动中,与脑干网状结构上行激动系统的活动有关的是

A. 特殊感觉的接替　B. 睡眠的引起

C. 觉醒的维持　D. 内脏活动的调节

65. 慢波睡眠时,血液中明显增多的内分泌激素是

A. 生长激素　B. 甲状腺激素　C. 糖皮质激素　D. 肾上腺素

66. 异相睡眠的生理意义主要在于

A. 促进机体的生长和体力恢复　B. 促进学习记忆和精力恢复

C. 有助于消化吸收和能量蓄积　D. 增强机体的免疫力

67. 谈论美味佳肴时引起唾液分泌是

A. 本能行为和情绪反应　B. 非条件反射反应

C. 第一信号系统的活动　D. 第二信号系统的活动

68. 病人左侧大脑皮层受损而出现运动失语症,提示受损部位位于

A. 布洛卡区　　B. 颞上回后部　　C. 角回　　D. 额中回后部

69. 人类左侧大脑皮层韦尼克区损伤可产生

A. 运动失语症　　B. 感觉失语症　　C. 流畅失语症　　D. 失读症

70. 人类左侧大脑半球占优势的认知功能是

A. 语言活动　　B. 空间辨认　　C. 图像识别　　D. 音乐欣赏

（二）填空题

1. 神经纤维的主要功能是________，为实现这一功能，需要它在________和________上都保持完整。
2. 顺向快速轴质运输主要运输________，而顺向慢速轴质运输则运输________，它们随________而发生移动。
3. 电突触以________为信息传递媒介物，其传递特点是________和________，有利于神经元活动的________。
4. 神经元上产生的动作电位首先在________爆发，然后沿细胞膜传遍整个细胞。
5. 婴儿吸吮母亲乳头引起乳汁分泌属于________反射；当母亲听到婴儿哭声而尚未接触乳头时乳汁已经分泌则属于________反射。
6. 中枢神经元之间的________式联系可产生整合效应；而________和________式联系则能扩大作用的空间范围。
7. 突触后抑制有________和________两种形式，它们都由中间神经元释放________性递质，使突触后神经元产生________而引起。
8. 突触前抑制多见于________通路中，由于到达突触前末梢的动作电位幅度________，进入末梢的 Ca^{2+} ________，使末梢释放递质________，最终导致引起突触后神经元产生的________。
9. 在丘脑前的传入系统中，________感觉和________觉的传入纤维走行于后索-内侧丘系中，________觉、________觉和________觉的传入纤维走行于脊髓丘脑束中。
10. 感觉的特异投射系统起源于丘脑的________核，其主要功能是________。
11. 人类大脑皮层的第一感觉区位于________，第二感觉区位于________。
12. 本体感觉来自躯体的________组织，主要是对躯体的________和________的感觉。
13. 当伤害性刺激作用于皮肤时，先后出现________痛和________痛，前者为________样________痛，而后者则为________样________痛。
14. 牵涉痛往往发生在与患病内脏具有相同胚胎________和________来源的体表部位。
15. 脊髓 α 运动神经元是躯体运动反射的________，会聚于此的各种神经冲动可起________、________和________等作用。
16. 脊髓 α 运动神经元支配________；而 γ 运动神经元则支配________，其轴突末梢释放________,其功能是________。

17. 运动单位的大小可相差很大,小运动单位有利于________,而大运动单位则有利于________。
18. 脊休克恢复后常见________肌反射减弱而________肌反射增强,说明高位中枢具有易化________肌反射和抑制________肌反射的作用。
19. 牵张反射有________和________两种类型,它们的感受器都是________,它能感受肌纤维的________变化。
20. 人类的牵张反射主要发生在________肌,因为它是人类的抗重力肌。
21. 去大脑僵直表现为________亢进,是一种增强的________反射。
22. 随意运动的计划起源于________,而运动指令的发出部位则是________。
23. 大脑皮层的主要运动区包括________和________;其他运动区有________、________、________和________。
24. 脊髓灰质炎和内囊出血引起中风的患者都有随意运动________的表现,但前者伴有牵张反射________,而后者则伴有牵张反射________。
25. 成年人清醒状态下出现巴宾斯基征阳性病理反射,提示________。
26. ________或________能明显改善帕金森病运动过少的症状;而________则可缓解舞蹈病运动过多的症状。
27. 前庭小脑受损后主要表现为________,而脊髓小脑损伤后则主要表现为________和________。
28. 乙酰胆碱产生效应后的消除依靠________;而去甲肾上腺素的消除主要依靠________。
29. 因作用的受体不同,乙酰胆碱可产生________与________作用。
30. 多数交感节后纤维属于________能纤维,但有少数纤维属于________能纤维;多数副交感节后纤维属于________能纤维,但有少数纤维属于________能和________能纤维。
31. 切断支配虹膜的副交感神经后,瞳孔即________;而切断其交感神经,瞳孔则________。说明这些神经平时都具有________性活动。
32. 在整体生理功能调节中,交感神经系统在________时活动加强,而副交感神经系统则在________时活动加强。
33. 刺激下丘脑外侧区可引起________行为,而刺激腹内侧核则可引起________,并且两者之间存在________关系。
34. 埋藏电极于动物脑内________中枢,当无意中按动按钮接受一次脑刺激后,动物会反复进行自我刺激,而将电极置于________中枢,动物在无意中受到一次刺激后,则不再愿意接触按钮。

35. ________或________患者的脑电波会发生改变，利用这一特点，临床上常记录脑电图，用作这些疾病的辅助诊断。

36. 正常成年人每天需要睡眠________小时，儿童需要较________的睡眠时间，而老年人所需睡眠时间则较________。

37. 异相睡眠中，除________和________等进一步减弱外，可有间断的________，这可能是某些疾病易于夜间发作的原因之一。

38. 条件反射的消退不是条件反射的________，而是中枢将原先的________的信号转变为________的信号。

39. 人类大脑半球一侧优势的形成主要与________有关，一般自________岁起逐步建立。

40. 两侧大脑皮层的认知功能是有________的，实现这一功能的结构基础是________。

（三）名词解释

1. 神经冲动　　2. 轴质运输　　3. 神经的营养性作用
4. 突触传递　　5. 兴奋性突触后电位　　6. 神经递质
7. 后发放　　8. 中枢延搁　　9. 传入侧支性抑制
10. 回返性抑制　　11. 突触前抑制　　12. 特异投射系统
13. 非特异投射系统　　14. 本体感觉　　15. 体腔壁痛
16. 牵涉痛　　17. 运动单位　　18. 脊休克
19. 牵张反射　　20. 腱反射　　21. 肌紧张
22. 去大脑僵直　　23. 毒蕈碱样作用　　24. 烟碱样作用
25. 防御反应　　26. 生物节律　　27. 皮层诱发电位
28. 异相睡眠　　29. 操作式条件反射　　30. 优势半球

（四）问答题

1. 试述轴质运输的类型、作用和意义。
2. 神经对所支配组织有哪些作用？各有何生理意义？
3. 试述化学性突触传递过程和突触后电位的形成机制。
4. 非条件反射和条件反射有何不同？又有何联系？
5. 试述中枢神经元之间的联系方式及其生理意义。
6. 试比较兴奋在神经纤维上传导和经化学性突触传递的特征。（提示中枢兴奋传播的特征是以化学性突触传递为基础的）
7. 中枢抑制有哪些类型？各自如何产生？各有何生理意义？
8. 试比较感觉的特异投射系统和非特异投射系统的不同功能及其结构基础。
9. 试述大脑皮层第一感觉区的感觉投射规律。
10. 哪些内脏疾患可引起牵涉痛？分别放射到体表什么部位？掌握这些现象有何临床

意义？

11. 脊休克有哪些主要表现？它的产生与恢复说明了什么？
12. 试述牵张反射的两种类型及其生理和临床意义。
13. 试述去大脑僵直的主要表现和产生机制。
14. 试述大脑皮层主要运动区的功能特征。
15. 试比较柔软性麻痹和痉挛性麻痹的不同表现和产生原因。
16. 简述帕金森病和舞蹈病的临床表现和发病机制。
17. 试述小脑的功能分区以及各区的不同功能和损伤后的不同表现。
18. 自主神经系统中，哪些神经纤维属于胆碱能纤维？哪些属于肾上腺素能纤维？
19. 胆碱能受体和肾上腺素能受体有哪些类型和亚型？激活后可产生哪些效应？
20. 简述交感和副交感神经系统的功能特征。
21. 简述下丘脑的功能。
22. 简述正常脑电波的主要波形和临床上检查脑电图的意义。
23. 简述两种不同时相睡眠的表现和生理意义。
24. 条件反射如何建立？又如何消退？在此过程中，奖赏中枢或惩罚中枢的活动有何意义？
25. 大脑皮层语言中枢位于何处？损伤时会出现哪些语言活动功能障碍？

（朱大年）

第十一章 内 分 泌

学习纲要

1. 掌握内分泌和激素的概念。
2. 掌握生长激素、甲状腺激素、肾上腺糖皮质激素和胰岛素的生理作用。
3. 熟悉激素的分类，激素的作用及其特点，激素作用的机制。
4. 熟悉下丘脑与腺垂体之间的功能联系，下丘脑调节肽，腺垂体激素，腺垂体分泌的调节；下丘脑与神经垂体之间的功能联系，神经垂体激素。
5. 熟悉生长激素、甲状腺激素、肾上腺糖皮质激素和胰岛素分泌的调节。
6. 熟悉肾上腺皮质激素的种类，肾上腺髓质激素及其作用。
7. 熟悉甲状旁腺激素、降钙素、维生素 D_3 和胰高血糖素的生理作用与分泌调节。
8. 了解腺垂体激素（除生长激素外）和神经垂体激素的生理作用。
9. 了解甲状腺激素的合成和代谢。
10. 了解前列腺素、松果体激素和胸腺激素的生理作用。

神经系统和内分泌系统是体内两大调节系统，两者密切联系，相互配合，共同调节机体的各种生理功能。通常，神经系统主要是针对各种瞬时刺激作出相应的应答，改变和调节器官系统的功能活动状态，以适应内外环境的变化；而内分泌系统则侧重于调节机体长期、缓慢的基本生命活动过程，如新陈代谢、生长、发育、生殖等。不少内分泌腺和内分泌细胞接受神经的支配，因而也可作为神经调节的延续而发挥调节作用。此外，内分泌系统与免疫系统之间也存在密切关系。免疫系统产生的细胞因子能作用于内分泌细胞，使内分泌功能和免疫反应协调一致。

第一节 内分泌和激素

一、内分泌和激素的概念

内分泌系统是由内分泌腺和散在的内分泌细胞所组成。人体主要的内分泌腺有腺垂体、甲状腺、甲状旁腺、肾上腺、胰岛、性腺、松果体和胸腺等;而散在的内分泌细胞存在于多种组织器官中,如消化道黏膜、心、肺、肾、皮肤和胎盘等。此外,在中枢神经系统内,如下丘脑的某些神经细胞,也兼有内分泌功能。内分泌腺或散在的内分泌细胞所分泌的能传递信息并发挥调节作用的高效能生物活性物质,称为**激素**(hormone)。激素选择性作用的特定部位,称为**靶**,如靶器官、靶组织、靶细胞。某些激素专一作用于另一种内分泌腺,则另一种内分泌腺就称为该激素的靶腺。

内分泌(endocrine)是指由内分泌腺或内分泌细胞产生的激素直接分泌到体液中,并以体液为传播途径对靶细胞的活动进行调节的一种形式。内分泌腺或内分泌细胞分泌的激素到达靶细胞的方式有多种:大多数激素经血液运输至远距离的靶细胞发挥作用,这种方式称为**远距分泌**;某些激素不经血液运输,而是由组织液扩散作用于邻近细胞,这种方式称为**旁分泌**;如果内分泌细胞所分泌的激素在局部扩散又返回作用于该内分泌细胞自身,这种方式称为**自分泌**;此外,下丘脑某些神经内分泌细胞将合成的神经激素经轴质运输至末梢释放入血的过程,称为**神经分泌**。

二、激素的分类

激素种类繁多,按其化学性质可分为含氮类激素和类固醇类激素两大类。

(一)含氮类激素

这类激素可再分为胺类、肽类和蛋白质类激素。胺类激素有肾上腺素、去甲肾上腺素和甲状腺激素等;肽类激素有下丘脑调节肽、神经垂体激素、降钙素和胃肠激素等;蛋白质类激素有腺垂体激素、甲状旁腺激素、胰岛素等。由于肽类和蛋白质类物质在胃肠道内易被消化液分解,因而用这类激素作替代治疗时,一般不宜口服。

(二)类固醇类激素

这类激素主要有肾上腺皮质和性腺所分泌的激素,如糖皮质激素、盐皮质激素、性激素等。用这类激素作替代治疗时可以口服。

此外,也有人将前列腺素、1,25-二羟维生素 D_3 等归入激素范畴。前列腺素为脂肪酸衍生物,而1,25-二羟维生素 D_3 则属固醇类激素。

人体主要内分泌激素的来源及其化学性质列于表11-1中。

表11-1 人体主要激素的来源及其化学性质

主要来源	激素名称	英文缩写	化学性质
下丘脑	促甲状腺激素释放激素	TRH	3肽
	促性腺激素释放激素	GnRH	10肽
	促肾上腺皮质激素释放激素	CRH	41肽
	生长激素释放激素	GHRH	44肽

（续表）

主要来源	激 素 名 称	英文缩写	化学性质
	生长激素抑制激素（生长抑素）	GHIH	14 肽
	促黑（素细胞）激素释放因子	MRF	肽
	促黑（素细胞）激素抑制因子	MIF	肽
	催乳素释放因子	PRF	肽
	催乳素抑制因子	PIF	多巴胺?
	血管升压素（抗利尿激素）	VP（ADH）	9 肽
	缩宫素（催产素）	OXT	9 肽
腺垂体	生长激素	GH	蛋白质
	催乳素	PRL	蛋白质
	促黑（素细胞）激素	MSH	12，14，18 肽 *
	促甲状腺激素	TSH	糖蛋白
	促肾上腺皮质激素	ACTH	39 肽
	卵泡刺激素（促卵泡激素）	FSH	糖蛋白
	黄体生成素	LH	糖蛋白
甲状腺	甲状腺素（四碘甲腺原氨酸）	T_4	胺
	三碘甲腺原氨酸	T_3	胺
甲状旁腺	甲状旁腺激素	PTH	蛋白质
甲状腺 C 细胞	降钙素	CT	32 肽
胰岛	胰岛素		蛋白质
	胰高血糖素		29 肽
肾上腺皮质	糖皮质激素		类固醇
	盐皮质激素		类固醇
肾上腺髓质	肾上腺素	E（A）	胺
	去甲肾上腺素	NE（NA）	胺
睾丸	睾酮	T	类固醇
卵巢、胎盘	雌二醇	E_2	类固醇
	雌三醇	E_3	类固醇
	孕酮	P	类固醇
胎盘	人绒毛膜促性腺激素	hCG	糖蛋白
松果体	褪黑素	MT	胺
胸腺	胸腺激素		肽

*：α－MSH（14 肽），β－MSH（18 肽），γ－MSH（12 肽）

三、激素的作用及其特点

（一）激素的作用

激素的生理作用广泛而复杂。归纳起来，主要有以下五个方面：①调节糖、脂肪和蛋白质代谢与水、盐代谢；②促进细胞的分裂、分化；促进机体的正常生长、发育和成熟，并影响衰老过程；③促进生殖器官的发育和成熟，调节包括受精、着床、妊娠、分娩和泌乳在内的生殖过程以及性行为;④影响中枢神经系统的发育和活动,与学习、记忆、睡眠和行为有关;⑤与神经系统密切配合,使机体更好适应内外环境的变化。

（二）激素作用的特点

1. 信息传递作用　激素是一种化学信使物质,在细胞间进行信息传递。在体液调节过程中,它只能使机体内原有的生理生化过程加速或减慢,而不能作为营养物质为机体提供能量,也不能作为细胞合成某种物质的原料。

2. 相对特异性　激素释放入血后被运送到全身各部位,与各组织、细胞广泛接触,但它们只能选择性地作用于相应的靶组织、靶细胞,这称为激素作用的特异性。如促甲状腺激素仅作用于甲状腺;生长激素、甲状腺激素虽能广泛作用全身各组织细胞,但这些激素也只是特异性地作用于细胞的相应受体,所以,仍表现为特异性。

3. 高效能放大作用　激素与受体结合后,在细胞内发生一系列酶促放大作用,形成一个高效能的生物放大系统,称为激素的放大作用。虽然激素在血中浓度很低,但作用却十分显著。例如,1 分子胰高血糖素在使 1 分子腺苷酸环化酶激活后,再通过环一磷酸腺苷和蛋白激酶,可激活 10 000 分子的磷酸化酶。

4. 相互作用　机体的某一生理过程往往受多种激素的调节,而多种激素之间又往往会发生如下的相互作用。

（1）协同作用:多种激素共同参与某一生理活动调节时,所产生的效应可等于或大于各种激素单独作用的总和,这一现象称为**协同作用**。如生长激素、肾上腺素、糖皮质激素及胰高血糖素升高血糖的效应即表现为协同作用。

（2）拮抗作用:两种不同的激素调节同一生理活动时,产生相互对抗的效应,这一现象称为**拮抗作用**。如胰高血糖素能升高血糖,而胰岛素则降低血糖,两者相互拮抗,但又相互协调,共同维持血糖浓度的相对稳定。

（3）允许作用:某些激素本身并不对某器官、组织或细胞直接产生作用,但它的存在可使另一种激素的作用明显增强,这一现象称为激素的**允许作用**(permissive action)。如糖皮质激素本身并不引起血管平滑肌收缩,但只有在它存在的条件下,去甲肾上腺素才能充分发挥其缩血管作用。

四、激素作用的机制

激素被运抵靶细胞后,首先与相应的受体相互识别并结合,然后通过一系列信号转导过程,最终才引起一定的生物效应。由于含氮类和类固醇类激素的化学性质不同,故其作用机制也不相同,前者为水溶性物质,主要与膜受体结合而生效,而后者为脂溶性物质,主要与胞内受体结合而发挥作用。

（一）含氮类激素作用的机制

膜受体有多种类型,信号转导途径也较复杂。绝大多数含氮类激素的受体属于 G 蛋白耦联受体，如肾上腺素、胰高血糖素、甲状旁腺激素、降钙素、促甲状腺激素、黄体生成素和下丘脑调节肽等，仅少数激素的受体为酶联型受体，酶联型受体主要有酪氨酸激酶受体和鸟苷酸环化酶受体两类。归于前者的激素包括胰岛素、生长激素、催乳素等，属于后者的激素目前只知有心房钠尿肽一个。由膜受体介导的信号转导机制详见第二章。

（二）类固醇类激素作用的机制

类固醇类激素的分子量小，且为脂溶性物质，因而较易进入细胞。激素进入细胞后，首先与胞质受体结合，形成激素-胞质受体复合物，此时受体蛋白构象发生变化，使激素-胞质受体复合物获得进入核内的能力；进入核内的激素-受体复合物作为活化的转录调节因子，与DNA序列上称为激素反应元件的特定片段相结合，并与其他转录因子共同调控DNA转录，生成某种新的mRNA；新生成的mRNA透过核膜进入胞质，诱导功能蛋白质特别是酶蛋白的合成，最终由新合成的功能蛋白质引起相应的生物学效应（图11-1）。有些类固醇类激素，如性激素在进入细胞后，可直接进入核内与核受体结合，调节基因表达。由于这类激素在细胞内通过影响基因表达而发挥作用，故称为**基因表达学说**。完成上述过程往往需要较长时间（数小时或数天）。

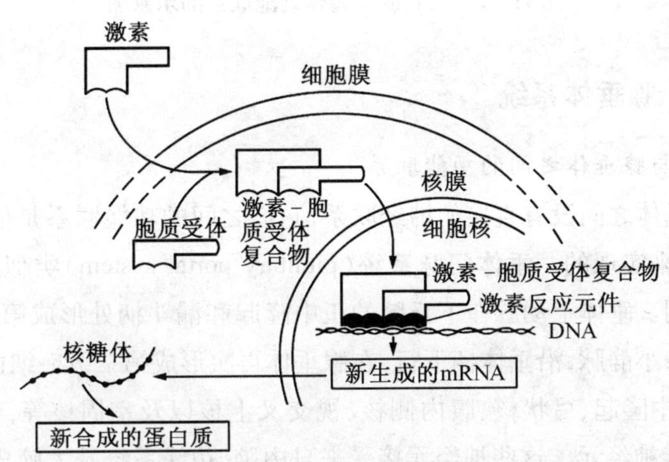

图11-1　类固醇类激素作用机制示意图

须指出的是，上述两类激素作用的不同机制并非绝对如此区分，两者之间存在交叉。如甲状腺激素虽属含氮类激素，却通过基因表达而产生效应；而类固醇类激素虽以调控基因表达为主，但也能通过膜受体而产生快速调节效应。

第二节　下丘脑与垂体

下丘脑与垂体在结构和功能上存在紧密联系，共同组成下丘脑-垂体内分泌功能单位。垂体按其结构与功能可分为腺垂体与神经垂体两部分，前者是腺组织，而后者属于神经组织。因此,下丘脑与垂体可分为两个功能系统,即下丘脑-腺垂体系统和下丘脑-神经垂体系统(图 11-2)。

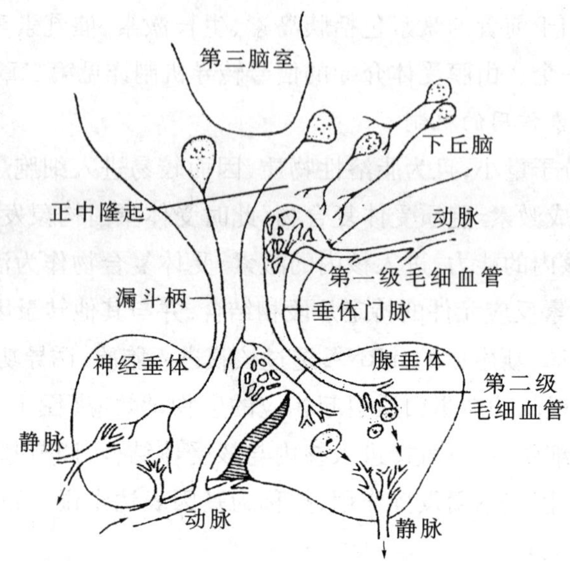

图 11-2　下丘脑与垂体功能联系的示意图

一、下丘脑-腺垂体系统

(一) 下丘脑与腺垂体之间的功能联系

下丘脑与腺垂体之间没有直接的神经联系,它们之间的功能联系是依靠特殊的血管系统-垂体门脉系统来实现的。**垂体门脉系统**(pituitary portal system)类似于肝门脉系统,也有两套毛细血管网。垂体上动脉在下丘脑的正中隆起和漏斗柄处形成第一级毛细血管网,然后汇集成若干条小静脉,沿垂体柄下行,在腺垂体再次形成第二级毛细血管网。下丘脑基底部,主要包括正中隆起、弓状核、腹内侧核、视交叉上核以及室周核等,存在一个"促垂体区",其中含有肽能神经元。这些神经元接受来自中脑、边缘系统及大脑皮层等处的神经纤维投射,因而受中枢神经系统的控制;而其自身则发出短轴突与垂体门脉系统的第一级毛细血管网接触,将其所分泌的肽类激素释放入血,并通过垂体门静脉运输到腺垂体,调节腺垂体的内分泌功能。因此,下丘脑可将大脑皮层或中枢其他部位传来的神经信号转变为体液信号,从而形成神经内分泌调节系统。

(二) 下丘脑调节肽

下丘脑促垂体区的肽能神经元所分泌的肽类激素称为**下丘脑调节肽**(hypothalamic regulatory peptides, HRP)。已知的下丘脑调节肽有九种,即**促甲状腺激素释放激素**(thyrotropin - releasing hormone, TRH)、**促性腺激素释放激素**(gonadotropin - releasing hormone, GnRH)、**促肾上腺皮质激素释放激素**(corticotropin - releasing hormone , CRH)、**生长激素释放**

激素(growth hormone - releasing hormone, GHRH)、**生长激素抑制激素**(growth hormone - inhibiting hormone, GHIH)或称生长抑素(SST)、**催乳素释放因子**(prolactin - releasing factor, PRF)、**催乳素抑制因子**(prolactin - inhibiting factor, PIF)、**促黑(素细胞)激素释放因子**(melanophore stimulating hormone - releasing factor, MRF)、**促黑(素细胞)激素抑制因子**(melanophore stimulating hormone - inhibiting factor, MIF)。前五种下丘脑调节肽已确定其化学结构,故称为激素;后四种下丘脑调节肽的化学结构尚未搞清,暂称为因子。各种下丘脑调节肽对腺垂体内分泌的调节作用可从其名称而得知,其化学性质见表 11 - 1。

(三) 腺垂体激素及其生理作用

腺垂体是体内最重要的内分泌腺,主要含有七种内分泌细胞,它们分别合成和分泌**生长激素**(growth hormone, GH)、**催乳素**(prolactin, PRL)、**促黑(素细胞)激素**(melanophore stimulating hormone, MSH)、**促甲状腺激素**(thyroid stimulating hormone, TSH)、**促肾上腺皮质激素**(adrenocorticotropin, ACTH)、**卵泡刺激素**(follicle stimulating hormone, FSH)和**黄体生成素**(luteinizing hormone, LH)。

1. 生长激素　生长激素(GH)属蛋白质激素,人生长激素(hGH)含 191 个氨基酸残基。GH 的作用有较大的种属特异性,除猴的 GH 外,其他动物的 GH 对人体均无效。

(1) 生长激素的生理作用

1) 促进生长:GH 可促进全身各种组织的生长,对骨骼、肌肉及内脏器官的生长作用尤为显著。幼年动物在摘除垂体后,生长随即停止,如果及时补充 GH,生长便可恢复。人幼年时期缺乏 GH,生长停滞,身材矮小,称为**侏儒症**;如果 GH 分泌过多,生长过度,则称为**巨人症**。成年后,如果 GH 分泌过多,由于长骨骨骺已钙化而不再生长,但能使肢端骨、颌面骨和软组织异常增生,出现手足粗大、鼻大唇厚、下颌突出,以及肝、肾等内脏增大,此称为**肢端肥大症**。

研究表明,GH 的促进生长作用并非直接作用,而是通过诱导靶细胞产生一种称为**生长素介质**(somatomedin, SM)的肽类物质而间接发挥作用的。给幼年动物注射 SM 能明显刺激动物生长,使身长增高,体重增加。SM 的主要作用是促进软骨生长,它可促进硫酸盐和氨基酸进入软骨细胞,增强 DNA、RNA 和蛋白质的合成,促进软骨组织增殖与骨化,使长骨加长。SM 也能刺激肌肉、肝和肾等组织的细胞分裂增殖和蛋白质合成,但对脑组织的生长发育无影响。SM 的化学结构及功能与胰岛素相似,故又称**胰岛素样生长因子**(insulin - like growth factor, IGF)。已确认的 IGF 主要有 IGF - 1 和 IGF - 2 两种。目前认为,GH 的促生长作用主要由 IGF - 1 介导,而 IGF - 2 则主要对胎儿的生长起重要作用。

2) 促进代谢:GH 对蛋白质、脂肪和糖的代谢均有调节作用。具体表现为:①促进氨基酸进入细胞,加速蛋白质合成,呈正氮平衡,这是通过 SM 介导而实现的;②抑制组织对葡萄糖的利用,升高血糖浓度;③促进脂肪分解,加速脂肪酸氧化供能,因而相应减少糖的分解供能。因此,GH 分泌过量,通过对糖代谢和脂肪代谢的影响可使血糖浓度升高,引起垂体性糖尿病。

(2) 生长激素分泌的调节:在人的一生中,任何年龄都能分泌 GH。青年时(21~31 岁)分泌量最大。随着年龄增长,分泌量逐渐减少。至 60 岁时,GH 的生成速率仅为青年时的一半左右。GH 的分泌直接受下丘脑 GHRH 与 GHIH 的双重调节,前者起促进作用,后者则起抑制作用。GH 和 IGF-1 对下丘脑和腺垂体的分泌活动也具有反馈抑制作用。饥饿、运动、低血糖和应激反应等,均可刺激 GH 分泌,以低血糖的刺激作用尤为显著。甲状腺激素、雌激素和睾酮也能刺激 GH 分泌。睡眠对 GH 分泌也有明显影响,进入慢波睡眠时,GH 分泌增加;转为快波睡眠时,GH 分泌减少(见第十章)。

2. 催乳素　催乳素(PRL)是一种含 199 个氨基酸残基的多肽,作用极为广泛。其主要作用是在女性青春期和妊娠期与其他激素(如雌激素、孕激素等)一起促进乳腺发育,使其具备泌乳能力;分娩后由于血中雌激素和孕激素水平降低,催乳素可启动和维持泌乳。婴儿吸吮母亲乳头,可反射性促使母体 PRL 大量分泌而引起乳汁分泌。此外,PRL 还可促进女性月经周期中的排卵和黄体生长,促进男性前列腺和精囊腺的生长,促进睾酮的合成,以及参与机体的应激反应。

3. 促黑(素细胞)激素　促黑激素(MSH)的靶细胞是黑素细胞。人体中的黑素细胞主要集中在皮肤、毛发、虹膜、视网膜和软脑膜等处。MSH 的主要作用是促进黑素细胞中酪氨酸酶的合成和活化,从而促进酪氨酸转变为黑色素,同时使黑色素颗粒在细胞内散开,导致皮肤与毛发等处的颜色加深。

4. 促激素　**促激素**是对腺垂体分泌的促甲状腺激素(TSH)、促肾上腺皮质激素(ACTH)、卵泡刺激素(FSH)和黄体生成素(LH)的总称。TSH 和 ACTH 的靶腺分别是甲状腺和肾上腺皮质束状带及网状带,其主要功能是促进各自内分泌腺腺泡的增生以及相应激素的合成和释放。FSH 和 LH 可合称为促性腺激素(GTH),其靶腺在男性为睾丸,而在女性则为卵巢。它们的功能将在生殖章中介绍。在促激素的分泌调节中,下丘脑、腺垂体和相应的靶腺之间形成下丘脑-腺垂体-甲状腺、下丘脑-腺垂体-肾上腺皮质和下丘脑-腺垂体-性腺三个功能轴。

(四) 腺垂体分泌的调节

1. 下丘脑对腺垂体的调节　如前述,下丘脑促垂体区中肽能神经元分泌的九种调节性多肽通过垂体门脉系统作用于腺垂体的七种内分泌细胞,分别调节相应的激素分泌。如三种促激素(TRH、CRH 和 GnRH)可分别促进腺垂体释放 TSH、ACTH 和 GTH(FSH 和 LH);又如 GHRH 和 GHIH 分别促进和抑制腺垂体释放 GH; PRF 和 PIF 分别促进和抑制腺垂体释放 PRL;而 MRF 和 MIF 则分别促进和抑制腺垂体释放 MSH。

2. 靶腺激素的反馈调节　甲状腺激素、肾上腺糖皮质激素和性激素(包括男、女性激素)可通过血液循环运抵下丘脑和腺垂体,分别对下丘脑和腺垂体起反馈作用,因两者的路线较长,故称为**长反馈**;而各种腺垂体促激素对下丘脑也有反馈作用,由于路线较短,所以称为**短反馈**;此外,各种下丘脑调节肽对下丘脑自身也存在反馈作用,其路线则更短,因而称为**超**

短反馈。由于上述各种反馈调节，血中各靶腺激素的浓度才得以保持相对稳定(图 11-3)。

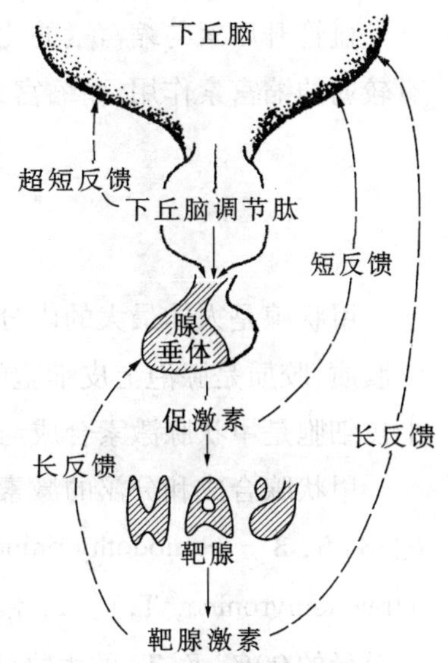

图 11-3　下丘脑-腺垂体-靶腺轴的调节示意图

实线表示促进，虚线表示抑制

3. 反射性调节　体内外环境变化，可反射性通过高级中枢影响下丘脑的活动，从而对腺垂体的分泌起调节作用。例如，各种应激刺激(如创伤、手术、大失血、寒冷、剧烈运动等)可引起 ACTH 分泌明显增加；婴儿吸吮乳头，可引起 PRL 分泌增加等。

4. 其他因素的调节　腺垂体的分泌也可受代谢因素和一些其他非对应激素的影响，如血糖浓度降低、血中氨基酸和脂肪酸浓度增高等可促进腺垂体分泌 GH；甲状腺激素、雌激素和睾酮也能使腺垂体分泌 GH 增多。

二、下丘脑-神经垂体系统

(一) 下丘脑与神经垂体之间的功能联系

神经垂体不含腺细胞，本身也不能合成激素。神经垂体所释放的血管升压素和缩宫素(也称催产素)是由下丘脑视上核和室旁核合成的，血管升压素主要由视上核合成，而缩宫素则主要由室旁核合成。下丘脑视上核和室旁核内神经元发出较长的轴突延伸到神经垂体，构成**下丘脑-垂体束**(hypothalamo - hypophysial tract)。血管升压素和缩宫素即通过下丘脑-垂体束的轴质运输被输送到神经垂体储存，在适宜的刺激下释放入血(图 11-2)。因此，下丘脑与神经垂体之间是依靠下丘脑-垂体束而发生联系的。

(二) 神经垂体激素的生理作用

1. 血管升压素　在生理情况下，血中血管升压素(VP)浓度很低，几乎没有收缩血管和升高血压的作用，此时主要表现为明显的抗利尿作用，故又称抗利尿激素(ADH)(见第八章)；仅在大失血或大剂量使用时，血中 VP 浓度大大升高，才具有收缩全身小动脉和升高血压的作用。临床上常用垂体后叶素(主要含血管升压素)来治疗某些出血性疾病，如肺咯血等。由于 VP 亦能收缩冠状动脉，造成心脏供血不足，心肌收缩力减弱，心输出量减少，其升压作用不能持久，所以它不被选作升压药。

2. 缩宫素　**缩宫素**(oxytocin, OXT)具有促进乳汁排出和刺激子宫收缩的作用。

(1) 对乳腺的作用：哺乳期的乳腺，在缩宫素的作用下，不断分泌乳汁，并将乳汁储存于乳腺腺泡内。缩宫素可促进乳腺腺泡周围的肌上皮细胞收缩，使乳汁经输乳管射出。婴儿吸吮母亲乳头时，也可反射性引起缩宫素分泌而促进射乳，此为射乳反射。

(2) 对子宫的作用：不同时期的子宫肌对缩宫素的敏感性不同。缩宫素对非孕子宫的作用较弱，而对妊娠子宫的作用较强，因此可刺激妊娠子宫收缩，有助于分娩。

血管升压素与缩宫素的化学结构相似，故生理作用有一定程度的交叉，即血管升压素具有较弱的缩宫素作用，而缩宫素也具有较弱的血管升压素作用。

第三节 甲 状 腺

甲状腺是人体最大的内分泌腺，平均重 20～25 g，由许多甲状腺腺泡组成。腺泡腔内充满胶质，胶质是腺泡上皮细胞的分泌物，其主要成分是含甲状腺激素的甲状腺球蛋白。腺泡上皮细胞是甲状腺激素合成与释放的部位，而腺泡腔内的胶质是甲状腺激素的储存库。

甲状腺合成和分泌的激素是**甲状腺激素**，主要包括**甲状腺素**（thyroxin）和**三碘甲腺原氨酸**（3，5，3′- tetraiodothyronine，T_3）两种，甲状腺素又称**四碘甲腺原氨酸**（3，5，3′，5′-tetraiodothyronine，T_4）。T_4 和 T_3 均为酪氨酸的碘化物。T_4 的分泌量很大，约占甲状腺激素总量的 90%；而 T_3 的生物活性较强，比 T_4 强 5 倍左右。

一、甲状腺激素的合成和代谢

（一）甲状腺激素的合成

甲状腺激素的合成可分为甲状腺腺泡聚碘、碘的活化、酪氨酸碘化及碘化酪氨酸的耦联等 4 个步骤（图 11－4）。

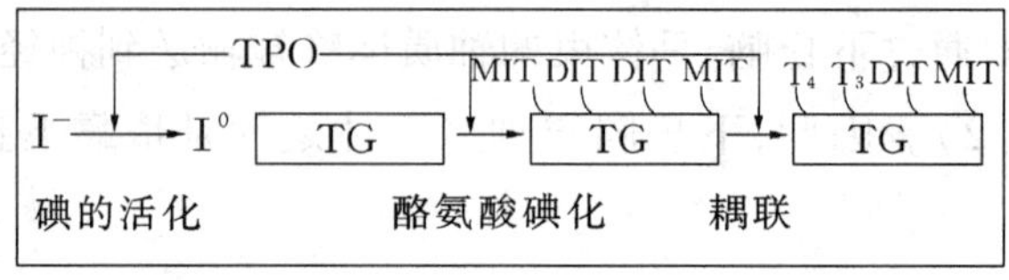

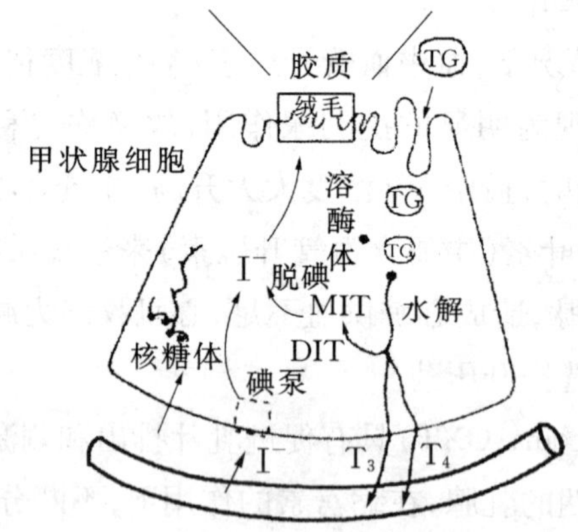

图 11－4 甲状腺激素的合成、储存及分泌示意图

TPO：甲状腺过氧化酶；TG：甲状腺球蛋白；
MIT：一碘酪氨酸残基；DIT：二碘酪氨酸残基

1. 甲状腺腺泡聚碘 碘是合成甲状腺激素的原料之一,主要来自食物。人每天从食物中摄碘 100 ~ 200 μg,其中约 1/3 进入甲状腺。吸收入血的碘以 I^- 的形式存在。I^- 从血液进入腺泡上皮细胞是逆浓度差和电位差而进行。腺泡上皮细胞的基底膜上存在 $Na^+ - I^-$ 同向转运体,后者可利用钠泵活动所造成的细胞内低 Na^+,在 Na^+ 进入细胞的同时将 I^- 同向转运入上皮细胞。所以,甲状腺腺泡聚碘的机制属于继发性主动转运。甲状腺具有很强的聚碘能力,因此,临床上常用放射性碘来测定甲状腺的功能状况和治疗甲状腺功能亢进。

2. 碘的活化 摄入腺泡上皮细胞内的 I^-,在甲状腺过氧化酶的作用下被活化。虽然碘的活化形式尚不清楚,但只有活化后的碘才能使酪氨酸碘化,形成碘化酪氨酸。

3. 酪氨酸碘化 活化后的碘可取代甲状腺球蛋白酪氨酸残基上的氢,这个过程称为酪氨酸碘化。甲状腺球蛋白由甲状腺腺泡上皮细胞合成,每个蛋白质分子约含 5 000 个氨基酸残基,其中约 3% 为酪氨酸残基,约 10% 的酪氨酸残基可被碘化。形成的碘化酪氨酸为一碘酪氨酸残基(MIT)和二碘酪氨酸残基(DIT)。

4. 碘化酪氨酸的耦联 甲状腺球蛋白上的 MIT 和 DIT 可两两耦联而生成甲状腺激素,若 2 分子 DIT 耦联即生成 T_4,而 1 分子 MIT 和 1 分子 DIT 分子耦联则生成 T_3。在 1 个甲状腺球蛋白分子上生成的 T_4 与 T_3 之比约为 20∶1。合成的 T_4 与 T_3,以及 MIT 与 DIT 都连于甲状腺球蛋白上。

以上碘的活化、酪氨酸碘化、碘化酪氨酸的耦联均在腺泡上皮细胞顶部微绒毛与腺泡腔交界处进行,且都在甲状腺过氧化酶的催化下完成。硫尿嘧啶和硫脲类等药物可抑制该酶的活性,因而可抑制甲状腺激素的合成,临床上可用于治疗甲状腺功能亢进。

(二) 甲状腺激素的储存、释放与运输

1. 储存 甲状腺激素连接于甲状腺球蛋白上,以胶质的形式储存在腺泡腔内。其储存量很大,可供机体利用 50 ~ 120 天之久,所以用抗甲状腺药物时,须较长时间才能奏效。

2. 释放 当甲状腺受到 TSH 刺激后,腺泡上皮细胞通过胞饮的方式将甲状腺球蛋白摄入胞内,在溶酶体蛋白水解酶的作用下,MIT、DIT、T_4 与 T_3 从甲状腺球蛋白上分离出来。MIT 与 DIT 在脱碘酶的作用下迅速脱碘,脱下的碘可被重新利用。MIT、DIT 及甲状腺球蛋白均不能进入血液,只有 T_4 与 T_3 被释放入血。

3. 运输 T_4 与 T_3 释放入血后,99% 以上与多种血浆蛋白结合,游离型甲状腺激素不足 1%,但只有游离型激素才能进入组织发挥作用。结合型和游离型激素可相互转换,以保证血中游离型激素的一定浓度。T_3 主要以游离型存在,且其生物活性较高,因此,血中 T_3 浓度尽管很低,却在生理调节中起主要作用。

(三) 甲状腺激素的降解

血浆 T_4 半衰期约 7 天,T_3 半衰期约 1.5 天。约 20% 的 T_4 与 T_3 在肝内降解,与葡萄糖醛酸或硫酸结合后,随胆汁进入小肠,由粪便排出。约 80% 的 T_4 与 T_3 在外周组织被脱碘酶脱碘,一部分 T_4 脱碘后生成 T_3,这是血液中 T_3 的主要来源。T_3 经脱碘而失活,脱下的碘

除供再合成甲状腺激素外，其余部分随尿排出。硒对脱碘酶的活性有重要影响，硒缺乏时，脱碘酶活性降低，T_4 脱碘转为 T_3 的过程受阻，外周组织中 T_3 的含量减少。

二、甲状腺激素的生理作用

甲状腺激素的主要生理作用是调节代谢和促进生长发育。其作用范围几乎遍及全身所有组织细胞。T_3 作用较强；T_4 除能转变为 T_3 外，本身也有生物活性，T_4 的作用约占全部甲状腺激素作用的35%。

（一）对代谢的调节

1. 能量代谢　甲状腺激素可提高绝大多数组织的耗氧量，增加产热量。据估计，1 mg T_4 可使组织产热明显增加，提高基础代谢率达28%。因此，甲状腺功能亢进时，产热量增加，基础代谢率升高，患者喜凉怕热，多汗；而甲状腺功能低下时，产热量减少，基础代谢率降低，患者喜热畏寒。

2. 物质代谢

（1）蛋白质代谢：甲状腺激素对蛋白质代谢的影响，可因血中激素浓度的不同而不同。浓度在生理范围内，能促进蛋白质合成，使肌肉、肝及肾的蛋白质合成明显增加。甲状腺激素分泌不足时，蛋白质合成减少，肌肉收缩无力，但组织间黏蛋白增多，可结合大量的正离子和水分子，引起黏液性水肿。甲状腺激素分泌过多时，则加速蛋白质分解，特别是骨骼肌蛋白分解，致使肌肉消瘦无力。

（2）糖代谢：甲状腺激素可加强外周组织对糖的利用，促进糖的分解，这是产热增多的物质基础；另一方面甲状腺激素能促进小肠黏膜对糖的吸收，增强糖原分解，抑制糖原合成，并能增强肾上腺素、胰高血糖素、糖皮质激素和生长激素的生糖作用，使血糖升高。因此甲状腺功能亢进的病人，血糖常升高，甚至出现糖尿。

（3）脂肪代谢：甲状腺激素促进脂肪的分解；而对胆固醇的作用既促进合成，又能加速降解，后者更显著。所以，甲状腺功能亢进的病人血中胆固醇的含量低于正常。

（二）促进生长与发育

甲状腺激素具有促进组织分化、生长与发育的作用，特别是影响脑和长骨的生长发育，在人和哺乳类动物是维持正常生长和发育不可缺少的激素。甲状腺激素对脑的各部位神经细胞树突和轴突的形成、髓鞘与胶质细胞的生长以及脑的血供均有作用。甲状腺激素除本身对长骨的生长发育有促进作用外，还促进腺垂体分泌生长激素，后者也促进长骨生长发育。甲状腺功能低下的儿童，主要表现为智力迟钝，身材矮小，称为**呆小症**（又称克汀病）。须特别指出的是，甲状腺激素对脑的发育在胚胎期即有影响，而胚胎期骨的生长并不需要甲状腺激素；甲状腺激素对脑和长骨的生长发育在出生后3～4个月内最为重要。因此，一个先天性甲状腺发育不全的婴儿，出生时身长可基本正常，但脑的发育已受到不同程度的影响，出生后3～4个月则会出现明显的智力迟钝和长骨生长停滞。临床上治疗呆小症，应抓住时机,在出生后3个月内补充甲状腺激素,过迟则难以奏效。

(三) 其他作用

1. 对神经系统的影响　除上述对神经系统生长发育的影响外,甲状腺激素对已分化成熟的中枢神经系统也有作用,主要是提高中枢神经系统的兴奋性。因此,甲状腺功能亢进的病人有烦躁不安、多言多动、喜怒无常、失眠多梦等症状;而甲状腺功能低下的病人则有言行迟钝、记忆减退、淡漠无情、少动思睡等表现。

2. 对心血管系统的影响　甲状腺激素可使心跳加快,心肌收缩力增强,心输出量增多,外周血管扩张。甲状腺功能亢进的病人可出现心动过速、心肌肥大,甚至发生心力衰竭。

三、甲状腺功能的调节

下丘脑、腺垂体和甲状腺组成下丘脑-腺垂体-甲状腺轴,甲状腺功能主要受此功能轴的调节,此外,甲状腺可进行一定程度的自身调节(图11-5)。

(一) 下丘脑和腺垂体对甲状腺的调节

腺垂体分泌的促甲状腺激素(TSH)是调节甲状腺功能的主要激素。TSH一方面能促进甲状腺激素的合成和释放,包括从腺泡上皮细胞聚碘,直至甲状腺球蛋白水解释放T_4与T_3的整个过程;另一方面可刺激甲状腺腺泡增生,腺体增大,此为TSH的长期效应。当动物去垂体后,血中TSH迅速消失,甲状腺激素合成与释放明显减少,甲状腺腺体也渐趋萎缩;及时补充TSH后可恢复正常。有些甲状腺功能亢进的患者血中出现一种类似于TSH的免疫球蛋白,其中之一称为人类刺激甲状腺免疫球蛋白(HTSI),这可能是引起甲状腺功能亢进的原因之一。

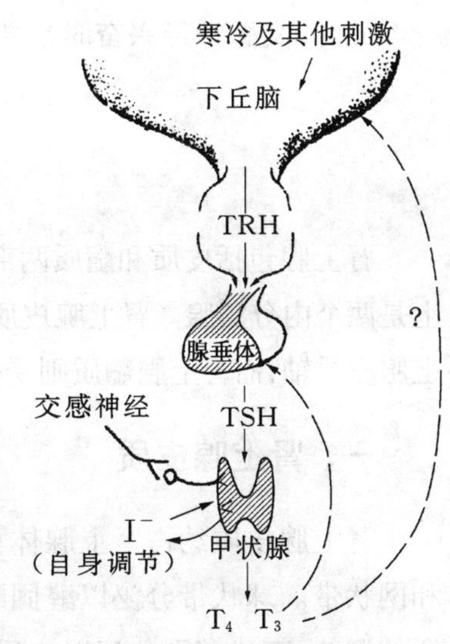

图11-5　甲状腺激素分泌调节的示意图

实线表示促进,虚线表示抑制

腺垂体分泌TSH受下丘脑分泌促甲状腺激素释放激素(TRH)的控制。下丘脑分泌TRH增多时,可引起腺垂体分泌TSH增多,进而促进甲状腺激素的分泌。下丘脑促垂体区的肽能神经元可接受神经系统其他部位传来的信息,把环境因素与TRH分泌联系起来。例如,寒冷刺激的信息到达中枢神经系统后,通过一定的神经联系可使TRH分泌增多,结果使产热量增加,有利于机体御寒。但在应激时,下丘脑释放生长抑素较多,使TRH释放受到抑制,腺垂体TSH释放也随之减少。

(二) 甲状腺激素的反馈调节

血中游离型甲状腺激素浓度的升降,对腺垂体TSH的分泌起经常性的反馈调节作用。当血中游离型甲状腺激素浓度升高时,可反馈抑制腺垂体分泌TSH,进而使甲状腺激素释放减少;反之则释放增加。通过这种负反馈调节,维持血中甲状腺激素浓度的相对稳定。此外,甲状腺激素对下丘脑TRH神经元的活动可能也有负反馈调节作用。

当饮食中缺碘造成甲状腺激素合成减少时,甲状腺激素对腺垂体的负反馈作用减弱,由于TSH分泌增多,刺激甲状腺腺泡增生,因而导致甲状腺肿大,这种疾病称为地方性甲状腺肿或单纯性甲状腺肿。

(三) 甲状腺的自身调节

这是指甲状腺本身对碘供应变化的一种适应性调节。当饮食中碘含量不足时,甲状腺对碘的转运能力增强,对TSH敏感性提高,使甲状腺激素合成与释放不至于减少。反之,当供碘过多时,上述机制受到抑制,甲状腺激素合成与释放不致过多。这是在没有神经和体液因素影响下,甲状腺根据血碘水平自身对摄碘及合成甲状腺激素的一种调节,故称自身调节。与上述下丘脑-腺垂体-甲状腺轴的调节相比,它是一个调节范围较小的缓慢调节系统。临床上常利用过量碘产生的抗甲状腺效应来处理甲状腺危象和用于甲状腺手术的术前准备。

此外,交感神经兴奋时也能使甲状腺激素合成与释放增加。

第四节 肾 上 腺

肾上腺包括皮质和髓质两部分,两者在胚胎发生、形态结构及生理作用上均不相同,实质上是两个内分泌腺。肾上腺皮质的功能受下丘脑-腺垂体系统的调节,组成下丘脑-腺垂体-肾上腺皮质轴;而肾上腺髓质则受交感神经节前纤维支配,组成交感神经-肾上腺髓质系统。

一、肾上腺皮质

肾上腺皮质约占肾上腺体积的80%,皮质细胞由外而内的排列顺序为球状带、束状带和网状带。球状带分泌以醛固酮为代表的**盐皮质激素**(mineralocorticoid),主要参与水盐代谢的调节;束状带则分泌以**皮质醇**(cortisol)为代表的**糖皮质激素**(glucocorticoid);网状带亦可分泌皮质醇,并可分泌极少量的性激素(主要是脱氢表雄酮)。肾上腺皮质激素属类固醇激素,其化学结构都是含18~21个碳原子的环戊烷多氢菲化合物。

肾上腺皮质是维持生命所必需的内分泌腺。如果摘除双侧肾上腺后不予适当处理,动物可在1~2周内死亡;如果仅切除肾上腺髓质,动物尚能存活较长时间。究其死亡原因,一是由于缺乏盐皮质激素,水盐大量丢失,导致循环衰竭;二是因为缺乏糖皮质激素,物质代谢严重紊乱,机体抵抗力极度降低,即使微小的有害刺激也无法承受。

关于醛固酮的生理作用和分泌调节已在第八章中介绍,而有关性激素的内容将在生殖章中介绍,以下仅介绍糖皮质激素的生理作用和分泌调节。

(一) 糖皮质激素的生理作用

人血中糖皮质激素的成分主要为皮质醇(又称氢化可的松),其次为皮质酮,皮质酮的含量仅为皮质醇的5% ~10%。糖皮质激素的作用广泛而复杂。

1. 对物质代谢的作用

(1) 糖代谢:糖皮质激素一方面能促进糖异生,增加糖原储存;另一方面具有对抗胰岛素的作用,可使外周组织对葡萄糖的摄取和利用减少,因此血糖浓度升高。糖皮质激素分泌过多(或服用此类药物过多),可引起血糖浓度升高,甚至出现糖尿;糖皮质激素分泌不足,则可出现低血糖。

(2) 蛋白质代谢:糖皮质激素可促进肝外组织,特别是肌肉组织的蛋白质分解,并抑制其合成,还可将分解生成的氨基酸转运至肝,加速糖异生。糖皮质激素分泌过多时,可出现肌肉消瘦、骨质疏松、皮肤变薄、淋巴组织萎缩等现象。

(3) 脂肪代谢:糖皮质激素可促进脂肪分解,加强脂肪酸在肝内的氧化过程,有利于糖异生。肾上腺皮质功能亢进患者的四肢脂肪减少,而面部和躯干脂肪增加,因而呈现"向中性肥胖"的特殊体形。

(4) 水盐代谢:糖皮质激素有较弱醛固酮作用,即对远曲小管和集合管重吸收 Na^+ 和分泌 K^+ 有轻微的促进作用,其作用仅为醛固酮的1/400左右。另外,糖皮质激素还可降低肾小球入球小动脉的阻力,增加肾小球血浆流量而使肾小球滤过率增加,有利于水的排出。肾上腺皮质功能严重不足的患者,肾排水能力明显下降,当水负荷增加时,可出现"水中毒"。

2. 在应激反应中的作用 当人体受到创伤、手术、冷冻、饥饿、疼痛、感染、惊恐、紧张和焦虑等有害刺激时,血中ACTH浓度急剧增高,糖皮质激素大量分泌,这一反应称为**应激反应**(stress response),以上各种能引起应激反应的刺激则称为应激刺激。如果将等同于应激反应时释放的糖皮质激素剂量应用于安静机体时,则可引起类似于肾上腺皮质功能亢进的症状。但在应激状态下并不出现类似症状。说明机体应激时对糖皮质激素的需要量大大增加。切除肾上腺皮质的动物,给予维持量的糖皮质激素,在安静情况下,动物可正常生存,但一旦遭受应激刺激则极易导致死亡。可见,糖皮质激素具有提高机体对有害刺激的耐受能力,有助于机体渡过"难关"。在应激反应中,生长激素、催乳素、胰高血糖素、血管升压素、醛固酮等分泌也增加;此外,交感-肾上腺髓质系统活动也明显加强,血中儿茶酚胺含量大大增加。因此,应激反应是一种由多种激素参与的全身性反应。

3. 对其他器官组织的作用

(1) 血细胞:糖皮质激素可使循环血液中的红细胞、血小板和中性粒细胞数量增加,而使淋巴细胞和嗜酸性粒细胞数量减少。

(2) 心血管系统:糖皮质激素能通过其允许作用,增强血管平滑肌对去甲肾上腺素的敏感性,使血管保持正常的紧张性;也能抑制舒血管物质(如前列腺素)的合成;此外,还能降低毛细血管的通透性,有利于正常血量的维持。因此,糖皮质激素对正常血压的维持具有重要作用。

(3) 神经系统:糖皮质激素具有提高中枢神经系统兴奋性的作用。小剂量可引起欣快感,大剂量则引起思维不能集中,烦躁不安和失眠等。

(4) 消化系统:糖皮质激素能提高胃腺对迷走神经和胃泌素的反应性,增加胃酸和胃蛋白酶原的分泌,以及减弱胃黏膜的保护和修复功能。因此,长期大量服用糖皮质激素,可诱发和加剧胃溃疡的发病。

另外,大剂量糖皮质激素具有抗炎、抗毒、抗过敏和抗休克等药理作用,这是临床上应用糖皮质激素治疗多种疾病的依据。

(二) 糖皮质激素分泌的调节

下丘脑、腺垂体和肾上腺皮质组成下丘脑-腺垂体-肾上腺皮质轴,糖皮质激素的分泌主要接受此功能轴的调节(图 11-6)。

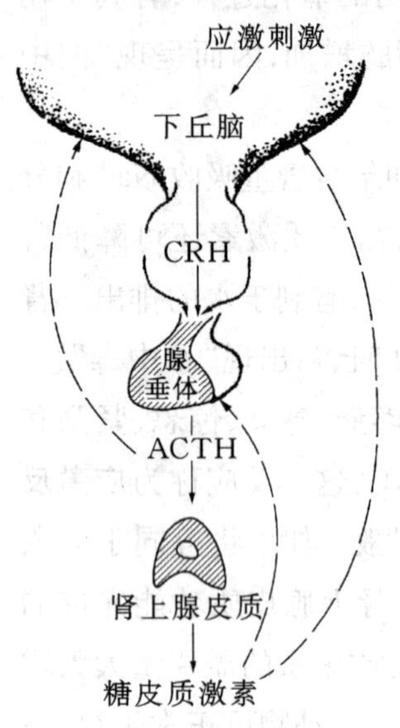

图 11-6 糖皮质激素分泌调节的示意图

实线表示促进,虚线表示抑制

1. 下丘脑和腺垂体对肾上腺皮质的调节　糖皮质激素由肾上腺皮质束状带及网状带分泌,腺垂体分泌的促肾上腺皮质激素(ACTH)经常性地调节束状带及网状带的功能。无论是基础状态还是应激状态,糖皮质激素的分泌都受 ACTH 的调控。切除动物的垂体后,束状带及网状带萎缩,糖皮质激素分泌显著减少;如及时补充 ACTH,则萎缩的束状带及网状带基本恢复,糖皮质激素分泌又回升。

ACTH 的分泌接受下丘脑促肾上腺皮质激素释放激素(CRH)的调控。CRH 作用于腺垂体,可促进腺垂体合成和分泌 ACTH。当各种应激刺激作用于中枢神经系统的不同部位时,可通过一定的神经联系,将信息传递给下丘脑,使 CRH 释放增多,进而促进 ACTH 的分泌,最终使糖皮质激素分泌增多。

ACTH 的分泌呈日节律波动。入睡后 ACTH 分泌逐渐减少,午夜最低,随后又逐渐增多,至觉醒起床前进入分泌高峰,白天维持在较低水平,入睡时再减少。ACTH 的分泌波动,也使糖皮质激素发生分泌波动。而 ACTH 的分泌波动又受到 CRH 节律性释放的控制。

2. 糖皮质激素及 ACTH 的反馈调节　血中糖皮质激素浓度升高时,可通过长反馈抑制腺垂体 ACTH 的分泌和下丘脑 CRH 的释放,结果使糖皮质激素分泌减少,从而维持血中糖皮质激素的相对稳定。糖皮质激素的负反馈调节主要作用于腺垂体,对下丘脑的作用相对次要。ACTH 对下丘脑 CRH 的释放也有短反馈抑制作用。但在应激反应中上述负反馈作用会暂时失效,这可能是由于下丘脑和腺垂体对反馈信号的敏感性下降所致。

临床上长期大量使用糖皮质激素的病人,由于血中外源性糖皮质激素浓度增高,腺垂体分泌 ACTH 受到抑制,致使肾上腺皮质渐趋萎缩,功能减退。如果突然停药,则会出现急性肾上腺皮质功能不全的危险。因此,停药时须注意逐渐减量,最好在用药期间间断补充

ACTH,以防肾上腺皮质萎缩而产生严重后果。

二、肾上腺髓质

肾上腺髓质中含有嗜铬细胞,可分泌肾上腺素和去甲肾上腺素。它们都属于儿茶酚胺类激素。髓质中肾上腺素和去甲肾上腺素的大致比例为4∶1。血中的肾上腺素主要来自肾上腺髓质,而去甲肾上腺素除来源于肾上腺髓质外,还可由肾上腺素能神经末梢释放。所以血中的肾上腺素属于内分泌激素,而去甲肾上腺素既可能是激素,也可能是神经递质。它们都通过兴奋α和β受体而产生相应的生理作用。有关内容已在前面各章(尤其是第四和第十章)中介绍,这里不再重复。以下主要介绍肾上腺髓质激素在应急反应中的作用。

肾上腺髓质受交感神经胆碱能节前纤维支配,因此,髓质可看作是一个交感神经节。机体在安静状态下,髓质只释放少量髓质激素;当交感神经系统活动增强时,髓质分泌明显增强。当机体遭遇紧急情况时,如恐惧、焦虑、剧痛、失血、脱水、缺氧、暴冷暴热及剧烈运动等,交感-肾上腺髓质系统立即被动员起来,肾上腺素和去甲肾上腺素分泌量急剧增加。此时,中枢神经系统兴奋性提高,使机体处于警觉状态,反应灵敏;呼吸加快加深,肺通气量增加;心跳加快,心缩力增强,心输出量增加,血压升高;部分血管收缩,部分血管舒张,全身血量重新分配,以保证重要器官的血液供应;肝糖原分解,血糖升高,脂肪分解,血中脂肪酸增多,保证能源物质的供应。所以在紧急情况下,通过交感-肾上腺髓质系统全面动员机体内部的潜在能力,以应对环境的急剧变化,故称为**应急反应**(emergency reaction)。实际上,应激刺激导致应激反应的同时,同样也能引起应急反应。所以,应急反应中除交感-肾上腺髓质系统参与外,往往也有下丘脑-腺垂体-肾上腺皮质轴参与,两者相辅相成,共同维持机体的适应能力。

第五节 胰 岛

胰岛主要由四种内分泌细胞组成。其中分泌胰高血糖素的A细胞约占胰岛细胞总数的20%;分泌胰岛素的B细胞数量最多,约占75%;而分泌生长抑素的D细胞仅占5%左右。此外,尚有极少量分泌胰多肽的PP细胞。本节仅介绍胰岛素和胰高血糖素。

一、胰岛素

胰岛素是由51个氨基酸残基组成的小分子蛋白质,分子中A链(21个氨基酸残基)和B链(30个氨基酸残基)之间依靠两个二硫键相连。

(一)胰岛素的生理作用

胰岛素(insulin)是一种促进合成代谢的激素,有利于能源物质的储存和机体生长。

1. 对糖代谢的调节 胰岛素能促进全身组织对葡萄糖的摄取和利用,加速葡萄糖转化为糖原和脂肪储存,增加血糖的去路;同时,也能抑制糖异生,减少血糖的来源;因而使血糖浓度降低。如果胰岛素分泌不足,可使血糖升高,如果血糖浓度超过肾糖阈,终尿中将出现葡萄糖,导致糖尿。

2. 对脂肪代谢的调节　胰岛素能促进脂肪的合成与储存,抑制脂肪的分解,降低血中脂肪酸的浓度。当胰岛素缺乏时,脂肪分解增强,血脂升高,易引起动脉硬化。此外,由于脂肪分解增强,可生成大量酮体,引起酮血症和酸中毒。

3. 对蛋白质代谢的调节　胰岛素能促进蛋白质的合成,包括促进氨基酸的转运、核内DNA和RNA合成以及蛋白质翻译过程,同时抑制蛋白质的分解。

由于胰岛素能促进蛋白质的合成,所以具有促进机体生长的作用。但胰岛素单独作用时,该效应并不明显,只有与生长激素共同作用时,才明显发挥其促进生长的作用。

(二) 胰岛素分泌的调节

1. 血糖、血中氨基酸及脂肪酸的作用　血糖浓度是调节胰岛素分泌最重要的因素。血糖浓度升高时,胰岛素分泌明显增加,通过胰岛素的降糖作用,使血糖浓度降低;而血糖浓度降低时,胰岛素分泌减少,其降糖作用减弱,又可使血糖浓度回升。因此,血糖浓度能维持在正常水平。在血糖升高的刺激下,首先是储存于B细胞的胰岛素及时分泌,此过程持续5~10 min;血糖升高15 min后,由于B细胞新合成的胰岛素增加,于是再次引起胰岛素分泌增多,2~3 h达高峰,并可持续较长时间。血中氨基酸、游离脂肪酸及酮体浓度升高也能促进胰岛素分泌。

2. 激素的作用　抑胃肽在生理浓度下具有促进胰岛素分泌的作用,因而是胰岛素分泌真正的生理刺激物;而其他胃肠激素如胃泌素、促胰液素和缩胆囊素须达到药理剂量时才能促进胰岛素分泌。此外,生长激素、糖皮质激素、甲状腺激素及胰高血糖素等可通过升高血糖而间接刺激B细胞分泌胰岛素,胰高血糖素还可通过旁分泌直接刺激B细胞分泌胰岛素。胰岛D细胞分泌的生长抑素则可通过旁分泌抑制胰岛素的分泌。此外,肾上腺素对胰岛素的分泌也有抑制作用。

3. 神经调节的作用　胰岛受迷走神经和交感神经双重支配。迷走神经兴奋时,除直接引起胰岛素分泌外,还通过胃肠激素间接促进胰岛素分泌;而交感神经兴奋时,则可抑制胰岛素分泌。

二、胰高血糖素

人胰高血糖素是由29个氨基酸残基组成的多肽。

(一) 胰高血糖素的生理作用

胰高血糖素(glucagon)的作用与胰岛素相反,是一种促进分解代谢的激素。其主要作用为:促进糖原分解和糖异生,使血糖明显升高;促进脂肪的分解和脂肪酸的氧化,使血中酮体生成增多;还可促进蛋白质的分解并抑制其合成,促进氨基酸异生为糖。胰高血糖素和胰岛素一起,共同调节血糖浓度。

(二) 胰高血糖素分泌的调节

血糖浓度是影响胰高血糖素分泌的重要因素。血糖浓度降低时,胰高血糖素分泌增加,反之则分泌减少。胰高血糖素还受自主神经的调节。交感神经兴奋时,可促进胰高血糖素分泌;而迷走神经兴奋时,则抑制胰高血糖素分泌。

第六节 甲状旁腺和甲状腺 C 细胞

甲状旁腺激素和降钙素是调节钙磷代谢,控制血钙和血磷的水平的重要激素。此外,1, 25 -二羟维生素 D_3 也参与钙磷代谢的调节。

一、甲状旁腺激素

甲状旁腺激素(parathyroid hormone, PTH)是由甲状旁腺主细胞合成和分泌的含 84 个氨基酸残基的多肽。

(一) 甲状旁腺激素的生理作用

PTH 是调节血钙水平最重要的激素。PTH 的主要生理作用是升高血钙和降低血磷,主要靶器官是骨和肾,也可通过 1, 25 -二羟维生素 D_3 间接作用于小肠。

1. 对骨的作用　骨是体内最大的钙库,体内 99% 以上的钙以磷酸盐的形式储存于骨组织中。PTH 可动员骨钙入血,使血钙、血磷浓度升高;但由于 PTH 还能促进肾排磷,所以最终使血磷降低。PTH 升高血钙的作用包括快速效应和延缓效应两个时相。快速效应在 PTH 作用后数分钟发生,主要是增强骨细胞膜上钙泵的活动,将钙转运入细胞外液,2 ~ 3 h 后血钙明显升高;延缓效应在 PTH 作用后 12 ~ 14 h 开始,通常在几天或几周后达到高峰。这是通过加强破骨细胞的溶骨作用和促进破骨细胞增生而实现的。两个时相使 PTH 升高血钙的作用既快又持久。临床上行甲状腺切除术时,如果不慎误摘甲状旁腺,则可引起血钙降低,使神经与肌肉的兴奋性增高,出现手足抽搐等症状,严重者可因呼吸肌痉挛而致死。

2. 对肾脏的作用　PTH 可促进肾近端小管重吸收钙,使尿钙减少,血钙升高;抑制近端小管对磷的重吸收,增加尿磷酸盐的排出,最终使血磷降低。PTH 还能激活肾内的 α -羟化酶,使 25 -羟维生素 D_3 转变为有活性的 1, 25 -二羟维生素 D_3,后者也参与钙磷代谢的调节。

(二) 甲状旁腺激素分泌的调节

PTH 的分泌主要受血钙浓度的调节。血钙浓度降低时,PTH 分泌增加,长时间低血钙可使甲状旁腺腺体增生;相反,血钙浓度升高时,PTH 分泌减少,长时间高血钙可使腺体萎缩。这种负反馈调节是维持 PTH 分泌和血钙浓度稳定的重要机制。另外,血磷升高也可使 PTH 分泌增多。

二、降钙素

降钙素(calcitonin, CT)是由甲状腺腺泡旁细胞(C细胞)所分泌的32肽。

(一) 降钙素的生理作用

CT的主要作用是降低血钙和血磷,其靶器官为骨和肾。

1. 对骨的作用　CT可抑制原始骨细胞转化成破骨细胞,促进破骨细胞转化为骨细胞,使破骨细胞数量减少,同时抑制破骨细胞的活动,导致溶骨过程减弱;CT还有促进成骨细胞活动的作用,增强成骨过程。由于骨组织中钙磷释放减少,沉积增多,引起血钙和血磷降低。与成人相比,CT对儿童血钙和血磷的调节作用更为明显。

2. 对肾脏的作用　CT能抑制肾小管对钙、磷、钠及氯的重吸收,使尿中排出增多,导致血钙、血磷降低。

(二) 降钙素分泌的调节

CT分泌主要受血钙浓度的调节。血钙浓度升高时,CT分泌增多;反之,则CT分泌减少。CT对血钙的调节与PTH正好相反,两者相互配合,共同维持血钙浓度的相对稳定。

三、维生素 D_3

维生素 D_3 除部分来自食物外,主要由皮肤中的7-脱氢胆固醇经日光中紫外线照射转化而来。维生素 D_3 无生物活性,须在肝内羟化成25-羟维生素 D_3,再在肾内进一步羟化成**1, 25-二羟维生素 D_3**(1, 25-dihydroxycholecalciferol),才具有活性。它的作用是:①促进小肠上皮细胞对钙的吸收,使血钙升高;②对骨钙动员和骨盐沉积均有作用,参与骨更新重建的调节。一方面能刺激破骨细胞的活动,引起溶骨,使血钙和血磷浓度升高;另一方面,又能刺激成骨细胞的活动,促进骨盐沉积和骨的形成,使血钙和血磷浓度降低,但总的效应是升高血钙。当维生素 D_3 缺乏时,可引起儿童佝偻病,在成人,则可引起骨质疏松。

维生素 D_3 的生成受PTH与CT的调节。PTH可促进1, 25-二羟维生素 D_3 的生成,而CT则抑制其生成。由于1, 25-二羟维生素 D_3 的生成具有一整套调节机制,且经血液运输作用于靶器官,所以近年来也将1, 25-二羟维生素 D_3 视为一种激素。

第七节　其他内分泌激素

一、前列腺素

前列腺素(prostaglandin, PG)广泛存在于人和哺乳动物各种组织与体液中。PG的化学结构是具有1个五元环和2条侧链的20碳不饱和脂肪酸。根据其分子结构的不同,可把PG分为A、B、C、D、E、F、G、H、I等型。

PG在体内代谢极快,半衰期仅1～2 min。大部分PG不进入血液循环,因此在血中的浓度很低。它主要在局部组织产生和释放,并在局部发挥作用。

PG的生物学作用极为广泛而复杂,PG对机体各个系统的功能活动几乎都有影响,不同的PG对不同组织的作用可完全不同。例如,PGE和PGF能使血管平滑肌舒张;PGE_2可使支气管平滑肌舒张,而PGF却使支气管平滑肌收缩;PGE_2有明显的抑制胃酸分泌的作用;此外,PG对体温调节、神经系统、内分泌及生殖系统的活动均有影响。

二、松果体激素

松果体细胞由神经细胞演变而来,它接受颈上交感神经节的节后神经纤维支配。松果体细胞主要分泌吲哚类和肽类激素。吲哚类激素以**褪黑素**(melatonin, MT)为代表,肽类激素则以8-精(氨酸)缩宫素(AVT)为代表。

MT的化学结构为5-甲氧基-N-乙酰色胺。MT参与人和动物的性成熟与生殖过程,具有防止性早熟的作用。近年来发现,MT能加强中枢抑制过程,促进睡眠,增强机体的免疫力。另外,MT还有抗肿瘤、抗衰老等作用。

三、胸腺激素

新生儿的胸腺较发达,性成熟后,胸腺开始退化,45岁后开始萎缩。胸腺能分泌多种肽类物质,如胸腺素、胸腺生长激素等。其主要生理作用是促进T淋巴细胞的分化成熟,参与细胞免疫。

习题十一

(一) 单项选择题

1. 下列各激素中,归类于含氮类激素的是

A. 胰岛素　　B. 糖皮质激素　　C. 盐皮质激素　　D. 性激素

2. 下列各激素中,归类于类固醇类激素的是

A. 促黑激素　　B. 缩宫素　　C. 黄体生成素　　D. 孕酮

3. 激素在对靶细胞产生生物学效应时所起的作用是

A. 提供原材料　　B. 添加催化剂　　C. 提供能量　　D. 传递信息

4. 下列各激素中,通过细胞膜受体发挥调节作用的是

A. 甲状腺激素　　B. 肾上腺素　　C. 醛固酮　　D. 雌激素

5. 下列各激素中,通过细胞核受体发挥调节作用的是

A. 甲状腺激素　　B. 肾上腺素　　C. 甲状旁腺激素　　D. 胰高血糖素

6. 下列各激素中,由下丘脑促垂体区分泌的是

A. 促肾上腺皮质激素　　B. 生长激素释放激素

C. 促甲状腺激素　　D. 促性腺激素

7. 下列各激素中,属于促激素的是

A. 促甲状腺激素释放激素　　B. 促黑激素

C. 促肾上腺皮质激素释放激素　　D. 黄体生成素

8. 下列各激素中,由腺垂体释放的是

A. 抗利尿激素　B. 缩宫素　C. 催乳素　D. 生长抑素

9. 下列各激素中,由神经垂体释放的是

A. 催乳素　B. 缩宫素　C. 促黑激素　D. 褪黑素

10. 与生长激素分泌失常**无关**的疾病是

A. 侏儒症　B. 巨人症　C. 呆小症　D. 肢端肥大症

11. 下列对生长激素生理作用的描述,**错误**的是

A. 促进DNA、RNA合成　　B. 促进蛋白质合成

C. 促进脂肪合成　　D. 抑制组织利用葡萄糖

12. 临床上用垂体后叶素治疗肺咯血,这是因为其中含具有止血作用的

A. 缩宫素　B. 血管升压素　C. 血管紧张素　D. 去甲肾上腺素

13. 当下丘脑-神经垂体发生病变时,可引起

A. 侏儒症　B. 呆小症　C. 尿崩症　D. 库欣综合征

14. 甲状腺激素合成过程中,**不需要**甲状腺过氧化酶的环节是

A. 甲状腺滤泡聚碘　　B. 碘的活化

C. 酪氨酸碘化　　D. 碘化酪氨酸耦联

15. 储存于腺泡腔内的甲状腺激素可供机体利用

A. 30~50 h　B. 50~120 h　C. 30~50 d　D. 50~120 d

16. 下列关于甲状腺激素的叙述,正确的是

A. T_4 的生物活性较 T_3 强　　B. 能提高中枢神经系统的兴奋性

C. 可降低基础代谢率　　D. 可使心跳减慢减弱

17. 甲状腺激素在生理浓度范围内对物质代谢的影响是

A. 加强蛋白质分解,出现负氮平衡　　B. 抑制组织利用糖,使血糖浓度升高

C. 促进胆固醇合成,更加速其降解　　D. 促进脂肪酸的合成,并抑制其降解

18. 甲状腺激素分泌失常可引起的疾病是

A. 侏儒症　B. 尿崩症　C. 呆小症　D. 库欣综合征

19. 内分泌功能发生紊乱时,出现黏液性水肿的原因是

A. 生长抑素分泌过多　　B. 生长激素分泌过少

C. 甲状旁腺激素分泌过多　　D. 甲状腺激素分泌过少

20. 下列各激素中,影响神经系统发育最重要的是

A. 醛固酮　　B. 甲状腺激素　　C. 胰岛素　　D. 肾上腺素

21. 地方性甲状腺肿的主要发病原因是

A. 甲状腺激素合成过多　　B. 食物中缺少碘

C. 促甲状腺激素分泌过少　　D. 食物中缺少钙

22. 下列各激素中,**不是**由肾上腺皮质分泌的是

A. 醛固酮　　B. 皮质醇　　C. 脱氢表雄酮　　D. 肾上腺素

23. 切除肾上腺后动物极易死亡,其主要原因是

A. 缺乏肾上腺素和去甲肾上腺素　　B. 缺乏盐皮质激素和肾上腺素

C. 缺乏盐皮质激素和糖皮质激素　　D. 缺乏糖皮质激素和去甲肾上腺素

24. 下列各激素中,当分泌亢进时将导致向中性肥胖的是

A. 生长激素　　B. 甲状腺激素　　C. 雌激素　　D. 糖皮质激素

25. 下列各激素中,具有促进蛋白质分解作用的是

A. 皮质醇　　B. 胰岛素　　C. 生长激素　　D. 睾酮

26. 糖皮质激素能影响骨髓造血功能,可使血液中

A. 红细胞减少　　B. 血小板增多

C. 中性粒细胞减少　　D. 淋巴细胞增多

27. 下列各激素中,能通过允许作用保持血管平滑肌对去甲肾上腺素敏感性的是

A. 皮质醇　　B. 醛固酮　　C. 肾上腺素　　D. 甲状旁腺激素

28. 参与应激反应的主要系统是

A. 下丘脑-腺垂体-肾上腺皮质系统　　B. 下丘脑-腺垂体-甲状腺系统

C. 下丘脑-腺垂体-性腺系统　　D. 交感神经-肾上腺髓质系统

29. 长期大剂量使用糖皮质激素类药物后,血液中浓度明显降低的激素是

A. GH　　B. TRH　　C. ACTH　　D. TSH

30. 下列各激素中,由肾上腺髓质分泌的是

A. 糖皮质激素　　B.盐皮质激素　　C. 性激素　　D. 肾上腺素

31. 支配肾上腺髓质的神经纤维属于

A. 交感神经节前纤维　　B. 交感神经节后纤维

C. 副交感神经节前纤维　　D. 副交感神经后前纤维

32. 通过交感-肾上腺髓质系统发生的适应环境发生急剧变化的反应,称为

A. 应激反应　　B. 应急反应　　C. 自主神经反应　　D. 本能行为反应

33. 胰岛内能分泌胰岛素的细胞是

A. A 细胞　　B. B 细胞　　C. D 细胞　　D. PP 细胞

34. 胰岛素的主要生理作用为

A. 促进糖原合成、脂肪分解及蛋白质合成
B. 促进糖原合成、脂肪合成及蛋白质分解
C. 促进糖原合成、脂肪合成及蛋白质合成
D. 促进糖原分解、脂肪合成及蛋白质合成

35. 下列各激素中，能降低血糖浓度的是
A. 生长激素　B. 甲状腺激素　C. 胰岛素　D. 皮质醇

36. 胰岛素分泌不足可引起
A. 侏儒症　B. 呆小症　C. 尿崩症　D. 糖尿病

37. 调节胰岛素分泌最主要的因素是
A. 胃肠激素　B. 血糖浓度　C. 糖皮质激素　D. 迷走神经

38. 在生理血浓度下，能促进机体蛋白质分解的激素是
A. 甲状腺激素　B. 生长激素　C. 胰岛素　D. 胰高血糖素

39. 甲状旁腺激素的主要生理作用是
A. 升高血钙，升高血磷　B. 升高血钙，降低血磷
C. 降低血钙，升高血磷　D. 降低血钙，降低血磷

40. 甲状旁腺激素所作用的主要靶器官是
A. 下丘脑和腺垂体　B. 肾上腺皮质和髓质
C. 骨和肾　D. 肝和胃肠道

41. 影响甲状旁腺激素分泌最重要的因素是
A. 血 Na^+ 浓度　B. 血 K^+ 浓度　C. 血 Ca^{2+} 浓度　D. 血磷浓度

42. 下列各激素中，由甲状腺C细胞分泌的是
A. 甲状腺激素　B. 甲状旁腺激素　C. 降钙素　D. 褪黑素

43. 下列各维生素中，具有促进小肠吸收钙和影响钙代谢的是
A. 维生素A　B. 维生素C　C. 维生素D　D. 维生素E

44. 当维生素 D_3 缺乏时，儿童易患的疾病是
A. 侏儒症　B. 呆小症　C. 尿崩症　D. 佝偻病

45. 下列各内分泌腺中，能分泌褪黑素的是
A. 甲状旁腺　B. 前列腺　C. 松果体　D. 胸腺

(二) 填空题

1. 内分泌系统是由________和________所组成。
2. 按其化学性质不同，激素可分为________类激素和________类激素两大类。
3. 下丘脑与腺垂体通过________相联系，而下丘脑与神经垂体则通过________相联系。
4. 腺垂体分泌的促激素有________、________和促性腺激素，而促性腺激素又有____

____和________两种。

5. 腺垂体除分泌促激素外，还分泌________、________和________。
6. 生长激素分泌过多，幼年时可引起________症，成年后则引起________症。
7. 生长激素的促进生长作用是通过诱导靶细胞产生一种称为________的肽类物质间接发挥作用的。
8. 由靶腺分泌的激素反馈作用于________和________的激素分泌称为长反馈，而短反馈则是指________激素对________的激素分泌的反馈调节。
9. 由下丘脑视上核和室旁核合成的激素是________和________，它们储存于________。
10. 缩宫素具有________和________两种作用。
11. 合成甲状腺激素的主要原料是________和________。
12. 具有生物活性的甲状腺激素有________和________两种。
13. 盐皮质激素是由肾上腺皮质的________带所分泌，其代表激素是________。
14. 糖皮质激素主要由肾上腺皮质的________带所分泌，其代表激素是________。
15. 发生应激反应时，由于下丘脑-腺垂体-肾上腺皮质功能轴活动加强，血中________激素和________激素明显升高。
16. 发生应急反应时，中枢神经系统兴奋性________，心脏活动________，血压________，全身血液________，肺通气量________，血糖浓度________，使机体适应环境变化的需要。
17. 胰岛中的A细胞分泌________，B细胞分泌________，D细胞分泌________。
18. 当缺乏胰岛素时，血糖浓度升高，若超过________，可引起________病。
19. 当缺乏胰岛素时，脂肪分解________，血脂________，易引起________，严重时可生成大量________，引起________。
20. 临床上行甲状腺切除术时，若不慎误摘甲状旁腺，可引起血Ca^{2+}浓度________，使神经与肌肉的兴奋性________，出现________等症状，严重者可因呼吸肌________。

（三）名词解释

1. 激素
2. 靶细胞
3. 内分泌
4. 激素的放大作用
5. 激素的允许作用
6. 下丘脑调节肽
7. 胰岛素样生长因子
8. 促激素
9. 应激反应
10. 应急反应

（四）问答题

1. 激素可通过哪些形式作用于靶组织？
2. 简述含氮类激素和类固醇类激素的作用机制。
3. 下丘脑促垂体区和腺垂体分别分泌哪些激素？下丘脑与腺垂体之间有何功能联系？

4. 简述生长激素的主要生理作用，以及侏儒症、巨人症和肢端肥大症的发病原理。
5. 简述甲状腺激素的主要生理作用。
6. 简述甲状腺激素分泌的调节。
7. 试述缺碘引起地方性甲状腺肿和由人类刺激甲状腺免疫球蛋白（HTSI）增高引起甲亢的发病原理。
8. 简述糖皮质激素的主要生理作用。
9. 简述糖皮质激素分泌的调节。
10. 试述应激反应和应急反应的概念及其生理意义。
11. 长期大量服用糖皮质激素后，为何不能突然停药？临床上常采用什么措施来停药？
12. 简述胰岛素的主要生理作用，以及糖尿病和酮血症的发病原理。
13. 简述胰岛素的分泌调节。
14. 有哪些激素参与血糖浓度的调节？这些激素调节糖代谢的机制有何不同？
15. 试述甲状旁腺激素与降钙素的主要生理作用。

（袁国权）

第十二章 生 殖

学习纲要

1. 掌握睾酮、雌激素、孕激素的生理作用。
2. 掌握月经周期,下丘脑-腺垂体-卵巢轴的分泌活动与月经周期的关系。
3. 熟悉生殖的概念,男、女两性的主性器官和附性器官以及副性征。
4. 熟悉睾丸的生精作用,睾丸功能的调节。
5. 熟悉卵巢的生卵作用,胎盘的内分泌功能。
6. 了解妊娠和分娩的基本过程。

生殖(reproduction)是生物体产生新的子代个体以实现种系延续的重要生命活动。在高等动物,是通过两性生殖器官的共同活动来完成的。生殖是一个复杂的过程,包括生殖细胞(精子和卵子)的形成、交配、受精以及胚胎发育等一系列过程。

生殖器官包括**主性器官**和**附性器官**。男性主性器官是睾丸,附性器官有附睾、输精管、精囊、前列腺、尿道球腺、阴茎和阴囊等。女性主性器官为卵巢,附性器官有子宫、输卵管、阴道和外生殖器等。主性器官除生成生殖细胞外,还兼有内分泌功能,合成和分泌性激素,所以也称性腺。性激素可促进和维持生殖器官的发育、成熟,并促使副性征的出现。**副性征**又称为**第二性征**,是指两性在青春期开始出现的一系列与性有关的生理特征。男性表现为胡须生长、喉结突出、骨骼粗壮、肌肉发达和发声较低沉等;女性则表现为乳腺发达、骨盆宽大、皮下脂肪丰富和发声较高亢等。

第一节 男性生殖

一、睾丸的功能

睾丸主要由生精小管和间质细胞组成。生精小管是精子生成的场所,间质细胞能合成和分泌雄激素。

(一) 睾丸的生精作用

生精小管上皮由生精细胞和支持细胞构成。原始的生精细胞为精原细胞,紧贴于生精小管的基膜上。从青春期开始，精原细胞分阶段先后发育为初级精母细胞、次级精母细胞、精子细胞和精子。精子生成后进入生精小管管腔，然后被输送至附睾进一步成熟，并获得运动能力。整个**生精**(spermatogenesis)过程需2个半月。精子的生成须有适宜的温度，阴囊内温度比腹腔低1~8℃，适合于精子的生成。如果胚胎发育障碍，睾丸不能下降到阴囊内，称为隐睾症。隐睾症如不及早(于儿童期)手术处理，由于腹腔内温度较高，成年后将影响精子生成，造成男性不育症。

支持细胞为各级生精细胞提供营养，并起保护与支持作用。支持细胞还能分泌多种生物活性物质，如**抑制素**和**雄激素结合蛋白**等，参与对生精过程的调节。

附睾内可储存少量精子，但大部分精子则储存于输精管及其壶腹部。在性活动中，通过输精管的蠕动把精子运送至尿道。精子与附睾、精囊腺、前列腺和尿道球腺的分泌物混合形成精液，在性高潮时射出体外。正常男子每次射出精液3~6 ml，每毫升精液内含精子2千万至4亿个，少于2千万则不易使卵子受精。

(二) 睾丸的内分泌作用

睾丸的间质细胞可分泌雄激素，**雄激素**(androgen)是一类含19个碳原子的类固醇激素，其中主要是**睾酮**(testosterone, T)。睾酮的生理作用主要有以下几个方面。

1. 对胚胎性分化的影响　在胚胎早期，睾酮可作用于尿生殖窦及生殖结节，使其发育为男性的外生殖器。若胚胎睾丸间质细胞发育障碍，可能导致男性假两性畸形。

2. 对精子生成的影响　睾酮可经支持细胞进入生精小管，或先在支持细胞中转变为活性更强的双氢睾酮，然后进入生精小管，促进并维持生精细胞的分化和精子的生成过程。支持细胞在FSH作用下可产生高亲和力的雄激素结合蛋白，睾酮和双氢睾酮与之结合后被转运到生精小管，可提高睾酮在生精小管的局部浓度，以利于生精过程。

3. 对附性器官和副性征的作用　进入青春期后，睾酮能刺激前列腺、阴茎、阴囊、尿道的生长和发育，并使其维持在成熟状态；男性副性征的出现也是在睾酮刺激下产生的，这些特征的维持也需睾酮的作用。

4. 对性欲和性功能的影响　睾酮可作用于中枢神经系统，维持性欲和性快感，以及调节雄性性行为。

5. 对代谢和红细胞生成的影响　睾酮可促进蛋白质的合成，特别是肌肉、生殖器官、骨骼等处的蛋白质合成；促进骨骼中钙磷沉积和骨骼生长；促进骨髓的造血功能，使红细胞生成增多。

二、睾丸功能的调节

下丘脑、腺垂体和睾丸组成下丘脑-腺垂体-睾丸轴，睾丸的功能主要接受此功能轴的调节(图12-1)。

下丘脑促垂体区分泌的促性腺激素释放激素(GnRH)经垂体门脉运输到腺垂体，可促进腺垂体合成和分泌卵泡刺激素(FSH)和黄体生成素(LH)。FSH 主要作用于睾丸生精小管的生精细胞和支持细胞,调节生精过程;而 LH 则主要作用于间质细胞,促进睾酮的合成和分泌,LH 通过睾酮也能间接调节生精过程。一般认为,FSH 的作用在于启动生精过程,而睾酮则在于维持生精过程。当血中睾酮达到一定浓度时,便可反馈作用于下丘脑和腺垂体,抑制 GnRH 和 LH 的分泌,使血中睾酮浓度维持在一定水平。但睾酮并不能抑制腺垂体分泌 FSH。FSH 能促进支持细胞分泌抑制素,而抑制素对腺垂体 FSH 的分泌有反馈抑制作用。

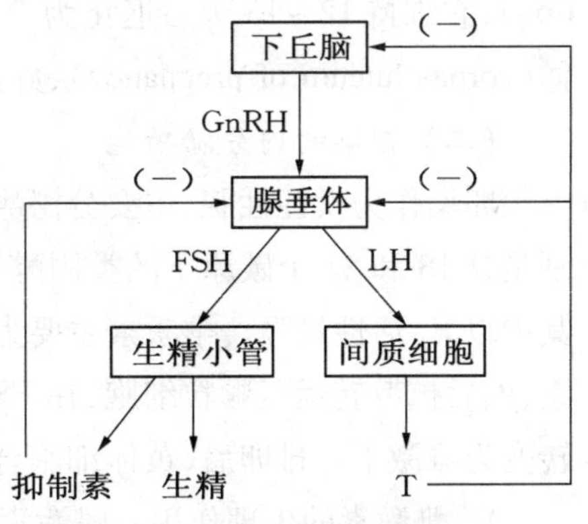

图 12－1 下丘脑-腺垂体对睾丸活动的调节示意图

第二节 女 性 生 殖

一、卵巢的功能

卵巢作为女性的主性器官,既能生成卵子,又能分泌性激素,卵巢分泌的性激素主要有**雌激素**(estrogen)和**孕激素**(progesterone, P)两类。

(一) 卵巢的生卵作用

生卵(oogenesis)是育龄期妇女卵巢的重要功能之一。卵子由卵巢内的原始卵泡逐渐发育而成。青春期女性卵巢中有 30 万～40 万个原始卵泡。青春期开始后,在腺垂体分泌的 FSH 作用下,原始卵泡开始发育,卵泡不断增大,经初级卵泡和次级卵泡阶段,最后发育为成熟卵泡。每个月经周期常有 15～20 个原始卵泡同时发育。但一般只有一个生长最快的卵泡发育成为优势卵泡并成熟,其余卵泡则退化为闭锁卵泡。卵泡在成熟过程中逐渐靠近卵巢表面(图 12－2)。在腺垂体分泌的 LH 作用下,成熟卵泡破裂,向腹膜腔排出卵子和卵泡液,此过程称为**排卵**(ovulation)。如果月经周期为 28 天,排卵约在月经周期的第 14 天。排卵后,残余的卵泡壁内陷,血液进入卵泡腔,凝固后形成血体。随着血液被吸收,排卵后残存的卵泡颗粒细胞和内膜细胞在 LH 的继续作用下,增生而形成黄体。如果排出的卵子未受精,此时的黄体称为**月经黄体**(corpus luteum of menstrua-

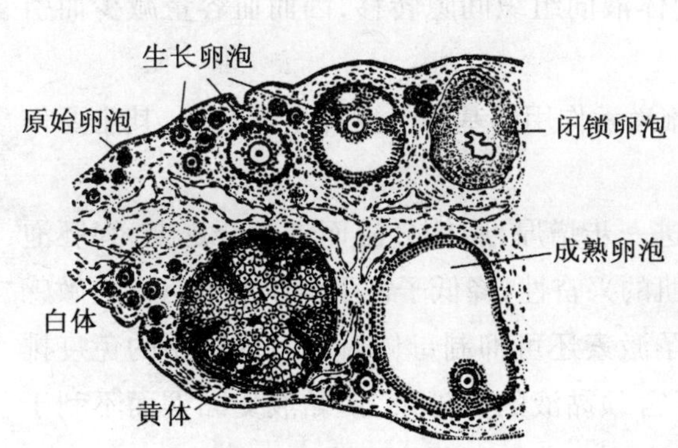

图 12－2 卵泡发育过程示意图

tion)，它维持 12～15 天后退化为白体；如排出的卵子受精，月经黄体继续发育成为**妊娠黄体**(corpus luteum of pregnancy)，妊娠黄体可维持 10 周左右，随后退化。

（二）卵巢的内分泌功能

卵巢作为女性性腺，主要分泌雌激素和孕激素，也分泌少量雄激素。雌激素和孕激素分别是含 18 和 21 个碳原子的类固醇激素。人的雌激素有**雌二醇**(E_2)、雌三醇和雌酮三种，其中以 E_2 活性最强。孕激素主要为**孕酮**(P)。排卵前，在 LH 的作用下，内膜细胞产生雄激素，然后扩散转运至颗粒细胞，在 FSH 的作用下，颗粒细胞内芳香化酶活性增强，将雄激素转变为雌激素。排卵后，黄体细胞合成和分泌大量孕激素和较多的雌激素。

1. 雌激素的生理作用　雌激素的主要作用是促进女性生殖器官的发育和副性征的出现，并维持其正常状态，此外，对代谢也有明显的影响。

(1) 对生殖器官的作用：雌激素可促进子宫、阴道、输卵管和外生殖器的生长发育。①使子宫内膜发生增殖期变化，使内膜逐渐增厚，血管与腺体增生，子宫颈分泌大量稀薄的黏液，还能提高子宫肌对缩宫素的敏感度；②刺激阴道上皮细胞增生，表浅细胞角化，加速糖原分解，使阴道分泌物呈酸性，有利于阴道乳酸杆菌的生长，抑制其他细菌的繁殖，增强阴道的抵抗力；③增强输卵管平滑肌的收缩，促进输卵管的运动，有利于精子与卵子的运行；④对卵巢也有作用，是卵泡发育成熟和排卵不可缺少的调节因素之一。

(2) 对乳腺和副性征的作用：雌激素可促进乳房的生长发育，刺激乳腺导管和结缔组织增生，产生乳晕；使脂肪和毛发分布具有女性特征；青春期后，能刺激女性副性征的出现，并维持其正常状态。此外，还能维持女性的正常性欲。

(3) 对代谢的作用：雌激素对代谢有多方面作用。①促进蛋白质合成，特别是促进生殖器官的细胞增殖和分化；②刺激成骨细胞的活动，但抑制破骨细胞的活动，从而加速骨的生长；③降低血浆胆固醇；④高浓度的雌激素可使体液向组织间隙转移，因而血容量减少而引起醛固酮分泌增多，导致水钠潴留。

2. 孕激素的生理作用　孕激素通常是在雌激素作用的基础上发挥生理效应，其主要作用是保证受精卵着床和维持妊娠。

(1) 对子宫的作用：孕激素可使子宫内膜进一步增厚，腺体分泌而进入分泌期，为胚泡着床准备良好环境；孕激素还能降低子宫平滑肌的兴奋性，降低子宫平滑肌对缩宫素的敏感度，为胚胎发育提供一个良好的环境；妊娠期孕激素还可抑制母体对子宫内胚胎的免疫排斥，有利于妊娠的维持。此外，孕激素可减少子宫颈黏液的分泌量，使黏液变黏稠而不利于精子穿透，以防再孕。

(2) 对乳腺的作用：在雌激素作用的基础上，孕激素能促进乳腺腺泡的发育与成熟，为分娩后泌乳做好准备。

(3) 产热作用：孕激素可引起机体产热增多，导致基础体温升高。月经周期中，基础体温在排卵后升高，并在黄体期维持在较高水平，这是由于黄体期孕激素水平升高所致。临床上测量育龄期女性基础体温有助于判断有无排卵和排卵日期。

二、卵巢功能的调节

（一）月经周期

女性自青春期至更年期期间的生殖活动具有明显的周期性，表现为每28天左右出现一次子宫内膜剥落、出血。剥落的子宫内膜和经血由阴道流出，这一现象称为**月经**（menstruation）；女性子宫内膜的这种周期性变化称为**月经周期**（menstrual cycle）。

正常情况下，人的月经周期为20～40天，平均28天。每次月经持续3～5天，每次月经失血量为30～100 ml。一般把子宫内膜出血的第1天称为月经周期的第1天。按子宫内膜变化的特点，月经周期可分为3期。①月经期：第1～4天，表现为子宫内膜剥落、出血；②增生期：第5～14天，表现为子宫内膜的上皮、腺体和血管增生；③分泌期：第15～28天，表现为子宫内膜进一步增厚，腺体分泌。如果按卵巢在月经周期中的变化特点，可将月经周期分为卵泡期和黄体期。

月经是女性青春期至更年期期间的一种生理现象。女性一般在13～15岁初次出现月经，第一次月经称为月经初潮。月经初潮后还需1～2年，卵巢功能才完全成熟。育龄期女性具有排卵和生育的能力。更年期一般发生在45～52岁之间，更年期持续时间因人而异，少则几个月，多则几年。在此期间，卵巢功能逐渐衰退，卵泡不能发育成熟和排卵，雌激素的分泌也缓慢下降，表现为经常性闭经，最后绝经。

（二）下丘脑-腺垂体-卵巢轴的调节

下丘脑、腺垂体和卵巢构成下丘脑-腺垂体-卵巢轴，月经周期中子宫内膜的周期性变化受卵巢分泌的雌激素与孕激素的直接作用，而卵巢的周期性变化又受下丘脑-腺垂体-卵巢轴的调节。

在青春期前，卵巢激素的分泌量虽然不多，但由于下丘脑GnRH神经元对卵巢激素反馈抑制的敏感度较高，且GnRH神经元尚未发育成熟，所以GnRH的分泌很少，腺垂体FSH与LH的分泌以及卵巢的功能也相应处于低水平状态。至青春期，下丘脑GnRH神经元已发育成熟，对卵巢激素反馈抑制作用的敏感度明显下降，GnRH的分泌增加，FSH与LH的分泌也随之增加，卵巢功能开始活跃，呈周期性变化，表现为卵泡的生长发育成熟与排卵、黄体的形成，以及卵巢分泌雌激素与孕激素的周期性变化。在雌激素与孕激素分泌周期性变化的影响下，子宫内膜也发生相应的周期性变化，从而形成月经周期（图12-3）。

1．卵泡期　此期又称排卵前期，是指卵巢的卵泡开始生长发育到卵泡成熟的过程，相当于子宫内膜的月经期和增生期。月经期，血中雌激素和孕激素均处于低水平，对腺垂体分泌FSH与LH的反馈抑制作用较弱，血中FSH分泌逐渐增多，1～2天后LH也开始升高。继而卵泡发育，并分泌雌激素，血中雌激素浓度因而逐渐升高。在FSH作用下，有15～20个原始卵泡开始发育生长，但只有一个卵泡生长较快而成为优势卵泡，并最后发育成熟，其

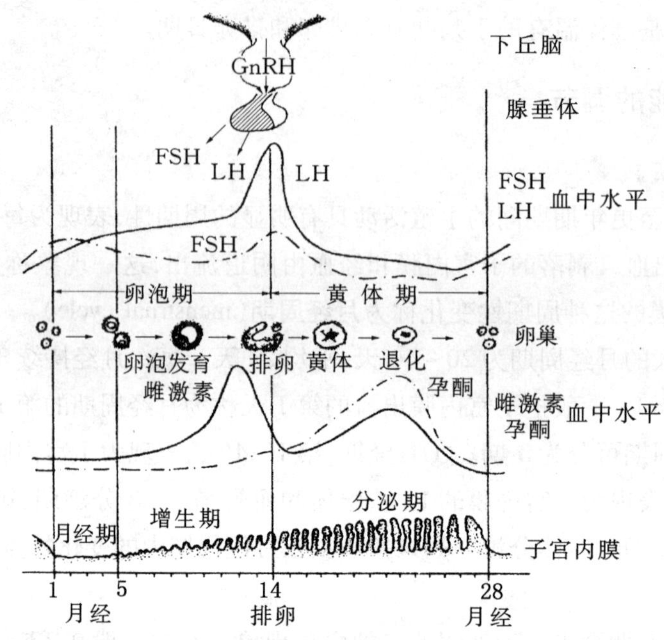

图 12－3　月经周期形成与激素分泌水平关系的示意图

余卵泡逐渐萎缩。由于血中雌激素的浓度升高，可通过负反馈抑制腺垂体分泌 FSH，导致血中 FSH 有所降低。尽管如此，但由于卵泡中的优势卵泡合成分泌的雌激素较多，这个卵泡摄取和结合的 FSH 最多，对 FSH 也最敏感，从而形成雌激素的局部正反馈，所以该卵泡能进一步发育成熟。而其余较小的卵泡由于产生的雌激素较少，对 FSH 不敏感，因此逐渐萎缩。由于发育中的卵泡不断分泌雌激素，故在雌激素的作用下，子宫内膜的上皮、腺体及螺旋小动脉迅速生长，内膜不断增厚，其厚度可达 3mm 以上，但腺体并不分泌，表现为增生期的变化。到排卵前一天左右，血中雌激素浓度达到顶峰。但此时高浓度的雌激素对下丘脑不起负反馈作用，反而起正反馈作用。由于此时雌激素的中央性正反馈作用，下丘脑分泌的 GnRH增多，刺激腺垂体分泌 LH 和 FSH，尤以 LH 的分泌明显增多，形成排卵前的 LH 分泌高峰。在 LH 峰的作用下，成熟卵泡破裂，完成排卵。

2. 黄体期　此期又称排卵后期，是指排卵后由残存卵泡形成黄体及黄体退化的过程，相当于子宫内膜的分泌期。在 LH 的作用下，排卵后残存卵泡中的颗粒细胞和内膜细胞形成黄体。LH 进一步促使黄体细胞分泌较多的雌激素和大量的孕激素，此时血中雌激素浓度形成第二次高峰，但其峰值稍低于卵泡期。高水平的雌激素可增加黄体细胞上的 LH 受体，有利于 LH 促进黄体细胞合成孕激素，使孕激素维持在高水平，从而形成孕激素在月经周期中唯一的一次高峰。血中高水平的雌激素和孕激素可促使子宫内膜加速生长和功能分化，上皮、腺体及螺旋小动脉进一步生长，使内膜厚度可达 6 ~ 7 mm。腺体变得弯曲，糖原含量增加，并分泌含糖原的黏液，表现为分泌期的特征，这一切都是为胚泡着床做准备的。血中雌激素和孕激素浓度明显升高，对下丘脑和腺垂体具有负反馈抑制作用，可引起 GnRH、

FSH 和 LH 分泌减少。如果排出的卵子未受精,生成的黄体得不到 LH 的支持,在维持12～15天后即告退化,导致血中雌激素和孕激素浓度明显下降。子宫内膜由于缺少雌激素和孕激素的支持,不能维持其原有厚度,造成剥落出血,出现月经。雌激素和孕激素的减少还可诱发子宫内膜释放前列腺素,继而引起螺旋小动脉痉挛收缩;同时可使溶酶体膜稳定性降低,释出蛋白水解酶,导致子宫内膜剥落出血,都可能是月经出血的原因。雌激素和孕激素在血中浓度的明显降低,也解除了对下丘脑和腺垂体的负反馈抑制作用,FSH 和 LH 的分泌又逐渐增多,于是引发新的月经周期。如果排出的卵子受精并着床,形成的胎盘可分泌绒毛膜促性腺激素,起维持黄体的作用,此时的月经黄体便转变为妊娠黄体,以适应妊娠的需要。

三、妊娠和分娩

妊娠(pregnancy)是子代新个体的产生和孕育的过程,包括受精、着床、妊娠的维持以及胎儿的生长发育等过程。

(一) 受精与着床

受精(fertilization)是指精子与卵子相结合的过程。正常情况下,受精的部位在输卵管壶腹部与峡部连接处。只有精子和卵子都适时地到达这里,受精才可能实现。尽管一次射精能排出数以亿计的精子,但到达受精部位的精子只有 15～50 个,最后一般只有一个精子进入卵子而受精。

精子须在女性生殖道内停留一段时间,方能获得使卵子受精的能力,这称为**精子获能**。精子头表面有一层抑制精子顶体酶释放的糖蛋白,在精子通过子宫进到输卵管的过程中,该糖蛋白被女性生殖道内多种酶降解,使精子表面识别卵子的位点得以暴露,以增强精子的活力,从而获得受精的能力。当获能的精子到达卵细胞附近或与其周围的颗粒细胞接触时,出现**顶体反应**。此时精子头部的顶体酶系被释放出来,如顶体酶、透明质酸酶、放射冠穿透酶及顶体素等,以溶解卵子外围的放射冠和透明带,使精子进入卵细胞。当一个精子进入卵细胞后,激发卵细胞发生反应,释放某种物质,使透明带变质而被封锁,使其他精子不能再进入。进入卵细胞的精子,其尾部迅速退化,细胞核膨大形成雄性原核,与卵细胞形成的雌性原核融合,形成受精卵。

受精卵在输卵管的蠕动和纤毛的作用下,逐渐运行至子宫腔。受精卵在运行过程中,一面移动,一面进行细胞分裂而发育为胚泡。于受精后 7～8 天,胚泡进入子宫,然后便可着床。**着床**(implantation)是指胚泡植入子宫内膜的过程。

(二) 妊娠的维持与胎盘的内分泌功能

胚泡植入后,其最外层的一部分细胞发展成为滋养层,其余大部分细胞则发育成为胎儿。滋养层细胞发展很快,不久便形成绒毛膜,其绒毛突起可吸收母体血液中的营养成分,以供给胎儿。与此同时,子宫内膜也增生成为蜕膜。这样,属于母体的蜕膜和属于子体的绒毛膜相结合而形成胎盘。胎盘不仅是实现母体与胎儿之间物质交换的纽带,也是妊娠期一个重要的内分泌器官,胎盘能分泌大量蛋白质激素、肽类激素和类固醇激素,对妊娠的维持具有重要的作用。

1. 人绒毛膜促性腺激素 **人绒毛膜促性腺激素**(human chorionic gonadotropin, hCG)是妊娠早期胎盘绒毛膜滋养层细胞分泌的一种糖蛋白激素,分子量为45 000~50 000。hCG与LH的生理作用及免疫特性基本相似。

受精后第6天滋养层细胞开始分泌hCG,以后分泌量迅速增多,至妊娠8~10周,hCG分泌达到高峰,20周左右降至低水平。hCG的主要作用是在妊娠早期刺激卵巢的月经黄体转变为妊娠黄体,并替代LH使妊娠黄体继续分泌雌激素和孕激素,以维持妊娠的顺利发展。在第10周以后,hCG分泌下降,故妊娠黄体分泌的雌激素和孕激素也下降,此时胎盘开始替代妊娠黄体分泌雌激素和孕激素,以维持胎儿的继续生长发育。由于hCG在妊娠早期即已出现,因此通过检测妇女血中或尿中hCG的浓度,可作为确诊早孕的指标。

2. 人绒毛膜生长素 **人绒毛膜生长素**(hCS)是滋养层细胞分泌的一种单链多肽激素,含191个氨基酸残基,其中96%与人生长激素相同,因此具有生长激素的作用。hCS能调节母体与胎儿的糖、脂肪与蛋白质代谢,促进胎儿生长。

3. 雌激素与孕激素 胎盘本身不能独立产生雌激素和孕激素,需从母体或胎儿得到其前体物质,再加工合成雌激素和孕激素。胎盘雌激素和孕激素的主要作用是继续维持妊娠及保证胎儿发育。

雌激素可促进妊娠子宫和乳腺组织的发育,并可诱发前列腺素释放,增加子宫与胎盘之间的血流量,加速早期胚胎细胞增殖和胎儿发育;雌激素还能使骨盆韧带和关节松弛,以利分娩。

孕激素在妊娠期的作用是维持子宫蜕膜细胞发育,增加输卵管和子宫的分泌,保证早期胚胎的营养,还可影响早期胚胎细胞的分裂速度;孕激素尚能抑制T淋巴细胞,因此可防止母体对胎儿的排斥。

(三) 分娩

分娩(parturition)是成熟的胎儿离开母体子宫经阴道自然娩出的过程。人类的孕期约265天。但一般从末次月经周期的第一天算起,因此可算作280天。

分娩过程通常可分为子宫口开大、胎儿娩出及胎盘娩出3期。关于分娩发动的机制尚未完全被阐明。目前认为,妊娠晚期,胎儿的迅速生长和发育成熟,可使子宫缩宫素受体数量增加,子宫对缩宫素的敏感度提高;同时,子宫颈受牵拉可使子宫蜕膜合成与分泌大量前列腺素。在缩宫素和前列腺素的协同作用下,子宫便开始节律性收缩而启动分娩。当胎儿头部压迫子宫颈时,可进一步促进缩宫素的分泌,使子宫节律性收缩加强、持续时间和频率不断增加,表现为一种正反馈作用。此外,腹壁肌肉和膈肌的收缩也可加强子宫的收缩,最终使胎儿娩出。

习题十二

(一) 单项选择题

1. 阴囊适合于精子的生成,这是因为阴囊内温度比腹腔内低
   A. 1~2 ℃　B. 1~8 ℃　C. 8~16 ℃　D. 10~20 ℃
2. 下列各种功能活动中,与睾丸生精小管内支持细胞无关的是
   A. 为各级生精细胞提供营养　B. 使精子获得运动能力
   C. 分泌抑制素　D. 分泌雄激素结合蛋白
3. 男性睾丸内合成和分泌睾酮的细胞是
   A. 支持细胞　B. 生精细胞　C. 颗粒细胞　D. 间质细胞
4. 人的睾丸间质细胞所分泌的激素主要是
   A. 脱氢表雄酮　B. 雄烯二酮　C. 睾酮　D. 双氢睾酮
5. 下列关于睾丸功能调节的叙述,**错误**的是
   A. 下丘脑分泌 GnRH 受睾酮的反馈抑制
   B. 腺垂体分泌 FSH 受睾酮的反馈抑制
   C. 腺垂体分泌 LH 受睾酮的反馈抑制
   D. 腺垂体分泌 FSH 受抑制素的反馈抑制
6. 切除睾丸后,血浓度将增高的激素是
   A. 卵泡刺激素　B. 雄激素　C. 雌激素　D. 孕激素
7. 人体内的雌激素主要是
   A. 雌二醇　B. 雌三醇　C. 雌酮　D. 己烯雌酚
8. 雌激素和孕激素对子宫相同的作用是
   A. 促进内膜增殖变厚　B. 促进内膜腺体分泌
   C. 使平滑肌兴奋性降低　D. 使平滑肌对缩宫素的敏感度降低
9. 在月经周期中,雌激素水平达最高是在
   A. 月经期　B. 增生期　C. 排卵日　D. 分泌期
10. 在月经周期中,引起排卵的激素是
    A. 雌激素　B. 孕激素　C. 卵泡刺激素　D. 黄体生成素
11. 下列各激素中,可引起育龄期女性在排卵后体温升高的是
    A. 雌激素　B. 孕激素　C. 雄激素　D. 甲状腺激素
12. 月经的发生是由于
    A. 雌激素和 FSH 均急剧减少　B. 孕激素和 LH 均急剧减少
    C. 缩宫素和催乳素均急剧减少　D. 雌激素和孕激素均急剧减少

13. 育龄期妇女在结扎输卵管后的表现为

A. 附性器官正常,副性征消失　　B. 附性器官萎缩,副性征存在

C. 不排卵,无月经　　D. 仍排卵,有月经

14. 下列各激素中,生理作用与人绒毛膜促性腺激素相似的是

A. 促性腺激素释放激素　　B. 卵泡刺激素

C. 黄体生成素　　D. 雌激素

15. 妊娠后期血中雌激素和孕激素处于高水平,是因为

A. 下丘脑促垂体区分泌活动增强　　B. 腺垂体分泌活动增强

C. 卵巢分泌活动增强　　D. 胎盘分泌活动增强

(二) 填空题

1. 男性的主性器官是________;女性的主性器官是________。
2. 男性睾丸内的________是精子生成的场所,________细胞能合成和分泌雄激素,其中主要是________。
3. 腺垂体分泌的________主要调节睾丸的生精功能,腺垂体分泌的________则主要调节睾丸的内分泌功能,但也能通过促进睾丸分泌________而间接调节生精过程。
4. 在排卵前期,卵巢中雌激素的生成与________细胞和________细胞有关。
5. 排卵后,黄体细胞能合成和分泌________和________两种激素。
6. 在雌激素作用的基础上,孕激素使子宫内膜进入________期,为胚泡________做好准备。
7. 按子宫内膜变化的特点,月经周期可分为________期、________期和________期。
8. 在月经周期中,雌激素、孕激素浓度均低是在________期;两种激素浓度均高是在________期。
9. 在月经周期中,雌激素浓度达第一次高峰是在________期;达第二次高峰是在________期。
10. 在月经周期中,排卵发生在________期的后期,月经黄体退化发生在________期的后期。
11. 在黄体期,雌激素和孕激素浓度达高峰,可作用于腺垂体,引起________和________分泌减少。
12. 胎盘所分泌的________和________,其生理作用分别和腺垂体分泌的________和________相似。

(三) 名词解释

1. 生殖	2. 副性征	3. 生精	4. 排卵
5. 妊娠黄体	6. 月经周期	7. 妊娠	8. 受精
9. 精子获能	10. 着床	11. 绒毛膜促性腺激素	12. 分娩

（四）问答题

1. 试述睾酮的生理作用。
2. 试述睾丸功能的调节。
3. 试比较雌激素和孕激素生理作用的异同点。
4. 试述月经周期的分期以及下丘脑-腺垂体-卵巢轴对卵巢和子宫内膜周期性变化的调节。
5. 人绒毛膜促性腺激素由什么组织结构分泌？有何生理作用和临床应用价值？

（袁国权）

附录一 习题答案

习 题 一

(一) 单项选择题

1. A 2. C 3. D 4. A 5. B 6. D 7. B 8. A

(二) 填空题

1. 正常功能 生命活动规律
2. 细胞和分子 器官和系统 整体
3. 细胞外液 血浆
4. 反射 反射弧
5. 迅速而精确 缓慢、持久而弥散
6. 维持机体功能相对稳定 产生“滚雪球”效应

习 题 二

(一) 单项选择题

1. A 2. C 3. B 4. D 5. D 6. A 7. B 8. C 9. A 10. B
11. D 12. A 13. A 14. B 15. D 16. A 17. A 18. D 19. B 20. D
21. C 22. C 23. D 24. C 25. B 26. D 27. B 28. D 29. A 30. C

(二) 填空题

1. 单纯扩散 易化扩散 主动转运 出胞与入胞
2. 特异性 饱和性 竞争性抑制
3. 电压 化学 机械
4. ATP 3 2
5. G 蛋白耦联受体 离子通道 酶联型受体
6. cAMP IP_3 DG cGMP Ca^{2+}
7. Na^+
8. 去极 Na^+ 复极 K^+

9. 刺激强度 刺激持续时间 刺激强度-时间变化率
10. 绝对不应 相对不应 超常 低常
11. 局部 等级性电位变化 衰减性传导 总和效应
12. 去 阈
13. 局部电流
14. N_2 型乙酰胆碱受体阳离子 Na^+ 终板
15. 三联管
16. 肌质网 肌质网膜上的钙泵
17. 单 不完全强直 完全强直
18. 前负荷 后负荷
19. 最适 横桥
20. 右上

习 题 三

(一) 单项选择题

1. B 2. D 3. B 4. A 5. A 6. C 7. C 8. C 9. C 10. D
11. C 12. A 13. A 14. A 15. A 16. C 17. B 18. A 19. C 20. C
21. C 22. D 23. B 24. B 25. B 26. B 27. D 28. C 29. C 30. B

(二) 填空题

1. 白蛋白 球蛋白 纤维蛋白原
2. 1.5~2.5
3. 0.85 5
4. 胶体 晶体
5. 7.35~7.45
6. 20
7. 大
8. 蛋白质 铁
9. 叶酸 维生素 B_{12}
10. 增加
11. 50 70
12. T 淋巴细胞 B 淋巴细胞
13. 聚集
14. 不可逆

15. 受损的血管收缩　血小板止血栓形成　血液凝固

16. 减少

17. 组织因子途径抑制物

18. 激活物　抑制物

19. 组织

20. 4.2 L　4.8 L

习 题 四

（一）单项选择题

1. C　2. B　3. B　4. C　5. A　6. B　7. D　8. C　9. D　10. C
11. C　12. D　13. A　14. D　15. A　16. D　17. B　18. D　19. B　20. D
21. C　22. B　23. A　24. D　25. D　26. D　27. A　28. A　29. C　30. A
31. B　32. B　33. D　34. A　35. B　36. A　37. D　38. C　39. B　40. C
41. D　42. A　43. A　44. D　45. C　46. A　47. D　48. A　49. B　50. D
51. B　52. B　53. B　54. B　55. A　56. D　57. B　58. A　59. D　60. C
61. C　62. C　63. C　64. D　65. C　66. D　67. D　68. C　69. C　70. B
71. C

（二）填空题

1. 等容舒张　快速充盈

2. 低于　关闭　快速升高　不变

3. 高于　关闭　快速下降　不变

4. 心缩　心舒　一

5. 心室舒张末期容积或压力，大动脉血压

6. 延长　减慢　减少

7. 收缩期　舒张期　收缩期

8. 快反应细胞　慢反应细胞

9. Ca^{2+}内流，K^+外流

10. 有效不应，相对不应，超常

11. 增大　增大　降低

12. 有效不应期特别长，2（或平台）

13. 4 期自动去极化

14. 窦房结 P 细胞　正常起搏点

15. 短　快

16. 减慢　减慢
17. 浦肯野细胞　房室交界结区细胞
18. 增多　增强
19. 整个心脏　心脏的机械舒缩活动
20. 两心室去极化　心室复极化　心肌缺血
21. 阻力　阻力
22. 100～120　60～80
23. 足够的血液充盈　心脏射血
24. 缓冲　持续血流
25. 明显升高　略有升高　增大
26. 略有升高　明显升高　减小
27. 每搏输出量　外周阻力
28. 过高　过低
29. 收缩压　舒张压
30. 循环血量　血管容量
31. 心脏射血能力　静脉回心血量
32. 4～12　补液量不足　输液过快　心功能不全　16 cmH_2O
33. 减少　增多
34. 后微动脉　毛细血管前括约肌　真毛细血管　物质交换
35. 物质交换　使血液迅速回心　参与体温调节
36. 微动脉　微静脉　后微动脉　毛细血管前括约肌
37. 20　后微动脉　毛细血管前括约肌　局部代谢产物
38. 毛细血管血压　组织液胶体渗透压　血浆胶体渗透压　组织液静水压
39. 毛细血管血压　组织液胶体渗透压
40. 正　生成　负　回流　毛细淋巴管
41. 受阻　升高　增多
42. 血浆胶体渗透压　升高　增多
43. 心交感神经　心迷走神经　交感缩血管
44. 去甲肾上腺素　β_1　加快　增强　增加
45. 乙酰胆碱　M
46. 皮肤　冠脉血管
47. 负　稳定快速波动的动脉血压
48. 减少　升高
49. 强心　升压

50. 主动脉舒张压　心舒期

习 题 五

(一) 单项选择题

1. C　2. A　3. B　4. B　5. C　6. D　7. C　8. D　9. C　10. A
11. D　12. C　13. D　14. A　15. A　16. D　17. A　18. B　19. B　20. A
21. B　22. D　23. C　24. B　25. B　26. C　27. A　28. B　29. C　30. B

(二) 填空题

1. 气体在血液中的运输　组织换气(或内呼吸)
2. O_2　CO_2
3. 大气压与肺内压之间的压力差　呼吸肌的舒缩活动
4. 肺回缩压　总是低于
5. 弹性阻力　非弹性阻力
6. 肺泡表面张力　肺的弹性回缩力
7. 肺扩张的难易程度　变小
8. 肺泡Ⅱ型　降低肺泡表面张力
9. 潮气量　补吸气量
10. 肺活量　余气量
11. (潮气量-无效腔气量)　呼吸频率　4.2
12. 厚度　面积
13. 0.84　肺泡无效腔增大　功能性动-静脉短路
14. 组织处毛细血管　组织细胞
15. P_{CO_2} 上升　pH 下降　体温升高
16. 氧合血红蛋白　更容易
17. 延髓　脑桥
18. 细支气管的平滑肌层中　阻止吸气过深
19. 升高　下降
20. 增加　外周化学感受器

习 题 六

(一) 单项选择题

1. B　2. C　3. D　4. A　5. A　6. C　7. C　8. B　9. A　10. D

11. C　12. C　13. C　14. B　15. A　16. A　17. D　18. C　19. D　20. A
21. B　22. C　23. A　24. C　25. C　26. D　27. A　28. B　29. A　30. C

（二）填空题

1. 机械性　化学性
2. 消化道平滑肌的运动　消化液中的消化酶
3. 血液　淋巴
4. 淀粉　麦芽糖
5. 铁　钙
6. 主　盐酸　胃蛋白酶
7. 维生素 B_{12}　巨幼红细胞性贫血
8. 紧张性收缩　容受性舒张　蠕动
9. 胃的中部　幽门
10. 促进　抑制
11. 十二指肠　抑制
12. 糖类　脂肪　蛋白质　蛋白质
13. 蛋白质　脂肪　糖类
14. 脂肪
15. 分节　使食糜与消化液充分混合
16. 促进　抑制
17. 增强　舒张　增多
18. 黏膜下　肌间
19. 胃肠激素
20. 促胰液素　缩胆囊素

习 题 七

（一）单项选择题

1. B　2. D　3. B　4. C　5. B　6. D　7. C　8. A　9. A　10. A
11. C　12. C　13. D　14. D　15. B　16. C　17. B　18. C　19. D　20. C
21. B　22. D　23. A　24. D　25. C　26. B

（二）填空题

1. 糖　脂肪　蛋白质
2. 热能　ATP
3. 磷酸肌酸（CP）

4. ATP　不能
5. 肌肉活动　精神活动　食物的特殊动力效应　环境温度　肌肉活动
6. 20～30 ℃　清醒　静卧　精神安定　空腹(禁食 12 h 以上)
7. ±15%　甲状腺
8. 清晨 2～6 时　午后 1～6 时　1 ℃
9. 月经期　排卵前期　排卵日　排卵后期　孕激素
10. 内脏　骨骼肌　皮肤
11. 寒战产热　非寒战产热
12. 辐射　传导　对流　蒸发　蒸发
13. 低渗　高渗
14. 交感肾上腺素能　交感胆碱能
15. 下丘脑　体温调定点

习 题 八

(一) 单项选择题

1. C　2. B　3. D　4. D　5. B　6. A　7. B　8. C　9. A　10. D
11. B　12. C　13. B　14. D　15. C　16. D　17. C　18. D　19. A　20. A
21. A　22. C　23. B　24. A　25. D　26. D　27. B　28. B　29. C　30. B

(二) 填空题

1. 肾素　促红细胞生成素　前列腺素　1, 25－二羟维生素 D_3
2. 肾单位　皮质肾单位　近髓肾单位
3. 皮质　球旁细胞　致密斑　球外系膜细胞
4. 肾小球滤过　肾小管重吸收
5. 肾小球滤过　肾小管和集合管对滤液的重吸收　肾小管和集合管的分泌
6. 肾小球滤过膜　肾小球有效滤过压
7. 滤过膜的面积和通透性　有效滤过压　肾血(浆)流量
8. 降低　减少　加快　降低
9. 99
10. 近端小　继发性主动转运
11. H^+　K^+　NH_3
12. 碳酸酐　Na^+　HCO_3^-
13. 高渗　等渗
14. NaCl　尿素　NaCl

15. 视上 神经垂体 增加
16. 血浆晶体渗透压 循环血量
17. 容量 增加 减少
18. Na^+ Cl^-和水 K^+ 增加
19. 肾素-血管紧张素-醛固酮 增高 降低
20. 1 500(1 000 ~ 2 000) 2 500 无尿

习题九

(一) 单项选择题

1. A 2. D 3. C 4. A 5. C 6. D 7. B 8. C 9. C 10. D
11. C 12. A 13. C 14. B 15. B 16. C 17. B 18. A 19. A 20. B
21. C 22. B 23. D 24. A 25. B 26. D 27. B 28. A 29. C 30. D

(二) 填空题

1. 附属结构
2. 适宜刺激 换能作用 编码功能 适应现象
3. 可见光(波长为 380 ~ 760 nm 的电磁波)
4. 晶状体调节 瞳孔调节(瞳孔近反射) 两眼会聚(辐辏反射)
5. 近点 移远(或变大)
6. 视网膜 视杆系统 视锥系统
7. 小(或细) 低
8. 对光敏感度高 对被视物分辨能力低 不能产生色觉
9. 对光敏感度低 对被视物分辨能力高 能产生色觉
10. 晚光(暗视) 昼光(明视)
11. 视紫红质 视蛋白 视黄醛
12. 视紫红质
13. 1 分角 4.5 一个视锥细胞的平均直径
14. 白 绿
15. 减小 增大
16. 气传导 骨传导
17. 远 顶
18. 去极化 增加
19. 前庭姿势调节反射 自主神经反应 眼震颤
20. 嗅细胞 鼻腔上部嗅上皮 味蕾 舌背表面和舌缘

习 题 十

(一) 单项选择题

1. B　2. B　3. C　4. C　5. C　6. A　7. B　8. D　9. D　10. D
11. C　12. A　13. B　14. A　15. D　16. B　17. C　18. B　19. D　20. D
21. C　22. C　23. B　24. A　25. A　26. D　27. A　28. D　29. D　30. C
31. A　32. C　33. D　34. D　35. C　36. D　37. A　38. B　39. B　40. B
41. C　42. A　43. A　44. A　45. D　46. A　47. A　48. C　49. C　50. A
51. A　52. A　53. B　54. B　55. B　56. B　57. D　58. C　59. B　60. D
61. B　62. B　63. C　64. C　65. A　66. B　67. D　68. A　69. C　70. A

(二) 填空题

1. 传导兴奋　结构　功能
2. 具有膜结构的细胞器　轴质可溶性成分　微丝、微管等的延伸
3. 局部电流　双向性　快速性　同步化活动
4. 轴突始段
5. 非条件　条件
6. 聚合　辐散　链锁
7. 传入侧支性抑制　回返性抑制　抑制　抑制性突触后电位(或 IPSP)
8. 感觉传入　变小　减少　减少　兴奋性突触后电位(或 EPSP)减小
9. 深部(或本体)　精细触-压　痛　温度　粗略触-压
10. 特异感觉接替　产生特定感觉
11. 中央后回　大脑外侧裂上壁
12. 深部(或肌肉、骨膜和关节等)　空间位置　运动状态
13. 快　慢　针扎　刺　烧灼　钝
14. 节段　皮节
15. 最后公路　引发随意运动　调节姿势　协调不同肌群活动
16. 梭外肌纤维(或一般肌纤维)　梭内肌纤维　乙酰胆碱　调节肌梭对牵张刺激的敏感性
17. 进行精细运动　产生巨大肌张力
18. 伸　屈　伸　屈
19. 腱反射　肌紧张　肌梭　长度
20. 伸
21. 伸肌紧张　牵张
22. 皮层联络区　运动皮层

23. 中央前回　运动前区　运动辅助区　第一感觉区　第二感觉区　后顶叶皮层
24. 丧失　减退或消失　亢进
25. 皮层脊髓侧束损伤
26. 左旋多巴　毒蕈碱(或M)受体拮抗剂　利舍平
27. 站立不稳　运动共济失调　肌张力减退
28. 酶解　末梢重摄取
29. 烟碱(或N)样　毒蕈碱(或M)样
30. 肾上腺素　胆碱　胆碱　肽　嘌呤
31. 散大　缩小　紧张
32. 环境急剧变化　机体处于安静状态
33. 摄食　拒食　交互抑制
34. 奖赏　惩罚
35. 癫痫　脑瘤
36. 7~9　多　少
37. 感觉　肌肉运动　阵发性表现
38. 简单丧失　引起兴奋性效应　产生抑制性效应
39. 习惯使用右手　10~12
40. 关联　胼胝体连合纤维

习题十一

(一) 单项选择题

1. A　2. D　3. D　4. B　5. A　6. B　7. D　8. C　9. B　10. C
11. C　12. B　13. C　14. A　15. D　16. B　17. C　18. C　19. D　20. B
21. B　22. D　23. C　24. D　25. A　26. B　27. A　28. A　29. C　30. D
31. A　32. B　33. B　34. C　35. C　36. D　37. B　38. D　39. B　40. C
41. C　42. C　43. C　44. D　45. C

(二) 填空题

1. 内分泌腺　散在的内分泌细胞
2. 含氮　类固醇
3. 垂体门脉系统　下丘脑-垂体束
4. 促甲状腺激素　促肾上腺皮质激素　卵泡刺激素　黄体生成素
5. 生长激素　催乳素　促黑(素细胞)激素
6. 巨人　肢端肥大

7. 生长素介质(或胰岛素样生长因子)

8. 下丘脑 腺垂体 腺垂体的促 下丘脑

9. 血管升压素(抗利尿激素) 缩宫素 神经垂体

10. 促进乳汁排出 刺激子宫收缩

11. 碘 甲状腺球蛋白

12. 甲状腺素(T_4) 三碘甲腺原氨酸(T_3)

13. 球状 醛固酮

14. 束状 皮质醇(氢化可的松)

15. 促肾上腺皮质 肾上腺糖皮质

16. 增高 加强 升高 重新分配 增加 升高

17. 胰高血糖素 胰岛素 生长抑素

18. 肾糖阈 8.9～10 mmol/L(160～180 mg/100 ml 血液) 糖尿

19. 增强 升高 动脉硬化 酮体 酮症酸中毒

20. 降低 增高 手足抽搐 痉挛而致死

习 题 十 二

(一) 单项选择题

1. B 2. B 3. D 4. C 5. B 6. A 7. A 8. A 9. B 10. D
11. B 12. D 13. D 14. C 15. D

(二) 填空题

1. 睾丸 卵巢

2. 生精小管 间质 睾酮

3. 卵泡刺激素(FSH) 黄体生成素(LH) 睾酮

4. 内膜 颗粒

5. 雌激素 孕激素

6. 分泌 着床

7. 月经 增生 分泌

8. 月经 分泌

9. 增生 分泌

10. 卵泡(或增生) 黄体(或分泌)

11. 卵泡刺激素(FSH) 黄体生成素(LH)

12. 人绒毛膜促性腺激素(hCG) 人绒毛膜生长素(hCS) 黄体生成素(LH) 生长激素(GH)

附录二 汉英索引

D

E

F

G

H

K

L

M

N

O

P

Q

R

S

T

W

X

Y

Z

附录三　参考资料

1. 樊小力主编. 人体机能学. 西安:西安交通大学出版社,2006
2. 刘利兵,朱大年,汪华侨主编. 基础医学概论. 北京:高等教育出版社,2008
3. 刘玲爱主编. 生理学. 第4版. 北京:人民卫生出版社,2006
4. 闫剑群,吴博威. Textbook of physiology(生理学). 北京:科学出版社,2006
5. 姚泰主编. Textbook of physiology(生理学). 北京:人民卫生出版社,2008
6. 姚泰主编. 生理学. 北京:人民卫生出版社,2005
7. 朱大年主编. 生理学. 第7版. 北京:人民卫生出版社,2008
8. 朱大年主编. 生理学. 长沙:湖南科学技术出版社,2006
9. 朱大年主译. 奈特人体生理学彩色图谱. 北京:人民卫生出版社,2005
10. 朱大年,郑黎明主编. 人体解剖生理学. 上海:复旦大学出版社,2002
11. Berne RM, Levy MN, Koeppen BM, et al. Physiology. 5th ed. St. Louis: Mosby, 2004 (生理学. 英文影印版. 北京:北京大学医学出版社,2005)
12. Boron WF, Boulpaep EL. Medical physiology: a cellular and molecular approach, updated edition. Philadelphia: Elsevier Saunders, 2005
13. Carroll RG. Elsevier's integrated physiology. Philadelphia: Elsevier Mosby, 2006
14. Costanza LS. Physiology. 3th ed. Philadelphia: Elsevier Mosby, 2006
15. Fox SI. Human physiology. 9th ed. New York: McGraw - Hill, 2006
16. Ganong WF. Review of medical physiology. 22th ed. Stamford, Connecticut: McGraw - Hill, 2005
17. Guyton AC, Hall JE. Textbook of medical physiology. 11th ed. Philadelphia: Elsevier Saunders. 2006(医学生理学. 英文影印版. 北京:北京大学医学出版社,2007)
18. Sherwood L. Human physiology: from cells to system. 6th ed. Belmont, CA: Thomason/Brooks/Cole, 2006
19. Silverthron DU. Human physiology: an integrated approach. 4th ed. New Jersey: Prentice Hall, 2006
20. Toy EC. Case files: physiology. New York: McGraw - Hill, 2006
21. Widmaier EP, Raff H, Strang KT. Vander's human physiology: the mechanisms of body function. 10th ed. Boston: McGraw Hill, 2006

图书在版编目(CIP)数据

生理学/朱大年主编. —上海:复旦大学出版社,2008.10（2016.8 重印）
（复旦卓越·高等职业教育医学基础课教材）
ISBN 978-7-309-06280-9

Ⅰ. 生… Ⅱ. 朱… Ⅲ. 人体生理学-高等学校:技术学校-教材 Ⅳ. R33

中国版本图书馆 CIP 数据核字(2008)第 141427 号

生理学
朱大年 主编
责任编辑/贺 琦

复旦大学出版社有限公司出版发行
上海市国权路 579 号 邮编:200433
网址:fupnet@fudanpress.com http://www.fudanpress.com
门市零售:86-21-65642857 团体订购:86-21-65118853
外埠邮购:86-21-65109143
常熟市华顺印刷有限公司

开本 787×1092 1/16 印张 20.75 字数 434 千
2016 年 8 月第 1 版第 4 次印刷

ISBN 978-7-309-06280-9/R·1049
定价: 39.00 元
